常见病
家庭用药手册

主编　张石革

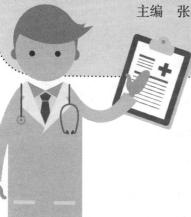

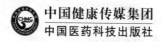

中国健康传媒集团
中国医药科技出版社

内容提要

这是一本科学普及安全合理用药知识的读本，旨在帮助大众解决常见病或自我治疗中的有关用药的诸多问题。本书解答了关于家庭常见病用药的种种疑问，同时提出了合理用药建议，提醒大众药品可能产生的不良反应，科普合理用药的基本原则，纠正您可能存在的用药误区。

图书在版编目（CIP）数据

常见病家庭用药手册 / 张石革主编 . — 北京：中国医药科技出版社，2018.1

ISBN 978-7-5067-9320-9

Ⅰ . ①常… Ⅱ . ①张… Ⅲ . ①药物－手册 ②用药法－手册 Ⅳ . ① R97-62 ② R452-62

中国版本图书馆 CIP 数据核字（2017）第 106983 号

美术编辑 陈君杞

版式设计 锋尚设计

出版 中国健康传媒集团│中国医药科技出版社

地址 北京市海淀区文慧园北路甲 22 号

邮编 100082

电话 发行：010-62227427 邮购：010-62236938

网址 www.cmstp.com

规格 880×1230mm $^1/_{32}$

印张 19$^5/_8$

字数 459 千字

版次 2018 年 1 月第 1 版

印次 2023 年 8 月第 4 次印刷

印刷 三河市百盛印装有限公司

经销 全国各地新华书店

书号 ISBN 978-7-5067-9320-9

定价 49.00 元

获取新书信息、投稿、为图书纠错，请扫码联系我们。

编 委 会

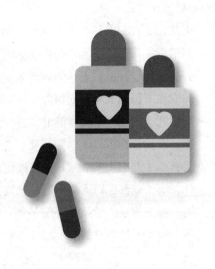

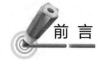

健康，是人类永久的追求。伴随着经济、科技和文化的发展，身心健康已成为人们生活中所关注的头等大事。

人吃五谷杂粮，几乎没有不生病的。因此，合理用药成了我们必须面对的问题。用药安全是全球倡导且永不言衰的话题，成为全社会关注的"热点"，并已纳入国家"十三五"规划重要的议题，也成为每一个具有良知的医务工作者必须面对的课题。

严格地说，药品涵盖了一般商品和特殊商品的双重概念，既具有一般商品的通性（品牌、商标、价格、质量），通过市场流通渠道进入医院、药店，同时又具有专属性、双重性、非可比性和信息非对应性。一般商品具有极强的选择性、可比拟性及可替代性。而药品则不然，人类在有病时必须应用，且药品中的作用类别、作用机制、适应证、剂型和给药途径截然不同，不可相互替代。因此，人们对药品的消费基本上是处于被动之中，甚至存在茫然和迷惑。

本书旨在解译有关大众在常见疾病或自我治疗中的有关用药的诸多问题，包括懂药、选药、吃药、用药，将有助于消费者了解一般的药品知识，通晓合理用药的原则；同时也明白药品在发挥药效的同时也会给人体带来不可回避的不良反应，提示人们在应用前宜仔细斟酌，善于读懂药品说明书。

由于医药学的发展及个体之间的差异性，本书中提到的药物及剂量仅供参考，具体药物的选择及用量请就医时咨询医师、药师。

编　者

2017年10月

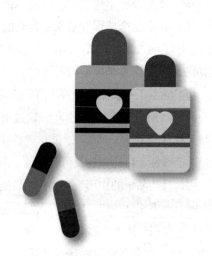

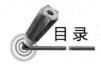

目录

第一章
常见病的合理用药指导

第二章
合理用药

第五节　正确使用注射药

第六节　正确服用中药

第三章
药品的不良反应与使用禁忌

第一节　规避药品不良反应

第二节　特殊人群用药注意

第三节　饮食与用药禁忌

第四节　中药与化学药

第四章
家庭用药的保存管理

第五章
解读化验单

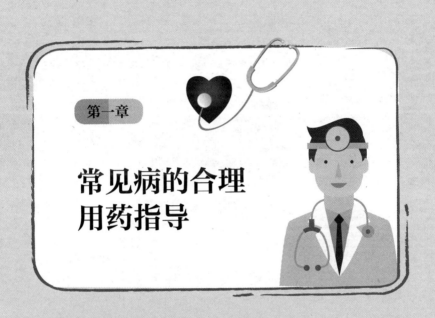

第一章

常见病的合理用药指导

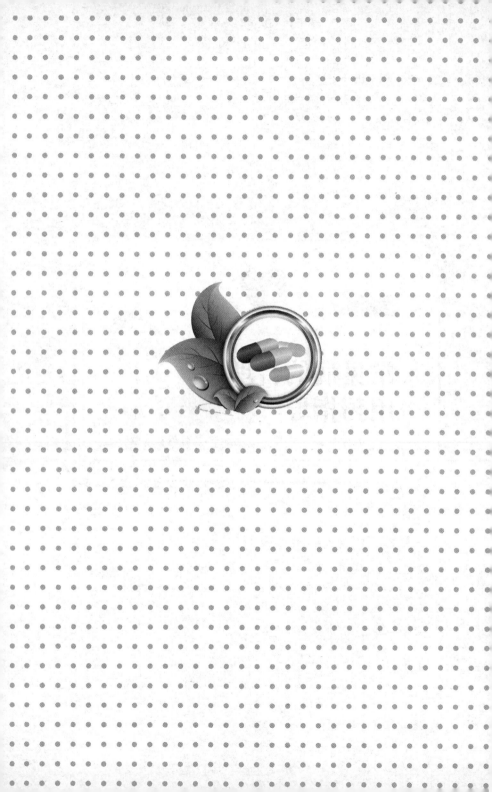

我们对于药品并不陌生，或许当您初患感冒头痛时，会吃上一片止痛片；或许当膝盖不慎碰破时，自己会涂上一些紫药水；或许在出门远行时，提包里会放上一包乘晕宁。在我国，问病吃药的历史源远流长，《易经》中"君子思患而预防之"和《黄帝内经》中"君子不治已病治未病"都是明证。治疗疾病，选药必须合理，即意味着药物要安全、对症、适宜且价格便宜。本章介绍了常见病的药物治疗，帮助解决生活中常见的病痛困扰。

急性上呼吸道感染

感冒和流行性感冒一样吗？

感冒是由病毒感染而引起的急性上呼吸道的炎症，十分常见，尤以儿童、老人、妊娠期妇女及营养不良、体质虚弱、疲劳和生活不规律者最易感染。感冒在一年四季均可发病，尤以冬、春季较为多见。根据病原体、传播和症状不同，分为上呼吸道感染（简称"上感"）和流行性感冒（简称"流感"）。

感冒的治疗就是对症来选药吗？

感冒为自限性疾病（病程大约 3～7 天，原则上尽量不用药，对并发症状较重者宜采用对症治疗（解热、镇痛、镇咳、祛痰、减轻鼻充血等），以缓解症状。应用抗生素和抗病毒药时，应十分谨慎，必须严格控制用药指征。治疗感冒的原则是多饮水（白开水、果汁），其次是对症用药。

（1）感冒后有微热或流感后出现高热，并伴有明显的头痛、关节痛、肌肉痛或全身酸痛，可选服含有非甾体抗炎药的对乙酰氨基酚、阿司匹林、贝诺酯、布洛芬等。其中：①阿司匹林，成人一次 300～600 毫克，一日 3 次；②贝诺酯，成人一次 500～1500 毫克，一日 3～4 次；0.5～1 岁的小儿一次 25 毫克 / 千克体重，1～2 岁幼儿一次 250 毫克，3～5 岁儿童 500 毫克，均一日 3 次，6～12 岁儿童一次 500 毫克，一日 4 次；③对乙酰氨基酚，成人一次 300～600 毫克，一日 3～4 次；一日剂量不超过 2000 毫克；儿童一次 10～15 毫克 / 千克体重，每隔 4～6 小时给予 1 次；或一日 1500 毫克 / 平方米，分 4～6 次服，每隔 4～6 小时给予 1 次；12 岁以下的小儿每 24 小时不超过 5 次量，一般不超过 3 天；④布洛芬，一次 200～400 毫克，每隔 4～6 小时给予 1 次。一日最大剂量为 2400 毫克。缓释剂型一次 300 毫克，一日 2 次，儿童一次 5～10 毫克 / 千克体重，一日 3 次。

（2）感冒初始阶段，如出现鼻腔黏膜血管充血、喷嚏、流泪、流涕、咽痛、声音嘶哑等症状，可选服含有盐酸伪麻黄碱或氯苯那敏的制剂，如美扑伪麻、酚麻美敏胶囊、双扑伪麻、氨酚伪麻、伪麻那敏、氨酚曲麻等制剂。

（3）对伴有咳嗽者，可选服有氢溴酸右美沙芬的制剂，如酚麻美敏、美酚伪麻、双酚伪麻、美息伪麻、伪麻美沙芬等制剂。

（4）为对抗病毒，抑制病毒合成核酸和蛋白质，并抑制病毒从细胞中释放，可选服含有抗病毒药金刚烷胺、金刚乙胺的制剂，如复方酚咖伪麻（力克舒）胶囊、复方氨烷胺胶囊。

（5）为缓解鼻塞，局部选用 1% 麻黄素、萘甲唑啉滴鼻剂、羟甲唑啉滴鼻剂、赛洛唑啉滴鼻剂等，使鼻黏膜血管收缩，减少鼻黏膜出血，改善鼻腔通气性。

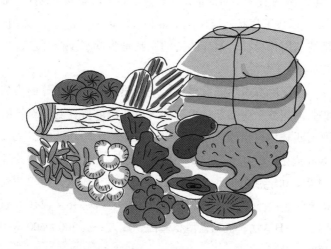

😊 感冒了就要服抗病毒药吗?

一般感冒无须服用抗病毒药。首先,主要是因为流感病毒 A、B 两型极易发生变异;其次,由于病毒的结构和增殖方式不同于细菌,缺乏自身繁殖的酶系统,必须寄生于人体细胞内,借助于人体细胞的酶系统合成其自身的核酸和蛋白质才能生长繁殖。这样就使药物在对病毒产生作用的同时必须先要杀伤人体的正常细胞,使抗病毒药的应用受到限制。另外,病毒感染的临床症状常在病毒生长的高峰后 2 天才会出现,也导致药物的作用滞后,成为"马后炮"。因此,仅当严重流感时才考虑服用抗病毒药。常用药如下。

① 金刚烷胺和金刚乙胺(立安)对亚洲 A 型流感病毒有抑制活性的作用,抑制病毒核酸脱壳,干扰病毒的早期复制,使病毒增殖受到抑制。对无合并症的流感病毒 A 感染早期,成人一次 100 毫克,一日 2 次,连续 3 ~ 5 天;儿童一日分别服用 3 毫克 / 千克或 5 毫克 / 千克,一日 2 次,连续 5 ~ 10 天。

② 病毒神经氨酸酶抑制剂可选扎那米韦吸入给药,一次 10 毫克,一日 2 次,或口服奥司他韦(达菲),一次 75 毫克,一日 2 次,连续 5 天,但神经氨酸酶抑制剂宜及早用药,在流感症状初始 48 小时内使用较为有效。

😊 抗感冒药人人都能服用吗?

抗感冒药常由 2 ~ 7 类药理作用不同的药物成分组合而成,同时也把许多药物的禁忌证、不良反应组合起来。有些人群不宜服用或慎用(表 1-1)。

表1-1 常用抗感冒药的慎用、禁忌证提示

药品名称	解热镇痛药		缓解鼻塞药	抗过敏药			中枢兴奋药	抗病毒药	镇咳药	镇静药	
	阿司匹林	对乙酰氨基酚	伪麻黄碱	氯苯那敏	特非那丁	苯海拉明	咖啡因	金刚烷胺	右美沙芬	牛黄	苯巴比妥
胃消化性溃疡	●			▲	▲	▲	●				●
出血倾向者	●	●									
高血压者	●		●	▲	▲	▲		▲			
鼻息肉	●										
哮喘者	●	●	▲	▲	▲	▲			▲		●
血管神经水肿	●	●						▲			
呼吸衰竭								▲	●		
甲状腺功能亢进			▲	▲	▲	▲					
青光眼			▲	▲	▲	▲					
尿梗阻				●							
癫痫								▲			

续表

药品名称	解热镇痛药		缓解鼻塞药	抗过敏药			中枢兴奋药	抗病毒药	镇咳药		镇静药
	阿司匹林	对乙酰氨基酚	伪麻黄碱	氯苯那敏	特非那丁	苯海拉明	咖啡因	金刚烷胺	右美沙芬	牛黄	苯巴比妥
前列腺增生			▲								
精神病史者								●	▲		●
心功能不全	▲			▲				●			●
肝功能不全	▲	▲		▲	▲			▲			
肾功能不全	▲	▲									
老年人			▲	▲	▲	▲		▲			
小儿	●			●		●		●			
妊娠哺乳妇女	●	●	●	▲	●	●	●	●	▲		●
过敏者	●		●	●	●	●		●	●	▲	●
驾驶、精密及高空作业					●	●		▲	●		

注: ●为禁用, ▲为慎用。

只要感冒了就能吃中成药"感冒冲剂"？

根据病因，中医学将感冒分为风寒、风热、暑湿、气虚型4种，在用药上也有区别。

（1）风寒型　表现为恶寒重、发热轻、头痛、关节痛、鼻塞声重、流清鼻涕、口不渴，咳嗽时吐白稀痰，咽喉疼痛不太明显，或仅见咽痒、舌不红、苔薄白。宜宣肺散寒，辛温解表。

（2）风热型　发热重、恶寒轻，或微恶风、咽干而疼痛，甚至咽喉、扁桃体肿痛，鼻塞、流黄鼻涕、口渴、想喝水，咳嗽吐黏痰，舌边尖红，苔薄黄，宜辛凉解表。

（3）暑湿型　多因受暑湿引起的头晕、烦闷、口渴、呕吐或腹泻，可伴发热、恶寒、头痛或全身痛、不思饮食、舌苔白腻。宜清热祛暑，祛湿除瘟，清气分热，芳香化浊，或外敷清凉油、薄荷锭。

（4）气虚型　多因身体虚弱引起的疲乏、头晕、烦闷、口渴、呕吐或腹泻、发热、恶寒、头痛，宜用扶正解表剂。

儿童感冒可口服小儿感冒颗粒（冲剂）或口服液；小儿外感高热、头痛、咽喉肿痛、鼻塞、流涕、咳嗽、大便干结者，可口服小儿热速清口服液。常用的治疗感冒中成药的成分如表1-2。

表1-2　治疗感冒中成药的组分和适应症状

感冒分型	中成药名称	主要组分	适应症状
风寒感冒（多用辛温解表剂）	风寒感冒冲剂	麻黄、桂枝	普通风寒感冒
	午食茶颗粒	柴胡、苍术、红茶	风寒感冒、食积、吐泻
	感冒冲剂	防风、金银花、对乙酰氨基酚	发热、风寒，伴消化不良、恶心呕吐
	感冒清热颗粒	荆芥、防风	发热、风寒感冒

续表

感冒分型	中成药名称	主要组分	适应症状
	杏苏止咳糖浆（冲剂）	苦杏仁、紫苏叶、桔梗	咳嗽、有稀痰、胸痛、胸闷、气粗
	感冒颗粒	紫苏叶、葛根、白芷、麻黄、防风、桔梗、苦杏仁、生姜	恶寒重、发热轻、无汗、头项强痛、鼻流清涕、咳嗽、痰白稀
	风寒感冒颗粒	麻黄、葛根、紫苏叶、防风、桂枝、白芷、桔梗、苦杏仁、陈皮、干姜	发热、头痛、恶寒、无汗、咳嗽、鼻塞、流清涕
	感冒清热口服液	荆芥穗、薄荷、防风、柴胡	风寒感冒、头痛发热、恶寒身痛、鼻流清涕、咳嗽咽干
	感冒软胶囊	羌活、麻黄、桂枝、荆芥穗、防风、白芷、川芎、石菖蒲、葛根、薄荷	头痛发热、鼻塞流涕、恶寒无汗、骨节酸痛、咽喉肿痛
	荆防颗粒	荆芥、防风、羌活、独活、柴胡、前胡、川芎、枳壳、茯苓、桔梗	感冒风寒、头痛身痛、恶寒无汗、鼻塞流涕、咳嗽痰白
	通宣理肺颗粒（片）	紫苏叶、前胡、桔梗、苦杏仁、麻黄、甘草、陈皮、半夏、茯苓、枳壳	感冒咳嗽、发热恶寒、鼻塞流涕、头痛无汗、肢体酸痛
	小儿清感灵片	羌活、荆芥穗、防风、苍术、白芷、葛根、川芎、地黄、苦杏仁、黄芩	外感风寒引起的发热怕冷、肌表无汗、头痛口渴、咽痛鼻塞、咳嗽痰多、体倦
	杏苏感冒颗粒	杏仁、紫苏叶、陈皮、前胡、桔梗、茯苓、半夏、甘草、紫苏叶油	风寒外感、鼻塞头痛、咳嗽多痰、胸闷

续表

感冒分型	中成药名称	主要组分	适应症状
	正柴胡饮颗粒	柴胡、陈皮、防风、甘草、赤芍、生姜	感风寒初起发热恶寒、无汗头痛、鼻塞喷嚏、咽痒咳嗽、四肢酸痛
	双黄连口服液	金银花、黄芩、连翘	普通风热感冒、发热、咳嗽、咽痛
	感冒退热颗粒	大青叶、板蓝根、连翘	发热、扁桃体炎、咽炎
	板蓝根冲剂	板蓝根	流感、乙型脑炎、麻疹初期
	桑菊感冒片	桑叶、菊花、薄荷油	感冒初始、发热、病情较轻
	银翘解毒片	金银花、连翘、薄荷	发热伴随咽痛、口干、大便秘结
风热感冒（宜用辛凉解表剂）	银翘解毒冲剂	金银花、连翘、竹叶	流感、麻疹、腮腺炎、咽炎、扁桃体炎
	维C银翘片	金银花、黄芩	普通风热感冒
	羚羊感冒片	羚羊角、牛蒡子、淡豆豉、金银花、荆芥、连翘、淡竹叶、桔梗、薄荷油	发热恶风、头痛头晕、咳嗽、胸闷、咽痛
	银黄片	金银花、黄芩、连翘	发热、急性扁桃体炎、咽炎
	柴胡滴丸	柴胡	解表退热、外感发热
	柴黄颗粒（冲剂）	柴胡、黄芩提取物	清热消炎、上呼吸道感染、感冒发热
	儿感退热宁口服液	青蒿、板蓝根、菊花、苦杏仁、桔梗、连翘、薄荷、甘草	外感风热、内郁化火、发热头痛、咳嗽、咽喉肿痛

续表

感冒分型	中成药名称	主要组分	适应症状
	重感灵片	毛冬青、羌活、葛根、石膏、马鞭草、板蓝根、青蒿、氯苯那敏	重症感冒、恶寒、高热、头痛、四肢酸痛、咽痛、鼻塞、咳嗽
	热炎灵颗粒	蒲公英、虎杖、北败酱、半枝莲	感冒头痛、汗出不畅、流黄浊涕、痰黏
	复方感冒灵颗粒	金银花、五指柑、野菊花、三叉苦、南板蓝根、岗梅、对乙酰氨基酚	风热感冒发热、微恶风寒、头痛、口干而渴、鼻塞涕浊、咽红疼痛、咳嗽、痰黄稠
	贯防感冒片	贯众、防风、对乙酰氨基酚	感冒初起、发热恶寒、鼻塞流涕
	复方桑菊感冒颗粒	桑叶、野菊花、一枝黄花、枇杷仁、桔梗、芦根、甘草、薄荷油	发热、头晕、咳嗽、咽干、喉痛
	感冒灵颗粒	三叉苦、金盏银盘、野菊花、岗梅、咖啡因、对乙酰氨基酚、氯苯那敏、薄荷	感冒引起的头痛发热、鼻塞流涕、咽痛
	贯黄感冒颗粒	贯众、黄皮叶、路边青、三叉苦、氯苯那敏	发热恶风、头痛鼻塞、咳嗽痰多
	银紫合剂	忍冬藤、柴胡	咽喉红肿、疼痛、咳嗽
	解肌清肺丸	紫苏叶、葛根、菊花、板蓝根、桑白皮、紫苏子、苦杏仁、前胡、牛黄	风热感冒、烦热口渴、咳嗽气喘、咳痰黄稠、咽喉肿痛、大便燥结
	芎菊上清丸（片）	川芎、菊花、黄芩	感冒、偏头痛、牙痛

续表

感冒分型	中成药名称	主要组分	适应症状
	三金感冒片	三叉苦、玉叶金花、金盏银盘、大头陈、金沙藤、倒扣草、薄荷、地胆头	发热、咽痛、口干等
	抗病毒口服液	板蓝根、石膏、芦根	扁桃体炎、流感、腮腺炎、病毒感染
暑热夹湿（宜用祛湿除瘟剂）	藿香正气丸、软胶囊	藿香、大腹皮、甘草	感冒伴随脘腹饱满、呕吐、腹泻
	抗病毒口服液	板蓝根、石膏、芦根	扁桃体炎、流感、腮腺炎、病毒感染
	六合定中丸	广藿香、紫苏叶、香薷、木香、檀香	夏伤暑湿、宿食停滞、寒热头痛、吐泻
	十滴水软胶囊	樟脑、干姜、大黄、小茴香、肉桂、桉油	中暑引起的头晕、恶心、腹痛、不适
	仁丹	陈皮、檀香、砂仁、豆蔻、木香	中暑呕吐、烦躁恶心、头目眩晕、水土不服
	复方香薷水	香薷、广藿香、紫苏叶、厚朴、豆蔻	寒热头痛、脘腹痞满、肠鸣腹泻、呕吐
	广东凉茶	岗梅根、淡竹叶、木蝴蝶、金沙藤	感冒发热、轻微怕风、头昏胸闷、小便少
气虚感冒（宜用扶正解表剂）	参苏感冒片	党参、紫苏叶、桔梗、姜半夏、葛根、茯苓、陈皮、前胡、枳壳、桑白皮	伤风感冒、寒热往来、鼻塞声重、咳嗽
	参苏胶囊	党参、紫苏、葛根、前胡、茯苓、半夏、陈皮、枳壳、桔梗、甘草	体弱感受风寒、恶寒发热、头痛鼻塞、咳嗽痰多、胸闷呕逆

续表

感冒分型	中成药名称	主要组分	适应症状
	参苏颗粒	党参、紫苏、葛根、前胡、茯苓	体弱风寒感冒、恶寒发热、头痛鼻塞、咳嗽痰多、胸闷呕逆
	玉屏风散	黄芪、白术、防风	自汗恶风、面色苍白、体虚易感冒
	参苏宣肺丸	人参、紫苏叶、陈皮、法半夏、茯苓、葛根、木香、枳壳、前胡、桔梗	肺经痰湿、感冒风寒引起的头痛、恶心、鼻塞、周身不适、咳嗽痰多、胸膈满闷
	人参败毒胶囊	独活、羌活、人参	用于气虚、外感风寒、湿邪所致的恶寒、发热无汗、口不渴、头痛、肢体酸痛沉重、乏力、咳嗽、鼻塞流涕、舌苔白腻、脉浮无力
	体虚感冒合剂	黄芪、黄芩、金银花、白术、水防风、板蓝根、玄参、麦冬、芦根、桔梗	体虚感冒、乏力、鼻塞流涕

患流感后是否要服用抗生素药物?

流感后是否服用抗生素药物?这是一个非常敏感的话题,需要辩证地回答。流感后不宜服用抗生素药物,原因如下:

(1)抗生素对病毒没有杀灭和抑制病毒颗粒复制的作用。

(2)滥用抗生素会出现药品不良反应(眼耳、肝肾、骨髓、精神和神经毒性),诱发细菌耐药性。

(3)抗生素可抑制网状内皮系统功能,降低人体自身的免疫功能。

（4）部分青霉素类和头孢菌素类抗生素在肝脏微粒体中，与维生素 K 竞争性结合谷氨酸－γ 羟化酶，抑制肠道正常菌群，减少维生素 K 合成，导致维生素 K 依赖性凝血因子合成障碍而减少而致出血、术后渗血，长期应用时（14 天以上）宜适当补充维生素 K、维生素 B。

（5）滥用抗生素可使人体肠道菌群失调，使肠道内正常菌株和敏感的菌群被杀死，不敏感的机会菌株乘机感染，导致肠道内微生态失衡，易发生抗生素相关性腹泻（羧状芽孢杆菌）或二重感染（真菌）。

在正常情况下，寄生鼻咽部的细菌仅停留在黏膜表面，并不致病，只在病毒感染时破坏局部抵抗力，使细菌易由表面侵入黏膜下，造成鼻窦、中耳、乳突、淋巴结及肺部等炎症。因此，流感后极易继发细菌感染，病毒在咽喉部繁殖引起发炎，咽喉部细胞失去抵抗力，细菌会乘机繁殖，并发机会性细菌（A 族乙型溶血性链球菌、肺炎链球菌、流感嗜血杆菌、支原体）感染，如化脓性扁桃体炎、咽炎、支气管炎和肺炎。表现有：①高热不退、呼吸急促、疼痛、咳嗽、咳痰；②血象中白细胞计数和中性粒细胞计数升高并有核左移，细胞质中可见中毒颗粒；如婴幼儿白细胞总数低下，但中性粒细胞仍升高；③C 反应蛋白（CRP）异常升高（≥10 微克/毫升）；④消化不良、食欲减退、恶心、呕吐等；⑤张口检查可见咽部红肿充血、颈淋巴结肿大。严重者甚至引起水肿，常因水肿而阻塞咽喉，导致呼吸困难；⑥X 光片和胸透检查表现为肺纹理增粗及肺内有斑片状的阴影等，提示病情较为严重。

此时，往往要及时服用抗生素（如氨苄西林、头孢氨苄、头孢呋辛酯、头孢地尼、头孢泊肟酯、阿奇霉素）。抗生素可通过杀灭或抑制细菌成长而起到抗感染的作用。但应严格控制联合应用抗生素的指征，凭执业医师处方或在医师指导下应用。

人 H7N9 禽流感

人感染 H7N9 禽类流行性感冒后有哪些症状？

人禽流行性感冒简称为"人禽流感"，是感染 H7N9 禽流感病毒引起的急性呼吸道传染病，潜伏期大约 7 天，也可达 10 天。感染者可有类似胃肠型感冒的症状，有持续性高热（39℃以上）或不发热，并伴发咳嗽、咳痰、咽痛、恶心、呕吐、腹泻、消化不良、呼吸加速、头痛、流鼻涕、鼻塞、畏寒、全身肌肉痛、关节酸痛、气促、疲乏、肺部有啰音，少数人伴胸腔积液。其中，少数患者为轻症，仅有高热、伴上呼吸道感染症状，重症患者多在 3~7 天出现重症肺炎，肺炎病例可合并急性呼吸紧迫症、脓毒性休克，甚至多器官衰竭。胸部影像学检查可见肺内出现片状阴影，重症患者病变进展迅速，常呈双肺多发磨玻璃影及肺实质影像，合并少量胸腔积液。

流感病毒属于正黏病毒科甲型流感病毒，除了感染禽类外，尚可感染于人、猪、马、水貂和其他海洋哺乳动物。可感染于人的禽流感病毒亚型除了 H7N9 外，还有 H5N1、H9N2、H7N7、H7N2、H7N3、H5N6、H10N8 等。

确定人禽流感要有 4 个依据：

① 您有来自疫区（10 天前）或密切和频繁接触禽流感的家禽（鸡、鸭、鸽）或患者的经历（如共同生活、吃饭、乘机、乘车等），或到过活禽市场，尤其是老年人。

② 血象检查，早期的白细胞计数不高甚至低于 4×10^9/L（正常值为 $4 \times 10^9 \sim 10 \times 10^9$/L），血小板的计数可能减少，在呼吸系统受波及的早期，肌磷酸激酶（CPK）的水平可能高达 3000 IU/L（正常值为 190~250IU/L）。

③ 有进食被病毒污染的家禽内脏、鸡蛋的经历。

④ 眼角膜、结膜红肿。

🔧 治疗人 H7N9 禽类流行性感冒可选哪些药？

（1）扎那米韦：它是一种神经氨酸酶抑制剂，可选择性地抑制流感病毒表面的神经氨酸苷酶，抑制流感病毒 A、B 的复制。适用于流感症状出现不及 2 天的急性感染，或无并发症的流感。用法为口腔吸入，一次 5 毫克，一日 2 次，连续 5 天。

（2）奥司他韦（达菲）：可抑制流感病毒甲、乙型的神经氨酸酶活性，使病毒颗粒不能从细胞中释放或聚集。成人一次 75 毫克，1 岁以上儿童，体重 ≤ 15 千克者一次 30 毫克，体重 16～23 千克者，一次 45 毫克，体重 24～40 千克者一次 60 毫克，体重 ≥ 40 千克者一次 75 毫克，均一日 2 次，连续 5 天。对接触感染者预防用药，在接触感染者 2 天内开始应用，成人一次 75 毫克，一日 2 次，至少 7 天。儿童一日 30 毫克。或一次 75 毫克，隔日 1 次，连续 7 天。

（3）感染严重者可考虑短期使用糖皮质激素，如泼尼松、甲泼尼龙，但慎防可致股骨头坏死和骨质疏松的不良反应。重症患者可采用冲击剂量治疗，泼尼松一日 30 毫克，甲泼尼龙一日 1000 毫克，静脉滴注，连续 3 天。甲泼尼龙，儿童一日 7.5～30 毫克/千克体重，疗程周期小于 5 天。

（4）配合一般支持治疗，进食流质或半流质饮食。多喝白开水，必要时可静脉滴注 5% 葡萄糖注射液和氯化钠注射液等。为防止继发性细菌感染，可考虑口服合适的抗生素或磺胺药。

咳嗽

哪些疾病可引起咳嗽？

咳嗽在冬、春季多见，其实咳嗽是人体一种保护性呼吸道的反射，当呼吸道（口腔、咽喉、气管、支气管）受到刺激（炎症、异物）后，由神经末梢发出冲动传入延髓咳嗽中枢引起的一种生理反射。通过咳嗽排出分泌物或异物（如黏痰、细菌体、纤维），保持呼吸道的清洁和通畅。因此可以说，咳嗽是一种有益的动作，有时也见于健康人。您可以仔细地区分一下：

（1）感冒　发病急，常伴有流鼻涕、打喷嚏、鼻塞、嗅觉减退、咽喉痛、咽部轻度或中度充血，声音嘶哑及咳嗽。

（2）上呼吸道感染　可有头痛、发热、畏寒、乏力、流鼻涕，测体温时可高达 39℃～40℃，并出现频繁咳嗽。早期为刺激性干咳，恢复期咳嗽有痰。

（3）急性支气管炎　起病较急，有畏寒、低热、头痛、鼻塞、流涕、喷嚏、咽痛、声嘶等感冒症状；以后出现咳嗽，初始为刺激性干咳，随后有黏液性或黏性脓痰，少数人痰中带血，一般持续3~5天，少数可持续2~3周。

（4）慢性支气管炎　有慢性咳嗽。

（5）支气管哮喘　发作前常有鼻塞、流涕、喷嚏、咳嗽、胸闷等先兆，大多有呼气性困难，哮喘并有哮鸣音，继而咳嗽和咯痰，痰液多为白色或黄色。

（6）药品不良反应所致的咳嗽　有20%左右的咳嗽是由用药（尤其是抗高血压药）引起的。此时若应用镇咳药无效，宜及时停药或换药。

咳嗽了，应该怎样选药？

由于咳嗽的病因或性质不同，因而咳嗽的表现也不尽相同。有时服用镇咳药后常感觉效果不佳，甚至几天下来也不太管事，那或许是选药和服法不对。因此，宜根据症状、咳嗽分型、持续时间来选药。

（1）根据症状　刺激性干咳或阵咳者宜选苯丙哌林（咳快好）、喷托维林（咳必清）。

（2）根据咳嗽的频率或程度　剧烈咳嗽者宜选苯丙哌林（咳快好），其奏效迅速，镇咳效力比可待因强2~4倍；次选氢溴酸右美沙芬（普西兰），与相同剂量的可待因大体相同或稍强；咳嗽较弱者选用喷托维林（咳必清）。

（3）根据咳嗽发作的时间　白天咳嗽者宜选用苯丙哌林（咳快好）；夜间咳嗽者宜选用右美沙芬（普西兰），一次30毫克，有效时间长达8～12小时，比同剂量的可待因作用时间长，能抑制夜间咳嗽以保证睡眠。

（4）对感冒伴发的咳嗽　选用右美沙芬的复方制剂，制剂有白加黑感冒片（美息伪麻片）、丽珠刻乐或帕尔克片；对痰量多的咳嗽宜同服祛痰药，如溴己新（必嗽平）或乙酰半胱氨酸（痰易净）。

（5）对喉头发痒或疼痛的咳嗽　宜控制感染，尽早服用抗生素，如头孢菌素类抗生素的头孢羟氨苄（欧意）、头孢拉定（泛捷复）、头孢呋辛酯（新菌灵）、头孢克洛（希刻劳）等，大环内酯抗生素的阿奇霉素（泰力特）、罗红霉素（罗力得），或在睡前吃一些抗过敏药，如氯苯那敏（扑尔敏）。

所有人都能吃镇咳药吗？

鉴于咳嗽由不同病因和刺激所引起，只有用药针对性强，咳嗽才能治愈。因此，宜注意各药的禁忌证、注意事项。常用镇咳药适宜类型和禁忌证见表1-3。

表1-3　常用镇咳药适宜类型、禁忌证和重要提示

药品名称（商品名）	咳嗽类型	禁忌证和提示
可待因（甲基吗啡）	剧烈干咳、刺激性干咳、伴胸痛干咳	呼吸困难、痰多、便秘、支气管哮喘

续表

药品名称（商品名）	咳嗽类型	禁忌证和提示
可待因/异丙嗪（可非）	感冒、流感的咳嗽	2岁以下儿童、过敏、支气管哮喘者，不宜驾车、高空作业
双氢可待因/对乙酰氨基酚（路盖克）	非炎症干咳	呼吸困难或梗阻、2岁以下儿童、哮喘
福尔可定（福可定）	剧烈干咳或伴随疼痛干咳	呼吸困难、痰多，不宜久用而呈依赖
喷托维林（咳必清）	感冒引起的无痰干咳、百日咳	青光眼、尿潴留、呼吸功能不全、妊娠
苯丙哌林（咳快好）	由感染、吸烟、过敏所致刺激性干咳	过敏、妊娠及哺乳期妇女、痰多且黏稠
右美沙芬（普西兰）	上感、气管或咽炎、哮喘、刺激性干咳	妊娠初始及哺乳期妇女、精神病、痰多
那可丁（安嗽通）	阵发性咳嗽	支气管痉挛、痰多
依普拉酮（易咳嗪）	气管炎、肺炎或结核引起的咳嗽	过敏
氟哌斯汀（咳平）	频繁而剧烈咳嗽、无痰或痰量少	过敏、2岁以下儿童、妊娠期妇女

哪些人要禁用或慎用镇咳药？

由上所述，具有镇咳祛痰作用的复方制剂常由 2 ~ 5 种各类药理作用不同的药物成分组合而成，同时也把许多药物的禁忌证、不良反应、注意事项组合起来。有些人群不宜服用或应谨慎应用（表 1–4）。

表1-4　常用镇咳祛痰药的慎用、禁忌证提示

药品名称	祛痰药		缓解鼻塞药	抗过敏药			中枢兴奋药	平喘药	镇咳药	
	氯化铵	愈创甘油醚（愈创木酚酸钾）	伪麻黄碱	氯苯那敏	异丙嗪	曲普利啶	咖啡因	麻黄碱	右美沙芬	可待因
消化性溃疡	●								●	
肺出血倾向		●		▲	▲	▲				
高血压者			●				●	●		
心绞痛				▲	▲	▲		●		
糖尿病								●		
哮喘者			▲	▲	▲	▲			▲	▲
黏痰多者									▲	●
血管神经水肿										
呼吸衰竭							▲			
甲状腺功能亢进			▲					▲	●	●
急性胃肠炎和肾炎	●		▲					●		
酸血症	●									
青光眼				▲	▲	▲				
尿便阻				▲	▲	▲		●		

续表

药品名称	祛痰药			缓解鼻塞药	抗过敏药			中枢兴奋药	平喘药	镇咳药	
	氯化铵	愈创甘油醚	愈创木酚磺酸钾	伪麻黄碱	氯苯那敏	异丙嗪	曲普利啶	咖啡因	麻黄碱	右美沙芬	可待因
胆结石											▲
癫痫											▲
前列腺增生				▲					▲		▲
精神病史者					▲					▲	
心功能不全					▲	▲			●		
肝功能不全		▲									▲
肾功能不全		▲									
老年人				▲	▲		●		▲	▲	▲
小儿	●			●	●	●	▲	●	▲	●	▲
妊娠哺乳妇女	●	●	●	●	▲	●	●	●	●	●	●
过敏者					●				▲		
驾驶、精密及高空作业					●	●	●		▲	●	

注：●为禁用，▲为慎用。

咳嗽时宜选哪些中成药?

中医学将咳嗽分为外感和内伤咳嗽,常见病因为风寒、风热、燥邪和肺虚等,其表现不同而选用的中成药也不同。

(1)风寒咳嗽 咳嗽声重、喘息胸闷、畏寒发热、头痛无汗、痰色稀白、痰量较多。宜选用通宣理肺口服液、苏子降气丸、半夏止咳糖浆、蛇胆陈皮胶囊或散剂。

(2)风热咳嗽 风热咳嗽者咳喘气粗、胸闷咽痛、口渴发热、怕风、痰色黏黄,宜选用二母宁嗽丸、止咳定喘口服液、橘红片、川贝止咳露、复方鲜竹沥口服液;儿童宜选用健儿清解液、小儿咳喘灵冲剂和儿童咳液。

(3)燥邪咳嗽 患者干咳少痰、咳痰不爽、口干微热,宜选用养阴清肺糖浆、川贝清肺糖浆、川贝枇杷露或复方鲜竹沥液,一次20毫升,一日3次;儿童宜选用儿童清肺口服液。

(4)肺虚咳嗽 患者咳嗽日久、少痰不爽、口干、手足微热、气短乏力,宜选用百合固金丸、秋梨润肺膏、贝母二冬膏或川贝雪梨膏。

哮喘

哮喘时可选哪些药?

哮喘急性发作者可选用全身性糖皮质激素(静脉滴注或口服)、短效肾上腺能 β_2 受体阻滞剂(SABA)、长效肾上腺能 β_2 受体阻滞剂(LABA)或 LABA+ 吸入性糖皮质激素(ICS)治疗。同时注意装置的选择,以持续雾化吸入效果最好。哮喘需要长期乃至终身坚持治疗,合理应用白三烯受体阻滞剂、茶碱类磷酸二酯酶抑制剂、ICS、LABA、长效胆碱能 M 受体阻滞剂(LAMA),对高敏感患者可选择免疫抑制剂奥玛珠单抗、环孢素、环磷酰胺和雷公藤多苷。

急性哮喘者首选沙丁胺醇气雾剂(喘乐宁、爱莎),扩张支气管平滑肌,提高支气管平滑肌中环磷酸苷的含量,舒张气管,并抑制过敏介质的释放。每瓶可喷200次,成人一次1~2揿,儿童1揿,一日4次；或服用其控释片（全特宁），成人一次8毫克，儿童4毫克，一日2次。硫酸特布他林（博利康尼片）扩张支气管作用与沙丁胺醇相近，作用时间长，成人一次2.5~5毫克，一日3次。

伴有心动过速或不宜使用沙丁胺醇的患者可用氨茶碱、二羟丙茶碱（喘定）片，口服一次0.1~0.2克，一日3次。对外源性哮喘特别是季节性哮喘者可用色甘酸钠，吸入每侧鼻孔一次10毫克，一日4次。但缺点有二：一是口服无效且作用缓慢，要连用数日甚至数月后才有收效，二是对正在发作的哮喘者无效。

对哮喘频繁者，其主要问题往往是内源性过敏原（组胺）、感染（细菌、病毒、支原体、衣原体）或炎性介质（缓激肽、组胺、白三烯、前列腺素、嗜酸性粒细胞趋化因子）在作祟。近年来，西医学认为哮喘是一种慢性气管炎症（高气道反应），单纯平喘是治标不治本的。因此，哮喘发作后宜使用一些抗菌药物、抗炎药、抗过敏药（羟嗪、氯苯那敏）、白三烯受体阻滞剂（孟鲁司特）以及免疫调节剂（曲尼司特、甲磺司特）联合治疗。对多痰者应并用祛痰药，以避免痰液堵塞支气管。对精神紧张的哮喘者宜酌情给予镇静剂或安定剂，使其精神放松下来。

哮喘患者如何选用中成药？

中医学将哮喘分为外感和内伤性，常见实喘和虚喘，其临床表现不同应分别选药。对实喘重在治肺，以散邪宣肺为主；虚喘重在治肾，以滋补纳气为主。其中，实喘又分寒喘、热喘、痰喘；虚喘又分肺气虚喘和肺肾阴虚喘。

寒喘者表现为气促喘息、咳嗽白痰、怕热发热、头痛无汗、鼻塞流涕等症。可选通宣理肺口服液。

热喘者的表现为呼吸急促、咳嗽痰黄、咽干口渴等。可选止咳定喘口服液、桂龙咳喘宁胶囊。

痰喘的人表现为气逆作喘、胸部满闷、痰多黏白、咳嗽恶心等症，可选用橘红片、止咳化痰丸、咳嗽定喘丸。若兼大便硬结者，可选用清气化痰丸。

肺气虚喘者的表现有咳嗽痰多、气短作喘、精神不振、身倦无力、动则出汗等症状，可选用益气补肺、止咳定喘的药物，如人参保肺丸、蛤蚧定喘胶囊。

肺肾阴虚喘者因劳伤久咳、伤及肺肾阴所致，表现为气短作喘、咳嗽痰少（或无痰）、腰膝酸软、头晕耳鸣、潮热盗汗等症，可选用二母宁嗽丸、麦味地黄丸、都气丸。

祛痰时宜选哪些药？

痰液黏稠者宜选羧甲司坦（速效化痰片、美咳），可减少支气管腺体的分泌，使低黏度的唾液黏蛋白分泌增加，而高黏度的黏蛋白分泌减少，因而痰液黏度降低，易于咯出。成人一次 250～750 毫克，儿童一次 150～500 毫克，一日 3 次。

痰色较白或脓痰者要选盐酸溴己新（必嗽平、必消痰）或乙酰半胱氨酸（痰易净、莫咳粉）。两种药可分别使痰液酸性糖蛋白的多糖纤维和多肽链的二硫键断裂，使痰的稠度降低，易于咳出，尤其对白色黏痰效果好，对有脓痰者应与抗生素合用。成人一次 8～16 毫克，6 岁以下儿童一次 4～8 毫克，一日 3 次。乙酰半胱氨酸口服给药一次 300 毫克，一日 3 次。

痰多、咳嗽、痰液有恶臭味者可用愈创甘油醚（愈甘醚），服后不仅使痰液稀释，又可减少痰液。可用于支气管炎、肺脓肿、支气管扩张、咳喘、黏液不易咳出等。成人一次 0.1～0.2 克，儿童一次 0.05～0.08 克，糖浆剂一次 10～15 毫升，一日 3 次。制剂有可待因愈创甘油醚糖浆（可愈糖浆）、美愈伪麻口服液（美可糖浆）、愈麻沙芬口服液（雷登泰口服液）。

由于各种原因引起痰黏而不易咯出者，盐酸氨溴索（沐舒坦、兰勃素）为首选，其可润滑呼吸道，调节浆液性与黏液性物质的分泌，使呼吸道黏液的理化性质趋于正常，以利于排出。成人及 10 岁以上儿童，一次 30 毫克，5～10 岁儿童，一次 15 毫克，一日 3 次；长期治疗可减为一日 2 次，餐后吞服。

痰多时如何选服中成药?

痰与脾、肺关系密切,故曰"脾为生痰之源,肺为贮痰之器"。痰既是一种病理产物,又可作为一种病邪,直接或间接地作用于脏腑,而影响病症的发展,如痰迷心窍而神昏、痰浊上冒而眩晕、痰阻经络而半身不遂等。

中医学认为多痰可由脾阳不振、热邪、脾胃寒湿、阴虚等引起。在使用祛痰剂时分别选用燥湿化痰、清热化痰、温化寒痰和润肺化痰剂4类。

(1)**燥湿化痰剂** 具有燥湿化痰的作用,用于聚湿生痰,痰稀日量多,伴胸痞恶心,身重蜷卧,腹部胀满。成药有橘红片、二陈丸等。

(2)**清热化痰剂** 具有清肺热、化痰的作用,用于热邪煎熬津液而生痰,或痰郁生热,热与痰相搏而成热痰,色黄稠,难以咳出;热伤脉络,则痰中带血。若痰热内闭,热痰动风,则出现神昏、谵语、抽搐等。宜选羚羊清肺丸(片)、清肺糖浆。

(3)**温化寒痰剂** 脾胃寒湿而生痰,或痰与寒邪合而致病。寒邪伤气,水湿凝聚成痰,痰色白而稀。宜用通宣理肺丸、礞石滚痰丸等。

(4)**润肺化痰剂** 具有润肺化痰的作用,用于由阴虚燥痰,或干咳痰稠,或泡沫痰、咳之不爽、声音嘶哑等症。如二母宁嗽丸、秋梨润肺膏、百合固金丸等。

慢性阻塞性肺疾病

慢性阻塞性肺疾病常有哪些表现?

慢性阻塞性肺病(chronic obstructive pulmonary disease, COPD)是一种慢性气道阻塞性疾病的统称,简称为"慢阻肺",主要指具有不可逆性气道阻塞的慢性支气管炎和肺气肿两种疾病。支气管哮喘、肺囊性纤维化、弥漫性泛细支气管炎、闭塞性细支气管炎等也有气流受阻,但不属于慢性阻塞性肺疾病。

目前已发现慢阻肺的内、外因危险因素有：①吸烟；②大气污染和粉尘；③感染；④遗传因素和肺发育不良；⑤副交感神经功能亢进、气道高反应性；⑥营养不良。

慢阻肺引起的全身异常主要包括骨骼肌异常、营养不良、体重指数（BMI）下降、骨质疏松、贫血、抑郁、肺动脉高压、心力衰竭等。由此可见慢阻肺至少影响3个方面，即呼吸、感知和全身。慢阻肺的主要症状体现在下列3个方面：

（1）咳嗽与咳痰　慢支并发肺气肿时，咳嗽频繁，咳痰多，甚至长年不断。若伴感染时可为黏液脓性痰或脓痰。咳嗽剧烈时痰中可带血。

（2）呼吸困难　病情迁延时，在咳嗽咳痰的基础上出现了逐渐加重的呼吸困难。最初仅在劳动、上楼或登山时有气促，随着病变发展，在平地活动时，甚至在静息时也感觉气短。当慢支急性发作时，支气管分泌物增多，加重通气功能障碍，使胸闷气短加重，严重时可出现呼吸衰竭。

（3）早期体征　早期体征并不明显，随着病情发展为桶状胸，前后径增大，肋间隙增宽，呼吸后期减弱，触诊语颤减弱或消失；叩诊呈过清音，心浊时界缩小，或不易叩出肺下界，肝浊音界下降；听诊心音遥远，呼吸音普遍减弱，呼气延长。感染时肺部可有湿性啰音，缺氧明显时出现紫绀。

应用吸入型糖皮质激素应注意哪些问题？

依据全球哮喘防治创议和我国《支气管哮喘防治指南》中的规定，慢阻肺和哮喘者在应用吸入型肾上腺皮质激素时宜注意下列事宜。

（1）吸入型糖皮质激素为控制呼吸道炎症的预防性用药，起效缓慢且须连续和规律地应用2天以上才能充分发挥。因此，即使是患者在无症状时仍应常规使用。

（2）吸入型糖皮质激素仅能较低程度地起到应急性支气管扩张作用，且给药后需要一定的潜伏期，在哮喘发作不能立即奏效，不应作为哮喘急性发作的首选药。对哮喘急性发作和支气管平滑肌痉挛者宜合并应用 β_2 受体激动剂，以尽快松弛支气管平滑肌。

（3）初始剂量宜小，维持量因人而异。当严重哮喘或哮喘持续发作时，可考虑给予全身性激素治疗，待缓解后改为维持量或转为吸入给药。

（4）吸入型糖皮质激素长期、高剂量应用时，可能发生全身反应，包括肾上腺皮质功能低下、儿童青少年发育迟缓、骨内矿物质密度减少、白内障和青光眼。虽上述反应发生的可能性和程度远小于口服皮质激素治疗，但对长期接受吸入型糖皮质激素治疗的患儿建议定期监测身高。从接受口服激素治疗转为用吸入丙酸氟替卡松治疗的患者有可能出现肾上腺功能减退，所以应特别小心，并定期监测肾上腺皮质功能。

（5）患有活动性肺结核者及肺部真菌、病毒感染者，儿童、妊娠及哺乳期妇女慎用吸入型糖皮质激素。如发生感染，则应给予抗生素，应用抗菌药物前宜采样进行细菌培养和药物敏感试验。

（6）鉴于少数患者在用药后可发生声音嘶哑和口腔咽喉部位的念珠菌感染，喷后应立即采用氯化钠溶液漱口，以降低进入体内的药量，减少口腔真菌继发感染的机会。

（7）联合应用茶碱等磷酸二酯酶抑制剂时建议进行血浆药物浓度监测。

（8）规范地应用气雾剂，宜按下列步骤进行：①尽量将痰液咳出，口腔内的食物咽下；②用前将气雾剂摇匀，倒转位置拿好；③双唇紧贴近喷嘴，头稍微后倾，缓缓呼气尽量让肺部的气体排尽；④于深呼吸的同时撤压气雾剂阀头，使舌头向下，准确掌握剂量；⑤屏住呼吸约 10～15 秒，后用鼻子呼气；⑥哮喘者在症状控制后渐停药，一般在应用后 4～5 天缓慢减量。

怎样护理应用了磷酸二酯酶抑制剂（茶碱）的家人？

（1）急性心肌梗死者禁用多索茶碱，不得与其他黄嘌呤类药物同时使用，与麻黄碱或其他肾上腺素类药物同时使用须慎重。如过量使用会出现严重心律不齐、阵发性痉挛等。此表现为初期中毒症状，应暂停用药，监测血药浓度，在上述中毒迹象和症状完全消失后可继续使用。

（2）有活动性消化溃疡和未经控制的惊厥性疾病患者禁用二羟丙茶碱。哮喘急性严重发作的患者不选本品。有高血压或消化道溃疡出血史患者慎用。大剂量可致中枢兴奋，预服镇静药可防治。妊娠及哺乳期妇女慎用。

（3）茶碱类药过敏者禁用茶碱缓释片和氨茶碱。急性心肌梗死、严重心肌炎、活动性消化溃疡者、惊厥者禁用。心律失常、青光眼、心力衰竭、肺源性心脏病者，高血压、冠心病、严重低氧血症、甲状腺功能亢进者、妊娠及哺乳期妇女慎用。

（4）氨茶碱80%～90%在体内被肝脏的混合功能酶代谢，而老年人的肝血流量明显降低，65岁老年人的肝血流量仅为年轻人的40%～50%；肝药酶的活性也随年龄的增长而下降，还有功能性肝细胞的减少。因此，肝功能都有不同程度的降低，半衰期延长。所以老年人服用氨茶碱后容易较快出现氨茶碱中毒，表现出烦躁、呕吐、忧郁、记忆力减退、定向力差、心律失常、血压急骤下降等现象，甚至死亡。静脉注射速度过快或浓度太高可引起心悸、惊厥等严重反应。上述反应要比中青年人敏感，且容易发生。因此，对于急性心肌梗死、低血压、甲状腺功能亢进者禁用。开始用药时，一定要小剂量试用，仔细询问氨茶碱的用药史。一旦发现有胃部不适或兴奋失眠，可用地西泮、复方氢氧化铝等药物来对抗或停药。

（5）茶碱类药易引起胃肠道不良反应，餐后服用可减轻胃肠刺激，同时应注意避免饮用咖啡、茶和可乐等饮料。

（6）应用茶碱或茶碱控释片（舒弗美）、氨茶碱、胆茶碱、二羟基茶碱（喘定）等，由于其可提高肾血流量，具有利尿作用，使尿量增加多而易致人脱水，而出现口干、多尿或心悸。同时，哮喘者又往往伴有血容量较低。因此，宜注意适量补充液体，多喝白开水或橘汁。

小儿支气管炎及哮喘

孩子出现哪些症状，可能得了小儿支气管炎？

小儿支气管炎继发于上呼吸道感染，见于深秋及寒冬。由感染（细菌、病毒）、刺激（物理、化学）、变态等所引起气管及支气管黏膜的急性反应，分急、慢性。成人多见腺病毒或流感病毒，儿童则由呼吸道合胞病毒或副流感病毒引起。

急性支气管炎起病急，可有畏寒、低热、头痛、鼻塞、流涕、喷嚏、咽痛、声嘶等感冒症状。之后出现咳嗽，初始为刺激性干咳，后有黏痰或脓性痰，少数人痰中带血，一般持续 3～5 天后逐渐好转，有时咳嗽可能持续 2～3 周。肺部可闻及干性或湿性啰音，咳嗽后啰音减少或消失。少数患儿可有白细胞计数增高，提示为细菌感染或合并感染。过敏性者在鼻涕和痰液内含有大量嗜酸性粒细胞。X 线检查仅见肺纹理增粗。

慢性支气管炎常伴有呼吸道反复感染和变态疾病，有长期吸烟或吸入刺激性气体、烟雾、粉尘史，咳嗽或咳痰可延续 3 个月以上。两肺可有散在性干性或湿性啰音，X 线检查可见有下肺纹理增加，呈条状或网状。如并发肺气肿时，则两肺透亮度增强，两侧膈肌低位。

支气管炎的治疗原则有哪些？

（1）急性支气管炎 患者若出现发热、脓性痰和重症咳嗽，则有应用抗菌药物的指征，宜及早应用抗菌药物治疗，可针对肺炎衣原体和肺炎支原体应用的大环内酯类的克拉霉素、阿奇霉素、红霉素（任选其一）。针对细菌应用青霉素、头孢菌素类、氟喹诺酮类抗菌药物（依次选用）；若针对病毒，可应用抗病毒药利巴韦林。

（2）慢性支气管炎急性加重期 控制感染视主要致病菌和严重程度或根据病原菌药敏结果选用抗菌药物。如果患者有脓性痰，为应用抗菌药物的指征。轻症可口服，较重患者用肌内注射或静脉滴注抗菌药物。依次选用青霉素、头孢菌素类、氟喹诺酮类、大环内酯类、氨基糖苷类等抗菌药物。

（3）**祛痰、镇咳**　在抗感染治疗同时，应用祛痰药及镇咳药，以改善症状。常用药有氯化铵甘草合剂、溴己新、氨溴索、羧甲半胱氨酸等。中成药止咳也有一定效果。对老年体弱无力咳痰者或痰量较多者，应协助排痰，畅通呼吸道。应避免应用镇咳剂，以免抑制中枢及加重呼吸道阻塞和产生并发症。

（4）**平喘**　常选用速效的沙丁胺醇、特布他林吸入。若持续存在气流受限，需要进行肺功能检查。如明确慢阻肺的诊断，必要时使用长效支气管舒张剂吸入、氨茶碱、糖皮质激素＋长效 β_2 受体激动剂吸入。

（5）**雾化疗法**　通过高速氧气气流，使药液形成雾状，再由呼吸道吸入，雾化吸入作用直接，可稀释气管内的分泌物，有利排痰（如痰液黏稠不易咳出，雾化吸入有一定帮助）。一般依据需要选择卡那霉素、庆大霉素等抗生素，氨茶碱、沙丁胺醇等平喘药，α-糜蛋白酶、氨溴索、乙酰半胱氨酸（易咳净）等祛痰药，或布地奈德、地塞米松等减轻喉头水肿药。

戒烟对慢性支气管炎患者来说非常重要。不但患者不能吸烟，且患者家中的其他成员也应戒烟，如戒不掉也不要在患者房间里吸烟，保证居住的环境有清新的空气。其他刺激性气体，如厨房的油烟、甲醛，也要避免接触。

对哮喘急性发作宜选用短效 β_2 受体激动剂。

孩子哮喘急性发作，要应用短效的 β_2 受体激动剂吗？

为缓解急性发作期的哮喘，仅能选择短效 β_2 受体激动剂，其他的长效 β_2 受体激动剂、吸入型糖皮质激素、胆碱能激动剂、茶碱等药均来不及缓解症状。

急性发作的治疗目的在于迅速缓解哮喘症状，解除平滑肌痉挛，解除气流受限，改善低氧血症，挽救生命和去除病人的痛苦。短效的 β_2 受体激动剂通常在数分钟内（沙丁胺醇、特布他林、丙卡特罗、非诺特罗吸入剂起效时间分别为 1~5 分钟、5~15 分钟、5 分钟或 3 分钟），疗效维持 4~6 小时，适用于迅速缓解轻、中度哮喘急性症状，也可用于运动性哮喘。

其中，沙丁胺醇一次吸入 100~200 微克或特布他林一次 250~500 微克，必要时每隔 20 分钟重复 1 次，1 小时后疗效不满意者，应去医院就诊。口服给药沙丁胺醇一次 2~4 毫克，特布他林一次 1.25~2.5 毫克，一日 3 次；丙卡特罗一次 25~50 微克，一日 2 次。

短效吸入剂应按需间歇使用，不宜长期、单一使用，也不宜过量应用，否则可引起骨骼肌震颤、低血钾、心律失常等不良反应。压力型定量手控气雾剂（pMDI）和干粉吸入装置吸入短效 β_2 受体激动剂不适用于重度哮喘发作，其溶液（如沙丁胺醇、特布他林）经雾化泵吸入适用于轻、重度哮喘发作。

长效 β_2 受体激动剂的起效较慢，大约 30 分钟以上，作用维持 12 小时。目前，吸入型长效 β_2 受体激动剂有两种：①沙美特罗：经气雾剂或碟剂装置给药，给药后 30 分钟起效，平喘作用维持 12 小时以上，推荐剂量一次 50 微克，一日 2 次吸入。②福莫特罗，可经都保装置给药，给药后 3~5 分钟起效，平喘作用维持 8~12 小时以上，推荐剂量一次 4.5~9 微克，一日 2 次吸入。吸入长效 β_2 受体激动剂适用于哮喘（尤其是夜间哮喘和运动诱发哮喘）的预防和持续期的治疗，不宜用于支气管严炎急性发作期。

孩子使用吸入型糖皮质激素安全吗？

吸入型糖皮质激素对儿童相对安全，不良反应可有轻度的喉部刺激、咳嗽、声音嘶哑、口咽部念珠菌感染、速发或迟发性的过敏反应（包括皮疹、接触性皮炎、荨麻疹、血管性水肿和支气管痉挛）、精神症状（包括精神紧张、不安、抑郁和行为障碍等）。

鉴于吸入给药的作用直接（非全身作用），剂量极小（约为口服剂量的 1/50~1/10），且仅在呼吸道和肺部起作用，极低的全身生物利用度（吸收极少）使其与全身性给药（口服、注射）的糖皮质激素相比，其副作用和不良反应的发生率和严重程度明显降低。极少数病例报道，用吸入糖皮质激素治疗后产生皮肤淤血，发生支气管痉挛；极少数病例在吸入糖皮质激素后产生全身用药作用的症状和体征，包括肾上腺功能减退和生长减缓，这与剂量、时间、联合口服激素及先前使用激素情况、个人敏感性有关。大量的前瞻性流行病学研究结果及世界范围内上市后使用经验未发现妇女在怀孕期间使用吸入对胚胎及新生儿产生不良作用。

与其他药品一样，妊娠期妇女使用吸入型糖皮质激素时需权衡其对母亲的益处和对胎儿的危害。应考虑选用吸入糖皮质激素，因为与达到同样肺部效应的口服糖皮质激素相比，其全身副作用低。虽可分泌乳汁，但是预计治疗剂量对哺乳婴儿无影响，哺乳期过程中也可以使用。

百日咳

百日咳真会咳嗽一百天吗？

百日咳是一种由百日咳杆菌引起的急性呼吸道传染病，自广泛实施百日咳菌苗免疫接种后，百日咳的发生率已大为减少。百日咳的临床特征为咳嗽逐渐加重，呈典型的阵发性、痉挛性咳嗽，咳嗽终末出现深长的鸡啼样吸气性吼声，其病程漫长可达 2～3 个月，因此有"百日咳"之称。

孩子得了百日咳有哪些症状？

百日咳的潜伏期为 2～20 天，一般为 7～10 天。典型病程分为三期：

（1）卡他期（前驱期）　自起病至痉咳出现，大约 7～10 天。初起类似一般上呼吸道感染症状，包括低热、咳嗽、轻微的流鼻涕、打喷嚏、鼻子不通气等。3～4 日后其他症状好转而咳嗽加重。此期传染性最强，治疗效果也最好。

（2）痉咳期　大约过了 2～3 天后，咳嗽越来越重，尤其是到了晚上，咳嗽由单声咳变为阵咳，连续十余声至数十声短促的咳嗽，继而一次深长的吸气，因声门仍处收缩状态，故发出鸡鸣样吼声，以后又是一连串阵咳，如此反复，直至咳出黏稠痰液或吐出胃内容物为止。每次阵咳发作可持续数分钟，每日可达十数次至数十次，日轻夜重。阵咳时患儿往往面红耳赤，涕泪交流，面唇发绀，大小便失禁。少数患儿痉咳频繁可出现眼睑浮肿、眼、鼻黏膜出血，舌外伸被下门齿损伤舌系带而形成溃疡。年长的儿童可无典型痉咳，婴儿由于声门狭小，痉咳时可发生呼吸暂停，并可因脑缺氧而抽搐，甚至死亡。此期短则1~2周，长者可达2个月。

（3）恢复期 阵发性痉咳逐渐减少至停止，鸡鸣样吼声消失。此期一般为2~3周，若有并发症可长达数月。

🏥 百日咳是引起新生儿猝死的重要原因，家长应注意什么？

小小的婴儿，尤其是出生后3个月以内的婴儿，有两个生理特点：第一，由于妈妈体内带来的抗体快没有了，尤其是百日咳抗体，分子和个头太大，无法透过血脑屏障，所以新生儿一出生就是百日咳的易患儿。一旦接触了百日咳杆菌，几乎就是100%的感染者。第二，小婴儿的呼吸系统发育不全，胸壁极薄、呼吸肌软弱、胸腔压力小，没有足够的力量咳嗽。所以，小婴儿患上百日咳，往往不能产生剧烈的咳嗽，也没有吸气时鸡鸣样的回声，同时小婴儿的神经系统发育也不完善，咳嗽反射差，加之气管、支气管的管道狭窄，痰液不易咳出，容易堵塞在呼吸道内，造成屏气、青紫、呼吸暂停，由于脑缺氧，小婴儿还会发生抽搐、惊厥，有些婴儿可能因为这种呼吸暂停而突然死亡。所以在百日咳所致死亡的病例中，大约40%是4个月以下的小婴儿，临床也把百日咳作为新生儿猝死的原因之一。

因此，小婴儿的家长要注意，百日咳的传染源来自家庭，成人得了咳嗽，一定注意隔离，及早治疗，与孩子保持距离。

🏥 医生会给百日咳患儿用哪些药品？

百日咳一般采用对症治疗，先进行呼吸道隔离，保持空气清新，注意营养及良好护理。避免刺激、哭泣而诱发痉咳。婴幼儿痉咳时可采取头低位，轻拍背。咳嗽较重者睡前可用氯苯那敏（扑尔敏）2~4毫克或异丙嗪（非那根）12.5毫克顿服，有利于睡眠，也减少阵咳。也可用盐酸普鲁卡因一次3~5毫克/千克体重，加入5%葡萄糖注射液 30 ~ 50 毫升中静脉滴注，一日 1 ~ 2 次，连续 3 ~ 5 天，有解痉作用。维生素 K_1 也可减轻痉咳。患儿发生窒息时应及时做人工呼吸、吸痰和给氧。重者可适当加用镇静剂如苯巴比妥或地西泮（安定）等。痰稠者可给予祛痰剂或雾化吸入。重症婴儿可给予糖皮质激素（地塞米松、泼尼松）以减轻炎症。

中成药治疗可选通宣理肺、顺气止咳的制剂，如甘露消毒丹、白及颗粒、化虫丸、肥儿丸、清肺止咳散、复方百部止咳冲剂（糖浆）、小儿百日咳散等。胆汁类制剂对百日咳杆菌也有显著的抑制作用。

治疗百日咳可用哪些抗菌药物？

鉴于抗生素可以对抗和杀灭百日咳杆菌，卡他期 4 天内应用抗生素可减短咳嗽时间或阻断痉咳的发生。4 天后或痉咳期应用可缩短排菌期，预防继发感染，但不能缩短病程。可选的抗菌药物包括红霉素、阿奇霉素、克拉霉素、氨苄西林、复方磺胺甲噁唑等。

首选红霉素一日 30 ~ 50 毫克 / 千克体重，分 3 次服用，连续 7 ~ 10 天，也可选用阿奇霉素，对大于 6 个月的婴儿或儿童，第 1 日剂量 10 毫克 / 千克体重，最大剂量为一日 500 毫克，第 2 ~ 5 日一日按 5 毫克 / 千克体重，最大剂量为一日 250 毫克，一日 1 次。或选克拉霉素，对大于 1 个月的婴儿或儿童，第 1 日剂量 15 毫克 / 千克体重，最大剂量为一日 1000 毫克，1 日 2 次，连续 7 天。

次选氨苄西林，对小于 7 天的新生儿，剂量一次 30 毫克 / 千克体重，最大剂量为一次 62.5 毫克，一日 4 次；7 ~ 28 天的新生儿，一次 30 毫克 / 千克体重，最大剂量为一次 62.5 毫克，一日 4 次；1 个月 ~ 1 岁婴儿一次 62.5 毫克 / 千克体重，一日 4 次；1 ~ 5 岁儿童，一次 125 毫克，一日 4 次；5 ~ 12 岁儿童，一次 250 毫克，一日 4 次；12 ~ 18 岁儿童，一次 500 毫克，一日 4 次。但要注意：至少于餐前 30 分钟给药；口服前尽量做皮肤敏感试验。或选用复方磺胺甲噁唑（复方新诺明）片剂，剂量对大于 2 个月的婴儿或儿童，一日 48 毫克 / 千克体重，一日 2 次，连续 14 天。

消化不良

哪些表现算是消化不良？

小肠是食物消化和营养吸收的主要场所，食物在小肠一般停留约8小时，食糜在小肠经化学和机械消化，使消化作用全部完成，营养物质被人体吸收，难以消化的食物残渣由小肠进入大肠；大肠吸收水分后形成粪便，再由直肠排出体外，最终由粪便带出的水分只不过100～150毫升，人体每天的粪便量为250～350克，粪便在直肠停留的时间可因人而异，一般6～48小时不等。

消化不良可发生于任何年龄和性别，每个患者的主诉都有不同的原因。导致消化不良的原因很多，包括：①慢性持续性的消化不良主要有慢性胃炎（萎缩性胃炎）、胃十二指肠溃疡、慢性十二指肠炎、慢性胆囊炎、慢性胰腺炎等；②偶然的消化不良可能与进食过饱、进食油腻食物、饮酒过量有关；③服药影响食欲，如阿司匹林、红霉素、琥乙红霉素、头孢羟氨苄等；④精神因素（感冒、疼痛、抑郁、失眠时）也可能会影响消化功能；⑤胃肠动力不足，老年人由于年龄增大而胃肠动力降低，食物在胃内停留时间过长，胃内容物排空的速度缓慢，也会发生功能性消化不良；⑥全身性疾病在胃肠方面的表现，如感染、月经期、儿童缺乏锌元素、发热、食物中毒、尿毒症、贫血、甲状腺功能减低、恶性肿瘤（尤其在进行化疗、放疗）及慢性肝炎等消耗性疾病。消化不良的表现有：

（1）进食或食后有腹部不适、腹胀、嗳气、上腹部或胸部钝痛或烧灼样痛、恶心，并常常伴有舌苔厚腻及上腹深压痛。

（2）进食、运动或平卧后上腹正中有烧灼感或反酸，并可延伸直至咽喉部。

（3）食欲减退，对油腻大的食品尤为反感。

（4）经常感觉饱胀或有胃肠肿气感，打嗝、排气增多，有时可出现轻度腹泻。

🔲 哪些药能缓解消化不良？

缓解消化不良要对症治疗，以促进食欲和帮助消化，常用药有 5 类：

（1）增加食欲药　对食欲减退者可服用增加食欲的药，如维生素 B_1、维生素 B_6，一次 10 毫克，一日 3 次；或口服干酵母片，一次 0.5 ~ 2 克，一日 3 ~ 4 次。

（2）助消化药　多数助消化药本身就是消化液的成分，为一种消化酶，起到替代作用。胰酶可促进蛋白质和淀粉的消化，对脂肪亦有一定的帮助消化作用，对胰腺外分泌功能不足或由于胃肠、肝胆疾病引起的消化酶不足者可选用，成人一次 0.3 ~ 1 克，5 岁以上儿童一次 0.3 克，一日 3 次，餐前或进餐时服用。对偶然性消化不良或进食蛋白食物过多者可选乳酶生（表飞鸣），一次 0.3 ~ 1 克，一日 3 次；胃蛋白酶能使胃酸作用后凝固的蛋白质分解，成为蛋白胨，一次 0.3 ~ 0.6 克，餐时或餐前服用，一日 3 次，如同服稀盐酸 0.5 ~ 2 毫升，则作用更强。

（3）促消化液分泌药　可促进消化液的分泌，增强消化酶的活性和调整胃肠功能，可用于治疗消化不良、食欲减退、腹胀、嗳气。可选用的药有卡尼汀（康胃素），一次 0.1 ~ 0.15 克，一日 3 ~ 4 次，连续 3 日至 1 个月。

（4）促胃肠动力药　可增加胃排空速率，暴饮暴食或老年人因胃肠功能障碍引起的恶心、呕吐；或中度功能性消化不良或餐后伴有上腹痛、上腹胀、嗳气、烧心、恶心、呕吐、早饱症状者可选用。其增加胃肠平滑肌张力及蠕动，增加胃排空速率，消化和推进食物，促进食物及胃肠道气体的排出。可选用多潘立酮（吗丁啉）片，口服一次 10 ~ 20 毫克，一日 3 次，于餐前 1 小时服用。对早饱、上腹胀者可选用莫沙必利（贝络纳）、依托必利（瑞复啉），其增强胃肠道运动，改善功能性消化不良症状。分别一次 5 毫克或 50 毫克，一日 3 次，餐前服用。

（5）镇静药 对合并精神焦虑者必要时口服地西泮（安定），一次 2.5～5 毫克。胃肠器质疾病引起的消化不良多是一些慢性病，常难于在短时间内治愈，因此改变不良的饮食起居，改善消化功能及提高患者的营养状况，有利于本病的治疗。

哪些消化不良者可选用多潘立酮（吗丁啉片）？

多潘立酮（吗丁啉片）是一种促胃肠动力药，其作用是使胃肠道上部的蠕动和张力恢复正常，增大胃窦和十二指肠运动，加快胃排空的速度，并协调幽门的收缩，能以适当的速度和方向推送胃肠内容物（食物）向下走，增强食管的蠕动和食管下部括约肌的张力，使结肠内积气被肠蠕动向下推而排出体外。适用于由胃肠道的动力降低（胃肠蠕动慢、张力小、老年人）所致的消化不良、恶心、呕吐。

但乳腺癌、嗜铬细胞瘤、机械性肠梗阻、胃肠出血者禁用多潘立酮；心律失常、接受化疗的肿瘤者、妊娠期妇女应慎用。此外，服用期间排便次数可能增加。

消化不良时可选哪些中成药？

中成药一般分为消食导滞剂、消痞化积剂两大类。

（1）消食导滞剂 适用于伤食停积，消化不良。因暴饮暴食，或小儿乳食不知节制，致使脾胃受损，运化功能失调，造成食停胃脘，蓄积不化。症状可见不思饮食、胸脘痞闷、嗳气吞酸、腹痛腹泻等。常用化食中成药，如神曲茶、加味保和丸、大山楂丸。因食滞日久兼有脾虚、苔腻微黄、脉象虚弱，治疗宜消补兼施，健脾养胃，佐以导滞，如香砂养胃丸、香砂枳术丸、香砂平胃颗粒。

（2）消痞化积剂 适用于饮食停滞、气机壅阻所致的痞满等症。因饮食不节，积滞内停，阻塞胃肠气机，则生湿热，大肠传导不利，寒热痰食与气血相结。可见胸脘痞闷、两胁胀痛、腹中结块、体倦食少等症状，可选服木香顺气丸、养胃舒胶囊、六味安消散（胶囊）等。慢性胃炎、胃溃疡、十二指肠炎伴有腹痛可口服气滞胃痛冲剂、胃舒冲剂；功能性消化不良、痛秘型肠易激综合征（腹痛、便秘、腹胀、腹泻）者，可服六味安消胶囊，一次 3 ~ 6 粒，一日 2 ~ 3 次。

腹胀

腹腔内的气体从何而来？

人体腹腔内的气体可来自4个方面：

（1）吞咽动作　胃肠内气体约70%来自吞咽。使人产生吞咽的原因也有4个：①口涎增多，势必常咽口水，一次可带入2毫升的气体；②进食太快，囫囵吞咽及小口吞咽，都能增加气体的吞咽；③饮用流食比固体食物所咽的气体要多出2 ~ 3倍。卧位进食吞咽的气体较多，尤其是仰卧位；④饮用大量产气的饮料，如汽水、牛奶、啤酒等。

（2）二氧化碳的释放　胰腺每天分泌1000 ~ 2000毫升胰液，含有大量的碳酸氢根，当排入十二指肠与胃酸相遇时，则释放出大量的二氧化碳。

（3）食物发酵　小肠未完全消化的食物残渣进入结肠后，糖类食物被大肠埃希菌发酵，产生二氧化碳及氢；或被厌氧杆菌发酵产生氢及甲烷；未被消化的蛋白质进入结肠后被细菌分解，产生气体，包括硫化氢等，所以肛门排气常带臭味。

（4）结肠对气体的吸收减少　正常结肠内积气被肠蠕动向下推，经肛门排出，每天400 ~ 1200毫升。任何原因引起的肠蠕动迟缓、大便干燥、肠壁张力降低或肠梗阻，都可使排气障碍而发生腹胀。

腹胀时可选哪些药？

腹胀用药，首选二甲硅油片（皆乐），其可降低胃肠内气体微泡的张力，消除肠道中的泡沫，帮助排除气体，成人一次50 ~ 75毫克，一日3次，餐前或睡前服；或口服消胀片（每片含二甲硅油25毫克，氢氧化铝40毫克），一次1 ~ 2片，一日3次。此外，尚可选服乳酶生（表飞鸣），一次0.5 ~ 0.9g，一日3次，可分解糖类，抑制肠内产气菌的生长；或活性碳，可吸附肠内的大量气体，成人一次1 ~ 3克，儿童一次 0.3~0.6 克，一日 3 次。

如您胃肠动力不佳，可选服促胃肠动力药多潘立酮（吗丁啉），可增加肠蠕动，促进排气，多用于术后肠麻痹引起的腹胀。一次 10 毫克，一日 3 次，餐前服用。

🔲 腹胀时选用哪些中成药？

中医学将腹胀归为"食滞"，是指饮食不节引起的腹痛、厌食、呕吐、脘腹胀满。可选用的中成药有木香顺气丸或香砂养胃丸。木香顺气丸可行气化湿、健脾和胃，调节胃肠运动和胃液分泌，用于胸膈痞闷、脘腹胀痛、呕吐恶心、嗳气纳呆，口服一次 6~9 克，一日 2~3 次。香砂养胃丸可温中和胃，调整消化液分泌和胃肠功能，用于不思饮食、呕吐酸水、胃脘满闷、四肢倦怠，丸剂一次 9 克，冲剂一次 5 克，一日 2 次。另外，沉香化气片、丁沉透膈丸、调气丸、复方制金柑冲剂、和胃平肝丸、加味四消丸、健脾丸、六味安消胶囊、洁白胶囊也可选用。

腹泻

🔲 一天排便 3 次算是腹泻吗？

腹泻俗称"拉稀"，如排便在一日内超过 3 次，或粪便中脂肪成分增多；或带有未消化的食物、脓血者则称为腹泻。

腹泻的病因十分复杂，类型众多。一般按病因分为：①感染性腹泻：多由细菌（沙门菌属、副溶血弧菌、金黄色葡萄球菌、大肠埃希菌、痢疾杆菌）、真菌（肠念珠菌）、病毒（轮状病毒、柯萨奇病毒）、寄生虫（阿米巴、血吸虫、梨鞭毛虫）感染或集体食物中毒而造成；②炎症性肠病：由直肠或结肠溃疡、肿瘤或炎症引起；③消化性腹泻：由消化不良、吸收不良或暴饮暴食而引起；④激惹性或旅行者腹泻：常由外界的各种刺激所致，如受寒、水土不服，过食海鲜、油腻或辛辣食物刺激等；⑤功能性腹泻：由精神紧张、情绪激动、受惊害怕、结肠过敏等因素引起；⑥菌群失调性腹泻：由于肠道正常细菌的生长和数量或比例失去平衡所致，一般多因长期口服广谱抗生素、糖皮质激素而诱发。

🔲 腹泻了，该怎么吃药？

（1）感染性腹泻　对由细菌感染引起的急性腹泻，首选抗菌药物，如庆大霉素、左氧氟沙星（利复星）、氧氟沙星（奥复星）、环丙沙星（特美力）、头孢呋肟等；轻度急性腹泻者应首选黄连素，口服成人一次 0.1 ~ 0.4 克，一日 3 次。或口服活性炭或鞣酸蛋白，前者吸附肠道内气体、细菌和毒素；后者可减轻炎症，保护肠道黏膜。活性炭成人一次 1 ~ 3 克，儿童一次 0.3 ~ 0.6 克，一日 3 次，餐前服用；鞣酸蛋白一次 1 ~ 2 克，一日 3 次；1 岁以下儿童一次 0.125 ~ 0.2 克，2 ~ 7 岁一次 0.2 ~ 0.5 克，一日 3 次，空腹服用。

（2）病毒性腹泻　此时应用抗生素或微生态制剂无效，可选用抗病毒药，如阿昔洛韦（舒维疗）、泛昔洛韦（凡乐）。

（3）消化性腹泻　因胰腺功能不全引起的消化不良性腹泻，应服用胰酶；对摄食脂肪过多者可服用胰酶和弱碱（碳酸氢钠），对摄食蛋白而致消化不良者宜服胃蛋白酶；伴腹胀者可应用乳酶生或二甲硅油（消胀片）。

（4）激惹性腹泻　因化学刺激引起的腹泻，可选用双八面蒙脱石（思密达），其覆盖消化道，与黏膜蛋白结合后增强黏液屏障，防止酸、病毒、细菌、毒素对消化道黏膜的侵害，口服成人一次 1 袋，一日 3 次；1 岁以下儿童一日 1 袋，分 2 次给予，1 ~ 2 岁儿童一次 1 袋，一日 1 ~ 2 次，2 岁以上儿童一次 1 袋，一日 2 ~ 3 次。此外，钙通道阻滞剂可促进肠道吸收水分，抑制胃肠运动和收缩，可选用硝苯地平，一次 10 ~ 20 毫克，口服或含服，一日 2 次；或匹维溴铵（得舒特）一次 50 毫克，一日 3 次。对由天气（寒冷）和各种刺激所致的激惹性腹泻，应注意腹部保暖，控制饮食（少食生冷、油腻、辛辣食物），口服乳酶生或微生态制剂。

（5）肠道菌群失调性腹泻　可补充微生态制剂，如复方嗜酸乳杆菌片（乳杆菌）、双歧三联活菌胶囊（培菲康）等，维持肠道正常菌群的平衡，达到止泻的目的。

（6）腹痛较重者或反复呕吐腹泻　及时适当地补充液体；腹痛剧烈时可服山莨菪碱片，一次5毫克，疼时服或一日3次；或口服颠茄片，一次8~16毫克。

（7）急性或慢性腹泻　洛哌丁胺（易蒙停、罗宝迈）可抑制肠蠕动，延长肠内容物的滞留时间，抑制大便失禁和便急，减少排便次数，增加大便的稠度。用于急性腹泻，初始量成人一次2~4毫克，儿童2毫克，以后于一次不成形便后服2毫克；用于慢性腹泻，初始量一次4毫克，儿童2毫克。

婴幼儿腹泻是怎么回事？

婴幼儿腹泻，又名婴幼儿消化不良或"秋季腹泻"，是婴幼儿期的一种急性胃肠道功能紊乱，以腹泻、呕吐为主的综合征，由多种病因所致。以夏、秋季发病率最高，尤其是夏末转入初秋，或添加碳水化合物（米粉、稀粥）的初期，其中急性腹泻多发生于2岁以下儿童，50%为1岁的幼儿。通常将肠道内微生物感染引起的腹泻称为肠炎；将肠道外感染、喂养不良、激惹性刺激所引起的腹泻，称为消化不良。

婴幼儿腹泻的病因分为：①激惹性刺激，如寒冷、水土不服、油腻食物刺激等所致；②病原微生物感染，如细菌、病毒、真菌、衣原体、寄生虫等，其中以前两者居多。细菌有大肠埃希菌、空肠弯曲杆菌、耶尔森菌、鼠伤寒杆菌、变形杆菌等；病毒有人类轮状病毒、诺沃克病毒、埃克病毒、柯萨奇病毒、腺病毒等；③肠消化功能紊乱，或由于饮食不当。

孩子腹泻可能提示得了病？

（1）消化不良　有肠道外感染症状（如上感、中耳炎、肾盂肾炎等）或有饮食不当，气候变化（受冷受寒）等致病因素。胃肠道症状一般较轻，大便一日数次至十余次，为黄色或黄绿色"蛋花样"或稀糊便，有奶腥臭或酸臭，混有少量黏液。排便时幼儿啼哭、烦躁不安、腹部疼痛，有时溢乳或呕吐，但呕吐轻，饮食多正常，无明显脱水或酸中毒。

（2）肠炎　多有特异性感染（大肠埃希菌、葡萄球菌、病毒、真菌等），部分可自消化不良发展而来。胃肠道症状较重，腹泻一日10次至数十次，为水样便，量多，有酸腥或腐臭味，偶有脓及血丝。呕吐较重，易发生脱水、代谢性酸中毒、低血钾等水、电解质紊乱。伴有食欲减退，多有发热、精神萎靡、嗜睡、烦躁症状，甚至有昏迷、惊厥等症状。

婴幼儿腹泻主要依据大便外观和粪便检查来判断：消化不良者有脂肪滴或少量黏液；细菌性肠炎者有黏液、白细胞及偶见红细胞及吞噬细胞；真菌性肠炎可见真菌孢子及菌丝，培养可分离出致病菌；病毒性肠炎水泻大便不成形，并无白细胞及红细胞等。

🅒 家长可以为腹泻宝宝选择哪些治疗方案？

（1）饮食疗法　轻症减少奶量代以米汤、糖盐水；重症患儿应禁食8~24小时，并静脉补液。

（2）液体疗法　轻度脱水和呕吐不重者可口服补液盐，每袋加500~1000毫升凉开水溶解后服用，儿童每千克体重50~100毫升，分次于4~6小时内服完；静脉补液法适用于中度、重度脱水儿童，静脉滴注5%~10%葡萄糖注射液或5%葡萄糖氯化钠液。

（3）控制感染　针对病因，选用抗菌药或抗病毒药。轻度肠道细菌感染引起的腹泻，可口服盐酸小檗碱（黄连素），1岁以下儿童一次0.05g，1~3岁一次0.05~0.1克，4~6岁一次0.1~0.15克，7~9岁一次0.15~0.2克，10~12岁一次0.2~0.25克，一日3次。或口服头孢呋辛酯，3个月至12岁儿童剂量为一日20毫克/千克体重，一日2次服用；头孢泊肟酯，3个月至12岁儿童剂量为一次5毫克/千克体重，一日2次；头孢呋肟酯（新菌灵），3个月至12岁儿童剂量为一次5毫克/千克体重，一日2次。病毒性腹泻者可口服或静脉滴注抗病毒药，如利巴韦林（病毒唑）、阿糖胞苷、金刚烷胺、阿昔洛韦等。

（4）对症治疗　腹泻可用鞣酸蛋白，儿童 1 岁以下，一次 0.125～0.2 克，2～7 岁一次 0.2～0.5 克，一日 3 次，空腹服用；对腹痛较重者，或反复呕吐腹泻者，腹痛剧烈时可口服山莨菪碱片，一次 5 毫克，疼痛时服或一日 3 次；或口服颠茄片，一次 2～8 毫克。

（5）口服微生态制剂　如口服双歧杆菌活菌制剂（丽珠肠乐），一次 250 毫克（1 粒），一日 2 次，餐后服用；或双歧三联活菌胶囊（培菲康），儿童一次 210 毫克（1 粒），一日 3 次，幼儿可剥开胶囊倒出粉剂以温开水冲服。乳酸菌素（妈咪爱），一次 1～2 片，一日 3 次，餐前服用。

（6）胃肠黏膜保护治疗　如口服双八面蒙脱石（思密达），可增强黏液屏障，防止胃酸、胃蛋白酶以及各种病毒、细菌及其毒素对消化道黏膜的侵害，维护消化道正常功能。1 岁以下儿童一日 3 克（1袋），2～3 岁儿童一日 2～3 袋，3 岁以上儿童一日 3 袋，分为 3 次，空腹给药；治疗急性腹泻时，首次剂量加倍。

长期或剧烈腹泻时为什么要大量饮水和补盐？

当人体因腹泻或疾病、创伤、感染时，体内的水、电解质和酸碱度容易失去平衡。若这种失衡超过了人体的代偿能力，将使水、盐的代谢发生紊乱，常见的为脱水症和钠、钾代谢的紊乱（低钠、低钾），严重者可危及生命。

正常状态下的成年人，在适宜的气候下，每天的需水量约为 30～50 毫升 / 千克才能将尿量保持在生理范围内。因此，在针对腹泻病因治疗的同时，还应及时补水和电解质，以纠正不平衡状态。可口服补液盐，每袋加 500～1000 毫升凉开水溶解。

腹泻可选哪些中成药？

中医学认为腹泻分为食滞胃肠型、脾肾亏损型、胃肠湿热型腹泻。临床表现和选药有所不同：

（1）食滞胃肠型　患者腹部胀痛、大便臭似败卵，腹泻后可稍减轻，不思饮食、嗳气、呕吐酸水，可选用加味保和丸、克泻胶囊、胃立康片、资生丸等。

（2）脾肾亏损型　症见大便稀薄，夹带有不消化的食物，稍吃油腻食物就使大便次数增多，疲乏无力，可选服人参健脾丸、补中益气丸、固本益肠片。

（3）大肠湿热型　多数患者在腹痛时就要泻，大便急迫、便色黄褐、味臭、肛门有烧灼感，同时伴随发热。可用葛根芩连片、香连片、温中止泻丸、黄连片。

便秘

人为什么会便秘？

人体在进食后，约 10～40 小时后排出粪便，大多数健康人在饮食摄入平衡的情况下，不大会有大便功能问题，正常粪便的稠度适中，稍加用力即能排出。一般认为，一日排便不多于 3 次或每周不少于 2 次，一次大便的重量为 150～350 克，过多则为腹泻，过少则为便秘，决定便秘的程度是大便稠度而不是大便的次数。

发生便秘的原因有：①不良的饮食习惯，由于进食量不足或食物过于精细，没有足够的食物纤维以致食物残渣太少；②饮水量不足及肠蠕动过缓，导致从粪便中持续再吸收水分和电解质；③缺乏锻炼，使体内的肠蠕动不够；④排入直肠粪便重量的压力达不到刺激神经末梢感受器兴奋的正常值（25～50 克粪便重量的压力为正常值），形不成排便反射；⑤结肠低张力、肠运行不正常；⑥长期滥用泻药，或服用麻醉性镇痛药、抗胆碱药、镇咳药、催眠药、抗酸药和胃黏膜保护剂（铁、铝、镁、铋剂）等；⑦排便也与条件反射有关，有规律的排便习惯，定时产生强烈的排便感；⑧生活不规律，缺乏体力活动，也可引起习惯性便秘。

便秘一定就是病吗？

便秘仅是一种症状，不一定就是疾病。便秘是由于粪便在肠内停留过久，水分太少，表现为大便干结，并感到排便费力、排出困难和排不干净。有些患者可同时出现下腹部膨胀感、腹痛、恶心、食欲减退、口臭、口苦、全身无力、头晕、头痛等感觉，有时在小腹左侧（即左下腹部乙状结肠部位）可摸到包块（即粪便）及发生痉挛的肠管。便秘不仅影响患者的生活质量，同时也影响到人体精神、血压、消化、心脑血管，在急性心肌梗死、心绞痛、脑血管出血等发病中，过度用力排便可致大出血，绞痛或死亡。根据其性质可分成5类：

（1）**意识性便秘** 大便的次数和性状根据一般标准认为正常，但患者感到不够舒服。

（2）**功能性便秘** 由于食物过于精细，缺乏残渣，形不成适量的粪便，或由于长期从事坐位工作，精神因素、生活规律改变或长途旅行等，未能及时排便，以及各种原因引起的饮水不足，造成粪便干结。

（3）**痉挛性病变** 主要为激惹综合征、肠功能紊乱或结肠痉挛。便秘常伴有腹痛、胀气及肠鸣音增加或亢进，以左腹部显著，进食后症状加重，排便或排气后缓解，便秘可与腹泻交替。

（4）**低张力性便秘** 常见于老年人、产妇，或由身体衰弱、肠麻痹、甲状腺功能减退、糖尿病并发神经病变引起肠肌肉张力降低及腹壁和膈肌无力。通常排出的是软便，但蹲便时间较长。

（5）**药物性便秘** 镇痛药（如吗啡）能降低排便反射刺激的敏感性；抗胆碱药能减低肠道平滑肌的张力；抗酸药（如次碳酸铋、氢氧化铝等）的收敛作用均可引起便秘。此外，含铁、铝、钙的制剂也可致便秘。有的滥用泻药，引起肠道的敏感性降低或产生对泻药的依赖性。

便秘是要依照分型来选药吗？

治疗便秘常用缓泻药，包括容积性、刺激性、润滑性和膨胀性泻药。应用时宜按便秘的类型来选用。

（1）**慢性功能性便秘** 可选服乳果糖，服后能显著降低老年人粪块嵌塞的发生率，口服一次 10～20 克，一日 1 次，或口服 65% 乳果糖糖浆剂（杜密克），一次 10～40 毫升，最大剂量为一日 60 毫升；或酚酞（果导）片一次 0.1～0.2 克。欧车前亲水胶为容积性泻药，在肠道内可吸附液体，使粪便软化容易排出，成人一次6g（1包），一日1～3次；6～12岁儿童一次3克，一日1～3次，用水300毫升搅匀。

（2）**急、慢性或习惯性便秘**　可选比沙可啶（便塞停），通过与肠黏膜接触，刺激肠壁的感受神经末梢，引起肠反射性蠕动增强而导致排便，产生柔软而成形的粪便。一次5～10毫克，睡前整片吞服，但在服后6～12小时才生效。

（3）**低张力性便秘**　可使用甘油栓，能润滑并刺激肠壁，软化大便，使粪便易于排出，其作用温和。一次塞入肛门1枚，一日1～2次，多于给药后30分钟见效。或与山梨醇混合制成灌肠剂（开塞露），有润滑作用，可刺激直肠肠壁，反射性地引起排便，尤其适应于儿童及年老体弱者。成人一次20毫升，儿童一次5～10毫升，由肛门注入。

（4）**急性便秘**　硫酸镁为容积性泻药，口服不易吸收，停留在肠腔内，使肠内容积的渗透压升高，阻止对肠腔内水分的吸收，同时将组织中的水分吸引到肠腔中来，使肠内容积增大，对肠壁产生刺激，反射性地增加肠蠕动而导泻。其作用强烈，排出大量水样便。既可单独使用，又可与山梨醇或甘油配伍。成人一次5～20克，儿童一次每周岁1克。同时应大量饮水。

（5）**痉挛性便秘**　可选聚乙二醇粉（福松），服后易溶于水而形成黏性的胶浆，能润滑肠壁，软化大便和调节稠度，使粪便易于排出。不良反应少，刺激性小。口服成人一次1～2袋，每袋10克，溶于水后服用。同类药还有羧甲基纤维素钠，易分散于水中形成黏性的胶状液体，可润滑肠壁，并吸收大量水分膨胀后刺激肠壁，引起便意，导致排便。口服成人一次2克，一日3次，以温开水冲服。但老年人一日服用不宜超过2克。

治疗便秘可选服哪些中成药？

中医学将便秘分为热秘和虚秘。

热秘者特点是大便干结、形如羊屎、小便短赤、精神疲倦，或腹胀腹痛、口干口臭、舌红苔黄燥，治疗宜清热润肠，多服用五仁润肠丸、麻仁润肠丸或十五制清宁丸，一次1~2丸，一日2次。

虚秘者有气虚、血虚和肾虚之分。气虚者粪便并不干硬，但排便困难、便后乏力、舌淡苔薄白；血虚者粪便秘结、头晕目眩、心悸、舌色淡白，可试用五仁润肠丸；肾虚者大便秘结、小便清长、腰膝酸软、耳鸣心慌，可口服苁蓉口服液，一次10毫升，一日1次，睡前或清晨服用。对习惯性或产后便秘可选常通舒冲剂，一次20克，一日2次。

乳酸菌、双歧杆菌制剂也可以缓解便秘吗？

鉴于微生态制剂具有双向调节作用，可使肠道功能恢复生理平衡，对痉挛性和功能性便秘者也可选用微生态制剂，如双歧杆菌（丽珠肠乐）、嗜酸乳杆菌（乳杆菌）、乳酸菌（聚克）、乳酸菌素（妈咪爱）等，其成分为乳酸菌、双歧杆菌，在繁殖中会产生有机酸，使肠管水分的分泌增加，同时肠道的酸性降低，促使大便中水分含量增多而使粪便易于排出。

如何依据临床特征来选用微生态制剂？

（1）依照临床特征来选用微生态制剂，如需尽快建立一个肠道正常菌群，宜用双歧三联活菌胶囊（培菲康），其所含的粪链球菌、嗜酸乳杆菌、双歧杆菌分别定植在肠道上、中、下部位，迅速繁殖，作用快而持久，在整个肠道形成一道屏障；或选用金双歧，也为长双歧杆菌、保加利亚乳杆菌、嗜热链球菌的三联活菌制剂，其中长双歧杆菌更适宜国人。对痉挛性和功能性便秘者，可选用双歧杆菌、嗜酸乳杆菌、乳酸菌、乳酸菌素等，其成分为乳酸菌、双歧杆菌，在繁殖中会产生有机酸，使肠管水分的分泌增加，同时肠道的酸性降低，促使大便中水量增多而使粪便易于排出。

（2）对伪膜性肠炎或食物中毒，可首选酪酸菌，其耐酸且抗腐败性强。

（3）微生态制剂大多数为细菌或蛋白，在服用时宜注意过敏反应。

（4）微生态制剂服后对抗生素的耐药性是否转移？目前的研究暂

时表明，除少数乳酸菌的抗药基因由编码可在远源细菌转移外，大多数乳酸菌、双歧杆菌的耐药性为非转移的。但鉴于缺乏大样本循证医学的研究结论，迄今仅为推论。

（5）掌握合理的使用剂量：微生态制剂的剂量应适宜，一般在3亿个活菌左右。过量会致腹泻，过少则起不到治疗效果。另应注意益生菌与寡糖的协同作用，寡糖可作为底物被肠道正常菌群利用，能选择性地刺激肠内益生菌生长、繁殖，作为某些益生菌的增殖因子，增强益生菌的竞争优势；益生菌分泌的消化酶可使寡糖消化为单糖，被益生菌或人体利用。

胃肠痉挛

肚子疼痛，可用哪些药？

胃腹疼痛（胃痛或肚子痛）在生活中常见。表现为阵发性腹痛加剧或绞痛，前者由炎症及刺激（细菌、胃酸过多、受凉）引起，后者则为管道梗阻所致的平滑肌收缩引起疼痛。

胃肠解痉药能解除胃肠痉挛，松弛平滑肌，缓解胃腹的阵发性疼痛。常选用的药物有4种：

（1）溴丙胺太林（普鲁本辛）　解除胃肠痉挛及抑制胃酸分泌的作用较强，可持续6小时，用于胃炎、胃痉挛等。口服一次15毫克，一日3次，餐前或睡前服。

（2）氢溴酸山莨菪碱片（654-2）　能使痉挛的平滑肌松弛，缓解胃肠绞痛。口服一次5毫克，疼时服或一日3次。

（3）颠茄流浸膏（颠茄片）　解除平滑肌痉挛，抑制腺体分泌，常用于胃肠痉挛引起的疼痛。口服一次8~16毫克，一日2~3次。

（4）盐酸哌仑西平片（胃见痉、必舒胃）　能抑制胃酸的分泌，减少胃蛋白酶的分泌，其抗平滑肌痉挛的作用强，可用于治疗胃腹疼痛，急、慢性胃十二指肠溃疡。口服一次25~50毫克，一日2~3次，于餐前30分钟服用。

服用胃肠解痉药后为什么特别容易口干?

胃肠解痉药除了能解除胃肠痉挛、松弛平滑肌缓解疼痛外,还可抑制人体的多种腺体(汗腺、唾液腺、胃液)的分泌,因此服后常见有轻度口干、口渴、面部潮红、视物模糊、排尿困难(尤其是前列腺增生者)、便秘、心悸等不良反应,因此需要多喝水。但特殊人群,如青光眼、手术前患者应禁用胃肠解痉药;哺乳期妇女和患有高血压、心脏病、尿潴留、前列腺增生者慎用。

为什么胃肠解痉药只能吃1天?

急性胃腹痛和胃肠痉挛常表现剧烈,为剧痛或阵发性绞痛。吃了胃肠解痉药解除平滑肌痉挛后,疼痛常会缓解,但也可能掩盖了一些急性的腹部疾病。如肠梗阻、尿结石、胃及十二指肠溃疡穿孔、急性胆囊炎、急性胰腺炎、心肌梗死、胃肠破裂、肾破裂或脾破裂、急性阑尾炎等,造成更大的麻烦或生命危险。因此,有两点需提示特别注意:一是不提倡一有疼痛便马上吃药;二是在服用胃肠解痉药一日后,如病情未彻底缓解,要及时去医院,以免延误病情,耽误治疗。

消化性溃疡病

什么是消化性溃疡病?

消化性溃疡病包括胃溃疡和十二指肠溃疡,病程多有慢性且反复发作的特点,发病常在秋冬及冬春季之交,发病率约占人口总数的10%。

人体的胃部可分泌胃酸和胃蛋白酶等物质,以帮助消化食物,但胃酸和胃蛋白酶(称为攻击因子)会损害胃和肠内的黏膜而形成溃疡,即胃肠黏膜发生糜烂,严重时发生穿孔、出血等并发症。正常情况下,胃黏膜具有屏障作用(防御因子),保护其免受胃酸和胃蛋白酶的侵蚀,这个平衡均势对维持一个健康的消化系统是十分重要的。但这个平衡的均势却很容易被打破,或者胃酸分泌过多,或者胃黏膜保护功能削弱,让胃酸入侵而刺激黏膜层下的细胞组织,当其一或两者同时发生时，溃疡便会形成。另外，胃窦部幽门螺杆菌感染也是诱发溃疡的重要原因，胃是幽门螺杆菌定植的主要部位，大约90%的十二指肠溃疡和80%的胃溃疡由幽门螺杆菌感染所致，促成消化性溃疡病的外部因素有：

（1）遗传因素　在部分消化性溃疡患者（特别是20岁前起病的十二指肠溃疡患者）的发病中发现遗传因素有重要意义。

（2）地理区域、环境因素

（3）精神因素　强烈的精神刺激、恐吓；工作压力大，生活节奏紧张，常引起本病发生及加重。

（4）饮食因素　饮食不当，过冷过热，暴饮暴食及不规则进食等。

（5）药物刺激　很多药与胃黏膜接触后，都可以破坏胃黏膜，使胃酸氢离子由胃腔进入黏膜层，并引起组胺的释放，进一步加重胃黏膜层损伤，产生胃黏膜肿胀、出血等症，如服用非甾体抗炎药。

（6）吸烟　吸烟促进胃酸分泌，减少十二指肠碳酸氢盐分泌，影响胃及十二指肠协调运动，增加黏膜损害性自由基等。

哪些表现提示您可能得了消化性溃疡病？

消化性溃疡是一个慢性过程，发作具有反复性，其缓解期与发作期交替。

（1）发作时疼痛有规律性，上腹痛可为隐痛、钝痛、饥饿样痛、胀痛、烧灼样痛，长期反复发作。疼痛多在精神紧张、饮食不当、秋冬季气候变化时发作；疼痛多有规律性，与饮食关系密切，如胃溃疡常在餐后0.5～1小时疼痛，持续1～2小时渐消失；十二指肠溃疡则在餐后2～3小时开始疼痛，持续至下次进餐才消失，或夜晚睡前疼痛；进食或服碱性药物可使疼痛缓解。

（2）可伴有恶心、呕吐、反酸、嗳气、上腹部饱胀感、消化不良、贫血、消瘦等表现。

（3）发期间上腹部常有局限性压痛，但无肌紧张。

（4）胃液分析可见十二指肠溃疡酸度增高，胃溃疡酸度可高可低，但多数正常；溃疡病活动阶段，粪隐血（潜血）试验多为阳性。

（5）胃镜检查在病变处可见壁龛，黏膜纹向溃疡集中。十二指肠球部溃疡大多表现为球部畸形，少数可见到点状龛影及周围黏膜纹向龛影集中。HP感染的诊断可通过胃镜取胃黏膜组织作组织学染色（银染法）、^{13}C 尿素酶呼气试验、大便多肽检测法等，后两种方法可免作胃镜。

➕ 治疗消化性溃疡病常用哪些药？

对消化性溃疡治疗的目的是：①缓解或消除症状；②治愈和加速创面愈合；③防止严重并发症（如胃和十二指肠出血、穿孔或梗阻）的出现；④防止溃疡复发。

（1）解除平滑肌痉挛和镇痛　口服溴丙胺太林（普鲁本辛）一次15～30毫克，一日3次；或曲美布汀（舒丽启能）一次100毫克，一日3次。

（2）口服抗酸药　服后可中和或吸附胃酸，解除胃酸对胃及十二指肠黏膜的刺激，减轻疼痛，有利于溃疡面的愈合。主要用于胃、十二指肠溃疡及胃酸增多症的辅助治疗，包括碳酸氢钠、碳酸钙、氢氧化铝、三硅酸镁、碳酸镁、铝碳酸镁、氧化镁及复方制剂。

（3）口服抑酸剂　①组胺 H_2 受体阻滞剂：西咪替丁（泰胃美）具有明显缓解溃疡疼痛和促进溃疡愈合的功效，剂量为一次0.4克，一日2次或每餐前0.2克，一日3次，睡前另加0.3～0.4克。雷尼替丁（善胃得）抑制胃酸分泌作用比西咪替丁强，常用剂量为0.15克，一日2次，或睡前顿服0.3克，疗程为4～6周。法莫替丁（捷可达、法信丁）一次20毫克，一日2次；用于活动性胃及十二指肠溃疡，一次40毫克，睡前服，连续4～6周为1个疗程，待溃疡愈合后，使用维持量，剂量减半；②胃泌素受体阻滞剂：丙谷胺可抑制胃酸和胃蛋白酶的分泌，对胃黏膜具有保护作用，剂量为一次0.4克，一日3～4次，于餐前15分钟给药；③胆碱受体抑制剂：哌仑西平（必舒胃）

有高度的选择性，抑制胃酸分泌强，一次50～75毫克，一日2次，于早、晚餐前1.5小时服用；④质子泵抑制剂：可降低胃酸分泌，抑制胃酸形成的最后步骤。抑酸完全、作用强、抑酸的时间久。可用的药物有兰索拉唑、奥美拉唑、喷妥拉唑、雷贝拉唑、埃索美拉唑。

（4）**胃黏膜保护剂**　硫糖铝除中和胃酸外，还具有黏膜保护作用，且价廉，不良反应少，口服一次0.1克，一日3～4次，餐前1小时服用。较新的黏膜保护剂，如前列腺素类似物（米索前列醇、恩前列素等）、替普瑞酮、瑞巴匹特等，均具有增强黏膜抗损伤能力和加速溃疡愈合的作用，替普瑞酮一次50毫克，一日2次，于餐前0.5小时服用；瑞巴匹特口服一次0.1克，一日3次。铋剂（铝酸铋、碱式碳酸铋、枸橼酸铋钾、胶体果酸铋）能与溃疡基底膜坏死组织上的蛋白或氨基酸结合，形成蛋白质-铋复合物，覆盖于溃疡表面起到黏膜保护作用。

目前治疗上已不满足单一抑酸药治疗消化性溃疡，通常是多种抗酸剂和黏膜保护剂组成复方药物，以互相取长补短，同时与胃酸分泌抑制剂、H_2受体阻滞剂、质子泵抑制剂合用，治疗效果更好。

治疗胃病的抗酸药和抑酸药该什么时候吃？

人体胃酸分泌有两个高峰，一是在餐后，二是在凌晨2时左右。经动态测定发现胃酸分泌在上午5～11时最少，下午14时到次日凌晨2时最高。

（1）复方氢氧化铝等抗酸药应于餐后1小时服用，以利于中和餐后的高胃酸。晚上临睡前加服1次，效果更好。

（2）西咪替丁、雷尼替丁、奥美拉唑等抑酸药，应在每日下午或临睡前1次服药疗效最佳。西咪替丁空腹服用吸收快，抑制胃酸分泌作用出现早，与食物中和胃酸相重合；改用全日量睡前顿服（胃酸分泌昼少夜多）；奥美拉唑有"夜间酸突破"现象，睡前顿服可克服。鉴于多数质子泵抑制剂不耐酸，为肠溶制剂，服药时不宜嚼碎。

（3）胃黏膜保护剂需在酸性条件下，与胃黏膜表面的黏蛋白络合形成保护膜，与抑酸药联合应用时宜间隔 1 小时。要避免与抑酸药、酸性药或含鞣酸的药物同服。

（4）硫糖铝要空腹或餐前 0.5 ~ 1 小时服用，不宜与牛奶、抗酸药同服，连续用药不宜超过 8 周。

（5）果胶铋应在餐前 0.5 ~ 1 小时服用或睡前服用，以达最佳疗效，服用后粪便色泽可能变黑，此为正常现象，停药后 1 ~ 2 日内粪便色泽可转为正常。

肠道寄生虫病

治疗绦虫病可选哪些药？

（1）吡喹酮　是驱除猪、牛绦虫的首选特效药，对短膜壳绦虫的疗效也好。用于牛肉和猪肉绦虫病，单剂量 10 ~ 25 毫克 / 千克体重顿服；儿童 15 毫克。用于短小膜壳绦虫和阔节裂头绦虫病，单剂量 25 毫克 / 千克体重顿服；用于脑囊虫病，总剂量 120 ~ 180 毫克 / 千克体重，分 6 天服用，一日分 2 ~ 3 次服药。

（2）灭绦灵（氯硝柳胺）　作为次选药物，对猪、牛肉绦虫、阔节裂头绦虫和短膜壳绦虫均有效。绦虫头节和近端节片接触药后即死，头节脱离肠壁而被排出。用于牛肉绦虫病，成人一日 2 克，于早晨空腹每隔 1 小时服 1 克，2 小时后给予导泻，6 岁以上儿童一日 2 克，2 ~ 6 岁一日 1 克，2 岁以下一日 0.5 克。用于治疗短小膜壳绦虫病，成人首剂 2 克，继续而一日 1 克顿服，连续 5 ~ 7 天，2 ~ 6 岁儿童口服 1/2 量，2 岁以下儿童服 1/4 量。用于猪绦虫病，成人一日 2 ~ 3 克，于早晨空腹每隔 1 小时顿服 1 ~ 1.5 克，2 小时后以硫酸镁液导泻，6 岁以上儿童一日 2 克，2 ~ 6 岁儿童一日 1.5 克，2 岁以下儿童 1 克。

（3）阿苯达唑　可抑制绦虫对葡萄糖的吸收，对猪、牛绦虫和短膜壳绦虫有驱除作用。一日 800 ~ 1200 毫克，连续 3 日，疗效可达 90% 以上，但妊娠期妇女不宜服用。

（4）南瓜子和槟榔　先服南瓜子仁 60 ~ 100 克，嚼碎吞下，2 小时后再服槟榔煎（槟榔片 30～60 克，水煎 1 小时）。如无腹泻，5 小时后服 50% 硫酸镁溶液 20 毫升。其中槟榔对猪肉绦虫有强大的麻痹作用，使全虫瘫痪，使牛肉绦虫头节和未成熟节片瘫痪；南瓜子仁能麻痹牛肉绦虫的中后段节片、妊娠节片。

蛔虫病为什么只在儿童身上表现出症状？

蛔虫病是蛔虫寄生于人小肠内的寄生虫病。多见于 5～15 岁儿童。轻者无症状，稍重者有消化道症状、营养不良，严重者引起胆道蛔虫或蛔虫性肠梗阻。

蛔虫是最大的肠虫，成虫为乳白色或略带粉色，头尾较细，雌虫在人肠内产卵，每天约产 20 万个。卵随粪便排出体外，在适宜的温度下，发育为感染的虫卵，儿童吃了感染虫卵的蔬菜或水果后，一部分虫卵被胃酸杀灭，一部分在小肠孵化成幼虫。幼虫依次穿过肠壁、小血管、门静脉、心肺、气管、咽喉和食管，在小肠内发育成成虫。

人在感染蛔虫后表现症状仅为"蛔虫感染"，但儿童、体弱者可出现脐带周围或上腹疼痛，可反复发作，伴有食欲减退、恶心、呕吐；小儿常有精神不集中、哭闹、夜间磨牙、梦惊、瘙痒、反复出现荨麻疹，面部可见白色虫斑，重者可致营养不良、智力迟钝、发育障碍、面黄消瘦等。有时可吐呕虫或大便排出蛔虫，在镜检下可发现蛔虫卵，血常规检查可见嗜酸性粒细胞增多。

常用的驱除蛔虫药有哪几种？

（1）阿苯达唑　阿苯达唑为广谱驱虫药，对蛔虫、蛲虫、鞭虫、钩虫的成虫及幼虫均有较好疗效，对蛔虫、鞭虫有杀灭虫卵的作用，可干扰虫体摄取葡萄糖，抑制虫体生长繁殖，适用于多种线虫的混合感染。以单剂量 400 毫克顿服，治愈率高达 100%。

（2）双羟萘酸噻嘧啶（抗虫灵）　对寄生虫的神经肌肉有阻滞作用，先使虫体收缩而后麻痹，停止运动，作用快而优于哌嗪。成人一日 500～750 毫克，儿童 5～10 毫克/千克体重，睡前顿服，连续 2 天。

（3）枸橼酸哌嗪（驱蛔灵）　可麻痹虫体肌肉，使之不能附着在肠壁上，并随肠蠕动而排出体外，蛔虫在麻痹前表现不兴奋，因此安全。成人一次3.5g；儿童常吃糖锭（六一宝塔糖），一日100~160毫克/千克体重，或1~3岁一次1.0~1.5克，4~6岁1.5~2克，7~9岁2~2.5克，9岁以上3克，睡前顿服，连服2天，一般不必同服缓泻药。

（4）左旋咪唑　可影响虫体的代谢，使之麻痹，并制止虫体窜动，预防胆道蛔虫的发作。成人一次150毫克，儿童每千克体重2~3毫克，睡前顿服，1周后可重复一次。

（5）中药使君子　可炒熟而不焦，儿童按每周岁1克计，总量不宜超过10克，睡前嚼烂吞服，连续3天，可重复应用。

为什么得了蛲虫病的儿童爱在夜间哭闹？

蛲虫又称"线头虫"，是一种寄生在人小肠下段和大肠内的线状寄生虫。多见于幼儿，可在家庭、集体机构中流行。症状虽不重，但可影响儿童的健康。

蛲虫的虫体细小如白色线头，中部粗，雌虫大而雄虫小，其传播途径是由肛门－手－口，雌虫常在夜间由肛门爬出，在肛门或会阴皮肤皱褶部，受到低温的刺激而产卵，一边爬动一边产卵，在几分钟内可产卵数万个。卵经手指、衣服、食物、尘埃、空气等途径进入口腔，吞入胃内，在十二指肠或小肠内发育为成虫，成虫寄生于盲肠。有时肛周孵成的幼虫又可上行返回进入肛门，形成反复感染。

由于雌虫常在夜间爬动和产卵，促使肛周奇痒，常引起幼儿哭闹、烦躁不安；又可见腹泻、腹痛、恶心、精神不佳、消瘦、厌食、好咬指甲等症。如爬进女孩子的尿道，偶见有尿频、尿急。

细心的家长可在病儿的肛周或大便中见到线头状虫，或用棉签或胶带于清晨病儿尚未大便前拭抹肛门皱襞1周，采样镜检，可找到虫卵。

治疗蛲虫病常用哪些药？

治疗蛲虫病有4种药可选，其中首选甲苯达唑（安乐士），其可抑制蛲虫体摄取葡萄糖，并破坏虫体细胞，对成虫、幼虫和虫卵均有作用，单剂量100毫克顿服的治愈率达90%以上；一次100毫克，一日2次，连续3天，治愈率高达96%。

其次，可服枸橼酸哌嗪，儿童一日50~60毫克/千克体重，分2次给予，连续7~10天，一日总量不超过2克；以后每星期服药2天，一日剂量同上，作为预防性用药，共服4周。

双羟萘酸噻嘧啶（抗虫灵）为广谱抗肠虫药，对虫体的神经和肌肉起阻滞作用。儿童每日每千克体重5~10毫克，或1~3岁儿童一次0.2~0.3克，4~6岁0.3~0.4克，7~9岁0.5~0.7克，10~12岁0.7~0.8克，12岁以上1克，睡前顿服，一日1次，连续7天。其软膏剂于睡前可涂敷于肛周。

使君子可杀蛲虫，炒熟后儿童按周岁计1岁1粒，于饭前0.5小时一次服下（嚼碎），连续15天为1个疗程。

蛲虫的寿命一般不超过2个月，如能避免重复感染，即不用治疗也可自愈，宜坚持每晚睡前用肥皂水清洗幼儿肛门，后涂敷2%白降汞膏，并勤洗澡、勤换内衣和床上被褥，把换下的内裤煮沸或用开水烫洗，被褥在阳光下暴晒6小时，以防止交叉感染。同时注意要让孩子勤剪指甲，餐前或便后要洗手，不吮指甲。

儿童厌食症

🔲 得了厌食症的孩子能吃哪些中成药？

（1）胃肠积滞型 婴儿可选服小儿增食丸，1岁以内的婴儿一次半丸，1~3岁的幼儿，一次1丸，一日2~3次。3岁以上的儿童可选小儿化食丸，一次1~2丸，一日2次，温开水送服。如果孩子是由进食肉食过多引起的厌食，可吃大山楂丸，一次0.5~1丸，一日2次，用温开水送服；或服用健胃消食片、保和丸。

（2）脾胃虚弱型 治疗原则应以理脾健胃化食为主，可以选服小儿香橘丸，一次1丸，一日2次，温开水送服（1岁以内小儿酌减）。如果小儿除有明显的厌食表现外，还有腹疼、腹胀，或大便不成形，治疗原则就应以健脾和胃化滞为主。可以选服小儿健脾丸，一次

1丸，一日2次，温开水送服（1岁以内小儿酌减）。如果孩子的厌食是由进食过多的冷饮或瓜果，或者是夏天着凉、刺激引起的，治疗原则应以温化脾胃为主，可以选服和中理脾丸，一次服0.5~1丸，一日1~2次，温开水送服（3岁以内小儿酌减）。

（3）先天不足型　治疗原则应以补益元气为主。可选服参苓白术丸，一次1袋，一日2次，温开水送服（3岁以内小儿酌减）。1岁以下的婴儿可用大枣3~5个煎汤，用红糖水送服。

此外，还可以采用推拿按摩治小儿厌食，摩腹5分钟，捏脊5遍，一日1次，连续3~5日为1个疗程，经济安全，可有效改善小儿的厌食症状。

呕吐

为什么说呕吐仅是一种症状？

呕吐是人体一种十分常见的反射和防御性动作，并非疾病，通过呕吐可将胃内容物反入食管，经口吐出，借以排出异物、毒物或有害物。呕吐分为三个阶段，即恶心、干呕和呕吐，但有些呕吐无恶心或干呕的先兆。呕吐可将咽入胃内的有害物质吐出，对人体有一定的保护作用，但大多数并非由此引起，呕吐的原因众多，包括消化道器质性梗阻（食管、胃、肠内容物下行受阻）、先天性消化道发育畸形（不同部位闭锁或狭窄）、感染（肠炎、胃炎、阑尾炎）、炎症、肠扭转、肠套叠、肠梗阻（常见蛔虫梗阻）、手术、应激、妊娠初期、中毒（食物、药物、农药、化妆品、重金属、化学物质）等，呕吐常常伴有发热、恶心、食欲减退、腹痛、腹泻、腹胀、全身性感染或代谢障碍等症状，频繁而剧烈地呕吐可引起脱水、电解质紊乱、酮症酸中毒等并发症。

药源性呕吐十分多见，几乎涉及所有的药品，尤其是应用抗肿瘤药（化疗或放射治疗）、抗菌药物、抗精神病药、口服降糖药、镇痛药、非甾体抗炎药或抗软骨损伤药氨基葡萄糖等，由药品的刺激性所致，刺激延脑催吐化学感受区、胃肠黏膜化学感受器、胃肠壁机械感受器、咽部感觉神经或呕吐中枢，发生呕吐。

呕吐了怎么办?

（1）对由用药所引起极轻微呕吐，采用餐中或餐后 1 小时后服药，或以停药、换药处理，多数人的呕吐可以缓解。

（2）对轻度呕吐者可服用多潘立酮、甲氧氯普胺（灭吐灵），如效果不佳，可合并应用地塞米松（一次 0.75 ~ 3 毫克，一日 2 ~ 3 次）或劳拉西泮、维生素 B_6 口服一次 10 ~ 20 毫克，一日 3 次作为补充。多潘立酮一次 10 毫克，儿童一次 0.3 毫克/千克体重，一日 3 ~ 4 次，于餐前 15 ~ 30 分钟服用。甲氧氯普胺成人一次 5 ~ 10 毫克，一日 10 ~ 30 毫克；1 岁以下婴儿一次 0.1 毫克/千克体重，1 ~ 3 岁幼儿一次 1 毫克，3 ~ 5 岁儿童一次 2 毫克，5 ~ 9 岁儿童一次 2.5 毫克，9 ~ 12 儿童一次 5 毫克，一日 3 ~ 4 次。对手术预防呕吐，术后静脉注射地塞米松 5 ~ 10 毫克。

（3）对严重呕吐、化疗呕吐或上述措施处理效果不佳者，可给予 5-HT_3 受体拮抗剂，包括昂丹司琼、格拉司琼、托烷司琼（任选其一）。昂丹司琼口服一次 8 毫克，一日 2 次；或在化疗前 30 分钟静脉注射 8 毫克，化疗后 4 小时、8 小时各口服 8 毫克。格拉司琼静脉注射，一次 3 毫克，溶于 0.9% 氯化钠注射液 20 ~ 50 毫升中，于化疗前 5 分钟注射，一日 1 次，如呕吐再次出现，可增补注射 3 毫克。托烷司琼一般采用静脉注射或滴注，一次 5 毫克，一日 1 次，连续 6 天，口服可于注射后的第 2 ~ 6 天，一次 5 毫克，一日 1 次，于早餐前至少 1 小时服用。

（4）对抗肿瘤药化疗后的急性或延迟性恶心、呕吐发作者，也可给予神经激肽受体拮抗剂阿瑞吡坦，以提高对恶心和呕吐的控制。为预防迟发症状的呕吐，可口服地塞米松，可以单独使用，或与甲氧氯普胺、苯海拉明联合应用。每天化疗前，联合应用 5-HT_3 受体阻滞剂、口服地塞米松 12 毫克和阿瑞吡坦 125 毫克，化疗后从第 2 天到第 4 天，口服地塞米松一次 4 毫克，一日 2 次，以及第 2 日到第 3 日口服阿瑞吡坦 80 毫克。

（5）为减少应用紫杉醇、多西他赛后的过敏反应和呕吐，在化疗前可采用地塞米松、苯海拉明和 H_2 受体阻滞剂（西咪替丁、雷尼替丁）预防，在应用紫杉醇等前 12 小时和 6 小时给予地塞米松一次 20 毫克，口服；前 30～60 分钟给予苯海拉明 50 毫克口服及西咪替丁 300 毫克，或雷尼替丁 50 毫克口服，或静脉注射，以减少胃肠反应。或采用枸杞子 30 克、黄芪 30 克，开水冲服代茶饮。

胃炎

❖ 得了急性和慢性胃炎该怎么吃药？

急性胃炎如有感染者可服用抗菌药物，依次选择小檗碱、环丙沙星、诺氟沙星；对症处理可选择颠茄、阿托品、氢溴酸东莨菪碱口服或肌内注射。慢性胃炎可以抗酸、保护胃黏膜、缓解胃肠痉挛和止痛、调整胃肠运动功能。

（1）保护胃黏膜药　常用依次选用的药品有胶体果胶铋、枸橼酸铋钾、硫糖铝、米索前列醇等。胶体果胶铋一次 120～150 毫克，一日 4 次，于三餐前和睡前服用。枸橼酸铋钾一次 1 包（颗粒剂 1 包 1 克，含铋 110 毫克）或 1 粒（胶囊 1 粒 300 毫克，含铋 110 毫克），一日 4 次，于三餐前 30 分钟和睡前服用；或一次 2 包或 2 粒，一日 2 次。硫糖铝一次 1 克，一日 3～4 次，于三餐前和睡前服用。米索前列醇一次 200 微克，一日 3～4 次，于三餐前和睡前服用。

（2）抗酸剂　应用各种弱碱性药，作用快而强，常用碳酸氢钠、三硅酸镁、铝碳酸镁、氢氧化铝凝胶等（任选其一）。碳酸氢钠一次 0.5～1 克，一日 3～4 次，餐前 1 小时服用。三硅酸镁一次 0.6～0.9 克，一日 3～4 次，餐前 30 分钟服用。氢氧化铝凝胶（3.6%～4.4%）一次 5～8 毫升，一日 3～4 次，餐前 1 小时服用。氢氧化铝片一次 0.6～0.9 克，一日 3 次，餐前 1 小时服用。铝碳酸镁除了能中和胃酸外，还有强化胃肠黏膜防御功能和抑制损伤因子的作用。口服一次 0.5～1 克，一日 3～4 次，于两餐之间或睡前嚼碎服用。

（3）调整胃肠运动功能药　上腹饱胀用多潘立酮等。成人一次 10 毫克，儿童一次 0.3 毫克/千克体重，一日 3～4 次，餐前 15～30 分钟服用。打嗝、腹胀或有反流现象为主者，可用促胃动力药，多潘利酮、莫沙必利一次 5 毫克，一日 3 次，餐前 30 分钟服用。

（4）如胃镜检查发现幽门螺杆菌阳性，应服用抗生素 + 质子泵抑制剂 + 铋剂的三联或四联方案，包括克拉霉素、阿莫西林、甲硝唑等，都有根除幽门螺杆菌的作用，一般可选用两种抗生素，常与胃黏膜保护剂和抑酸剂联合应用。

（5）上腹疼痛较重者可服阿托品、普鲁本辛、颠茄片或山莨菪碱，以减少胃酸分泌和缓解腹痛症状。

脂肪肝

得了脂肪肝要注意哪些问题？

首要目标为改善胰岛素抵抗，防治代谢综合征及其相关终末期器官病变，从而改善患者生活质量和延长存活时间；次要目标为减少肝脏脂肪沉积并避免脂肪性肝炎和肝功能失代偿。酒精性脂肪肝要通过戒酒和营养支持，使肝脏恢复正常，避免病情恶化。因此，治疗原则概括为合理膳食、戒烟限酒、合理运动、药物辅助治疗。

保护肝细胞结构和功能的药品，能够改善受损害肝细胞代谢功能，促进肝细胞再生，抑制肝纤维增生，降低高胆红素血症，增强肝脏解毒功能，达到改善肝脏病理、改善肝脏功能的目的。

保肝抗炎药作为辅助治疗主要用于以下情况：①临床特征、实验室指标改变以及影像学检查等提示可能存在明显肝损伤和（或）进展性肝纤维化者，如血清转氨酶持续增高以及合并代谢综合征和 2 型糖尿病的肥胖型脂肪肝患者。②拟用其他药因有可能诱发肝损伤而影响基础治疗方案实施者，或基础治疗过程中出现血清转氨酶增高者。③对于中 - 重度酒精性肝炎者，建议根据疾病活动度和病期以及药物效能和价格，合理选用多烯磷脂酰胆碱、水飞蓟宾、双环醇、维生素 E、熊去氧胆酸、甘草酸制剂等药物，疗程常需在 6～12 个月以上。多烯磷脂酰胆碱可稳定肝窦内皮细胞膜和肝细胞膜，降低脂质过氧化，减轻肝细胞脂肪变性及其以伴随的炎症和纤维化。维生素 E 具抗氧化作用，可减轻氧化应激反应，有建议可常规用于脂肪性肝炎治疗。常用药品的用量和不良反应见表1-5。

表1-5　常用辅助治疗脂肪肝药的剂量与不良反应

保肝抗炎药		每日剂量	分服次数/次	主要的不良反应
必需磷脂类	多烯磷脂酰胆碱	684～1368mg	3	胃部不适、软便、腹泻
水飞蓟提取物	水飞蓟素	280～420mg	2～3	偶有轻度腹泻
抗炎类药	甘草酸二铵	450mg	3	纳差、恶心、呕吐、腹胀、血压升高、皮肤瘙痒、口干、浮肿、血钾降低
	复方甘草酸苷	6～9片	3	血钾降低、血压上升、腹痛、头痛
降酶药	双环醇	75～150mg	3	皮疹、头晕、腹胀、恶心
抗氧化药	维生素E	200～300mg	2～3	恶心、呕吐、眩晕、头痛、视物模糊
利胆药	熊去氧胆酸	500～3000mg	2～3	稀便、腹泻
	丁二磺酸腺苷蛋氨酸	1000～1500mg	2～3	偶见昼夜节律紊乱
解毒类药	注射用还原型谷胱甘肽	1200～1800mg	1	面色苍白、血压下降、皮疹、恶心、胃痛

为什么说戒酒是治疗酒精性脂肪肝的关键？

戒酒是治疗酒精性肝病的关键。如果仅仅是酒精性脂肪肝，戒酒4～6周后脂肪肝便可停止发展，最终可恢复正常。彻底戒酒可使轻、中度的酒精性肝炎临床症状、血清转氨酶升高，乃至病理学改变逐渐减轻。长期嗜酒者，酒精取代食物所提供的热量，因此蛋白质和维生素摄入不足可引起营养不良。所以酒精性肝病患者需要良好的营养支持，在戒酒的基础上应给予高热量、高蛋白、低脂饮食，并补充多种维生素（如维生素 B_1、维生素 C、维生素 K 及叶酸）。

降低血脂对治疗脂肪肝有益吗？

部分脂肪肝患者伴有血脂异常，血脂异常对脂肪肝者来说，无疑是火上浇油。因此，一方面需要积极进行保肝抗炎治疗，另一方面也要做好降脂管理，双管齐下才能让脂肪肝更快地康复。

血脂与脂肪肝有什么关系？那得从人体的代偿机制说起：人体对脂肪的合成与吸收有三条路径，同时互为代偿、互为平衡：①肝脏借助于羟甲戊二酰还原酶辅酶 A 的帮助来合成胆固醇、三酰甘油，每天大约 1000 毫克；②肠道吸收胆固醇，人体胆汁内回收胆固醇 1000 毫克，相当于饮食摄入脂肪的 1/3；③饮食中摄入脂肪。因此，降低血脂通过代偿机制，会带动肝脏的脂肪清除和代谢。

因此，中、重度脂肪肝患者应积极降脂，服用他汀类或贝丁酸类调节血脂药，尤其是强化治疗。血脂水平下来了，肝脏的脂肪也自然减少了。

同时，脂肪肝患者宜采用低糖、低脂的平衡膳食，减少含蔗糖或果糖饮料以及饱和脂肪（动物脂肪和棕榈油等）和反式脂肪（油炸食品）的摄入，增加膳食纤维（豆类、谷物类、蔬菜和水果等）含量，增加蛋白等营养的摄入（蛋奶、纤维素、维生素），增加运动量，减轻体重。

胆囊疾病

胆囊疾病有几种？

胆结石常称为胆石症，是胆道系统包括胆囊或胆管内发生结石的病。胆道感染是属于常见的疾病。按发病部位分为胆囊炎和胆管炎。

结石在胆囊内形成后，可刺激胆囊黏膜，不仅可引起胆囊的慢性炎症，而且当结石嵌顿在胆囊颈部或胆囊管后，还可以引起继发感染，导致胆囊的急性炎症。

（1）急性胆囊炎 上腹或右季肋有持续性钝痛、常向右肩背部放射，疼痛的时间一般不超过4小时；并伴发热、恶心或呕吐。并发胆管炎时可出现黄疸、寒战和高热；右上、中腹胆囊区有压痛、反跳痛、肌紧张，有时可摸到肿大的胆囊，左手拇指置于胆囊处，随即让患者深吸气时，则突感剧痛而停止吸气。

（2）慢性胆囊炎 常有厌食油腻、消化不良、胃部饱胀和嗳气等症状。除右上腹有轻压痛外，无其他发现。当胆囊管阻塞时，偶可摸到肿大的胆囊。

（3）胆囊结石 症状取决于结石的大小和部位及有无阻塞和炎症等。较大的胆囊结石可引起中上腹或右上腹闷胀不适、嗳气、厌食油腻。较小的结石每于饱餐、进食油腻食物后，或夜间平卧后结石阻塞胆囊管而引起胆绞痛和急性胆囊炎。由于胆囊的收缩，较小的结石有可能通过胆囊管进入胆总管而发生梗阻性黄疸，然后部分结石又可由胆道排入十二指肠，部分结石则停留在胆管内成为继发性胆管结石。结石可长期梗阻胆囊管而不发生感染，仅形成胆囊积水，此时便可触及无明显压痛的肿大胆囊。胆囊结石在无感染时，一般无特殊体征或仅有右上腹轻度压痛。有急性感染时，可出现中上、右上腹压痛，肌紧张，有时还可扪及肿大而压痛明显的胆囊。

（4）肝胆管结石 指肝内胆管系统产生结石，常与肝外胆管结石合并存在，结石的分类多属胆红素结石。肝胆管结石多有黄绿色块状或"泥沙样"结石的成分，多为胆红素钙，结石中心常可找到蛔虫卵，肝胆管结石多由胆道蛔虫、细菌感染致胆管阻塞所致。肝胆管结石有阵发性疼痛，可向右肩背部放射，伴有恶心、呕吐，呕吐后感觉舒服；急性发作期常并发感染，出现寒战、高热与黄疸。

如到医院进行血象检查，在急性感染期，可见血液白细胞计数增多。超声检查可显像脓性或坏疽性胆囊炎的特征，结石直径在3毫米以上则出现结石超声征象。

哪些药可以利胆？

所谓利胆药是能促进胆汁分泌和排出的一类药。其可引起胆囊收缩，或使胆总管括约肌松弛，促进胆汁的分泌或增加排出量，机械地冲洗胆道，有助于排出胆道内泥沙样结石和残留结石。按作用方式可分为促进胆汁分泌药（牛磺酸、去氢胆酸、熊去氧胆酸、鹅去氧胆酸、利胆素、苯丙醇）、促进胆汁排空药（硫酸镁、阿克吐）。常用的利胆药有去氢胆酸、苯丙醇。

（1）去氢胆酸　可促进肝细胞分泌大量稀薄的胆汁，增加胆汁量，使胆道畅通，消除胆汁淤滞，起到利胆作用。适用于慢性胆囊炎、胆石症、胆囊切除后及慢性肝炎的辅助治疗。成人一次 0.25 ~ 0.5 克，一日 3 次，于餐后或餐中服用。

（2）苯丙醇　服药后 10 分钟胆汁开始分泌，1 ~ 2 小时达高峰，3 ~ 5 小时作用消失，可使胆汁的分泌增加 2 倍，并减轻腹胀、腹痛、恶心和厌油等症状，促进排结石，但不能溶石。常用于治疗胆囊炎、胆道感染、胆石症，口服一次 0.1 ~ 0.2 克，一日 3 次，于餐后服用。对用药疗效不佳者可采取微创手术取石。

服用利胆药应注意哪些问题？

（1）急性胆囊炎或胆石症急性发作期的病情较重，应禁食，去医院输液或解痉止痛治疗，可用阿托品一次 0.5 毫克或哌替啶（杜冷丁）50 毫克肌内注射。

（2）应用利胆药的同时给予抗感染治疗，一般首选广谱抗生素，可选服氨苄西林一次 0.5 ~ 1 克，一日 4 次；头孢羟氨苄（赛峰、欧意）或头孢拉定（泛捷复、瑞恩克）一日 2 ~ 4 克；或头孢唑林（使力安）一日 1 ~ 2 克静脉滴注；对病情危重者可用头孢哌酮（复达欣）一日 1 ~ 6 克静脉滴注。

（3）胆结石的溶解时间需 3 个月至 2 年，对妇女、体瘦者、胆结石直径小于 15 厘米的结石，药物的溶解率可达 80%，最好每隔 6 个月做 1 次超声波检查，对尚未完全溶解的病例，宜继续治疗 3 个月。

（4）服用利胆药期间，应尽量多饮水，以避免过度腹泻脱水。

（5）服用苯丙醇后偶见胃部不适、恶心、呕吐、腹泻，停药或减量后即消失。但如果胆道发生完全阻塞、严重肝损害、高胆红素血症、肝昏迷时不宜应用。

（6）服用苯丙醇连续超过 3 周后，每日剂量不宜超过 0.1 ~ 0.2 克。

急性胆囊炎必须要依靠手术治疗吗？

急性胆囊炎是由于胆囊管阻塞和细菌侵入感染而引起的胆囊炎症，临床特征为右上腹阵发性绞痛，伴有明显的触痛和腹肌强直。约 95% 的病人合并有胆囊结石，这种疾病称为结石性胆囊炎；5% 的病人未合并胆囊结石，称为非结石性胆囊炎。

其炎症的病因主要有三个：①机械性（由胆囊腔内压力升高，使胆囊壁及黏膜受压缺血引起）；②化学性（磷脂酶作用于胆汁内的卵磷脂，产生溶血卵磷脂，发生炎症）；③细菌性（由大肠埃希菌、克雷伯杆菌属、链球菌、葡萄球菌等积存于胆囊内）。其中，细菌性炎症可占急性胆囊炎的 50% ~ 80%。

胆囊炎主要症状为右上腹痛、恶心、呕吐与发热。患者首先出现右上腹痛，向右肩背部放射，疼痛呈持续性，阵发性加剧，可伴有恶心、呕吐。呕吐物为胃、十二指肠内容物。后期表现发热，多为低热、寒战、高热不常见，早期多无黄疸，当胆管并发炎症或炎症导致肝门淋巴结肿大时，可出现黄疸。

急性胆囊炎以外科手术为主要治疗手段，但术前宜进行常规禁食、胃肠减压、纠正水、电解质异常，感染者给予抗生素治疗（青霉素、头孢菌素、氨基糖苷类抗生素、硝基咪唑类或联合治疗）。

病毒性肝炎

何谓甲型肝炎？

甲型肝炎的历史悠久，早在公元 8 世纪初就有文字记载。其流行具有世界性，发病与不良的卫生习惯有关，在经济不发达的国家的发病率在80%以上，主要危及儿童。发病高峰季节在秋末冬初，暴发洪水或雨季使粪便污染水源，可致大面积的暴发。

甲肝由甲型肝炎病毒（HAV）感染所致，传染源为甲肝患者或甲型肝炎病毒（HAV）携带者，甲肝患者在起病前2周和起病后1周从粪便排出的HAV数量多，传播途径是粪便–口腔–食物途径，其方式可多样化，如日常接触、水和食物的传播，特别是水产品如贝类、田螺、毛蚶等可浓缩HAV，食用后更易感染。此外，经血液传播已有病例的报道，但经蚊虫叮咬传播尚未得到证实。

甲型肝炎有哪些症状？

通常甲肝的潜伏期为20～45天，平均30天。甲型肝炎病毒（HAV）感染后可有亚临床或临床感染，后者可表现为急性黄疸型或急性无黄疸型肝炎，部分表现为急性淤胆型肝炎，偶可发展为重型肝炎，一般不发展为慢性肝炎。

其中，急性黄疸型肝炎者可分为黄疸前期、黄疸期和恢复期，总病程1～4个月，偶见有超过6个月的患者。

（1）**黄疸前期**　大约有70%～85%的患者有前驱症状，持续2～10天，表现是畏寒、发热、疲乏、食欲减退、厌恶油腻、恶心、呕吐、腹痛、肝区痛、腹泻，尿色逐渐加深，至期末可呈浓茶状，如检查血清转氨酶已升高。

（2）**黄疸期**　发热减退，自觉症状有所好转，但尿色继续加深，巩膜、皮肤出现黄染，约在2周内达到高峰，粪便颜色变浅、皮肤瘙痒，肝脾轻度肿大，ALT明显升高，约持续2～6周。

（3）**恢复期**　黄疸减退，自觉症状消失，巩膜、皮肤不黄染，肝脾脏回缩，肝功能恢复正常。此期持续2周至4个月。

（4）**慢性肝炎**　病程一般超过1年，经常或反复出现症状，如食欲减退、乏力、关节痛、发热等，体力逐渐下降，肝脏明显肿大，压痛显著或硬度有明显改变；无其他原因解释的脾脏逐渐肿大。

治疗甲型肝炎常用哪些药物？

（1）急性肝炎早期、肝功能明显异常者或慢性肝炎复发恶化时，应卧床休息。

（2）根据病情合理调配饮食，不要片面强调"三高一低"，摄取过多反而增加肝脏的负担。避免饮酒、过分劳累和口服损肝药物。

（3）药物治疗：①急性黄疸型肝炎：中药以清热解毒、利湿退黄为主。可选用茵陈蒿汤、茵栀黄汤、五味消毒饮、茵虎汤等，必要时可加车前草、赤芍、红花、丹参等利尿活血药；②急性无黄疸型肝炎：可选用白茅根、紫参、金钱草、蒲公英、板蓝根、夏枯草、龙胆草、忍冬藤等单方；此外，根据病情可选用急性黄疸型肝炎的方剂；③迁延型肝炎：中药以扶正祛邪、疏肝解郁、滋阴补血、调理脾胃为主。可选用逍遥散、柴胡疏肝散、杞菊地黄丸、六味地黄汤、一贯煎、六君子汤、平胃散等随症加减使用。

（4）支持疗法：对不能进食者静脉滴注葡萄糖注射液，成人一日 1500～2000 毫升（一般在 10% 葡萄糖注射液 500 毫升中加入胰岛素 4～8 个单位）。一日滴入维生素 C 1000～2000 毫克及维生素 K_1 10～20 毫克。如有低蛋白血症者，可输入新鲜血液、血浆或白蛋白，患者一日尿量宜维持在 1000 毫升左右。

（5）维持电解质平衡：低钾时，可静脉滴注氯化钾一日 2～3 克。或口服枸橼酸钾 3～6 克，低钠时可使用氯化钠注射液，但忌用高渗氯化钠液。

（6）中药以清热、解毒、利湿为主。可口服茵栀黄汤，或将 50% 茵栀黄注射液 80～120 毫升加入 10% 葡萄糖注射液 800～1000 毫升中，分 2 次静脉滴注。

血清总胆红素急剧上升时，可慎重使用糖皮质激素，一日用地塞米松 10～15 毫克或氢化可的松 300 毫克，加入 5% 葡萄糖注射液中静脉滴注。当病情好转，改口服泼尼松或地塞米松，并逐渐减量。

乙型肝炎有哪些症状?

乙肝的潜伏期为 2~6 个月,急性乙型肝炎病毒感染的临床表现为乏力、厌油、食欲减退、腹部不适、轻微肝痛、肝脏肿大,或有发热、皮肤及巩膜黄染、血清 ALT 升高、HBsAg 阳性。大部分患者可在 1 个月内恢复正常,最终由免疫系统清除病毒而使 HBsAg 阴转,出现抗体。但尚有 1.5% 患者发展为重型肝炎,甚至死亡。

慢性乙型肝炎病毒感染,乃指症状迁延不愈而达 6 个月者,大多数无活动性炎症患者可无症状,或有轻微疲乏、劳累、食欲减退等。经过不断的炎症发作,最终发展为肝硬化,其发展速度不一。凡是病毒复制活跃者、ALT 经常升高者进展较快,男性多于女性;有代偿功能的乙肝肝硬化者,5 年存活率为 84%,其中 25% 在 5 年内失去代偿,6%~20% 发展为肝细胞癌,30% 变为慢性肝炎。长期携带 HBsAg 者很难治愈,病毒极难清除,每年仅有 0.5% HBsAg 的携带者可使血清 HBsAg 消失。

阻止乙型肝炎病毒复制,解除肝脏病变;减轻肝脏炎症和坏死,改善长期预后并阻止肝脏损害的进展(肝硬化、肝细胞癌)。

常用的治疗乙肝的药品有哪些?

(1)抗病毒治疗 ①核苷酸类似物:包括拉米夫定(LAM)、阿德福韦酯(ADV)、替诺福韦酯(TDF)、恩替卡韦(ETV)及替比夫定(LDT),均为治疗慢性乙型肝炎的一线用药。其优点为服用方便、抗病毒活性强、无明显不良反应,且可用于失代偿期肝病患者;其缺点为血清转换率较低、疗程长且不固定、易产生病毒耐药性。② α 干扰素:有天然和基因重组的两种,可启动干扰素反应基因,产生抗病毒蛋白及多种免疫调节因子,诱导细胞合成 2-5 寡腺苷酸合成酶,激活细胞中的核糖核酸酶,抑制病毒的复制,对乙型肝炎的远期疗效为 30%~60%。治疗乙型肝炎一线药为普通干扰素 α(IFN-α,1b,2a 及 2b)和聚乙二醇化干扰素 α(2a 和 2b)。聚乙二醇化干扰素 α(PegIFN-α)相较于普通 IFN-α 能取得更高的 HBeAg 血清学转换率、

HBV DNA 抑制及生化学应答率，干扰素具有抗病毒和免疫调节双重作用，疗程固定、疗效比较持久；但不良反应较为明显，不适于失代偿期肝病以及正接受（或近期接受过）免疫抑制剂治疗的患者。

（2）**免疫治疗** 提高人体的免疫能力，如胸腺肽 α-1 具有免疫调节作用，可提高人体内源性干扰素和白介素 -2（IL-2）的产生，刺激免疫细胞 CD_3、CD_4 和 HK 细胞的生成。

（3）**中药治疗** 中药以清热解毒、利湿退黄为主，辅助治疗乙肝。

（4）普及乙型肝炎疫苗和球蛋白的免疫接种，加快对核酸疫苗的研究，此种 DNA 疫苗能刺激细胞毒性 T 淋巴细胞（CTL）的活性增加，有助于清除乙肝病毒。

✚ 大三阳、小三阳可以提示些什么？

在常规的乙型肝炎血清学检查中（两对半），如在乙型肝炎者的血液中检测出：乙型肝炎病毒表面抗原（HBsAg）、乙型肝炎病毒 e 抗原（HBeAg）、病毒核心抗体（抗 –HBc、HBcAb）同为阳性，在临床上称为"大三阳"；在其血液中检测出乙型肝炎病毒表面抗原、乙型肝炎病毒 e 抗体（抗 –HBe、HBeAb）、核心抗体同为阳性，在临床上称为"小三阳"。

"大三阳"阳性者说明乙型肝炎者的乙型肝炎病毒（HBV）在人体内复制活跃，带有传染性，如同时肝脏转氨酶 AST 及 ALT 高，应注意尽快隔离，为最具有传染性的一类肝炎。如果"小三阳"阳性，说明 HBV 在人体内复制减少，传染性减小，如肝功能正常，又无症状，常称之为乙型肝炎病毒无症状携带者，传染性极小，不需要隔离。

发热

✚ 人体为什么会发热？

正常人的体温为摄氏 37℃（华氏 98.6°F）左右，但各个部位的温度不尽相同，其中内脏的温度最高，头部次之，而皮肤和四肢末端最低。如直肠温度平均为 37.5℃，口腔温度比直肠低 0.3℃~0.5℃，而腋下又比口腔低 0.3℃~0.5℃。体温在一日内也会发生一定的波动，如在清晨 2~6 时体温最低，7~9 时逐渐上升，下午 4~7 时最高，继而下降，昼夜的温差不会超过 1℃。体温在性别、年龄上也略有不同，如女性略高于男性；新生儿略高于儿童；青年人略高于老年人，以老年人的体温最低。此外，体温也受到活动、气候、精神、进食等因素的影响。在生命活动中，人体不断地进行着氧化代谢，不断地产热；同时体热也通过散热途径（皮肤、血管、汗腺）散发到外界环境中，产热和散热平衡使体温在 1 天内保持相对地恒定。

发热是指人的体温超过正常范围，当口腔温度超过 37.3℃ 或直肠温度超过 37.6℃，昼夜间波动超过 1℃ 时即为发热。发热是指人体体温升高，超过正常范围。当直肠温度超过 37.6℃、口腔温度超过 37.3℃、腋下温度超过 37.0℃，昼夜间波动超过 1℃ 时即为发热，超过 39℃ 时即为高热。

发热是人体对致病因子的一种全身性防御反应，其机制为感染、细菌内毒素与其他外源性致热原进入人体后，与粒细胞、单核细胞等相互作用产生内源性致热原，导致下丘脑体温中枢前列腺素合成与释放，引起人体发热。其原因是感染（细菌、结核分枝杆菌、病毒和寄生虫感染；或感冒、肺炎、伤寒、麻疹、蜂窝织炎等传染性疾病）所伴发症状，也可以是非感染（组织损伤、炎症、过敏、血液病、结缔组织病、肿瘤、移植排斥反应、恶性病或其他疾病）的继发后果。有时女性在经期或排卵期也会发热。另外，服药也可能引起发热，一般则称为"药物热"。

🔹 为什么发热时常感到身体疼痛？

人在发热时常常伴有疼痛感，这是由于人体受到伤害性刺激而发出的一种保护性反应，也是多种疾病的前驱症状。人对疼痛刺激反应的表现不仅仅是疼痛，常还引起一些生理功能的紊乱，如失眠、恐惧、紧张、焦虑、肢体收缩等。所以在发热的同时常常伴随头、躯干、四肢、肌肉、关节等部位的疼痛。这多是由于组织细胞遭受损伤后的炎症导致的。炎症除了通常伴有外在可见的症状，如红肿、发热和发炎外，还在人体中合成的一种物质前列腺素在炎症中占有非常重要的地位，它具有持续性扩张血管的作用，使毛细血管的渗透量增加，并促进白细胞外渗等，使组织细胞间隙增大，从而局部组织出现肿胀和疼痛感。

发热时可选服哪些药？

发热基本上为对症治疗，服药将体温降至正常并缓解疼痛。常用的解热镇痛药有对乙酰氨基酚、布洛芬、阿司匹林、贝诺酯、双氯芬酸、安乃近等。

（1）对乙酰氨基酚（扑热息痛、泰诺、必理通、百服宁）解热作用强，镇痛作用较弱，但作用缓和而持久，对胃肠道刺激小，正常剂量下对肝脏无损害，可作为退热药的首选，尤其适宜老年人和儿童服用。成人一次0.3～0.6克，每隔4小时给予1次，或一日4次，一日量不宜超过2克；儿童一次10～15毫克/千克体重或一日1.5克/平方米，分4～6次服用。

（2）阿司匹林服后吸收迅速而完全，解热镇痛作用较强，作用于下丘脑体温中枢引起外周血管扩张、皮肤血流增加、出汗，使散热增强而起到解热作用。能降低发热者的体温，对正常体温几乎无影响。成人一次0.3～0.6g，一日3次，儿童一日30～60毫克/千克体重，分4～6次服用，或一次5～10毫克/千克体重，婴幼儿发热可选用阿苯片（每片含阿司匹林100毫克、苯巴比妥10毫克），3岁以下儿童一次1～2片，3岁以上儿童酌增剂量。

（3）布洛芬的镇痛作用较强，比阿司匹林强16～32倍；抗炎作用较弱，退热作用与阿司匹林相似，但较之持久。胃肠道的不良反应较轻，易于耐受，为此类药物中对胃肠刺激性最低的。成人一次0.2～0.4克，一日3～4次，但14岁以下儿童禁用。

（4）贝诺酯为对乙酰氨基酚与阿司匹林的酯化物，通过抑制前列腺素的合成而产生镇痛、抗炎和解热作用。对胃肠道的刺激性小于阿司匹林，作用时间较阿司匹林及对乙酰氨基酚长。口服一次0.5～1.0

克，一日3次，老年人用药一日不超过2.5克。

（5）对5岁以下儿童高热时紧急退热，可应用20%安乃近溶液滴鼻，婴儿每侧鼻孔1~2滴，2岁以上儿童每侧鼻孔2~3滴。

🔲 发热时可选用哪些中成药？

中医学将外感发热可分为外感风寒证、外感风热证、外感暑湿证、半表半里证、热在气分证、热入营分证、热入血分证和湿热蕴结证等8种类型。将内伤发热可分为肝郁发热等7证。常见的证型如下：

（1）**外感风寒证** 患者怕冷、有轻度发热、头痛、流清鼻涕、咽痒、口不渴，可选风寒感冒冲剂、荆防冲剂、发汗解热丸、感冒软胶囊。

（2）**外感风热证** 发热明显、轻微怕风、汗出不畅、头痛、咽喉红肿疼痛、痰黏、口渴，可选风热感冒片、桑菊感冒片、银翘解毒片、羚翘解毒丸。

（3）**外感暑湿证** 发热、微弱怕风、流浊鼻涕、头晕、恶心、小便少、有中暑症状，可服用藿香正气软胶囊、广东凉茶、玉叶解毒颗粒、甘和茶。

（4）**半表半里证** 病邪在表里之间，出现寒热往来，或既有表证，又有里热，恶寒发热，口苦咽干，脉弦。可服用防风通圣丸、银柴颗粒、柴胡口服液。

头痛

🔲 头痛可能预示着哪些疾病？

头痛是许多疾病的先兆症状，包括：①急性感染性发热，常伴有头痛、发热、头晕；②高血压、动脉粥样硬化者突然发生剧烈头痛，提示有脑血管意外的可能；③剧烈头痛和精神症状的改变可能有内脏出血；④早晨头痛，且由咳嗽和打喷嚏引起的可能是脑肿瘤；⑤头痛头晕、呕吐或口角麻木、失语可能是中风、脑肿瘤的前兆；⑥头痛伴恶心且一侧瞳孔改变，可能有动脉瘤；⑦头痛、对光敏感、恶心、呕吐，会出现偏头痛；⑧头痛，伴一侧瞳孔扩张、恶心、复视、眼后部剧痛、精神紧张，可能有脑出血；⑨头痛，伴颈僵硬、恶心、发热和全身痛，可能有脑膜炎；⑩头痛，一只眼视力突然改变不能看全视野，伴头晕是脑卒中、脑血管损伤的表现；一只眼突然失明，伴头痛、头晕，提示在颈动脉发生病变或有损伤。

头痛时可选用哪些药？

头痛的治疗主要是对症，多选用解热镇痛药。头痛时首选对乙酰氨基酚（必理通、泰诺、百服宁），成人一次 0.3～0.6g，6～12 岁儿童一次 300～500 毫克或 10～15 毫克 / 千克体重，头痛发作时服，成人一日量不宜超过 2 克。布洛芬（芬必得）镇痛作用较强，成人一次口服 0.2～0.4 克，每 4～6 小时 1 次，一日最大剂量 2.4 克；儿童一次 5～10 毫克 / 千克体重。阿司匹林（拜阿司匹林咀嚼片、散利痛、去痛片、解热镇痛片）有明显的镇痛作用，成人一次 0.3～0.6 克，一日 3 次或疼痛时服。对紧张性头痛、长期精神比较紧张者，推荐合并服用谷维素、维生素 B_1，每次各 10 毫克，一日 3 次。

（1）紧张性头痛　长期精神比较紧张者，推荐应用地西泮（安定）片。

（2）反复性偏头痛　推荐应用抗偏头痛药，如麦角胺咖啡因片、罗通定片、天麻素、苯噻啶、舒马曲坦、佐米曲普坦。

（3）三叉神经痛　可首选服用卡马西平，成人第一日 1 次 100 毫克，一日 2 次；以后每 12 小时增加 100 毫克，直至疼痛消失，少数成人一日最大剂量可达 1.2 克。无效时可继服或联合服用苯妥英钠，初始时一次 100 毫克，一日 2 次，在 1～3 周内增加剂量至每日 250～300 毫克，分 3 次服用。

头痛时可选用哪些中成药？

中医学把头痛分为外感头痛和内伤头痛。外感头痛又分风寒或风热头痛；内伤头痛分为肝阳、肾虚、瘀血 3 种类型。风热型头痛剧烈、冷风吹过感到舒服、遇热疼痛加重可服黄连上清丸、牛黄上清丸、川芎茶调丸、桑菊感冒片；风寒型头顶痛伴感冒、发热、怕冷者可服风寒感冒冲剂、都梁丸、芎菊上清丸。肾虚型头痛伴有头晕、精神不振、厌食、心跳气短者可口服人参归脾丸、补中益气丸、宁神灵颗粒剂；瘀血型头痛伴有头晕、颈项硬、血压高者可口服清眩丸、木瓜酒、史国公酒。头痛时均可外涂清凉油或风油精缓解。

镇痛药用于头痛仅限服5天，用药的目的纯属于对症，并不解除疼痛原因，因此不宜长期服用。镇痛药对创伤性剧痛和内脏平滑肌痉挛绞痛几乎无效。为避免药物对胃肠道的刺激，应在餐后服药，不宜空腹服药，更不要饮酒，老年人可适当减量服药。

眩晕

人为什么有时会眩晕？

正常人经常处于运动之中，为了保持平衡需要有健全的神经调节。外界的感觉刺激传入小脑和皮质下中枢，产生不经意识的协调反射；刺激还可由皮层下中枢上传至大脑皮层，使人体能有意识地保持平衡。

眩晕是空间定位错觉引起的人自身或周围物体的运动的一种幻觉。患者会感觉周围景物或自身旋转，称为真性眩晕；若患者只是头昏、头重脚轻，有摇晃浮沉感，而无旋转感，则称为假性眩晕。眩晕常同时伴有恶心、呕吐、面色苍白、心动过缓、血压降低等一系列症状。常见的眩晕可分为4种：

（1）**耳源性眩晕** 由车、船、飞机不规律的颠簸，使内耳前庭受到过度刺激而产生的前庭功能紊乱所致。情绪紧张、焦虑或不良气味，也是诱发因素。在眩晕的同时常发生眼球震颤。这类眩晕每次发作的时间较短，患者常感到物体旋转或自身旋转，行走中可出现偏斜或倾倒，但神志较为清醒。

（2）**中毒性眩晕** 应用了对人耳有毒性的药品，如链霉素、卡那霉素、异烟肼、有机磷、汞、铝、酒精或烟草等，损害了内耳的听神经末梢、前庭器官而引起的眩晕。

（3）**颈性眩晕**（椎动脉压迫综合征） 多由颈椎肥大性骨质增生，

压迫了椎动脉，造成脑基底动脉供血不足。发作常与头颈转动有关，此时应口服可促进脑血流的药品。

（4）小脑肿瘤和小脑后下动脉血栓　大脑疾病，如癫痫发作、偏头痛发作、脑血管硬化和脑瘤的颅内高压等也可导致眩晕。

眩晕时可选用哪些药？

（1）晕动病时可首选茶苯海明（乘晕宁）口服，其兼有抗眩晕、止吐及镇静作用，一次50毫克，于乘车、船、飞机前0.5~1小时服，必要时可重复1次。但脑缺血者慎用。另外，也可服氢溴酸东莨菪碱（解痉灵），既能抗眩晕，又有止吐作用，服药后半小时见效；但其副作用较大，前列腺增生及青光眼患者禁用。目前多选用东莨菪碱的贴片或贴膜，使用更方便，成人一次1贴，儿童一次3/4贴，10岁以下一次1/2贴。一般在旅行前5~6小时贴于耳后皮肤上。

（2）苯环壬酯（飞赛乐）有预防晕动病的作用，能抑制腺体分泌，有扩大瞳孔和镇吐的作用。成人一次2毫克，于旅行前0.5小时服用，必要时在4~5小时后再服用。

（3）弱安定药，如地西泮（安定），可辅助达到镇静和稳定情绪的作用，情绪烦躁者可以一次性服用5~10毫克。

（4）孕期呕吐或眩晕者，常选用茶苯海明或异丙嗪（非那根）口服。对脑供血不全引起的眩晕、呕吐，反而要口服抗过敏药培他定。

为什么服用抗眩晕药后要稍事休息？

抗眩晕药引起的不良反应最常见的是镇静，如白天思睡、头晕，多数患者都能在数日内耐受，但如果同时服用了其他中枢神经抑制剂（如镇静药、催眠药、抗抑郁药），可使嗜睡加重。因此，在服用后宜稍事休息。此外，与抗过敏药一样，服后不宜驾车、操作机械或高空作业。下列几点也该提示注意：

（1）服药时不得饮酒。

（2）妊娠及哺乳期妇女、婴幼儿及老年人应慎用。

（3）如果您感到眩晕严重、呕吐不止、血压升高或降低并严重脱水请去医院诊治，并在发作时卧床，保持安静。呕吐严重者需静脉注射25%葡萄糖注射液。

（4）自我养护也很重要，平时要注意加强身体平衡功能的锻炼，如进行游泳、划船、单杠等运动。乘坐车船前不宜吃得过饱或空腹，最好坐在车、船的前部，并靠近窗口处，体位向前，向远方注视。

失眠

入睡困难、过早觉醒都算失眠吗？

失眠一般分为短暂性、短期或长期失眠。短暂性失眠多与突发状态有关，如遇到突然的打击或刺激，或外出和旅游改变生活环境。短期失眠与外界环境引起的紧张状态（工作、学习、考试）有关，一般持续2~3周；长期失眠多由精神障碍所致，如严重的抑郁症、精神分裂症或药物成瘾，持续时间更长。失眠的表现形式有入睡困难、过早觉醒、睡眠不实，或夜间觉醒的次数过多。多数人表现为第1种，即从清醒状态进入睡眠的潜伏期过长，易表现出烦躁不安。

治疗失眠一定得吃药吗？

失眠者非得用药吗？那倒不一定！失眠的治疗首要确定病因及病程，首选非药物治疗，即对大多数短暂性失眠者，一旦所致其失眠的原因解除，失眠即可缓解或消失。如果必须选用催眠药时，需要了解药物起效时间的快慢、维持时间的长短、不良反应的多寡，并根据年龄、习惯等来选择。不易入睡者应选用起效快、作用维持时间较短的助眠药；入睡不难但睡眠不深或夜间易醒者，则选用起效慢，作用维持时间长的助眠药。

从另一个角度上说，睡眠也是一个习惯，有其生物钟规律。失眠者可考虑改变生活规律和精神调节。短期失眠者可减缓紧张因素，或改变个体的适应能力。如精神放松，避免白天小睡，睡前禁饮浓茶、咖啡，晚餐不宜过量，卧床时少看书报，睡前进行散步和有规律的活动，这些对入睡都是有所裨益的。

➕ 失眠者如何选用催眠药？

（1）入睡困难者常选用艾司唑仑（舒乐安定），其起效快，作用时间长，保持近似生理睡眠，醒后无不适感；硝西泮（硝基安定）作用也较迅速，2小时后在血浆中达到峰值。地西泮（安定）虽较安全，但肌肉松弛的作用明显，醒后有时感觉下肢无力，容易跌倒。

（2）焦虑型、夜间醒来次数较多或早醒者可选用氟西泮（氟安定），起效快，作用时间长，近似生理睡眠，醒后没有不适感；或选用夸西泮、三唑仑。

（3）由精神紧张、情绪恐惧或肌肉疼痛所致的失眠，可选氯美扎酮（芬那露），在睡前服0.2克；由于自主神经功能紊乱，内分泌平衡障碍及精神神经失调所致的失眠，可选用谷维素，一次20毫克，一日3次，但需连续服用数日至数月。

（4）忧郁型的早醒失眠者，在常用安眠药无效时，可配合抗抑郁药阿米替林和多塞平；常用安眠药无效的患者，选用抗过敏药苯海拉明、异丙嗪，也可见效。

（5）对于老年失眠者，10%水合氯醛液仍不失为一种安全、有效的药，其起效快，无蓄积作用，醒后无明显的宿醉现象，但对胃肠黏膜的刺激性偏大。

（6）对服用常用安眠药无效者选用抗过敏药苯海拉明、异丙嗪（非那根）也可奏效。

（7）为改善起始睡眠（难以入睡）和维持睡眠质量（夜间觉醒或早间觉醒过早），可选服唑吡坦（思诺思）、艾司佐匹克隆。其作为一种新型催眠药，不良反应少，尤其无镇静和宿醉现象，优势已超越前几类药。（表1-6）

表1-6 常用催眠药的特征和剂量表

药物名称	商品名	生物利用度/%	起效时间/h	血浆达峰时间/h	血浆半衰期/h	持续时间/h	剂量毫克
水合氯醛	—	80	0.15~0.3	—	7~10	4~8	500~1500
地西泮	安定	84~100	0.2~0.5	1	20~50	12	5~10
硝西泮	硝基安定	62~94	0.5~1	2	18~28	6~8	5~10
夸西泮	—	—	0.5~1	1~2.5	41~43	24~36	15~30
劳拉西泮	罗拉	90~93	0.5~1	1~1.5	13~15	4~6	2~4
艾司唑仑	舒乐安定	80	0.3~1	1~3	10~30	5~8	1~2
甲喹酮	海米那	—	0.15~0.5	2	4~5	6~8	100~200
氯美扎酮	芬那露	—	0.25~0.3	2	20~24	5~6	200~400

续表

药物名称	商品名	生物利用度/%	起效时间/h	血浆达峰时间/h	血浆半衰期/h	持续时间/h	剂量毫克
氯氮卓	利眠宁	100	-	4	10~24	-	10~20
三唑仑	酣乐欣、海乐神	55	0.25~0.5	2	1.8~2.3	4~6	15~30
劳拉西泮	罗拉	90~93	0.5~1	1~1.5	13~15	4~6	2~4
唑吡坦	思诺思、乐坦	70	0.1~0.45	0.5~2	2~4	6~8	10
佐匹克隆	忆梦返	80	0.25~0.5	0.5~2	3.5~6	8	7.5
扎来普隆	曲宁	30	0.35~0.5	0.9~1.5	0.9~1.1	6	5~10
艾司佐匹克隆	鲁尼斯塔	75~80	0.15~0.4	0.5~2	4.5~5.8	8	3

失眠者如何选用中成药?

中医学称失眠为"夜不能寐",分为肝郁化火、痰热内扰的实证和阴虚火旺、心脾两虚、心胆气虚的虚证。可选用的中成药较多,但宜对证用药。

由心血亏虚证引起的失眠(表现为失眠、头晕、心慌、多梦、健忘、面色苍白或苔黄、唇舌色淡等),可选养血安神丸(片、糖浆剂),可滋阴养血,宁心安神,用于心悸头晕,失眠多梦,手足心热,水丸一次6克,片剂一次5片,均一日3次;或选脑乐静口服液(糖浆剂)可养心健脑、安神,用于精神忧郁,易惊失眠,烦躁健忘,小儿夜不安寐,口服一次30毫升,一日3次,小儿酌减;或选复方枣仁胶囊、夜宁糖浆。

阴虚火旺证引起的失眠(表现为失眠、多梦、口渴、盗汗、健忘、面颊舌红等),可选用枣仁安神颗粒(冲剂),可补心养肝,安神益智,用于神经衰弱引起的失眠健忘、头晕头痛,口服一次5克,临睡前服,以开水冲服;或选用神衰康胶囊,一次5粒,一日2次。

肝郁化火证失眠可用酸枣仁合剂、泻肝安神丸。对痰热内扰证失眠可选礞石滚痰丸。阴虚火旺证可用酸枣仁合剂、安神健脑液、神衰康胶囊等。心胆气虚证可用睡安胶囊、豆蔻五味散。

老年期痴呆症

老年期痴呆症是因为体内缺乏叶酸吗?

痴呆是一组包括有记忆、认知、语言障碍、行为和人格改变的综合征。老年时期发生的痴呆就叫老年期痴呆,或称为阿尔茨海默病。

老年期痴呆症(阿尔茨海默病)是一组慢性进行性精神衰退性疾病,起病年龄在60岁以上。近年来,其发病率随老年人数的增加而迅速上升,在精神科患者中占1%~2%。据世界卫生组织报道,65岁以上老人中10%有智能障碍,其中半数人会发生痴呆,其病因尚未完全阐明,但与下列因素相关:

（1）有遗传基因，家族中有类似的患者。

（2）衰老过程过快，老态龙钟，大脑皮质萎缩，人体内分泌功能减退。

（3）大脑重量减轻（脑组织萎缩），脑血液循环出现障碍。

（4）据国外报道，体内缺乏维生素 B_{12} 和叶酸，是易致老年期痴呆症的原因之一。

（5）离异、丧偶、独居，或缺乏运动、沟通。

🏥 老年期痴呆症有哪些早期先兆？

（1）记忆力减退，是老年性痴呆最早期的表现，即爱忘事，丢三落四，反复问一个问题。随着病情的加重，中期患者在近记忆力减退的基础上出现远记忆力减退，最终远、近记忆力均出现明显减退，严重影响患者的生活质量。

（2）计算力下降，对上街买菜、交水电费等简单账目，计算起来十分费力，甚至根本不能算。

（3）语言迟缓、词不达意、唠里唠叨，见了熟人说不上姓名，或"张冠李戴"。

（4）情绪低落，无明显缘故地感觉到抑郁、哀伤、心绪不定、极不舒服、坐卧不安、感情失控。

（5）有明显的人格改变，本来大方的人可变得很小气，有东西便想东掖西藏，多疑猜疑，部分患者可出现幻觉、妄想等症状。

（6）有空间位置和感觉障碍，发病早期在熟悉的地方和环境中可能迷路，甚至在家中也发生定向障碍；在日常生活中有明显的穿衣困难，如穿衣服不能判断上下、左右、内外，经常把衣服穿反。

🏥 老年期痴呆症有哪些主要症状？

老年性痴呆症起病缓慢、隐匿，多数患者的发病日期难以确定，少数患者在环境的刺激下，症状逐渐明显。

（1）早期 可有人格改变，郁郁寡欢不愿与他人交往，对他人缺少感情；生活习惯怪异刻板，拒绝任何新的安排；情绪急躁，语言啰嗦、说话重复，易与他人因小事发生冲突，纠缠不休；多疑自私，常因记忆减退找不到物品而归咎于他人，或有被害、被侮辱感；人格的羞耻感、责任感、光荣感有不同程度的减退；睡眠规律改变。对近期的事情产生记忆缺损，如经常丢失物品，遗忘曾允诺的约会和事情，理解、分析、判断和计算力下降，不能胜任家务，并影响性交。

（2）晚期 严重者渐不知自己的姓名和年龄，进食不知饥饱，出门不知地址，生活不能自理，终日卧床，大小便失禁、发音含糊、语言杂乱无章，或夸大幻想，日趋痴呆。精神状态急剧恶化，意识模糊或谵妄，称为老年性谵妄。

（3）躯体 形态老态龙钟、头发苍白、牙齿脱落、皮肤干皱、色素增生，出现老年斑。在 1～10 年（平均 5 年）发展为严重痴呆，常因感染、骨折或外伤而致死。

治疗老年期痴呆症可考虑哪些方案？

治疗老年期痴呆症既要治标，更要治本。治疗不仅是针对病因、发病机制的药物治疗，也包括对症治疗、照料、护理等诸多方面。

（1）口服胆碱酯酶抑制剂 包括利斯的明（艾斯能）、多奈哌齐（安理申）、加兰他敏（强肌片）、石杉碱甲（哈伯因）、他克林（派可治）。作用机制主要是通过抑制胆碱酯酶来减少乙酰胆碱的降解，使得通路功能改善。

（2）兴奋性氨基酸受体阻断剂 美金刚可阻断谷氨酸浓度病理性升高所致的神经元损伤，延缓痴呆者认知能力的下降，降低患者的死亡率。

（3）针对脑神经元代谢治疗 ①抗氧化剂与其他神经递质有关药物包括维生素 C、维生素 E、银杏叶制剂。维生素 C 和维生素 E 每次分别 50～100 毫克，一日 3 次。②脑细胞代谢赋活剂，如麦角碱衍生物、尼麦角林（脑通）、吡拉西坦（脑复康）、茴拉西坦（三乐喜）、羟乙基路丁（维脑路通）等，可改善脑功能，促进脑代谢，赋活脑代谢至正常水准。③脑血循环促进剂，如银杏叶提取物、二氢麦角碱（喜得镇）、尼麦角林、阿米三嗪 / 萝巴新（都可喜）、川芎嗪、桂利嗪、氟苯桂嗪等可扩张脑血管，增加脑血流量和脑组织的氧含量。钙通道阻滞剂尼莫地平可对抗抑郁，改善老年人抑郁和痴呆者的意识和记忆功能，对老年性抑郁症疗效尤佳。

（4）雌激素替代治疗　更年期用女性激素替代治疗的女性，其痴呆的发生率低。这可能是由于女性激素改变了在痴呆神经元破坏中起重要作用的炎症过程。于是在痴呆的防治中开始研究雌激素。但其预防、延缓和治疗的价值并不能肯定，目前尚存争议。

儿童多动综合征

孩子出现哪些症状提示可能得了儿童多动综合征？

一般来讲，儿童多动综合征儿童的临床症状波动有时与儿童所处场合、从事活动不同有关。多动儿童在做作业，从事重复性或需巨大努力的活动及做不新奇的事情时，其注意力的维持最困难。在有吸收力、新情况或不熟悉的环境中症状可减轻。患病孩子一般有下列表现：

（1）注意力不集中　①在学习、工作或其他活动中，粗心大意，作业或游戏活动中经常难于保持注意力集中；②与他人谈话时，经常走神；③经常不能自始至终地遵循指导和完成学业、工作任务，而这一行为并非由于自己或他人的阻挠或自己未能理解所致，在安排作业和活动、诵读、拼音、书写或语言表达等方面经常发生困难；④经常逃避、厌恶或拒绝从事学校作业或家庭作业等脑力工作，有些患儿采取回避困难的态度，变得被动、退缩；⑤经常遗失东西，健忘，即使是简单的日常活动，同时易受外界干扰而分心。

（2）多动　①手足不能安定下来，或在座位上左右不安；②无法长时间地坐在座位上，经常离开座位，或经常过度地奔跑攀爬，难于安静地做游戏或从事悠闲的活动，或经常无端地"忙个不停"；③经常过多地说话，尤其上课时话多、小动作多、易激动、好与他人争吵。

（3）易冲动　①经常在他人尚未说完以前，就脱口而出，给出回答；②当要依次排队轮流时，经常难于等候，经常打断或打扰他人的交谈或游戏，而不顾及他人的感受；③有时行为目的不明确，如拿人东西，有时不避危险；④在集体活动中不合群；⑤在家长面前倔强、不听话、冒失、无礼貌。

此外，患儿常显示一些固定的神经系统软症状，如翻掌、对指试验等呈阳性。

针对儿童多动综合征可选用哪些药品治疗？

（1）全身治疗　对儿童多动症的治疗分为药物治疗、心理治疗和行为矫正等3种方法。药物治疗以中枢神经兴奋剂为主，其作用机制主要兴奋中枢神经，振奋精神，解除疲劳，尤其对大脑皮质，通过促进中枢和外周神经释放DA和NA，并抑制其再摄取，使突触间隙的DA和NA水平升高。

①中枢兴奋药：首选哌甲酯（利地林）一次5～10毫克，一日2次，于早、午服用，傍晚不用，以避免引起失眠，多数儿童一日剂量为20毫克以内；对体重较胖者宜在餐前服用，对儿童食欲较差、体重较瘦者宜在餐后服用。次选匹莫林（苯异妥英、培脑灵）一次20毫克，一日1次，于清晨服用，一般剂量不超过60毫克。匹莫林较哌甲酯更少引起厌食和失眠，但显效缓慢，6岁以下儿童最好不用，对肝肾功能有明显损害者、妊娠及哺乳期妇女慎用，用药期间应定期检查肝功能。

②选择性抑制突触前去甲肾上腺素载体药：能增强去甲肾上腺素的翻转效应，改善症状，间接促进认知的完成，使儿童注意力的集中。主要有托莫西汀（择思达）初始剂量为0.5毫克/千克体重，分2次于早晨或下午/晚间服用，最少经3天方可增至1.2毫克/千克体重目标剂量，晨服或分2次服用，最大剂量不宜超过1.4毫克/千克体重和一日100毫克。

③抗抑郁药：丙咪嗪也有较好疗效，剂量从10毫克开始，常用剂量为一日25～50毫克，视儿童年龄、体重而定；抗精神药氯丙嗪、甲硫达嗪适用于有破坏性行为的患儿；抗癫痫药，如苯妥英钠、扑痫酮，适用于伴发惊厥的患者。

（2）精神治疗　不可忽视家庭和学校方面的适当教育和管理。对患儿要耐心，用关怀和爱护的态度加以处理。对患儿的不良行为及违法举动要正面地给以纪律教育，多予启发和鼓励，遇到行为治疗有成绩时给予奖励，不应在精神上施加压力，更不能打骂或体罚。对有不良习惯和学习困难的患儿，应多给具体指导，执行有规律的生活制度，培养良好的习惯，帮助他们克服学习的困难，不断增强信心。药物与教育及行为上的指导相结合更为有效。

焦虑障碍

情绪焦虑就是焦虑症吗？

焦虑症又称为焦虑性神经症，是神经症类疾病中最为常见的一种，以焦虑情绪体验为主要特征，患者有担心自己的自身安全和不良后果的心境。分为慢性焦虑（广泛性焦虑）、急性焦虑发作（惊恐障碍）两种形式。主要表现为没有明确客观对象的紧张担心、坐立不安、惶恐不可终日，虽经多方劝解也不能消除。此外，还有自主神经症状（心悸、手抖、出汗、尿频等）。

焦虑状态是正常人的焦虑情绪，每个人都可能有，如工作繁忙、家庭纠纷、官司缠身、琐事烦恼等，但非疾病。如焦虑严重程度与客观事实或处境明显不符，或持续时间过长，则有可能为病理性的焦虑症。焦虑症的病因不明，可能与遗传因素、个性特点、认知过程、不良生活事件、生化、躯体疾病等均有关系。

常用的抗焦虑药有哪些？

焦虑症主要依靠心理和药物治疗（抗焦虑药、抗抑郁药）。抗焦虑药主要是苯二氮䓬类药（安定类药），其起效快，多在 30～60 分钟内起效，抗焦虑效果值得肯定，价格较便宜。缺点是效果持续时间短，不适于长期大量使用，长期服用有可能产生依赖性，需不断酌情增加剂量以维持疗效。对持续时间长的焦虑和躯体症状，宜选择血浆半衰期长的抗焦虑药，如地西泮、氯氮䓬、阿普唑仑；如患者焦虑呈波动形式，宜选用血浆半衰期短的抗焦虑药奥沙西泮、劳拉西泮等。

地西泮用于抗焦虑，一次 2.5～10 毫克，一日 2～4 次；劳拉西泮（罗拉），一次 1~2 毫克，一日 2~3 次；奥沙西泮一次 15~30 毫克，一日 3~4 次；阿普唑仑初始一次，一次 0.4 毫克，一日 3 次，以后按需要递增，最大日剂量可至一日 4 毫克。

抗抑郁药可以联合抗焦虑药使用，因为焦虑会导致人体神经 – 内分泌系统出现紊乱，神经递质失去平衡，而抗抑郁药可使失衡的神经递质趋向正常，从而使焦虑症状消失，情绪恢复正常。

（1）广泛性焦虑常用帕罗西汀（赛乐特）、艾司西酞普兰（来士普）、文拉法辛（博乐欣、怡诺思）、氟哌噻吨美利曲辛（黛力新）等。帕罗西汀用于焦虑和社交恐怖障碍，成人一次 20 毫克，一日 1 次，晨起服用，根据临床反应增减剂量，一次增减 10 毫克，间隔不得少于 1 周，最大量一日 50 毫克。艾司西酞普兰一次 10 毫克，一日 1 次，依据症状最大剂量可增至一日 40 毫克。氟哌噻吨美利曲辛一日 21 毫克（10.5 毫克 1 片），一日 2 次，或单次顿服或早晨、中午各 1 次，严重者一日 31.5 毫克，晨起 21 毫克，中午 10.5 毫克。维持量一日 10.5 毫克，晨起服用。文拉法辛初始剂量一次一日 75 毫克，分 2~3 次服用，必要时增至一日 225 毫克。

（2）惊恐发作常用帕罗西汀（赛乐特）、艾司西酞普兰、氯米帕明等。这类药的特点是抗焦虑效果值得肯定，可以从根本上改善焦虑、无成瘾性，适合长期服用，抗焦虑效果见效慢，大约 2~3 周后起效，常需同时短期合用抗焦虑药，价格较为昂贵。帕罗西汀用于惊恐障，初始剂量一次 10 毫克，一日 1 次，晨起服用，每周增加 10 毫克，一般增至一日 40 毫克。艾司西酞普兰一次 10 毫克，一日 1 次，依据症状最大剂量可增至一日 40 毫克。氯米帕明一次 25 毫克，一日 2~3 次，以后依据症状和耐受情况调节剂量，增至一日 150 毫克。

抑郁症

🔲 哪些人群易发抑郁症？

抑郁症是一种常见的心理障碍，包括抑郁状态和抑郁症，抑郁状态在一般人中都有，只是程度、时间和表现不一，仅是状态而非疾病。抑郁症则是病态，其以显著、持久的心境恶劣与情绪低落、兴趣缺失、思维活动缓慢、言语动作减少、精力不足等为主要临床特征的精神障碍，常伴随认知或精神运动障碍或躯体症状等，病因未明。抑郁症起病可缓可急，以缓慢者居多，病程初始有头昏、头痛、失眠、全身乏力、食欲减退或工作能力下降，后渐发展为明显忧郁、焦虑、猜疑等症状，常表现为晨重晚轻。

按抑郁症的发病年龄、症状约可分为以下几种类型：

（1）内源性抑郁症　即有懒、呆、变、忧、虑等症状（大脑生物胺相对或绝对不足）。

（2）隐匿性抑郁症　情绪低下和忧郁症状并不明显，常常表现为各种躯体不适症状，如心悸、胸闷、腹部不适、出汗、消瘦、失眠等。

（3）青少年抑郁症　可致学生产生学习困难，注意力涣散，记忆力下降，成绩全面下降或突然下降，厌学、恐学、逃学或拒学。

（4）继发性抑郁症　部分高血压患者服用抗高血压药后，导致情绪持续忧郁、消沉。

（5）产后抑郁症　产妇对自己的宝宝产生强烈内疚、委屈、自卑、痛恨、恐惧，或厌恶孩子的反常心理，哭泣、失眠、厌食、忧郁为常见的症状。

（6）更年期抑郁症　在人由中年向老年过渡期所发生的以情绪忧郁、焦虑紧张为主要症状的一组综合征。常见于 50~60 岁的男性或 45~55 岁的女性，但女性的发病率较高，为一般人的 1~2 倍。根据抑郁发作的严重程度，可分为轻、中及重度。

哪几种药是抗抑郁药中的"五朵金花"？

目前，抗抑郁药主要有选择性 5- 羟色胺再摄取抑制剂（SSRI）、5- 羟色胺及去甲肾上腺素再摄取抑制剂（SNRI）、去甲肾上腺素和特异的 5- 羟色胺再摄取抑制剂（NSSA）、5- 羟色胺受体阻滞剂 / 再摄取抑制剂（SARI）、选择性去甲肾上腺素再摄取抑制剂（NRI）等一系列抗抑郁药。其中，被临床称为"五朵金花"的抗抑郁药以 SSRI

中"五朵金花"的氟西汀（百忧解）、帕罗西汀（赛乐特）、氟伏沙明（兰释）、舍曲林（左洛复）、西酞普兰（西普妙）以及新近上市艾司西酞普兰（来士普、喜普莱）最为常用，疗效也好。单胺氧化酶抑制剂（MAOI）、三环类（TCAs）抗抑郁药所致的不良反应较重，安全性也较低，现已渐少用。（表1-7）

表1-7 常用抗抑郁药剂量与主要不良反应表

	口服抗抑郁药	每日剂量/mg	分服次数	主要的不良反应
选择性5-HT再摄取抑制剂	氟西汀	20～60	1	畏食、焦虑、腹泻、倦怠、头痛、失眠、恶心
	帕罗西汀	20～60	1	乏力、腹泻、多汗、失眠、性功能减退、震颤、尿频
	舍曲林	50～200	1	腹泻、心悸、震颤、头晕、失眠、困倦、多汗、口干、性功能障碍
	氟伏沙明	50～300	1～2	口干、腹泻、便秘、消化不良、头痛、困倦、震颤、失眠、眩晕、焦虑
	西酞普兰	20～60	1	恶心、多汗、口干、头痛、失眠、癫痫发作、过敏
	艾司西酞普兰	10～20	1	失眠、多汗、口干、疲劳、嗜睡、头痛、上呼吸道感染、背痛、阴茎勃起障碍

续表

	口服抗抑郁药	每日剂量/mg	分服次数	主要的不良反应
去甲肾上腺素突触前转运抑制剂	托莫西汀	40~75	2	便秘、口干、恶心、食欲减退、性欲减退、失眠
选择性去甲肾上腺素再摄取抑制剂	瑞波西汀	8~12	2	口干、便秘、多汗、失眠、阴茎勃起障碍、排尿困难、尿潴留、心率加快、眩晕、直立性低血压
5-HT及去甲肾上腺素再摄取抑制剂	文拉法辛	75~225	2~3	口干、畏食、腹泻、便秘、消化不良、嗜睡、失眠、头痛、头晕、紧张、焦虑、出汗、打哈欠、性功能障碍、粒细胞缺乏、紫癜
	度洛西汀	20~60	2	恶心、嗜睡、眩晕、便秘、口干、出汗、疲劳
	米那普仑	50~100	2	头晕、焦虑、多汗、面部潮红、排尿困难、便秘

续表

口服抗抑郁药	每日剂量/mg	分服次数	主要的不良反应
去甲肾上腺素能及特异性5-HT能抗抑郁药 米氮平	15~45	1	体重增加、困倦、镇静、头晕、急性骨髓抑制
5-HT受体阻滞剂/再摄取抑制剂 曲唑酮	50~400	2	困倦、疲乏、眩晕、头痛、失眠、紧张、震颤、激动、视物模糊、口干、便秘、意识错乱、谵妄
四环类抗抑郁药 马普替林	25~150	2~3	口干、便秘、视力模糊、直立性低血压、心动过速、癫痫发作、震颤、焦虑、躁狂
米安色林	30~80	1	癫痫发作、嗜睡、躁狂、低血压、关节痛、浮肿
三环类抗抑郁药 去甲替林	75~150	3~4	低血压、心律不齐、幻觉、躁狂、失眠、麻木
阿米替林	75~300	2~3	恶心、呕吐、心动过速、震颤、多汗、视物模糊、口干、便秘、排尿困难、直立性低血压、心电图异常、困倦、头痛、体重增加、性功能障碍

续表

口服抗抑郁药	每日剂量/mg	分服次数	主要的不良反应
三环类抗抑郁药			
氯米帕明	25~150	2~3	便秘、口干、体重变化、性功能障碍、粒细胞缺乏、心脏骤停、震颤、谵妄、癫痫
地昔帕明	75~150	3	口干、头晕、失眠、高血压、高热、肌阵挛
多塞平	75~300	2~3	便秘、口干、体重变化、性功能障碍、粒细胞缺乏
丙咪嗪	75~300	1~3	白细胞减少、低血压、心动过速、口干、便秘
噻萘普汀钠	12.5~25	3	困倦、眩晕、头痛、失眠、体重增加、口干、便秘
阿莫沙平	150~600	3	口干、便秘、眩晕、嗜睡、肌阵颤、低血压
单胺氧化酶抑制剂 吗氯贝胺	300~600	2~3	口干、头痛、头晕、出汗、心悸、失眠、皮疹

续表

其他	口服抗抑郁药	每日剂量/mg	分服次数	主要的不良反应
	贯叶连翘提取物	600~900	2~3	呕吐、头晕、疲劳、镇静、过敏、皮肤红肿、瘙痒
	圣约翰草提取物	600~1800	2~3	皮肤晒伤、过敏、胃肠不适、疲乏、头晕、镇静

贫血

出现哪些表现可能是得了缺铁性贫血?

铁是人体内含量最多的微量元素,其一是构成血红蛋白(血色素)、肌红蛋白的重要成分,其二是多种能量酶(细胞色素酶、过氧化酶、触酶)的组成核心。缺铁性贫血俗称良性贫血,常见有下列症状。您可以尝试评估一下:

(1)经常有乏力、眼花、耳鸣、记忆力减退的感觉吗?(缺铁性贫血常有乏力、头昏、眼花、耳鸣、头痛、失眠、记忆力减退等表现。)

(2)甲床苍白吗?(面色可苍白如纸,甲床苍白、指甲扁平,甚至反甲脆裂。)

(3)皮肤干燥或萎缩吗?(缺铁性贫血会皮肤干燥,毛发有时干燥或脱落。)

(4)消化道有症状吗?(有食欲减退、消化不良、恶心、呕吐、腹胀、腹泻等表现。)

（5）有心前区收缩期杂音吗？（接受检查时可发现心脏扩大，女性可出现浮肿或月经失调等；严重者可有萎缩性舌炎、吞咽困难、咽部异物感、口角炎等表现。）

（6）如检查血红蛋白，男性低于120克／升，女性低于110克／升，妊娠期妇女低于100克／升。

常用的口服铁剂有哪些？

治疗缺铁性贫血必须依靠从外源补充铁剂，常见的含铁的药品如下（表1–8）。

表1–8　含铁的药品和制剂

药品名称	含铁量	剂量	品牌和剂型
硫酸亚铁	20％	预防量一日300毫克；治疗量一次300毫克，儿童一次50～100毫克，一日3次	硫酸亚铁片、施乐菲控释片、铁维隆片
乳酸亚铁	19％	一次10～20毫升，一日3次	朴雪口服液
葡萄糖酸亚铁	12％	成人一次0.4～0.6g，儿童一次0.1g，一日3次	维喜铁口服液、康维口服液、葡糖亚铁胶囊
富马酸亚铁	32.9％	成人一次0.2～0.4克，儿童0.05～0.2克，一日3次，连续2～3周	富马铁片
右旋糖酐铁	27％～30％	成人一次25毫克，一日3次	葡聚亚铁片
琥珀酸亚铁	35.5％	预防量一日100毫克，妊娠期妇女一日200毫克，儿童一日30～60毫克；治疗量一日200～400毫克，儿童100～200毫克	速力菲片

续表

药品名称	含铁量	剂量	品牌和剂型
蛋白琥珀酸亚铁	5%	成人一日10~30毫升，儿童1.5毫升/千克体重，分2次餐前服用	菲尔普利克斯口服液

补铁时要注意哪些问题？

（1）补铁时首选口服的铁剂，对口服反应大，出现厌食、胃出血，或有胃肠疾病、吸收不良，或急需迅速纠正贫血症状时，可考虑注射用右旋糖酐铁。

（2）尽量选用2价铁（亚铁），2价铁的溶解度大而易被吸收，3价铁剂在体内的吸收量仅相当于2价铁的1/3，且刺激性较大，只有转化为2价铁剂后才能被吸收。对胃酸缺乏者，宜与10%稀盐酸并用，有利于铁剂的解离和吸收。

（3）初始应用小剂量，数日后再增加剂量。根据中国营养学会推荐剂量，一日补铁的最小剂量为10毫克，最大为30毫克。若按服铁的吸收率为30%计算，一日口服180毫克的铁较好。

（4）牛奶、蛋类、植物酸、钙剂等可抑制铁剂的吸收；茶、咖啡、柿子中的鞣质与铁形成不被吸收的盐，使铁在体内的储存降低而致贫血，因此不宜摄入。但肉类、果糖、氨基酸、脂肪可促进铁的吸收；维生素C作为还原剂可促进铁转变为2价铁剂，从而促进铁的吸收。因此补铁时可适量补充肉类、果糖及维生素C等。

（5）习惯性主张铁在餐后服用较好，餐后服铁固然可减少不良反应，但食物中有植物酸、磷酸或草酸盐，使铁的吸收减少。因此，应在餐前或两餐间服用，最佳时间是空腹。

（6）口服铁治疗有效的最早指标是在服后3~7天网织红细胞开始上升，第7~10天达高峰，2周后血红蛋白上升，一般约2个月恢复至正常。

哪些中成药可有助于补铁?

中医学把贫血列入"虚证"范畴,分为脾气虚弱型、气血两亏型、虫积肠腑型。

(1)脾气虚弱型 症见面色萎黄、神疲乏力、气短懒言、食欲减退、大便溏薄、舌淡胖嫩,治疗上宜健脾益气,选用丹参生血汤(丹参15克、鸡内金10克、土大黄30克,水煎后服,一日1剂,连续15日),或服用人参养荣丸、人参归脾丸或十全大补丸。

(2)气血两亏型 可见面色苍白、心慌气短、神疲倦怠、下肢浮肿、爪甲淡白,治疗时可补气养血,中成药适用于缺铁性贫血的女性,有阿胶补血口服液、阿胶块(冲剂、颗粒剂)、阿胶三宝膏、阿胶益寿晶。

(3)虫积肠腑型 面色不华、气短乏力、时有腹痛绕脐,或排大便有虫子,宜先驱虫,而后健脾,服用人参归脾丸、人参健脾丸或十全大补丸。

除补铁外,合理的膳食结构也同样重要,宜多食含铁丰富的食物,如猪肝、黄豆、蔬菜、水果、大枣、蜂乳、芝麻酱、黑木耳等。提倡使用铁锅烧菜或煮粥,这有助于铁元素的补充。中医学认为,治疗贫血既要增加营养,注意补血,又要重视补气,因为气能生血。

铁剂吃多了对人体有害吗?

服用铁剂治疗贫血在7~10日左右,外周血液网织红细胞就会增高,2周后血红蛋白逐渐升高,2个月后血常规检查基本正常,因此及时检查由病情决定继续服用或停药。

铁在肠道的吸收有一种黏膜自限现象。这既是说铁多了自己可以限制吸收,也说明铁的吸收与体内的储存有关。正常人的吸收率为10%,贫血者多一些,为30%。但误服铁或一次性摄入剂量过大或使用铁器来煎煮酸性的食物,会腐蚀胃黏膜,使血液循环中游离铁过量,出现细胞缺氧、酸中毒、休克和心功能不全,应及时清洗胃肠和对症治疗。

正常人补铁也会出现不良反应,有时会出现恶心、呕吐、腹痛、腹泻、便秘、口腔异味、发热、嗜睡、黄疸等，可能是服用过多的症状，有一定的危险性，应及时去医院就医。若与餐同时服用或餐后服用可减轻症状。另外，补铁后大便的颜色可能变黑，口服水剂或糖浆剂后易使牙齿变黑，因此最好使用吸管吸服。

叶酸是蔬菜叶子里的酸吗？

是的。叶酸顾名思义，是存在于蔬菜叶子中的一种有机酸，天然品存在于动物的肝、肾、酵母及绿叶蔬菜中甘蓝、菠菜、洋葱、番茄、豆类、胡萝卜内，目前应用的为人工合成品。属于维生素 B 族类的物质，又名维生素 M，是一种对人体红细胞发育成熟起辅助作用的水溶性维生素。

叶酸在肠道吸收后，在肝内酶的作用下，变为具有活性的四氢叶酸。后者是脱氧核糖核酸（DNA）合成的主要原料，叶酸可迅速改善巨幼细胞性贫血。

叶酸在胃肠（十二指肠上部）几乎完全被吸收，5～20分钟后可出现在血液中，大部分贮存在肝内。

哪些表现揭示您身体内可能缺乏叶酸了？

叶酸为人体细胞生长和繁殖所必需的成分，与维生素 B_{12} 一起共同促进红细胞的生成和成熟。叶酸缺乏时，使红细胞内脱氧核糖核酸（DNA）合成减少，细胞的分裂成熟发生障碍，形成畸形的巨幼红细胞，引起巨幼红细胞性贫血（恶性贫血）。临床表现除查血可发现巨幼红细胞增多、红细胞数量减少外，同时伴有神经症状，如有舌炎、胃炎等并发症。

叶酸缺乏者多见于饮食结构不平衡者，或叶酸利用和合成障碍者；老年人、嗜烟酒者、妊娠和哺乳妇女、白血病者对叶酸的需求增加；长期大剂量应用磺胺药、苯妥英钠、柳氮磺吡啶、抗肿瘤药、避孕药、镇痛药、抗惊厥药、糖皮质激素等药，可使体内叶酸合成的途径被阻断，导致叶酸的缺乏。

叶酸在体内储量仅有 5～10 毫克，人每日对叶酸的需求甚微，一日仅 100~200 毫克，即使是妊娠及哺乳期妇女，需求量也就翻上 1~2 倍。但在妊娠、感染、溶血等特殊情况下，体内消耗较大，约在 4 个月内可将体内的积蓄耗尽。依据美国科学院推荐膳食中摄入量为 1 岁以下婴儿每日最小补充量为 0.1 毫克、1~4 岁儿童 0.2 毫克、4 岁以上儿童和成人 0.4 毫克、妊娠及哺乳期妇女 0.8 毫克。

哪些蔬菜里叶酸含量多？

叶酸是从菠菜叶中提纯的，其他富含叶酸的绿色蔬菜包括莴苣、菠菜、西红柿、胡萝卜、青菜、龙须菜、花椰菜、油菜、小白菜、扁豆、豆荚、蘑菇等。新鲜水果柑橘、草莓、樱桃、香蕉、柠檬、桃李、白杏、杨梅、海棠、酸枣、山楂、石榴、葡萄、猕猴桃、草莓、鸭梨、胡桃等含量也不少。动物的肝、肾、禽肉及蛋类（猪肝、鸡肉、牛、羊肉等），坚果中的黄豆、核桃、腰果、栗子、杏仁、松子等，五谷杂粮里大麦、米糠、小麦胚芽、糙米中也含有少量叶酸。

天然的叶酸极不稳定，易受阳光、加热的影响而发生氧化，长时间烹调可被破坏，因此对绿色的蔬菜不宜烹煮得过烂。叶酸生物利用度较低，在 45% 左右；而合成的叶酸在数月或数年内可保持稳定，容易吸收且人体利用度高，约高出天然制品 1 倍左右。如并发缺乏铁性贫血，可同时补铁。

常服叶酸有哪些益处？

依据目前的研究结论，提示妇女和老年人最宜补充叶酸。

（1）妇女在妊娠前后或哺乳期间增加叶酸的摄入可减少神经管缺陷的发生率，因为神经管缺陷的发生与基因、营养和环境有关，如亚甲基四氢叶酸还原酶的基因缺陷在对叶酸需求增加时，易致复发性早孕流产。因此，国外推荐 13 岁以上的女性宜每日补充 0.4 毫克的叶酸。

（2）对接受抗癫痫药治疗的妇女，为降低神经管缺陷的风险，建议在妊娠前和孕期应补充足够的叶酸，一日 5 毫克。

（3）叶酸的缺乏还可使血浆胆固醇水平升高，心血管病的病死率增加，其机制为血管内皮氧化性损害，抑制内皮抗凝血因子而增加血小板的凝集。

（4）近期研究还发现，叶酸的摄入减少可明显增加精神病的发生率，在痴呆患者的体内发现其叶酸和维生素 B_6 的浓度均较低，易诱发更年期抑郁症。另据国外报道，人体内缺乏维生素 B_{12} 和叶酸，是老年人易致痴呆的原因之一。因此建议老年人日服 0.4~5 毫克叶酸。

高血压疾病

高血压是怎样形成的？

高血压是一个渐进性，由复杂和相互关联着的病因学引起的心血管症状，是心血管病中最常见的疾患。早期症状常在持续血压升高前就有所表现。所以高血压不能仅以离散的血压升高来判断，其最终损害的是靶器官（心肾、脑血管和其他器官），从而导致过早的病态和死亡。据我国 2010 年普查，全国已知高血压患者数达 2 亿 3 千万例，也就是说每 5 个成年人中就有 1 个高血压患者。由中国高血压联盟制定的《中国高血压防治指南》（2010 年版），对高血压的定义和分类如表 1-9。

表1-9　血压水平的定义和分类表

类别	收缩压/kPa（mmHg）	舒张压/kPa（mmHg）
理想正常血压	<16.0（120）	<10.6（80）
正常高值	16.0~18.5（120~139）	10.6~18.86（80~89）
高血压	≥18.66（140）	≥12.0（90）
1级高血压（轻度）	18.66~21.2（140~159）	12.0~13.2（90~99）
2级高血压（中度）	21.33~23.86（160~179）	13.33~14.53（100~109）
3级高血压（重度）	≥24.0（180）	≥14.66（110）
单纯收缩期高血压	≥18.66（140）	<12.0（90）

高血压分为原发性（高血压病）和继发性高血压（症状性高血压），发病机制尚未完全阐明，早期仅见全身小动脉痉挛，持久的小动脉张力增高，进而加重病情，使多种器官血流减少而发生功能障碍，尤以心脏、脑、肝脏、肾脏最甚。在病情进展上分为缓进型和急进型。

（1）缓进型 原发性高血压早期无症状，或有头痛、头晕、头胀、耳鸣、眼花、急躁、记忆力减退、对外界变化较淡漠、心悸、失眠等症状。中、后期的表现主要决定于心、脑、肾的病变。心脏除有时有心悸外，其他症状不明显；可有脑血管间歇性痉挛、脑出血和脑动脉血栓形成。肾功能减退时，可出现多尿、夜尿，尿液中检查有蛋白、红细胞和管型细胞，尿比重低，最后可发展为尿毒症。

（2）急进型 即恶性高血压，多见于 30 岁左右，发病急骤，病程进展较快，血压显著增高，舒张压常持续在 13.3kPa（100mmHg）以上。

🔲 高血压、糖尿病和高脂血症能遗传吗？

答案是肯定的。有些人大吃大喝也不见患有高血压，有些人吸烟一辈子也未曾患肺癌，而有些人年纪轻轻就得上糖尿病或不吸烟的人却早早地罹患肺癌。的确，有些疾病具有遗传倾向，对一些疾病就有易感性。为此，科学家曾培养了一群"遗传性自发高血压"的老鼠模型观察，结果它们子孙中 100% 会发生高血压，因此专家认为高血压属于与遗传因素密切相关的最典型的病种。

通过对高血压家系调研发现，父母患有高血压者，其子女患高血压的概率为 45.5%；父母一方患高血压者，子女患高血压的概率为 28.0%；而父母血压正常者，其子女患高血压的概率仅为 3%。糖尿病也具有遗传易感性，尤其是 2 型糖尿病，有糖尿病阳性家族史的人群，其患病率明显高于家族史阴性者，而父母均为糖尿病患者，其子女患糖尿病的概率为正常普通人的 15～20 倍。导致血脂代谢异常有着众多的原因，其中危险因素包括有遗传、环境、营养过剩、缺乏锻炼、超重和肥胖等，相当多的血脂异常患者存在一个或多个遗传基因缺陷，由于遗传基因缺陷所致的血脂异常具有家庭聚集性，所以临床称为"家族性血脂异常"。

此外，乳腺癌、胃癌、大肠癌、肺癌、抑郁、哮喘、痴呆等疾病也与遗传有关。其中抑郁症者亲属中患病的概率远高于一般人的30倍，且亲属的血缘关系越近，患病率就越高，其概率为一级亲属（父母、子女）14%，二级亲属（伯、叔、姑、姨、舅）14%，三级亲属（堂兄妹）3.6%。

🔵 高血压冲击的不只是血管壁

高血压在直观上表现为血压升高，症状和感觉并不太明显，但实际而深层的损害却落在靶器官上，涉及心、脑、肝、肾、眼等器官，导致残疾或死亡。因此，常被称为"无形杀手"。

（1）**心脏** 血压升高后可加重心脏后负荷，引起左心室肥厚，继而心脏扩大、心律失常和反复心力衰竭发作。此外，高血压也是冠心病的危险因素，常出现心绞痛、心肌梗死等。若血压和病情未能控制，可发生夜间阵发性呼吸困难、咯粉红色泡沫样痰、肺底出现水泡音等急性肺水肿征象；心衰反复发作，左心室可产生离心性肥厚，心脏扩大，后期甚至发生心力衰竭。

（2）**肾脏** 伴随病情进展，可出现夜尿增多，继之可出现蛋白尿、管型、红细胞。高血压有严重肾功能损害时，可出现慢性肾衰竭，患者可出现恶心、呕吐、厌食、尿量下降，血液中非蛋白氮、肌酐、尿素氮上升，代谢性酸中毒和电解质紊乱。

（3）**脑** 高血压可致脑小动脉痉挛，发生头痛，多发生在枕部，合并眩晕、头胀、眼花、耳鸣、健忘、失眠、乏力等。当血压突然显著升高时可产生高血压脑病，出现剧烈头痛、呕吐、视力减退、抽搐、昏迷等脑水肿和颅内高压症。

（4）**眼和视网膜** 视网膜是严重高血压的并发症，可致眼底出血、渗血。

但大部分患者对高血压症状往往麻痹大意，并不知道高血压有多么厉害。在我国大部分人群中对高血压的认知率、治疗率和治疗达标率均极低，在高血压人群中有 70% 不知道自己患有高血压，75% 没有用药治疗，即使吃药而控制率也仅为 6%，也就是说有 94% 的人血压控制不佳。表现为：①不按血压的波动规律吃药；②吃药停停续续，症状稍好一点便停药；③服用短效降压药，血压控制不达标；④膳食中不限盐、肥胖后不减重、生活不戒烟酒等。

高血压并非只是对血管壁的冲击，它在无声无息中慢慢地损害着人体的重要脏器，导致冠心病、高血压肾病、脑卒中、支气管哮喘、糖尿病、蛋白尿等，严重时还可发生危象，甚至引起死亡。

高血压降至多少算达标？

治疗高血压的主要目的是最大限度地控制动脉粥样硬化，减少高血压对靶器官损害，降低心脑血管发病和死亡的总体危险。因此，在治疗高血压的同时，还应当干预患者检查出来的所有可逆性危险因素（如吸烟、高胆固醇血症或糖尿病），并适当处理患者同时存在的各种临床情况。危险因素越多，其程度越严重。如果还兼有其他临床情况，主要心血管病发生的可能性就越高，治疗这些危险因素的力度应越大。

降压目标是一般高血压患者，应将血压应降至 < 140/90mmHg，年轻人或糖尿病及肾病患者降至 < 130/80mmHg；65 岁及以上老年人收缩压降至 < 150mmHg，如果能耐受，还可进一步降低。伴随肾脏疾病、糖尿病，或病情稳定的冠心病或脑血管病的高血压者治疗更宜个体化，一般可将血压可降至 130/80mmHg 以下。伴有严重肾脏疾病或糖尿病，或处于急性期冠心病或脑血管病患者，应按相关指南进行血压管理。

高血压患者的血压早晨都会升高吗？

类似于风湿性关节炎者的关节"晨僵"现象、慢性咽炎者的声带"晨嘶"一样，人体的血压也有晨峰现象。即一般人从清晨起，收缩压开始迅速升高 20 ~ 50mmHg，舒张压升高 10 ~ 15mmHg，大约在中午达到高峰；或在清晨、下午 3 点各出现 1 次高峰，使血压的曲线形态呈"双峰一谷"的长柄杓形状，而在晚上血压则开始降低，于睡眠时降至低谷，血压在日间的峰值上降低10%～20%，曲线好像一个盛饭的大杓子似的，被称为杓型高血压。但少部分患者的血压于夜间降低小于10%或大于日间血压的20%，血压曲线呈非杓型，又称为非杓型高血压者。两种类型的高血压者选药是不同的，服药时间分别适宜在晨起或者睡前。但个人是不易测出晨峰和血压类型的，需去医院进行24～48小时动态血压监测。

为降低血压晨峰、安全度过心血管病的高发时段、恢复高血压者的正常和杓型血压，建议有血压晨峰现象者应避免在清晨进行激烈和大运动量的锻炼，选择适宜的服药时间，达到个体化和优化治疗更为重要。

人的血压受到神经、体液的多种因素调控，在许多重要的介质中，肾素、醛固酮、血管紧张素Ⅱ水平同样也具有节律性，这些物质在清晨明显增高是导致血压升高的主要原因。老年人动脉的弹性差，更易出现血压晨峰。清晨血压过高，易致心肌梗死、心肌缺血、心脏猝死、出血性脑卒中、左室肥大等情况发生，而夜间血压不高（在日间的峰数值基线上降低大于20%）和血液灌注不足，则会出现由脑供血不足而诱发缺血性脑卒中。

清晨和下午血压升高的患者如何选药？

大部分高血压患者（85%～90%）的血压在上午（晨峰）、下午（午峰）各出现一次高峰，夜间呈现低谷（双峰一谷），如果把一天的血压曲线勾画成图可呈现一个类似盛饭的木杓，我们称这类人群为杓型高血压者。

对晨高夜低的杓型高血压者，我们提倡晨起服用长效降压药，以控制一天的血压，尤其是"晨峰"，可选药品如美托洛尔缓释剂（倍他乐克）、卡维地洛（达利全）、硝苯地平控释片（拜新同）、非洛地平（波依定）、氨氯地平（络活喜）、左氨氯地平（施慧达）、洛沙坦（科素亚）、缬沙坦（代文）、厄贝沙坦（安搏维）、替米沙坦（美卡素）、坎地沙坦等，这样可使药物的血浆峰浓度与血压晨峰基本同步，达到理想的降压效果。如服用一日2次的中效制剂，则以晨7时和下午3~4时各服用1次为好，一般构型高血压者不宜在睡前或夜间服药，以免使夜间的血压降得更低。

夜间血压升高者如何选药？

少部分高血压患者（10%~15%）白天的血压并不太高，而夜间血压偏高甚至高于白天（高出约10%），如果把一天的血压升降勾画成图可呈现一个非类似盛饭的木杓，我们称这类人群非构型高血压者。

非构型高血压者的血压曲线与上述的构型高血压者不同，其血压波动较大，常常在傍晚或夜间血压升高，或夜间血压峰值下降不足（在日间的峰数值基线上降低小于10%者）或大于日间血压的20%，将增加左心肥厚和心血管病事件的发生，多见于动脉粥样硬化的老年人、高血压合并糖尿病者及颈动脉血管增厚、血管斑块、左心衰竭的患者，实际上非构型血压患者对靶器官的损伤远远高于构型高血压者，发生心血管事件的危险也远远高于构型高血压者。

对晨低夜高的非构型血压患者，提倡在晚间睡前服药，以控制夜间出现的血压高峰，可选用的药品大多为具有长效的抗高血压药，如培哚普利、地尔硫䓬缓释片、美托洛尔缓释剂、卡维地洛、氨氯地平、左氨氯地平、洛沙坦、缬沙坦等，这样可使药物的血浆峰浓度与夜间血压的高峰基本同步或相遇，达到理想的降压效果。服用缬沙坦可使73%的非构型高血压者转变为构型血压，因此对非构型高血压者来说，晚间服用洛沙坦、缬沙坦、坎地沙坦、奥美沙坦酯、坎地沙坦等，将获得更好的效果。

高压高的患者如何选药？

在高血压患者中，有一群人的表现是高压高，即单纯收缩期高血压，其是指收缩压（高压）≥140mmHg，舒张压＜90mmHg的临床一种类型，在老年人中非常多见，为冠状动脉心脏病、脑卒中和心血管疾病的危险因素。老年人由于动脉粥样硬化，血管的弹性纤维减少、胶原纤维增生，大动脉的僵硬度增加，主动脉的顺应性下降；当心脏收缩时，大动脉缓冲能力降低，导致收缩压增高；而在心脏舒张时，由于大动脉弹性减退，回缩力降低，输送的血量减少，导致舒张压降低，使脉压差（高压 - 低压之差）增大。

用药可首选钙通道阻滞剂（CCB）或利尿剂，或 CCB+ 利尿剂，严重时可用 CCB+ 血管紧张素转换酶抑制剂（ACEI）+ 利尿剂。CCB 具有下列作用优势：①对单纯性收缩期高血压效果较好，降幅最大；可阻断钙内流，促使血管平滑肌扩张，对冠状动脉、周围血管、肾、脑、肠及肢体血管均有扩张作用，降低总外周阻力。②部分人群饮食喜咸（食盐日摄入量高），造成高钠人群较多，脑卒中患病发生率高，人群使用 CCB 的受益优于西方人，降压效果 CCB 优于 ACEI。③ CCB 可显著降低高血压患者发生脑卒中的风险。鉴于中国高血压人群的主要不良终点事件为脑卒中，发病率是冠心病的 5 倍。中国人高血压的预后与欧洲有明显差别，西方约 50% 以上的高血压患者最终死于心脏病，而中国人的高血压患者 77% 死于脑卒中，其余死于心脏病和肾衰竭等。中国人群 79.8% 的脑卒中归于高血压，仅有36.6% 的冠心病事件归于高血压，尤其是出血性脑卒中高血压是唯一的独立危险因素。所以，在中国高血压防治策略中，要重视脑卒中的预防，应首选 CCB。CCB 通过控制血压、神经保护、延缓动脉粥样硬化进展等 3 条作用途径，对缺血性脑卒中发挥防治作用。④ CCB没有绝对的禁忌证，不良反应较少，消费水平也适合国情。而利尿剂可消除水肿，不致过度反射性增强交感神经和肾素 – 血管紧张素 – 醛固酮系统活性。⑤对老年患者有较好降压疗效。

低压高的患者如何选药？

单纯舒张期高血压是指收缩压 ≤ 140mmHg，同时舒张压 ≥ 90mmHg，在中青年人中的发生率较高，好发年龄为 35～49 岁，占全部原发性高血压的 10%～15%，随着年龄增长其发生率减少。这是由于中青年人群动脉血管痉挛、血管阻力增高、交感神经和肾素－血管紧张素－醛固酮系统活性亢进、脉压差小所致。表现为收缩压增高不明显，舒张压高。舒张期高血压患者发生心脑血管不良事件的概率为正常血压者的 1.8～2 倍，缺血性心脏病和脑卒中（卒中院内死亡）可伴随舒张期高血压的升高而增加。用药可选血管紧张素转换酶抑制剂（ACEI）＋血管紧张素 II 受体阻滞剂（ARB），或 ARB+ACEI+利尿剂。若心率过快，可适量联合 +β－ 受体阻滞剂（阿替洛尔、美托洛尔等）或维拉帕米缓释片。

血管紧张素转换酶抑制剂（ACEI）具有下列作用优势：① ACEI 对肾素－血管紧张素－醛固酮系统（RAAS）的持续抑制可继而改善左心室功能，对心力衰竭者可降低肺毛细血管楔压；② ACEI 可舒张静脉，增加静脉床容量，降低外周阻力；③增加肾血流量，增加肾小球滤过率，利于尿钠的排泄，使体液总量减少，有助于左心室功能的改善；④可改善肾脏的血流动力学，进一步改善肾脏的盐分泌，减缓慢性肾病和肾损伤的发展；⑤改善糖尿病患者多蛋白尿或微量蛋白尿。此外，舒张期血压升高者同时宜减重，每减重 5 千克可降低舒张压约 5mmHg。

伴有浮肿、脉压差大的高血压患者如何选药？

收缩压较高或伴全身后下肢水肿者，应选噻嗪类利尿剂（氢氯噻嗪、氯噻酮、苄噻嗪、氢氟噻嗪和环戊噻嗪）或吲达帕胺。

利尿剂是唯一能够充分控制心力衰竭患者液体潴留的药物，适用于所有曾有或现有液体潴留的心力衰竭患者。噻嗪类利尿剂仅适用于有轻度液体潴留、伴有高血压而肾功能正常的患者。利尿剂也作为临床常用抗高血压药之一，常与 ACEI、ARB、CCB 和周围血管扩张剂组成复方制剂，用于高血压的治疗。利尿剂的利钠、缩容作用机制特别适宜于高盐摄入患者的血压控制，对提高我国高血压患者的血压治疗率和控制率的作用不可低估。

此外，再有几个因素也不容忽视：①利尿剂特别适宜作为有色人种（黄色、黑色）的我国患者，尤其是老年人，可使其收缩压下降幅度更大，适用于老年性单纯性收缩期高血压患者，还有肥胖及高血压合并心力衰竭的患者；②价格低廉，适合国情；③可作为联合用药的基础，包括与 CCB、ACEI、ARB 的组成复方制剂。

合并良性前列腺增生症的高血压患者如何选药？

中老年男性高血压患者常常伴随前列腺增生（肥大），伴发尿频、尿急、少尿、排尿不畅、尿潴留及感染等后尿道症状，并使高血压难以控制或加重。为控制血压和前列腺的增生，选择"一箭双雕"的药品，可优先联合应 α- 受体阻滞剂（哌唑嗪、多沙唑嗪、特拉唑嗪、布那唑嗪、坦洛新）。选择性抑制 α_1- 受体阻滞剂除降低外周阻力从而降低血压，同时可使膀胱颈、前列腺、前列腺包膜平滑肌松弛，降低尿道、膀胱阻力，抑制前列腺组织痉挛，缓解增生的尿道压力或排尿困难症状，促进尿量增加，起到"一石二鸟"的效果。α- 受体阻滞剂一般不作为普通高血压者的首选药，仅适用于高血压伴良性前列腺增生者。难治性高血压者，给药时间应放在睡前。

高血压合并冠心病患者可选哪些药？

不同类别的降压药在某些方面具有相对的优势，可依据病情、年龄、个体差异、合并症分别遴选。

（1）高血压合并心力衰竭　症状较轻者除控制体重、限制盐量、积极降压之外，选用卡托普利、赖诺普利、福辛普利＋美托洛尔或拉贝洛尔。

（2）高血压合并左心室肥厚　可服用缬沙坦、坎地沙坦，可延缓颈动脉粥样硬化。

（3）高血压合并心绞痛　尤其是劳力型心绞痛首选普萘洛尔、美托洛尔、卡维地洛等；稳定型心绞痛者可选服硝苯地平缓释片、非洛地平、左氨氯地平，均有降压及缓解心绞痛的作用。

（4）高血压伴心房颤动　房颤是脑卒中的危险因素，非瓣膜性房颤患者每年发生缺血性脑卒中的风险性为 3%～5%。所有高血压合并房颤的患者都应进行血栓栓塞的危险评估。凡是具有血栓栓塞危险因素的房颤患者，应按照现行指南进行抗凝治疗，宜在国际标准化比值（INR）指导下口服抗凝剂华法林。有资料说明，由于我国人群华法林代谢基因特点，在初始或调整华法林治疗剂量时应给予特别考虑和注意，以保证疗效并避免出血不良反应。有条件的，可做相关基因型检测。目前已有新的抗凝药问世，将为房颤抗凝增加新的选择。高血压合并心房颤的低危患者最好也应用华法林，但也可给予阿司匹林。

（5）**高血压伴随心肌梗死**　非 ST 段抬高心肌梗死的高血压者常需采用综合性治疗方案，包括卧床休息、持续心电监护、氧疗、静脉给予硝酸酯类药、应用吗啡及 β-B 或其替代药物非二氢吡啶类钙通道阻滞剂（维拉帕米、地尔硫䓬）。β- 受体阻滞剂或非二氢吡啶类钙通道阻滞剂应在无禁忌证，且无低血压或心力衰竭状况下应用。伴前壁心肌梗死、糖尿病、未控制的高血压，或左室收缩功能障碍的患者应加用 ACEI。利尿剂对于长期的血压控制，尤其患者伴容量超负荷，往往也是必需的。研究表明血管紧张素 II 受体阻滞剂或血管紧张素转换酶抑制剂治疗心血管高危患者（冠心病、脑卒中、周围血管病、糖尿病），可降低心血管事件风险。

对伴 ST 段抬高心肌梗死的高血压者的治疗与上述的不稳定性心绞痛或非 ST 段抬高心肌梗死相似，不过溶栓治疗、直接经冠介入以及控制心律失常等治疗可能更重要，更具紧迫性。抗高血压药 β- 受体阻滞剂和血管紧张素转换酶抑制剂适用于所有无禁忌证者。血流动力学稳定（无低血压、心力衰竭或心源性休克）者可即开始应用 β- 受体阻滞剂，建议口服应用。只有在患者伴严重高血压或心肌梗死后心绞痛，且其他药物无效时，方考虑应用静脉短效的 $β_1-$ 选择性阻滞剂。急性期以后的患者仍应继续使用口服 β- 受体阻滞剂作为冠心病的二级预防。早期应用血管紧张素转换酶抑制剂可显著降低发病率和病死率，尤其适用于前壁心肌梗死、伴持久性高血压、左室功能障碍或糖尿病患者。钙通道阻滞剂一般不宜使用，除非患者有应用 β- 受体阻滞剂的禁忌证，或伴严重的梗死后心绞痛、室上性心动过速等，且应用其他药物未能有效控制者，或者用于辅助性进一步降低血压的治疗。

（6）高血压合并高脂血症　首选美托洛尔，可降低高血压合并高脂血症的猝死率，或选多沙唑嗪、特拉唑嗪，可降低血浆胆固醇，增加高密度胆固醇。

高血压合并糖尿病患者如何选药？

高血压伴糖尿病者心血管病发生的危险性更高。高于正常的空腹血糖或糖化血红蛋白（HbA1c）与心血管危险增高具有相关性。治疗糖尿病的理想目标是空腹血糖 ≤ 6.1mmol/L 或 HbA1c ≤ 6.5%。对于老年人，尤其是独立生活的、病程长、并发症多、自我管理能力较差的糖尿病患者，血糖控制不宜过于严格，空腹血糖 ≤ 7.0mmol/L 或 HbA1c ≤ 7.0%，餐后 2 小时血糖 ≤ 10.0mmol/L 即可。对于中青年糖尿病患者，血糖应控制在正常水平，即空腹 ≤ 6.1mmol/L，餐后 2 小时血糖 ≤ 8.10mmol/L，HbA1c ≤ 6.5%。

为避免肾脏和心血管的损害，要求将血压降至 130/80mmHg 以下，因此常需联合用药。收缩压处于 130 ~ 139mmHg 或者舒张压处于 80 ~ 89mmHg 的糖尿病患者，可以进行不超过 3 个月的非药物治疗。血压 ≥ 140/90mmHg 的患者应在非药物治疗的基础上直接加用药物治疗，对于已出现微量白蛋白尿的患者，也应直接使用药物。理论上，糖尿病患者的血压应当控制在能够耐受的尽可能较低的血压水平。

药物治疗首先考虑使用 ACEI 或 ARB，两者为治疗糖尿病高血压的一线药。当单一药有效时，可优先选用 ACEI 或 ARB，当需要联合用药时，也应当以其中一种为基础。如果患者不能耐受，二者可以互换。ACEI 对 1 型糖尿病防止肾损害有益。利尿剂、β- 受体阻滞剂、CCB 可作为二级药物，或者联合用药。利尿剂和 β- 受体阻滞剂宜小剂量使用，比如氢氯噻嗪日剂量不超过 12.5 ~ 25 毫克，以避免对血脂和血糖的不利影响；对于反复低血糖发作的 1 型糖尿病患者，慎用 β- 受体阻滞剂，以免其掩盖低血糖症状。除非血压控制不佳，或有前列腺增生，一般不使用 α- 受体阻滞剂。老年糖尿病患者降压治疗应循序渐进、逐步达标，血压控制标准可适当放宽，如以

140/90mmHg 为治疗目标，以避免血压骤降引起脏器供血不足。

妊娠合并高血压（妊高症）患者如何处理？

女性在孕期会引起血压升高，妊娠合并高血压的患病率在妊娠妇女中约占 5%~10%。在患病的妇女中，其中 70% 是与妊娠有关的高血压，其余 30% 妇女在怀孕前已患高血压。

治疗妊娠高血压目的是减少母亲的危险，但须选择对胎儿安全的有效药品。当血压升高 > 170/110mmHg 时，积极降压，以防孕妇中风及子痫的发生。究竟血压降至多低合适，目前尚无一致的意见。常用于紧急降压药有硝苯地平（10 毫克口服，60 分钟后必要时再给药）、拉贝洛尔（25~100 毫克加入 5% 葡萄糖注射液 20~24 毫升，静脉推注，15 分钟后可重复）、肼苯达嗪（5 毫克加 5% 葡萄糖注射液 20 毫升，静脉缓慢推注），常用缓慢降压的药物有阿替洛尔（100 毫克，一日 1 次）、甲基多巴（0.25~0.5g，一日 3 次）、肼苯达嗪（口服 25~50 毫克，一日 3 次）、依拉地平（2.5 毫克，一日 2 次）。重度先兆子痫患者，建议静脉注射硫酸镁，密切观察血压、键反射和不良反应，具体治疗方案要遵医嘱。

碰上难治性高血压怎么办？

部分患者在改善生活方式基础上，应用足够剂量且合理的 3 种抗高血压药（包括利尿剂）后，血压仍不达标，或至少需要 4 种药物才能使血压达标时，称为难治性高血压（或顽固性高血压），比例约占高血压患者中的 15%~20%。

对难治性高血压者应积极寻找影响血压的原因和并存的疾病因素，包括与药品应用相关的原因：①患者顺从性差（未坚持服药）；②选药或使用不当（剂量偏低、联合用药不合理）；③长期应用拮抗降压的药品（口服避孕药、非甾体抗炎药、糖皮质激素、抗肿瘤药、可卡因、甘草、麻黄碱和伪麻黄碱等）；④未改变不良生活方式或改变失败（体重增加或肥胖、吸烟、重度饮酒）、容量负荷过重（利尿剂治疗不充分、高盐摄入、进展性肾功能不全）及伴慢性疼痛和长期焦虑等。

患者可能存在 1 种以上可纠正或难以纠正的原因。排除上述因素后，应启动继发性高血压的筛查和处理：①此类患者最好转高血压专科治疗；②多与患者沟通，提高长期用药的依从性，并严格限制钠盐摄入；③选用联合方案：先采用 3 种药联合方案，如 ACEI 或 ARB + CCB + 噻嗪类利尿剂，或由扩张血管药、减慢心率药和利尿剂组成的三药联合方案，能够针对血压升高的多种机制，体现平衡的高效降压的特点，往往可以奏效。效果仍不理想者可再加用一种利尿药螺内酯、β- 受体阻滞剂、α- 受体阻滞剂或交感神经抑制剂（可乐定）；④调整联合用药方案：在上述努力失败后，可在严密观察下停用现有抗高血压药，重启另一种治疗方案；⑤改善胰岛素抵抗。

为什么降压要同时服用几种药？

一种抗高血压药往往只针对一种发病机制进行调整，使治疗获益受限。国外报道，对 354 项临床研究分析显示，一线抗高血压药中 β- 受体阻滞剂（β-B）、血管紧张素转换酶抑制剂（ACEI）、血管紧张素 II 受体阻滞剂（ARB）、钙通道阻滞剂（CCB）及利尿剂在单药治疗时疗效相似，血压难以达标。上述 5 个一线药有效率分别为 33% ~ 38%、40% ~ 60%、42% ~ 62%、35% ~ 40% 和 17% ~ 33%。

为增加降压效果而减少不良反应，对采用低剂量单药治疗效果不满意者，可采用两种或多种作用机制不同的抗高血压药联合治疗。主要缘于：①一种抗高血压药往往只针对一种发病机制进行调整，单药治疗的有效率仅为 40% ~ 60%；②联合治疗可使作用协同和互补，增强降压效果；③抵销彼此的不良反应；④利于重要器官的保护；⑤降低各种药物的剂量；⑥方便服用，提高用药依从性。联合用药可减少服药次数，简化用药方案，采用小剂量（1/4 ~ 1/2）联合，也降低药品不良反应。

如利尿剂 +ACEI+ARB 的降压作用协同，ACEI+ARB 对肾素 - 血管紧张素 - 醛固酮系统的双重阻断作用，利尿剂可降低体液系统。

同时，利尿剂可激活神经激素，ACEI可拮抗神经激素活性，具有留钾作用，并减轻利尿剂引起的醛固酮增加所致的低血钾症，同时减轻利尿剂抑制远端输尿管对尿酸排泄所致的高尿酸血症。联合用药一般分为临时组合或固定组合。前者为处方的个体化，后者为上市的固定制剂。

同型半胱氨酸血症会给我们带来多少麻烦？

同型半胱氨酸又称为高半胱氨酸，是食物中蛋氨酸经脱甲基后形成的一种含硫的氨基酸。在血浆中分为氧化、还原型两种类型。在体内转化需要蛋氨酸合成酶、维生素 B_6、维生素 B_{12} 和叶酸作为特定的辅酶和因子参与，如果辅酶和因子缺乏就会导致同型半胱氨酸水平异常升高，当同型半胱氨酸＞15μmol/L（正常值5~15μmol/L）则称为高同型半胱氨酸血症。

同型半胱氨酸血症会给我们带来很多麻烦（动脉粥样硬化、H型高血压、心肌缺血、脑卒中、糖尿病、肺栓塞、肾衰竭、认知障碍、抑郁、老年期痴呆症等），叶酸作为同型半胱氨酸代谢中一氧单位的载体和胱硫醚的辅酶，是影响人体内同型半胱氨酸水平的主要因素。同时，同型半胱氨酸也与性别（男性）、年龄（老年人）、妇女绝经（雌激素水平低）、疾病（恶性肿瘤、甲状腺功能减退、严重贫血、肾衰竭等）有关，但用药（烟酸、利尿药、抗癫痫药、甲氨蝶呤、异烟肼）也可升高其水平。同型半胱氨酸血症需要叶酸来干预。

H型高血压患者补叶酸有哪些益处？

研究发现，补充叶酸和维生素 B_{12} 能使同型半胱氨酸血症下降超过20%，进而使脑卒中风险显著下降25%。因此，对于伴同型半胱氨酸血升高的老年高血压者（H型高血压者），需同时考虑降压和同型单胱氨酸血水平，适量补充叶酸与维生素 B_6 和维生素 B_{12}，可显著降低血浆同型半胱氨酸水平。高半胱氨酸血症患者可考虑每日服用叶酸0.8毫克和维生素 B_6 30毫克、维生素 B_{12} 500微克。

关于叶酸的日剂量，国内、外报道不一，从0.2~15毫克/日不等，各有循证研究的报道。归纳起来：①< 0.2毫克 / 日无效，0.4 ~ 0.8 毫克 / 日常用，最佳剂量为 0.8 毫克 / 日（目前美国、欧洲、中国诊疗指南唯一批准具有降低同型半胱氨酸作用的最佳剂量）；对严重病例和同型半胱氨酸较高水平者可以服用 2 毫克 / 日。②与维生素 B_6（20 毫克 / 日）和维生素 B_{12}（500 微克 / 日）联合应用可能增效 7%，但单独服用维生素 B_6 和维生素 B_{12} 却无效果。③以降低同型半胱氨酸< 10 μmol/L 为标的，连续 2 ~ 4 周后以上可达标。④研究结果表明：补充叶酸在脑卒中的一级预防中，可降低脑卒中风险 25%。大量研究证实叶酸可使同型半胱氨酸水平降低 25% ~ 30%。

老年人如何选用降压药？

（1）对降压药须长期服用，并因人和并发症而异，初始用药剂量宜小。

（2）其次，并用 2 种及以上的药。如利尿剂有很好的降压作用，对老年单纯收缩期高血压（高压）的疗效显著，可降低心、脑血管病的死亡率。对老人而言，选用血管紧张素转换酶抑制剂和钙通道阻滞剂，不仅降压，还可对抗动脉壁肌层增厚和内皮增生，有助于修复心、脑、肾的损害。

（3）对老年人收缩压较高或伴浮肿者，应选利尿剂或吲达帕胺；对老年人舒张压较高者或心率偏快者，应选 β- 受体阻滞剂；老年人收缩压和舒张压均较高或脉压差较大者，应选钙通道阻滞剂；对伴心肌肥厚、心力衰竭、高血压肾病患者应选用血管紧张素转换酶抑制剂；对老年人伴糖尿病、高脂血症，应选用 α- 受体阻滞剂，此类药不会引起血脂增高，还能对老年前列腺增生者有治疗作用。

（4）平稳降压，维持血压在一个稳定的水平，血压不宜忽高忽低；理想的降压药应平稳、缓和、持久、方便，一日仅服一次，作用维持 24 小时。

（5）降压时注意血糖、血脂的改变，更重要的是保护心、脑、肝、肾。口服降压药时，推荐并用阿司匹林，其具对抗血小板聚集的作用，可防止血栓形成，小剂量给药（一日75~125毫克）可预防暂时性脑缺血、心肌梗死、血栓。国外大量的研究表明，在控制血压时并用阿司匹林，可使急性心肌梗死的发生率降低36%。

治疗高血压可选哪些中成药？

中医学将高血压归纳在"眩晕""头痛"的范畴中，临床上分为肝火上炎型、阴虚阳亢型、阴阳两虚型和痰浊内蕴型4型，在症状和选药上宜有所区别：

（1）肝火上炎型　症状有眩晕头痛、耳鸣口苦、面红目赤、烦躁易怒、舌红、苔黄燥、脉弦，用药上可清肝泻火。可选用清脑降压片，一次4~6片，一日3次。或牛黄降压丸，水丸一次20~40丸，大蜜丸一次1丸，一日2次。或清肝降压胶囊，一次3粒，一日3次。

（2）阴虚阳亢型　常有眩晕头痛、腰酸耳鸣、手足心热、舌红、苔黄、脉弦细数，治疗上宜滋阴降火。可选罗布麻降压片，一次4~6片，一日3次；或山楂降压片。治疗肝阳上亢眩晕，可选脑立清丸，一次10粒，一日2次。

（3）阴阳两虚型　眩晕头痛、耳鸣、心悸气短、畏寒肢冷、夜间尿多、舌淡、苔白、脉沉细弦，治疗宜滋阴壮阳。可选桂附地黄丸、绞股蓝总苷片。

（4）痰浊内蕴型　头胀如蒙、眩晕重痛、胸膈满闷、恶心呕吐、痰涎、心烦失眠、舌淡、苔腻、脉弦滑，治疗上可化痰降浊。

警惕快速降压后的不良反应

用抗高血压药治疗时，由于药物作用过强、降幅过大、速度过快，使人体难以忍受，使原有的心、脑、肝、肾血管的供血不足进一步加重，严重者可引起休克、造成心脑肾血管闭塞的综合征候群叫作降压灌注不良综合征。降压灌注不良综合征最常见于脑出血、脑梗死患者高血压的处理，在脑循环自动调节功能损害时，血压急剧下降可影响脑组织灌流，加重脑缺血和脑水肿，使病情加重，甚至死亡。

高血压病的形成均有一个慢性过程，人体对高血压有一定代偿和适应能力。研究显示：血压降幅达到原血压25%以上，即易出现降压灌注不良综合征。尤其在夜间人体血压处于低谷（在日间峰值基线降低大于20%）和血液对组织灌注不足（尤其舒张压低），则易出现由脑供血不足而诱发缺血性脑卒中。

老年人有多种危险因素、靶器官损害和心血管病，需综合考虑选药。对老年人将收缩压降至140mmHg以下较困难，舒张压降至70mmHg以下可能不利（脑梗死风险）。建议老年人的收缩压目标为150mmHg。如果还能耐受，可进一步降低。各年龄段（<80岁）高血压患者均受益于利尿剂、钙通道阻滞剂等抗高血压药治疗。

谨防部分抗血压药所引起的体位性低血压

体位性低血压又称为直立性脱虚，是指当从卧位站起时血压显著降低，同时可伴有眩晕或晕倒症状的低血压反应，收缩压降低超过20mmHg，或舒张压降低超过10mHg。老年患者（特别是收缩性低血压者）、糖尿病患者、血容量不足及血管压力感受器敏感性降低者以及中枢神经的调节功能障碍者使用扩张血管药都会增加发生体位性低血压的危险。这些扩张血管药物包括：

（1）α-受体阻滞剂　哌唑嗪、布那唑嗪、多沙唑嗪、妥拉唑林、乌拉地尔、萘哌地尔、酚妥拉明（注射）可出现首剂现象，尤其在服后0.5~2小时最易发生。β-受体阻滞剂中的阿替洛尔、拉贝洛尔、卡维地洛也可引起体位性低血压。

（2）单胺氧化酶抑制剂　帕吉林。

（3）交感神经递质耗竭剂　利血平可使神经末梢囊泡内神经递质逐渐减少或耗竭，引起体位性低血压。

（4）血管扩张剂　甲基多巴、硝普钠。

（5）血管紧张素转换酶抑制剂　福辛普利、赖诺普利、雷米普利、阿拉普利、西拉普利、咪达普利偶见体位性低血压、步履蹒跚、眩晕等。

（6）利尿剂　由于利尿、血容量减少，直接松弛血管平滑肌而减弱血管收缩作用，诱发体位性低血压。

为避免发生体位性低血压（直立性低血压），应告诫患者：

（1）初始剂量宜小（服用半量），渐增剂量。

（2）起床时宜缓慢（宜端坐床边 1~2 分钟），避免突然站立、站立后行走不宜过久。或在站立前先做些准备动作（轻微的四肢活动），有助于促进静脉血向心脏回流，升高血压，做好体位转换的过渡动作（卧位到坐位，坐位到站立位）。

（3）服药后注意休息。

（4）避免过度饥饿。

如何克服由钙通道阻滞剂所致的水肿？

钙通道阻滞剂（CCB）通过阻断血管平滑肌电压依赖性钙通道，降低钙（Ca^{2+}）内流，使心肌收缩性下降，心率减慢，血管平滑肌松弛，从而降低血压和心肌耗氧量，缓解冠状动脉痉挛所致的心绞痛，也因舒张冠状血管，增加冠状动脉流量而改善缺血区的供血供氧。

CCB 所致的主要不良反应有踝部关节水肿、头痛、心悸、眩晕、麻木、耳鸣、颜面潮红、发热等。其水肿的特点为晨轻午重，多见于踝关节、下肢、足部或小腿，少见于面部和其他部位，其源于：①CCB 主要扩张小动脉，对小静脉和毛细血管扩张作用较小，导致体液在静脉淤积；②CCB 可致下肢体液漏出、水肿和心率加快。

如水肿严重，可应用下列措施：①加用利尿剂（氢氯噻嗪、呋塞米）以减轻症状，但不能根治；②联合应用 ACEI，ACEI 主要扩张小静脉，并增加静脉床容量，与 CCB 作用协同，并减轻体液淤积，缓解下肢水肿；③合并具有降压、消除水肿功能的中成药，如牛黄降压丸、羚角降压片等。

哪些抗高血压药首次服用后会出现恶心、心悸等表现？

首剂药（首次服用）服用 60 分钟内出现的强烈以低血压为主的现象（表现为恶心、心悸、晕厥、乏力、面部潮红、呼吸困难、心率加快、意识消失或休克等）叫作首剂效应，又称首剂综合征。部分抗高血压药本身降压作用较为强烈，血管平滑肌和管径扩张迅速，血压降幅过大，首剂药如按常量给予，可出现强烈的效应，致患者不能耐受。如抗高血压药哌唑嗪、特拉唑嗪、阿夫唑嗪、甲基多巴、硝普钠、双肼达嗪、肼屈嗪、硝酸甘油、可乐定、硝苯地平、尼卡地平、非洛地平、普萘洛尔、拉贝洛尔、比索洛尔、纳多洛尔、美托洛尔、胍乙啶、卡托普利、依那普利、苯那普利、培垛普利、雷米普利等，首剂按常量应用，常出现血压骤降现象。

为预防抗高血压药的首剂效应，可采用下列措施：①睡前给药；②从小剂量（全量的1/2～2/3）开始用药，渐增剂量；③一旦发生首剂效应，应使患者平卧，停止活动；④对出现严重首剂效应者，治疗以稳定血压，纠正低氧，改善循环和呼吸功能为主。

🔌 千万不要由用药影响了您的"性福"

常用的抗高血压药，如氢氯噻嗪、普萘洛尔、哌唑嗪、肼曲嗪、可乐定、甲基多巴、依那普利、硝苯地平、胍乙啶可使患者性欲减退，并发生阴茎勃起障碍；胍乙啶可抑制射精反射；长期服用甲基多巴可致男性乳房肥大；利血平在停药后仍可出现阴茎勃起障碍、性欲减退。服用可乐定或甲基多巴常引起性欲减退。对长期应用者应预先提示，给予规避或更换药品。切莫由用药影响了"性福"！

🔌 高血压患者不能做哪些事情？

（1）忌情绪激动　愤怒、恐惧、悲伤等情绪均能使血压升高，引发心脑血管疾病（出血）。

（2）忌寒冷　寒冷刺激可使交感神经兴奋，血压升高。中老年人一年四季都要随天气变化增减衣服，冬天外出戴上帽子。

（3）忌服非甾体抗炎药　吲哚美辛（消炎痛）布洛芬、吡罗昔康、美洛昔康、氯诺昔康等能抑制前列腺素在体内的合成，使体内前列腺素含量减少，血管发生痉挛性收缩，导致血压升高。前列腺素合成减少，又降低肾血流量及水钠的排泄，使血压更易升高。

（4）忌烟　烟草中的有毒有害物质能使血管发生痉挛性收缩，影响身体器官供血供氧。

（5）忌高胆固醇食品　长期、大量摄入含胆固醇食物，内脏、蟹黄、鱼子、鱿鱼、松花蛋等，可引起血脂异常症、高黏血症，导致动脉样粥样硬化的发生。

（6）忌高盐饮食　长期大量摄入钠盐（＞6克／日），导致血压升高。

（7）忌体位突变　多数高血压患有动脉粥样硬化，心脑供血供氧不足，体位突变特别是夜间起床时，易发生一过性脑缺血而昏倒，造成脑外伤和脑出血。

（8）忌大便干燥和便秘　排便时过度用力，腹压突然升高，超过了心脑血管的承受能力，易发生心脑血管意外。

（9）忌突然停药　长期服用抗高血压药，一旦突然停服，往往会出现反跳性血压升高，导致心脑血管意外的发生。

（10）忌长期服用对器官有损伤的药品　不要长期服用对心、肝、肾脏有损伤的药品，不要自行购买价廉质低的复方降压片等药长期服用。

瘦腰是否有助于降压？

肥胖是高血压独立而重要的危险因素，人体重指数（BMI，即体重除以身高的平方）的差别对人群高血压水平和患病率有着显著的影响，基线体重指数每增加3，其4年内发生高血压的危险在男、女两性中分别增加50%和57%。同时，肥胖也是致使糖尿病、高脂血症、冠心病、脑卒中发病的危险因素。因此，减肥不仅能降低高血压、糖尿病、高脂血症、冠心病、脑卒中的患病率，同时也能降压和减少抗高血压药的用量。据我国一项对24万例成人调研表明：BMI≥24的肥胖者患高血压的危险为正常体重者的2~4倍，患糖尿病危险为正常体重者的2~3倍。另一研究发现，肥胖可使患冠心病的危险性增加3倍，脑卒中危险增加4倍，而腰围是大肚子肥胖的指标，因此控制腰围成为关键。所谓腰围是脐带上2厘米的水平线，如男性≥90厘米、女性≥80厘米则为黄色警戒线，男性≥102厘米、女性≥88厘米则为红色警戒线，因此瘦腰是控制血压最有效的方法之一。研究结果显示，如果高血压患者体重每减少10千克，则可使血压相应降低5~20mmHg。

降压是否降得"越低越好"？

应用抗高血压药治疗，由于药品作用过强、血压降幅过大、速度过快，使人体难以忍受，使原有的心、脑、肝、肾血管的供血不足情况进一步加重，严重者可引起休克，造成心、脑、肾血管的降压灌注不良综合征。常见于脑出血、脑梗死者，在脑循环自动调节功能损害时，血压急剧下降可影响脑组织灌流，加重脑缺血和脑水肿，使病情加重，甚至死亡。夜间人体血压处于低谷（在日间峰值基线降低大于20%）和血液对组织灌注不足（舒张压低），易出现脑供血不全而诱发缺血性脑卒中。

老年人将舒张压降至70mmHg以下可能不利（脑梗死风险）。建议老年人收缩压目标为150mmHg。如能耐受还可进一步降低。国外一项针对大于85岁老年高血压患者4年随访研究表明：收缩压<120mmHg者，死亡率增高达81.4%。这提示降压并非降得"越低越好"。

低血压有哪些表现？

低血压是上臂血压低于90/60mmHg时，称为低血压。可分为急性和慢性两种，前者多为继发于大病之后，如心肌梗死、腹泻、大出血、疼痛、过度失水，甚至出现昏厥；后者见于体质虚弱者。慢性低血压可分为3类：

（1）**体质性低血压**　多见于20~50岁体质虚弱、瘦弱和缺乏身体锻炼的妇女，轻者无症状，重者可出现头痛、疲乏、晕厥，在夏季气温较高时表现更为明显。

（2）**体位性低血压**　当人从卧位到坐位或直立时，突然出现血压下降，下降幅度可达20mmHg，并伴有明显的头晕、视物模糊、疲乏、恶心、呕吐、心悸、颈背疼痛等症。严重的低血压的表现是一旦变换体位，血压就下降，出现昏厥，以致卧床不起。此外，还可诱发脑梗死、心肌缺血。

（3）继发性低血压 是继发于某些疾病或药品引起的低血压，如风湿性心脏病、慢性营养不良，或不适当地服用抗高血压药、利尿药、催眠药、抗抑郁药等。

低血压者轻微时，可有头晕、头痛、食欲减退和精神不振、疲劳、面色苍白、消化不良、晕车、晕船、情绪控制力差、反应迟钝、末梢循环不良、手足冰凉、心悸、呼吸困难，甚至昏厥，如长期低血压得不到纠正，会使人体功能大幅度下降、出现视力和听力降低、骨折、抑郁、压抑，严重影响生活的质量。

对低血压的治疗可选服麻黄碱，其可使皮肤、黏膜和内脏的血管收缩，用药后使血压升高，脉压差加大，一次 15～30 毫克，一日 2 次；或选哌甲酯（利他林），一次 10 毫克，一日 2 次，于早餐或午餐前服。另外，盐酸米多君（米维）可治疗各种原因的低血压，尤其是血循环失调所引起的直立性低血压，初始一次 2.5 毫克，一日 2～3 次，可渐增至一次 10 毫克，一日 3 次维持。中成药可选金匮肾气丸、六味地黄丸，甘草单味药水煎服用也是治疗低血压的很有效的方法。低血压者可注意从卧位到起立时要缓慢，尽量穿紧身的衣裤和袜子，多喝白开水，以增加血容量。

血脂异常

💊 别把血脂异常不当回事

血脂异常称为高脂血症，对人体的危害极大。血脂异常尤其是低密度脂蛋白升高（或高密度脂蛋白水平过低），是加速动脉血管壁粥样硬化（冠状动脉、大脑中动脉、颈内动脉、椎体－基底动脉）的最危险因素，也是血栓形成而致心肌梗死、脑卒中等心脑血管事件的始动因素。

低密度脂蛋白水平过高导致动脉粥样硬化，在动脉内壁不平滑

（损伤、炎症、管腔狭窄、斑块、闭塞、痉挛），不柔软、不稳定型斑块破裂的基础上，血小板聚集是血栓形成而致急性心肌梗死、不稳定型心绞痛、心房颤动、缺血性脑卒中等事件的始动因素。

哪些人群容易有血脂异常症？

血脂异常的发病有一定的规律，主要与年龄、饮食、季节和遗传有关：

（1）年龄　血浆胆固醇量伴年龄的增长而相应增加，一般在30岁可发生心脑血管粥样硬化，男性在50～55岁，女性在55～60岁发病，男性多于且重于女性。在65岁以后，血浆胆固醇含量不再增加或逐渐降低。

（2）饮食　每日摄入热量过多，则将过多的能量转化为脂肪贮存。如每日摄入过多的脂肪和胆固醇食物，则血浆极低密度和中密度脂蛋白增加；摄入高糖食物特别是蔗糖、乳糖、葡萄糖等，肝脏合成极低密度脂蛋白和三酰甘油增加；大量饮酒后酒精可激活脂肪中的脂肪酶，使后者释放至血浆中，促使合成三酰甘油。

（3）季节　初春至夏末，血浆总胆固醇、三酰甘油呈下降趋势，暑期为最低值；在初秋开始增高，至冬季达峰值。原表现为高脂血症者，增高的幅度越大。

（4）昼夜　肝脏合成胆固醇主要在夜间（0～3时）进行，因此服用胆固醇合成酶抑制剂在晚餐或睡前服用疗效更好。

（5）遗传　在相同的饮食和环境下，一部分人会发生高脂血症，主要是遗传和家族因素所致，此类人应严格控制饮食总热量和糖的摄入。

血脂异常症有哪些表现？

高脂血症的表现包括两个方面：第一，脂质在真皮内沉积所引起的黄色瘤；第二，脂质在血管内皮沉积所引起的动脉粥样硬化，导致冠心病和周围血管病变。

（1）血脂（胆固醇、总胆固醇、三酰甘油、低密度脂蛋白）测定高于同性别正常值。总胆固醇＞5.5mmol/L，低密度脂蛋白＞3mmol/L，三酰甘油＞1.5mmol/L，高密度脂蛋白＜1.08mmol/L。

（2）动脉粥样硬化：脂类代谢异常导致动脉内膜局部出现脂质类积聚、出血和血栓形成、纤维组织增生和钙质沉着，并有动脉中层的逐渐退变和钙化，弹性减退、管腔狭窄甚至完全闭塞，造成组织缺血或坏死，如累及冠状动脉可引起心绞痛或心肌梗死；如累及下肢动脉可引起间歇跛行或下肢坏死；累及肾动脉可引起高血压或肾脏萎缩。

（3）多伴有脂肪肝或肥胖。

（4）角膜弓和脂血症眼底改变：角膜弓又称为老年环，多见于40岁以上的中、老年者，多伴有高脂血症。脂血症眼底改变是由含有三酰甘油的大颗粒脂蛋白沉积在眼底小动脉引起的光散所致，常伴有高三酰甘油血症并有乳糜微粒症的特征表现。

（5）可并发有高血压、动脉粥样硬化、糖尿病等。

治疗血脂异常症可选哪些药品？

治疗主要是针对脂质代谢的不同环节，使血浆中胆固醇、三酰甘油水平降低，以延缓动脉粥样硬化的进程。调节血脂药品种很多，效果各异。迄今为止，尚无一种药对所有脂质紊乱均有效果，缺少全效药，其对脂质和脂蛋白的调节均有一定侧重。因此，宜依据高脂血症的类型分别选择。调节血脂药选用参考见表1-10：

表1-10　调节血脂药的选用参考

高脂血症类型	首选	次选	可考虑的用药
高胆固醇血症	他汀类	他汀＋依折麦布	烟酸或贝丁酸类（贝特类）
高三酰甘油血症	贝丁酸类	烟酸	多烯脂肪酸类（深海鱼油）

续表

高脂血症类型	首选	次选	可考虑的用药
混合型血脂异常			
以高胆固醇为主	他汀类	他汀+依折麦布、烟酸	贝丁酸类
以高三酰甘油为主	贝丁酸类	烟酸	
高三酰甘油和胆固醇 胆酸螯合剂+贝丁酸类	他汀类	贝丁酸类+血脂康	
低高密度脂蛋白血症	贝丁酸类、阿昔莫司	他汀类	多烯脂肪酸类（深海鱼油）
阻止脂质浸润沉积	吡卡酯、泛硫乙胺		

血脂降到多少算达标？

让低密度胆固醇脂蛋白水平保持在 2.59mmol/L 以下，使胆固醇低密度胆固醇脂蛋白不易于进入血管内壁沉积。同时要逆转动脉粥样硬化脂质斑块必须使低密度胆固醇脂蛋白降得更低，要 < 1.8mmol/L（表 1-11）。

《中国成人血脂异常防治指南（2016 年修订版）》提出，血脂调整治疗需要设定目标值，极高危者低密度胆固醇脂蛋白 < 1.8mmol/L，高危者低密度胆固醇脂蛋白 < 2.6mmol/L，中危和低危患者低密度胆固醇脂蛋白 < 3.4mmol/L。同时指出，"低密度胆固醇脂蛋白基线值较高不能达目标值者，低密度胆固醇脂蛋白至少降低 50%，极高危患者低密度胆固醇脂蛋白基线在目标值以内者，低密度胆固醇脂蛋白仍应降低 30% 左右"。

表1-11　中国动脉粥样硬化性心脑血管疾病一级预防人群血脂合适水平和异常的分层标准

单位：[mmol/L（毫克/分升）]

脂类	TC	LDL-ch	HDL-ch	非HDL-ch	TG
理想水平		<2.6（100）		<3.4（130）	
合适水平	<5.2（200）	<3.4（130）		<4.1（160）	<1.7（150）
边缘升高	≥5.2（200）	≥3.4（130）		≥4.1（160）	≥1.7（150）
升高	≥6.2（240）	≥4.1（160）		≥4.9（190）	≥2.3（200）
降低			<1.0（40）		

为什么单用一种降脂药效果不好？

对显著的高脂血症和家族性杂合型高胆固醇血症者，单一用药的疗效并不理想。主要缘于：①调节血脂药没有全效药，迄今没有一个对 CH、TC、TG、LDL-ch、ApoB 全面降低和使 HDL-ch 升高的药品，难奏全效；②他汀类药有"逃逸"现象，剂量每增加1倍，效果仅提高6%，因此，不能单纯指望增加剂量来增加疗效；③在降低脂蛋白酯酶、降低富含三酰甘油脂蛋白、预防脂蛋白氧化等作用机制上，需要联合用药（作用相加）取得协同效果；④体内脂肪源于三条途径：肝脏合成，小肠再吸收，饮食摄入，且同时具有负反馈平衡机制，阻断其一，可通过其他途径互补；⑤采用中、小剂量联合应用可减少各药的不良反应。因此，提倡选择 2～3 种作用机制截然不同的药品联合使用，使各药的剂量减少，降脂幅度增大。

为了降脂常吃素食好吗？

不好。鉴于血脂的利弊双依，所以应当权衡。高脂血症患者，必然要吃调节血脂药，控制饮食，少食油腻，肥甘厚味。但有些人不沾烟酒、荤腥油腻，甚至连鸡蛋黄也常丢弃。其实蛋黄中含有丰富的卵磷脂，其一可增强动脉的柔软性，其二可以携带胆固醇排出血管外。所谓"过犹不及"，常吃素不见得好。

调节血脂如何联合用药？

血脂异常多为混合性血脂（高胆固醇、高三酰甘油、高低密度脂蛋白）增高，单一药治疗往往难以奏效，如单纯增加他汀类药剂量（加倍）的降脂效果（降低低密度脂蛋白）仅提高 2.23%，但他汀类＋依折麦布则可提高 25%。混合性高脂血症可选他汀类＋非诺贝特，或贝丁酸类＋血脂康（天然他汀）；高胆固醇血症可选胆酸螯合剂＋依折麦布；低高密度脂蛋白血症可选他汀类＋烟酸；严重高三酰甘油血症可联合应用非诺贝特＋$\Omega-3$ 不饱和脂肪酸（深海鱼油）；严重混合高脂血症可联合应用胆酸螯合剂＋烟酸。

需要定期监测由调节血脂药所致的肌毒性吗？

多数调节血脂药具有肌毒性，有 0.01% 可发生横纹肌溶解症和急性肾衰竭。因此，服用者应定期检查肌磷酸激酶（CK），长期服药者应当 3~6 个月监测 1 次，调整药物剂量者应当 1~2 个月监测 1 次。如表现有弥散性肌痛（胸背、腰肩、腿足、乳房呈对称性疼痛）、肌软弱（肢体无力）或痉挛、赤褐色尿、CK 升高至大于正常值 10 倍以上、转氨酶（AST 及 ALT）大于正常值 3 倍（$40U/L \times 3$）以上，就必须停药。

与他汀类药相关的肌病发生率约为 2%~5%，横纹肌溶解症发生率为 0.01%，横纹肌溶解症致死率为 0.00016%，其中以西立伐他汀最高，氟伐他汀最低。

如何预防和解救肌肉毒性？

当磷酸激酶（CK）高于正常值 10 倍（250~2000U/L）以上，并有肌软弱、肌触痛、肌无力、跛行、赤褐色尿等情况时应考虑为肌病，若出现肌病后继续用药，则可进展为急性肾衰竭和横纹肌溶解症，需即停药治疗。①更换其他的他汀，或依折麦布、烟酸缓释制剂。②他汀类药的肌毒性有剂量依赖性，以中等剂量他汀类和贝丁酸类药联合应用，肌病的发生率较低，剂量不宜过大，不宜在同一时间服用（晨起服用贝丁酸类药而晚上服用他汀类药），或隔日分别交替服用。③采用隔日用药或一周 2 次用药可使低密度脂蛋白降低 12%～38%，且重要的是既往不能耐受他汀类药者约有 70% 可以耐受。④肌病早期应大量补液，并应用利尿剂甘露醇、呋塞米帮助快速清除肾的肌血球素，以碳酸氢钠维持尿道碱性（碱化尿液），有助于阻止肌血球素分裂成有毒化合物，并给以肌苷一日 200～600 毫克、辅酶 Q10 一日 100～300 毫克，补充由他汀类药抑制辅酶 Q10 的生物合成所造成的缺损。

对老年人在服药期间，若出现肌肉无力、疼痛、疲乏等症状时，需要与老年性骨关节炎、骨质疏松症、肌肉痛的鉴别，及时去医院复查血清肌磷酸激酶、血常规。

为何提倡他汀类药的初始剂量宜小些？

他汀类药可致肌毒性（依据程度分为肌痛、肌病、横纹肌溶解症三种），应用他汀类药初始宜从小剂量起，并关注所发生的肌痛（胸背、腰肩、四肢、乳房）、触痛或肌无力。对具有横纹肌炎继发肾衰竭的危险因素（严重急性感染、大手术、创伤、严重的代谢内分泌和电解质紊乱、癫痫）者，应及时停用他汀类药。并避免同时应用大环内酯类抗生素。

调节血脂药对肝脏有影响吗？

缘于肝脏是合成和储存脂肪的重要器官，且调节血脂药有可增加胆固醇向胆汁中排泄，故可引起肝功能异常或胆结石。约有 2% 病例发生肝脏转氨酶 ALT 及 AST 升高，且呈剂量依赖性，减少剂量或停药可使 ALT 及 AST 水平回落。

（1）检查血脂或安全指标，如肝功能（AST、ALT）、血钙、碱性磷酸酶、肌磷酸激酶（CK）水平，如有异常应考虑是否需减量或停药，并对异常指标应跟踪观察。如 AST 及 ALT 升高超过正常值上限 3 倍（120U），需立即停药，但非禁忌证。

（2）对有胆囊病、胆石症、严重肝功能不全、原发性胆汁性肝硬化、肝功能持续异常者禁用。

（3）他汀类药可引起蛋白尿，发生率约 1%，对轻、中度肾功能不全者无需调整剂量；严重肾功能不全者（肌酐清除率＜30 毫升 / 分钟）应慎用，起始剂量应为 5 毫克 / 日，并密切监测。肝脏氨基转移酶 AST 及 ALT 升高，但为功能性、一过性、可逆性的反应，停药后多可恢复，主要机制为肝脂肪动力学结果。

为何提倡睡前服药？

提倡晚间服用他汀类，晚餐或晚餐后服药有助于提高疗效。主要是因为：①肝脏合成脂肪峰期多在夜间；②使药物血浆峰浓度与达峰时间（2～3 小时）与脂肪合成峰时同步；③他汀类药效应体现出相应的昼夜节律，夜间服用效果好；④药品不良反应较小。其中，阿托伐他汀、瑞舒伐他汀的血浆半衰期较长，可安排每日相对固定的时间服用，但最好也是睡前。

哪些人不宜服用他汀类药物？

（1）胆汁郁积和活动性肝病者禁用他汀类药；合并心房颤动和心功能不全者应在监测血肌磷酸激酶下慎用；长期服用者在患急性感染、代谢紊乱、创伤或做大手术前后应暂停服用。此外，用药期间不宜服用可降低内源性类固醇激素或活性的药物（螺内酯、西咪替丁）。

（2）他汀类不宜与大环内酯类抗生素、环孢素、奈法唑酮、华法林、胺碘酮、酮康唑、伊曲康唑、硝苯地平、维拉帕米、西咪替丁、吉非贝齐、烟酸等联合应用；瑞舒伐他汀、辛伐他汀、洛伐他汀等不能与葡萄柚汁合用，以免因血浆药物浓度升高而出现不良反应。

（3）他汀类药可能引起患者的血糖升高，尤其是服用大剂量的他汀治疗，引发糖尿病的风险可能性极大增加，主要表现为空腹血糖升高、糖化血红蛋白升高、新发糖尿病及原有糖尿病血糖水平控制不佳。此时，宜考虑减量或服用二甲双胍。

吃他汀类药后会出现哪些不适？

胆固醇在大脑的形成及其功能至关重要，因此降低其浓度可能会引发精神和神经症状，如严重的易激惹、攻击行为、自杀冲动、认知功能障碍、记忆丧失、完全健忘、多动神经症及男性勃起功能障碍等。临床上出现上述症状时，应考虑可能与服用他汀类药有关，宜及时停药。

临床中应用他汀期间出现不良反应时，尚要注意：①减量与间断应用（定期停药）；②他汀类药之间的转换应用；③非他汀降脂药的替换应用；④他汀与其他调节血脂药联合应用（依折麦布、烟酸类）；⑤与保护性药物的联合应用。

心绞痛

心血管疾病发病有时间规律吗？

早在 1938 年，就已有关于天气与心肌梗死和心血管事件发病关系的研究，证实寒冷的气候可增加冠状动脉综合征的发病率，可见天气和气候的改变在心血管疾病中所扮演的角色。国内一项研究，记录在 10 年间 5837 例急诊患者心血管事件发生时间与月平均气温的关系。结果发现：492 例心肌梗死患者发病以冬春季（11 月至来年 3 月）为高峰，危险性是夏、秋季节的 4 倍；日周期发病高峰为上午 6～12 时，为全天发病例数的 76%，明显高于其他时段。638 例心绞痛患者的发病以冬春季和季节交替（11 月至来年 3 月）为高峰，危险性是夏、秋季节的 3 倍；日周期发病高峰为凌晨 4～8 时，为全天发病例数的 40.2%，明显高于其他时段。1896 例急性左心衰竭患者的发病同样以冬春季为高峰，为全年发病率的 75%，危险性是夏、秋季节的 4.1 倍；日周期发病高峰为凌晨 2～6 时和下午 2～6 时两个时段，为全天发病例数的 63.9%。2136 例心律失常的发病以农忙季节（4～5

月和 8 ~ 9 月）为高峰、为全年发病率的 77%，明显高于其他月份。

研究说明：急性心肌梗死、急性左心衰竭、高血压危象、心脏猝死以冬、春季及季节交替时发病率最高，寒冷是心血管事件的重要危险因素（可刺激体内儿茶酚胺分泌增多、交感神经激活、血小板聚集、不稳定型斑块破裂、C 反应蛋白增高、凝血瀑布激活和内皮功能损伤），清晨和上午为发病的高峰时段（肾素 – 血管紧张素 – 醛固酮系统活性显著增加、早晨与上午冠状动脉的张力和剪刀切力增加、冠状动脉阻力加大、冠脉血流减少）。所以，具有高血压和心血管高危险因素的人群在冬、春季节尤应注意防护。

🔷 为什么说心绞痛很危险？

心绞痛为冠状动脉心脏病（冠心病）之一，如不能恰当及时地治疗，患者可能发展为急性心肌梗死。持续性静息心绞痛并有冠状动脉腔内血栓形成的老年人，左心衰竭和冠状动脉多支病变者，多提示预后不良。运动试验出现心绞痛或缺血型心电图 ST 段压低明显，或心率 – 血压乘积降低者，其心肌梗死、复发性不稳定型心绞痛的发生率和死亡率均较高。与稳定性心绞痛相比，不稳定性心绞痛者的疼痛更强，持续时间更长，较低的活动量就可诱发，休息时也可自发出现（卧位心绞痛），性质呈进行性（恶化型），这些改变可任意组合。大约 30% 的不稳定型心绞痛患者在发作后 3 个月内可能发生心肌梗死。

🔷 心绞痛还有稳定型和不稳定型之分？

心绞痛按发病机制可分为慢性稳定型心绞痛及不稳定型心绞痛两类。其中不稳定型心绞痛与急性心肌梗死合并称为急性冠脉综合征。

（1）慢性稳定型心绞痛　也称劳力型心绞痛，由于冠状动脉粥样硬化导致管腔狭窄，管腔直径减少 50% ~ 75%，体力或精神应激可诱发心肌缺血，引起心绞痛。同时，心肌无氧代谢中某些产物如乳酸、丙酮酸等酸性物质或类似激肽的多肽类物质刺激心脏内传入神经末梢，且常传播到相同脊髓段的皮肤浅表神经，引起疼痛的放射。发作时疼痛为压榨样，有压迫或挤压感，一般持续数分钟至十余分钟，多为 3 ~ 5 分钟，极少超过 30 分钟，发作停止后疼痛缓解，或服用（含服）硝酸酯类药可以缓解。临床上心绞痛发作常由体力劳动或情绪激动所诱发，其诱因、频度、性质、程度、缓解方式等在数周内无显著变化，一般停止原诱因的活动后即可缓解。

（2）不稳定型心绞痛　常称变异型心绞痛，主要由于冠状动脉粥样硬化形成不稳定型斑块纤维帽破裂或斑块内出血、表面血小板聚集，血栓形成或诱发冠状动脉痉挛，导致心肌缺血。其心绞痛发作不一定与劳累相关，可在休息时或睡眠中发作。心绞痛程度重、持续时间较长，可达数十分钟，硝酸酯类药缓解作用较弱，重者可出现明显心电图缺血性 ST-T 变化或转化为心肌梗死。

🅱 稳定型和不稳定型心绞痛用药一样吗？

（1）稳定型心绞痛治疗药　治疗包括改善预后的药品（阿司匹林、β– 受体阻滞剂、血管紧张素转换酶抑制剂和他汀类药）和缓解心肌缺血药。β– 受体阻滞剂对稳定型心绞痛患者可减少发作、增加运动耐量，无禁忌证者应作为首选。常用药有美托洛尔、比索洛尔、阿替洛尔、阿罗洛尔等。心绞痛急性发作时给予硝酸甘油（一次 0.3 ~ 0.6 毫克）或硝酸异山梨酯（一次 5 毫克）舌下含化。缓解期可选用缓释或长效硝酸酯类制剂，如单硝酸异山梨酯、硝酸甘油皮肤贴片。β– 受体阻滞剂常与硝酸酯类合用，以增强疗效。心绞痛控制不满意时可加用钙通道阻滞剂，后者还具有解除冠状动脉痉挛的作用，对变异型心绞痛应首选，常用药品为二氢吡啶类钙通道阻滞剂和非二氢吡啶类钙通道阻滞剂如维拉帕米、地尔硫草、硝苯地平等。

（2）不稳定型心绞痛治疗药　急性发作时除给予休息、吸氧、硝酸甘油或硝酸异山梨酯舌下含服外，常采用静脉滴注，以硝酸甘油 10 微克 / 分钟开始，每 3 ~ 5 分钟可增加 5 ~ 10 微克 / 分钟，直至症状缓解，并可维持静滴，但持续时间一般不应超过 48 小时，以免出现对硝酸酯的耐药。对无低血压或禁忌证者，应及早开始应用 β– 受体阻滞剂。对症状缓解不理想者可加用钙通道阻滞剂。在心绞痛发作时伴有 ST 段抬高的患者，钙通道阻滞剂应为首选，应避免单独使用 β– 受体阻滞剂。

抗凝药及抗血小板药治疗极为重要，首选抗凝药为低分子肝素或肝素，抗血小板药阿司匹林与氯吡格雷联合应用。并尽早开始他汀类药治疗。

心绞痛发作时该吃什么药？

目前尽管市场上有多种类别的抗心绞痛药，但硝酸甘油舌下含服仍是治疗心绞痛发作的首选药。另外，硝苯地平舌下含服对稳定型心绞痛更为适用。发作时立即休息；舌下含服硝酸甘油一次 0.3 ~ 0.6 毫克，疼痛约在 1 ~ 2 分钟内消失；或舌下含服硝苯地平（心痛定）10 ~ 20 毫克，长期控制可口服硝酸异山梨酯（消心痛），一次 20 毫克，一日 3 次。

如患者的绞痛发作频繁，硝酸甘油类无效时可选用 β− 受体阻滞剂和钙通道阻滞剂。β− 受体阻滞剂中可选用醋丁洛尔，噻吗洛尔或美托洛尔，作用安全而持久。如单一药物疗效尚不满意可以联合用药，硝酸酯类与 β− 受体阻滞剂或钙通道阻滞剂配伍应用，既可提高疗效，又可拮抗各自的不利作用。

中医学认为，心绞痛是由气滞血瘀而成，中成药中多有活血化瘀作用，如苏冰滴丸、冠心苏合胶囊、愈风宁心片、复方丹参滴丸、元胡止痛颗粒、地奥心血康、速效救心丸、养血安神丸（片）、脑乐静口服液，品种众多，适个人而异。

心绞痛急性发作时可即服哪些药？

当患者情绪激动、剧烈活动、精神紧张或排便费力时，均为急性心绞痛发作的诱因，此时应停止一切活动，采取地站和或休息，平静心情，立即服用起效快、作用持续时间短的抗心绞痛药含服或喷雾用以急救。其中硝酸酯类化合物可直接松弛血管平滑肌，尤其是小血管平滑肌，使周围血管扩张，外周阻力下降，从而降低心肌耗氧量，缓解心绞痛症状。其中，硝酸甘油是治疗心绞痛急性发作的首选药，一次 0.3 ~ 0.6 毫克，舌下含服，疼痛约在 2 分钟内消失；另硝苯地平对稳定型心绞痛更为适用，一次 10 ~ 20 毫克，舌下含服；长期控制可服硝酸异山梨酯（消心痛），一次 20 毫克，一日 3 次。常用的药品用法见表 1–12：

表1-12 硝酸酯类抗心绞痛作用时间与方法

药物名称	应用方法	作用起始时间/分钟	作用持续时间/小时	剂量与用法
硝酸甘油片	含服	2~3	0.45~0.55	一次0.6毫克体力活动前5~10分钟含服，如无效5~10分钟后可重复1次，最多3次，对频繁发作者可在大便前含服
硝酸甘油贴膜	贴敷	30	24	16毫克、25~154毫克不等，一次1贴，撕去保护层，贴敷于皮肤上
硝酸甘油喷雾	喷雾	2~4	3~4	一次0.5~1毫克（1~2喷）舌下黏膜喷射
戊四硝酯	含服	30~90	3~5	预防发作一次10~30毫克，一日3~4次；餐前1小时吞服，缓释片一次80毫克，一日2次，不可咀嚼
硝酸异山梨酯	含服	2~5	1~2	急性发作时一次5毫克，预防发作一次5~10毫克，一日2~3次；治疗一次5~20毫克
	口服	15~40	4~6	
单硝酸异山梨酯	口服	30~40	6~8	一次10~20毫克，晨起服用，7小时后服第2次，渐调至120~240毫克，一日1次
	缓释片	30	7~9	一次30~60毫克，一日1次，晨起服用
硝苯地平	口服	15~30	6~8	缓释片一次10~30毫克，一日2次；控释片一次30~60毫克，一日1次
	含服	2~3	4~6	一次10~20毫克，可嚼碎舌下含服

*注意：硝酸酯类药舌下含服或喷雾、贴敷持续应用须有一个为时12小时以上的间歇期，否则易致耐药性；且一般心绞痛不发作时尽量不用，连续应用不宜超过3日，预防尽可能改为口服给药。或联合服用维生素C、维生素E；另服用控、缓释片时不宜咀嚼。

🔲 如何合理使用硝酸甘油的各种剂型？

硝酸甘油除常用的片剂供舌下含服外，尚有气雾剂舌下喷雾，作用方式更快。注射液做静脉滴注，起效快且可维持稳定血浆药物浓度。为了适应患者长时间预防心绞痛或治疗急性心肌梗死与充血性心力衰竭的需要，硝酸甘油的软膏剂定量涂擦皮肤，透皮贴剂贴敷于皮肤（常选择手臂腹面或胸腹部位）可通过皮肤吸收，且可以避免肝脏首关效应，并可随时停用去除掉。短效、舌下给药起效迅速，作用时间短，用于心绞痛发作时缓解症状；口服等其他给药方式更多是为了预防心绞痛发作。

（1）使用本品敷贴剂时，将膜侧敷贴于皮肤，避开皮肤破损、毛发、疤痕或易受刺激部位，使药物以恒速进入皮肤，作用持续24小时，切勿修剪敷贴剂。外用与皮肤接触后可有轻微瘙痒和热灼感，皮肤轻微变红，一般在停药后数小时可自然消失。

（2）含服时尽量采取坐位，用药后由卧位或坐位突然站立时需谨慎，以防止发生体位性低血压。舌下含服如无麻刺烧灼感或头胀感，表明药品已经失效；如舌下黏膜干燥可使部分患者舌下含服无效，建议黏膜明显干燥者可用水或盐水湿润后再行含服。

（3）使用喷雾剂前不宜摇动，使用时屏住呼吸，最好喷雾于舌下，每次间隔30秒。

（4）不应突然停药，以避免反跳现象。

🔲 哪些人群不能应用硝酸酯类药？

硝酸酯类药所致的不良反应主要继发于其舒张血管的作用，舒张血管可引起搏动性头痛、面部潮红或有烧灼感、血压下降、反射性心律加快、晕厥、血硝酸盐水平升高等。偶见口唇轻度局部烧灼感，或加重胃食管反流病。

因此，下列人群禁用甲硝酸酯类药：①对硝酸酯过敏者；②急性下壁伴右室心肌梗死者；③收缩压＜90mmHg的严重低血压者；④肥厚性梗阻型心肌病者；⑤重度主动脉瓣和二尖瓣狭窄；⑥心脏压塞或缩窄性心包；⑦限制性心肌病；⑧已使用磷酸二酯酶 –5 抑制剂（如西地那非、他达那非等）者；⑨颅内压增高者。

停用钙通道阻滞剂时需要注意停药反应吗？

钙通道阻滞剂突然停药，可能发生心绞痛加重，应渐减剂量以避免。β– 受体阻滞剂如突然停药也会加重心绞痛，这种停药综合征的发生多是因为增加了儿茶酚胺的敏感性所致，用硝苯地平治疗不但不能减轻反而会加重这一心绞痛症状，因为硝苯地平可以反射性引起儿茶酚胺水平增加。正确方法是应在使用硝苯地平前逐渐减量，而不是突然停用。比如使用尼卡地平前，应用 8 ~ 10 天来渐减钙通道阻断剂的剂量。

怎样预防心绞痛再次发作？

对已有心绞痛和冠心病史者，防止其再次发作，就是所谓的"二级预防"。心绞痛和冠心病的二级预防首选 β– 受体阻滞剂，其通过降低心肌耗氧，减少心脏做功而缓解心绞痛症状，改善运动耐力，特别是有效控制稳定型（劳力型）心绞痛。

服药应以小剂量开始，根据患者耐受情况（血压、心率、心力衰竭症状和体重）渐增剂量，每 2 ~ 4 周剂量加倍至目标剂量或最大耐受剂量。起始剂量琥珀酸美托洛尔 12.5 毫克或比索洛尔 1.25 毫克，一日 1 次，卡维地洛一次 3.125 毫克，一日 2 次，酒石酸美托洛尔一次 6.25 毫克，一日 3 次。剂量确定应以心率为准，清晨静息心率55 ~ 60 次 / 分钟，不低于 55 次 / 分钟为最大耐受剂量或目标剂量。治疗期间应注意低血压、心动过缓、液体潴留、体重和心力衰竭恶化。

与此同时，对具有动脉粥样硬化或有脂质斑块（动脉管径狭窄者）者，应服用抗血小板药阿司匹林 100 ~ 150 毫克 / 日进行长期预防，对高危险者联合他汀类药更好。

阿司匹林并非人人皆宜？

（1）注意识别有心脑血管不良事件的高危人群，严格遴选适应证（权衡用药后获益超过用药风险的人群），阿司匹林并非人人皆宜。

　　高危人群 =50 岁年龄（男性 ≥ 50 岁，女性绝经期后）+ 一项基础疾病（高血压 ≥ 150/90mmHg、糖尿病、血脂异常、肾功能不全、家族史）+ 一项危险生活习惯（吸烟、酗酒、肥胖、动脉粥样硬化、不运动、久坐）

　　（2）控制年龄：30 岁以下的青年人不推荐（没有获益的证据），70 岁以上老年人服用要慎重。适宜的年龄为男性 ≥ 50 岁，女性绝经期后（50 ~ 55 岁）。

　　（3）有消化道溃疡病（胃溃疡、十二指肠溃疡、出血）的人，用前先根治胃溃疡、根除幽门螺杆菌（Hp）。

　　（4）有高血压的人，先要控制好血压，血压 ≤ 135/85mmHg（否则易致大出血）。

　　（5）提倡餐中服用。

　　（6）长期应用抗血小板药阿司匹林、氯吡格雷时，应将剂量调至最低，阿司匹林 75 ~ 100 毫克 / 日，氯吡格雷 75 毫克 / 日。

　　（7）服后要注意观察大便的颜色（是否柏油便）、牙龈、口腔、鼻腔、胃肠、阴道的出血（月经量是否增多），经常到医院监测血常规。

　　（8）遇到择期手术（手术、介入、拔牙前）或创伤时（于 7 天前）是否需要停药？需告知手术医生，你在服用阿司匹林或氯吡格雷。

　　（9）胃肠道出血高危者服用，建议联合质子泵抑制剂或 H_2 受体阻滞剂，服前 30 分钟给予西咪替丁、奥美拉唑、雷贝咪唑、硫糖铝、米索前列醇，以树立胃保护屏障，减少阿司匹林对胃肠黏膜的直接刺激。

心肌梗死

麻痹不得的心肌梗死

　　急性心肌梗死（AMI）属于急性冠状动脉综合征，心肌梗死是冠状动脉急性、持续性缺血缺氧所引起的心肌坏死。临床上多有剧烈而持久的胸骨后疼痛，休息及服用硝酸酯类药并不能完全缓解，伴有血清心肌酶活性增高及进行性心电图变化，可并发心律失常、休克、心功能不全（心力衰竭），常可危及生命。

急性心肌梗死的症状与稳定型心绞痛十分相似，突然发作剧烈而持久的胸骨后或心前区压榨性疼痛（少数患者没有疼痛或疼痛位于上腹部），疼痛严重程度和持续时间增加、出汗、心悸，可达数十分钟，发作时出汗、恶心、呕吐、腹胀、发热、低血压、心悸或呼吸困难、休克，含服硝酸甘油不能完全缓解。诱因有过劳、激动、暴饮暴食、寒冷刺激、大便便秘、吸烟或过量饮酒等。

目前，急性心肌梗死分为次全堵塞血管腔（表现为非 ST 段抬高心肌梗死）、完全堵塞管腔（表现为 ST 段抬高心肌梗死）。后者的临床症状主要有剧烈而较持久的胸骨后疼痛（时间可能超过 15 ~ 30 分钟，服用硝酸甘油往往不能缓解）、发热、胸闷气短、烦躁不安、大汗淋漓。严重者可发生意识丧失，甚至猝死。

急性心肌梗死需用哪些药？

早期、快速和完全地开通与梗死相关的动脉，迅速缓解缺血，减少心肌坏死面积，预防严重的不良后果，降低全因死亡率和梗死的再发率。对 ST 段抬高型心肌梗死者早期进行再灌注（溶栓、急诊 PTCA 及支架植入术），恢复心肌血流和再灌注；非 NS 段抬高心肌梗死者早期进行抗缺血、抗凝和抗血小板治疗。

同步进行：①镇痛，小量吗啡静脉注射，或用哌替啶。烦躁不安、精神紧张者可给予地西泮（安定）口服；②在起病早期，促使闭塞的冠状动脉再通，对缺血心肌实施再灌注治疗（溶栓、介入治疗）；③挽救濒死的心肌，缩小梗死面积，保护心脏功能；④有效控制各种并发症，如心脏破裂、心律失常、心脏功能不全、心源性休克、心肌梗死后综合征；⑤尽快建立静脉通道，前 3 天缓慢补液，注意输出量与输入量的平衡。

为何提倡急性心肌梗死者要及早溶栓？

冠状动脉急性梗死至心肌透壁性坏死有一段时间窗，大约 6 小时，对无溶栓禁忌证者，立即或尽快（30分钟内）实施溶栓，溶解冠状动脉内或血栓部位的血栓，可显著降低死亡率或致残率。可选择非选择性纤溶酶原激活剂尿激酶、链激酶，或新型选择性纤溶酶原激活剂阿替普酶、奈替普酶或来替普酶。应优先选择新型选择性纤溶酶原激活剂。

并尽早服用阿司匹林，首次嚼服非肠溶性阿司匹林 300～375 毫克，以后 100 毫克/日，长期维持或氯吡格雷 75 毫克/日，高–中危的心肌梗死者可选择肝素、低分子肝素治疗。

🔘 心脏搭桥术后是否服用阿司匹林？

心肌梗死的患者在搭桥术前，不必停用阿司匹林，除非有禁忌证；术后应尽快服用阿司匹林 325 毫克，这是因为阿司匹林可以明显降低搭桥血管的闭塞或梗阻。如服用时间过晚，阿司匹林对搭桥血管的获益将会丢失。因此，术后 24 小时内应尽早服用。

🔘 为什么要重视预防再次梗死？

心肌梗死可能 N 次复发。建议心肌梗死患者恢复后，宜进行康复治疗，逐步进行适宜的锻炼，控制体重、血压、血糖、血脂异常等心血管风险，约经过 4 个月的体力活动锻炼后，酌情恢复部分工作，但避免过度精神紧张或过重的体力劳动。心肌梗死后必须做好二级预防，预防心肌梗死再发。坚持服用抗血小板药（如阿司匹林 100～150 毫克/日、氯吡格雷 75 毫克/日）、β–受体阻滞剂，他汀类调脂药（阿托伐他汀 20 毫克/日）及血管紧张素转换酶抑制剂（ACEI）或血管紧张素 II 受体阻滞剂（ARB）。同时，控制高血压、糖尿病、血脂异常等危险因素，定期复查血压、血脂、血糖等指标。

动静脉血栓

🔘 别让血栓把我们拴住

血栓是我们当前最重视和最要命的问题，它包括静脉和动脉血栓，发生率以静脉血栓为高，两者的比例约为 4：1。研究表明，静脉血栓的发生率为 0.1%~0.3%，动脉血栓的发生率约 0.05%。其中 60 岁以上男性急性心肌梗死的发病率为 13.2%，45~54 岁脑卒中发病率约为 0.2%~0.6%。

血栓形成和血栓栓塞是两个不同的概念。血栓形成是指在一定条件下，血液中的有形成分在血管（多数为小血管）中形成栓子，造成血管部分或完全堵塞，相应部位血供障碍的病理过程。依据血栓组成成分可分为血小板血栓、红细胞血栓、纤维蛋白血栓、混合血栓等。按血管种类可分为动脉、静脉、心房及毛细血管性血栓。但动、静脉血栓具有兼容性，如上、下肢静脉栓子回流至肺动脉或肺支动脉，可引起肺栓塞。血栓栓塞是血栓由形成部位脱落，在伴随血流移动的过程中部分或全部堵塞某些血管，引起相应组织和（或）器官缺血、缺氧、坏死（动脉血栓）及淤血、水肿（静脉血栓）的病理过程。

🔲 我们常说的"血栓"是怎样形成的？

血栓在血管中形成，是血液在流动中发生凝聚后所形成的有特殊结构的血块，类似于栓子一样阻塞血管而造成各种栓塞，包括脑、肺、心肌、外周静脉、深静脉、术后栓塞等。组成血栓的主要成分有血小板、纤维蛋白、红细胞等，通过血小板的黏膜附作用而把大量的纤维蛋白、红细胞网络在一起而形成聚合体。其中血小板起到关键的凝集作用，而起填充物的支撑骨架作用的则是大量的红细胞和纤维蛋白。

血栓在血管中形成是一个十分复杂的由量变到质变循序渐进的过程，其形成并非"一日之功"，整个过程可分为 4 个阶段：

（1）形成前期　表现在血管粥样硬化出现前，动脉血管壁上开始有脂质斑块沉积、脂肪、胆固醇的沉积、变性，高血压所致的动脉血管损伤等，使内膜下肢原暴露，好比播种前休整的土地一样，为以后的血栓形成准备了适宜的"温床"。

（2）形成初期　大量被激活的血小板黏附在已受损的血管壁上，且数量不断聚集，形成血小板聚集体，称之为血小板血栓（白血栓）。

其体积虽小，但一旦在血管壁上黏附聚集，血小板会同时释放大量的聚集因子，一方面加剧血小板聚集；另一方面则激发周围原先溶解于血浆中的纤维蛋白原，形成不可溶解的纤维蛋白丝状体，并聚合部分红、白细胞缠绕在血小板聚合体的周围。

（3）形成期　纤维蛋白通过血小板不断聚集释放而大量凝集，并掺入大量的红、白细胞，形成纤维蛋白血栓（灰血栓），其体积较大，可致血管腔隙狭窄，阻碍血液流动，甚至造成小血管栓塞。

（4）形成后期　因血流受阻，流动缓慢，或血液产生涡流，可致大量的红细胞聚集在纤维蛋白之上，由大量红细胞聚集而形成血块（红血栓）。

哪些是动脉血栓形成的高危因素？

（1）血管壁内膜改变（动脉粥样硬化、脂质斑块形成、动脉瘤、血管内膜炎症、管壁脆化、内膜溃疡、管壁损伤），为血栓形成第一危险因素，均可促使血小板活化和聚集，促进凝血因子活跃和纤维蛋白原转化。因此，必须保持血管的平滑性。

（2）高血压、高尿酸血症、糖尿病、血脂异常等均促进动脉血管壁粥样硬化（脑中动脉、颈内动脉、椎体-基底动脉），大约60%～70%动脉粥样硬化者伴有高血压，高血压患者较之非高血压者，血栓发病率增高3～4倍；糖尿病患者为非糖尿病者的4倍，且发病迅速；血脂异常（总胆固醇、三酰甘油、低密度脂蛋白、载脂蛋白B）最为危险。

（3）胰岛素抵抗：血浆同型半胱氨酸水平升高，H型高血压者心脑血管事件发生率较之单纯高血压者大约5倍，较正常人高出25～30倍；对卒中影响大于冠心病。

（4）血流改变（血黏度增高）。

（5）血液性质改变：①红、白细胞数量增加，变性能力降低；②凝血因子亢进/异常；③血浆纤维蛋白原浓度增高；④真性红细胞数量和聚集力增加。

（6）血小板数量和聚集力起到关键的凝集作用，而起填充物支撑骨架作用的则是红细胞和纤维蛋白。

（7）不健康的生活方式：①吸烟，吸烟者与非吸烟者比较，血栓的发病和死亡率增高 2～6 倍；②饮食不均衡；③缺乏运动；④心情急躁、焦虑、紧张；⑤ A 型血者。

（8）用药：应用雌激素、孕激素、避孕药、促凝血药、前列腺素 E、抗肿瘤药等。

什么是缺血性脑卒中？

缺血性脑卒中又名脑血栓，是由于供应脑血流的脑动脉壁动脉粥样硬化、血管内膜炎所造成的脑血栓形成，使动脉管腔狭窄或完全阻塞，导致其供血区脑局部组织缺血、缺氧、坏死，甚至闭塞而致的局灶脑梗死，形成血栓。鉴于脑血栓形成所致梗死的面积较大，其供应范围内的脑组织得不到充分的侧支循环而发生软化、坏死，并可发生脑水肿和周围毛细血管渗血。因此，使症状和体征往往不能在 24 小时内恢复，所以又称为"永久性卒中"。

缺血性中风多见于老年人，且男性多发。动脉粥样硬化是其病变得基础，由于血管壁损伤，血液成分改变和血流瘀滞或流速改变会导致血液在完整血管内形成血栓，使血液循环障碍，引起组织或器官的缺血、缺氧和损伤。血栓的形成可由多种病症引起，如动脉粥样硬化、脑血管痉挛、早衰性脑退化、手术或外伤后静脉血栓形成。另当患者处于睡眠、失水、休克、心力衰竭、心律失常、红细胞增多等状态时多易发生血栓。

缺血性中风的病因有颅内脑动脉粥样硬化、吸烟、感染、高血压、高脂血症、高血糖（糖尿病）、高血小板凝集，其中后四种因素为脑血栓的最危险的因素。

缺血性脑卒中有哪些主要症状？

缺血性脑卒中发作，在脑部形成血栓后，起病时可有头痛，患者在一觉醒来或在静止状态下，感觉肢体一侧反应迟钝、麻木、异常；重者行走困难、耳鸣、复视、眩晕、口眼歪斜、言语不清、失

语、动作迟缓、一侧肢体瘫痪；严重者在短时内可昏迷。死亡率为
5%～15%，多因脑水肿而致脑疝，并发出血、感染或心衰而死。梗
死的恢复发率为50%～60%。

（1）脑栓塞　起病突然，常在数分钟内神经功能缺失为一侧面
肌、舌肌和一侧上肢瘫痪，常伴有运动性失语症或混合性失语症。

（2）脑血栓形成　脑血栓形成的症状主要取决于梗死病灶的部位
和大小，通常在安静状态下（夜间睡眠）起病，迅速出现神经功能缺
失，并在数小时或数日内症状达高峰。神经功能缺失的临床表现，以
受损血管而定。

治疗缺血性脑卒中为何要先溶栓？

缺血性脑卒中发病3小时内应用阿替普酶或瑞普替酶的静脉溶
栓疗法。脑CT无明显低密度改变、意识清楚的急性缺血性脑卒中患
者，在发病6小时内，采用尿激酶静脉溶栓治疗较为安全、有效。基
底动脉血栓溶栓治疗的时间窗和适应证可以适当放宽。发病6小时以
内的急性缺血性脑卒中患者，在有经验和有条件的情况下，可以考虑
进行动脉内溶栓治疗。静脉溶栓治疗首选阿替普酶或瑞普替酶，无条
件采用时，可用尿激酶替代。

（1）一般急性脑梗死者不推荐常规立即使用抗凝血药。

（2）使用溶栓治疗者，一般不推荐在24小时内使用抗凝血药。

（3）大多数无禁忌证的不溶栓患者应在梗死后尽早（最好48小时
内）开始使用阿司匹林，溶栓的患者应在溶栓24小时后使用阿司匹林。

（4）对于脑血流低灌注所致的急性脑梗死（如分水岭梗死）可酌
情考虑扩容治疗，如低分子右旋糖酐，但应注意可能加重脑水肿、心
力衰竭等并发症。

急性期有效溶栓剂为阿替普酶，治疗时间应在发病后3小时内，
一般剂量为0.9毫克/千克体重（最大剂量90毫克）静脉滴注，其
中10%剂量在1分钟内静脉注射，其余1小时静脉滴注，动脉溶栓
剂量小于静脉溶栓，且时间窗及适应证要求严格，否则易引起颅内出

血；瑞替普酶一次 10MU 缓慢静脉注射 3 分钟以上，间隔 0.5 小时可重复给药 10MU。或尿激酶一次 100 万 ~ 150 万 U，溶于氯化钠注射液 100 ~ 200 毫升中，持续静脉滴注 30 分钟。

为什么要尽早应用溶栓酶？

急性缺血性脑卒中发作后，闭塞动脉供血区中心部分缺血严重，梗死将在 60 分钟内形成。梗死周边部分缺血组织可通过侧支循环得到部分血流，使之维持在泵衰竭水平之上、电活动需要量以下，即缺血半暗带。尽早用药的目的有以下几点：

（1）超早期治疗的关键是抢救缺血半暗带（早期恢复供血、缩小梗死面积），采取脑保护措施减轻再灌注损伤。对阿替普酶、瑞替普酶一般要求在 3 小时内应用，超过 6 小时的缺血性脑卒中者可给予尿激酶 100 万 ~ 150 万 IU，静脉滴注 30 分钟。

（2）新鲜血栓富含水分，易于溶解，力争良好的治疗获益，使可逆性损害的缺血组织修复。

（3）缩短缺血损害的时间（时间就是大脑），缩小脑梗死面积。

（4）避免大出血反应。

（5）改善神经损害。

（6）提高患者的生活质量。

应用瑞替普酶期间应禁服哪些中药？

应用瑞替普酶期间若服用覆盆子、当归、茴香、阿魏胶、胡芦巴、红醋栗、墨角藻、益母草、琉璃苣、小榭树等中药，可增加瑞普替酶的抗血小板作用，使发生出血的危险性增加，应严密监测出血。大黄可减少血栓烷 A_2 的合成，减少维生素 K 的吸收，合用可增加发生出血的危险；黄芩、锈线菊、山金车、猫爪草、蒲公英、益母草等可抑制血小板聚集，并抑制凝血因子 I 转变为纤维蛋白，合用可增加发生出血的危险；丹参可抑制环腺磷酸二酯酶，抑制血小板聚集，合用可增加发生出血的危险；甘草可抑制凝血酶，抑制血小板聚集，增加抗凝作用，合用可增加发生出血的危险；银杏中的银杏内酯 B 可抑制血小板活化因子所诱导的血小板聚集，合用可增加发生出血的危险；生姜和大蒜可抑制血栓素合成酶及形成血栓烷 B_2，合用也可增加发生出血的危险。因此，在应用瑞普替酶期间，必须禁服上述中药，也不宜吃辣椒、芹菜。

远离血栓，我们在生活中要注意什么？

远离血栓就是保护生命，除了保护动、静脉血管内膜的平滑性和柔软性外，我们更要注意"心情愉悦，有氧运动，饮食均衡"。

（1）多食新鲜果蔬，菜汁、黑巧克力、洋葱、红葡萄酒、卵磷脂（蛋黄、大豆、鱼头、芝麻、蘑菇、山药、木耳、谷类、小鱼、鳗鱼、玉米油、葵花油）。

（2）减重，运动，戒烟限酒。

（3）降低血液黏滞度、增强回流（多饮水、输注右旋糖苷、穿弹力袜、抬高肢体），尤其是在晨起、睡前、沐浴前多喝水。

（4）多活动和运动，长期久坐应每隔约 1 个小时就应起来作伸展运动或散步，开车超过 4 个小时就应停车下地走走，产后第 2 天宜下床活动活动。

（5）控制血糖、血脂、便秘、术后应用抗凝药（达比加群酯、阿哌沙班、利伐沙班等）。

为什么说天冷是脑卒中发病的一个危险因素？

在天冷的季节里，可使人的血流速度减慢，同时血管又处于收缩状态，使血管血液的流动变学发生急剧的改变。健康人能很快地产生保护和适应性的调节，而老年人的这种调节功能减退。因此，在环境温度变化大的季节，无论是缺血性或出血性中风（脑出血）都易发生。另外，温度易变的季节，老年人又并发呼吸道感染和心、脑血管疾病，特别慢性支气管炎、冠心病、心律失常、肺心病的患者，一旦发作，可能导致心、肺、肾衰竭，直接影响大脑功能，也会诱发中风。在冬季，其他因素如污染、体力活动少、进食过咸、体重增加、便秘、激动、劳累、摄入热量过多等，也能诱发中风。有些老人一到冬天，就会深居简出，也会影响及时就医而延误治疗。

基于上述原因，人们在数九寒冬的季节更要注意预防。首先要强调控制危险因素，坚持对高血压、冠心病、糖尿病、高血脂、心脏病的正规治疗；其次，要减少各种刺激，戒除烟酒，多饮水，少吃盐，并控制体重，保持室温和湿度，避免去喧闹嘈杂或人多的地方，坚持适量的体育锻炼，坚持平稳的户外活动，积极预防呼吸道感染。一旦出现病情先兆，应及时就医。

🏥 长途飞行或旅行可增加血栓症发作的危险性吗？

长途飞行，座位的空间窄小而使人的活动受限，加之机舱内的气压易发生血栓，因此称为"经济舱综合征"，严重地危及健康。轻者感觉一条腿有疼痛，腓肠肌发热，腿脚肿胀，有时呈青紫色，重者感到头晕、头痛。根据专家的建议，在坐长途飞行时，宜注意采取一些保护措施：

（1）在飞行前的清晨和其后的几天里，服用阿司匹林一日75~150毫克，会降低并发血栓病的1/3危险度。

（2）在飞行中尽可能地少穿衣服，尤其是过紧的内衣，过紧的衣服会干扰血液循环，而促发血栓。

（3）多喝水，身体的水分在高速的飞行中丢失得很快，使血液变得比较黏稠，此时会增加并发血栓的危险，应多喝水和果汁，不宜饮酒、咖啡和含酒精的饮料。

（4）不要使两条腿交叉坐着，这样腿部的血流速度会比站着要慢2/3，交叉您的双腿会变得更糟。

（5）不时地（大约1个小时）站起来活动。

另外研究表明，长途旅行会使人患血栓症的风险大大增加。无论您是坐飞机还是乘车，旅途超过4小时，都会加大血液凝固的危险。

研究人员观察了2000多位血栓症的患者，发现其中有233例患者在8周之内都有超过4小时的旅行。专家还发现，一些特殊的群体，如正在口服避孕药的妇女、肥胖者、身高1.90米以上的高个，

发生血栓的风险会更大。其中，口服避孕药的妇女患血栓的风险达到
了正常人的 20 倍。

常吃阿司匹林可预防血栓吗？

阿司匹林可对抗血小板，防止血栓的形成。小剂量一日 75 ~ 150
毫克可用于预防暂时性脑缺血发作、心肌梗死或血栓形成。

一项临床研究选择轻型缺血性脑梗死及短暂性脑缺血者 599 人，
随机分成两组，治疗组 301 人口服阿司匹林一日 50 毫克，但禁服其
他抗血小板药；对照组 283 人禁服阿司匹林及其他抗血小板药，每 3
个月随访 1 次，连续 1 ~ 5 年，观察重点为发生脑血栓或死亡。结果
治疗组和对照组中发生血栓的分别有 30 人和 40 人，死亡各 13 人和
20 人，差异显著，治疗组明显低于对照组。治疗组发生心肌梗死 19
人，对照组 28 人，也显著低于未服阿司匹林的对照组。

另一研究旨在摸索阿司匹林的适宜剂量，分成 3 组，阿司匹林一
日 75 毫克，心血管事件下降比例不足 15%，一日 75 ~ 150 毫克下降
32%，一日 150 ~ 325 毫克下降不及 25%。所以，阿司匹林的每日最
佳剂量是 75 ~ 150 毫克。

什么时间服用阿司匹林好？

阿司匹林对心肌梗死昼夜节律影响的研究显示：隔日服用对
6 ~ 9 时的心肌梗死发作有明显疗效，对其他时段的作用弱。

小剂量阿司匹林可预防心肌梗死、心源性猝死。研究报道：采
用随机、双盲、安慰剂对照的方法，隔日口服阿司匹林 325 毫克可
明显抑制上午 6 ~ 9 时心肌梗死的发作高峰，使这一期间的发作降低
59.3%，对其他时限发作的心肌梗死降低 34.1%。同时发现，阿司匹
林普通制剂于晨起 6 ~ 8 时服用：

（1）药效高，体内排泄和消除慢。

（2）晨起 6 ~ 8 时自主神经活动增强，儿茶酚胺、血管紧张素、
肾素分泌增高，人体应激反应增加、血压增高，血小板聚集力增强。

（3）心肌梗死发作的频率一般在晨醒后明显增加，于上午 9 ~ 10

时达峰；心绞痛发作的昼夜节律（稳定或不稳定型心绞痛），其发作均具有相似的昼夜节律。对1002例慢性稳定型心绞痛患者的总计33999次发作进行分析，发现从0～6时发作次数最少，6时后增多，10～12时发作达峰。而肠溶制剂服后需3～4小时才达血浆峰值，如上午服用则不能起到最佳保护作用。18～24时是人体新血小板生成的主要时段，因此晚餐后（餐中）30～60分钟是服用最佳时间。

🔲 哪些因素会导致静脉血栓？

静脉血栓的发病机制十分复杂，包括人种、基因、代谢、精神紧张、基础疾病（高血压、高尿酸血症、血脂异常、糖尿病）、血液成分异常、血小板异常、凝血机制异常、血管内膜损伤（硬化、炎症、溃疡、损伤）、胰岛素抵抗、肥胖、生活方式、用药、缺乏运动等。其中许多因素是与我们生活和健康息息相关的。包括：

（1）血液的高凝状态：血液黏度、妊娠、围产、恶性肿瘤、严重创伤、急性感染、脓毒血症、下肢或盆腹腔术后等，回流压力减低。

（2）血管壁损伤：创伤、猫狗咬伤、手术（骨科、关节置换、刮宫术）、输液、静脉穿刺、心脏瓣膜病、心脏瓣膜置换术、静脉炎、静脉曲张。

（3）静脉血流滞缓：心房颤动、静脉闭塞、静脉曲张、心功能不全、左心室功能障碍、糖尿病、血脂异常、真红细胞增多症。

（4）不运动（缺乏有氧运动），血流缓慢与引流不畅、活动受限、长途空中旅行时活动少而局限，加之机舱内气压（经济舱综合征）、长期久坐或开车（间隔4小时不运动和活动）、卧床、饮水少，尤其是晨起、睡前、沐浴前不喝水。

（5）高龄（40岁以上）、肥胖（大肚子肥胖）、吸烟、寒冷潮湿、高脂肪餐。

（6）用药：长期服用雌激素或孕激素（避孕药）、促凝血药（止血药）、抗肿瘤药（甲氨蝶呤、顺铂）、门冬酰胺酶、他莫昔芬、雷洛昔芬、己烯雌酚、沙利度胺；静脉滴注的损伤和速度过快可致静脉炎症和血管内膜损伤、纤维化，诱发血栓。

静脉血栓会带来哪些风险？

静脉血栓主要发生在下肢（左下肢）和肺部，具有潜在致死性。静脉血栓的风险在于阻塞各种上、下肢（左）静脉，尤其是栓子伴随回流的血液阻塞肺动脉或肺支动脉，发生肺梗死，给抢救带来困难，引起70%患者的死亡。

另外，大约50%的患者在深静脉血栓形成后1~2年内逐步出现活动后肢体疼痛、肿胀等表现，其中5%~10%的患者最终出现静脉性溃疡，严重影响活动和生活质量。

（1）浅静脉血栓形成　可发生于身体的各个部位，常累及大、小隐静脉或其属之，多发生在静脉曲张的基础上，可沿浅静脉走行突然发生红肿、灼热、疼痛或压痛，出现条索状物或硬结。急性期后索条状物变硬，局部皮肤色素沉着。浅表静脉发红、红肿，栓子不易脱落，一般不引起肺栓塞。由于病因和病理以及临床特点的不同，又把肢体、胸腹壁血栓性浅静脉炎称为良性血栓性浅静脉炎，把间歇性、复发性的血栓性浅静脉炎称为游走性血栓性浅静脉炎。

（2）深静脉血栓形成　①髂股静脉血栓：常见于产后，起病急骤，患者下肢呈严重弥漫性水肿，大腿内侧疼痛，皮肤温度升高；②小腿深静脉血栓：胫后静脉、腓静脉，常见于卧床少动患者，左侧常见，疼痛、压痛、抽搐。

（3）肺栓塞　由于体（上下肢栓子）循环的各种栓子脱落阻塞肺动脉及其分支引起肺循环障碍的临床病理生理综合征。常见的肺栓子为血栓，由血栓引起的肺栓塞也称肺血栓栓塞。患者突然发生不明原因的虚脱、面色苍白、出冷汗、呼吸困难、呼吸衰竭、胸痛、咳嗽等，并有脑缺氧症状如极度焦虑不安、倦怠、恶心、抽搐和昏迷。

如何治疗各种静脉血栓？

对静脉血栓采用溶栓、抗凝、手术治疗，尽快疏通静脉血管，防止血栓进行性蔓延、消除水肿、预防肺栓塞发生。肺栓塞目的是抢救生命，稳定病情，促使肺血管再通。

（1）浅静脉栓塞 ①对于具有非外周导管相关的紧靠着深静脉系的浅静脉血栓患者静脉注射肝素或低分子肝素抗凝治疗至少6周。如浅静脉血栓紧靠着股总静脉考虑治疗达到12周。对恶性肿瘤引起的可进行无限期抗凝治疗。②对症处理，抬高患肢，抗感染、镇痛、消除水肿（弹力袜、弹力绷带缠肢）。

（2）深静脉栓塞 ①对发作72小时内患者实施溶栓（阿替普酶、链激酶、尿激酶）。②急性期患者尽早采用对手术取栓，不宜超过10天，鉴于10天后血栓团块极化与静脉内膜相连，极难剥取干净。③抗凝和抗血小板治疗，可静脉滴注低分子右旋糖酐，扩充血容量，稀释血液、降低血液黏稠度。④保持体位：卧床，抬高患肢并避免患肢活动，应用湿热敷，待疼痛消失及体温脉搏恢复正常后2周左右即可下床活动。用弹力绷带缠肢3~6个月，有效减轻下肢水肿。⑤对水肿者，应用利尿剂，以减轻肢体水肿。⑥如有抗凝禁忌证或严格抗凝治疗基础上仍发生血栓或肺栓塞，髂静脉下腔静脉血栓，近端大块漂浮血栓等则建议放置滤器。

（3）肺栓塞 ①对血流动力学不稳定的大面积肺栓塞者溶栓（瑞替普酶、阿替普酶、尿激酶）治疗；对稳定的非大面积肺栓塞者采用抗凝（右旋糖酐、肝素及低分子肝素、华法林）治疗，但对有出血者禁用。②吸氧、镇痛、建立单独的静脉通路补液、抗感染。③应用正性肌力抗心力衰竭药，保障右心室灌注。④手术（导管溶栓、破栓和吸栓、肺动脉支架）。⑤预防肺动脉高压症（肺动脉内膜切除术）。

📋 为什么服用华法林期间需要稳定摄食富含维生素K的果蔬？

华法林的抗凝血作用和效应能被小剂量维生素K_1（植物甲萘醌）所拮抗，大剂量维生素K_1（大于5毫克）可抵抗华法林的作用达1周以上，因为聚集在肝脏的维生素K_1可通过旁路被维生素K环氧化物还原酶所还原。因此，华法林作为维生素K拮抗剂，在治疗期间进食富含维生素K的果蔬应尽量稳定（每天的进食量宜差不多），主要来源为绿色菜叶，如葡萄柚、芒果、鳄梨、大蒜、生姜、洋葱、海藻、海带、豆奶、豆腐、寿司、菠菜、芹菜、花菜、甘蓝、卷心菜、菜花、芦笋、莴苣、胡萝卜、蛋黄、猪肝、绿茶、椰菜、芽菜、包心菜、油菜籽油、合掌瓜、芫荽籽、黄瓜皮、茴芹菜、芥蓝叶、奇异果、莴苣叶、薄荷叶、柑榄油、荷兰芹、黄豆、开心果、紫薰衣草、黄豆等，长期服用可发作华法林的并发症。

另外，应用磺达肝癸钠也应规避部分蔬菜和中药饮片，不宜服用益母草、月见草、甘草、钩果草、猫爪草、胡芦巴、大蒜、生姜、茴香、丹参、蒲公英、银杏叶、当归、阿魏、黄芩、芹菜、紫云英、丁香油、山金车、小白菊、辣椒素、番木瓜、绣线菊、睡菜、金鸡纳等。

🔲 如何保护静脉内膜的平滑性和柔软性？

远离静脉血栓，保护动、静脉血管内膜的平滑性和柔软性十分重要。除此之外，要保持愉悦心情、有氧运动、饮食均衡，也非常重要，其胜于治疗（预防是最好的治疗）。

（1）多食新鲜果蔬，菜汁、黑巧克力、洋葱、葡萄酒、卵磷脂（蛋黄、大豆、鱼头、芝麻、蘑菇、山药、木耳、谷类、小鱼、鳗鱼、玉米油、葵花油）。

（2）降低血液黏滞度，增强回流（多饮水尤其在晨起、睡前、沐浴前饮水，输注右旋糖苷注射液、穿弹力袜、睡觉时抬高肢体）。

（3）多活动和运动，长期久坐应每隔约 1 小时起来做伸展运动或散步；开车超过 4 小时就应停车下地走走；产后第 2 天宜下床活动；乘坐经济舱旅行时宜穿宽松的衣服，经常走动，避免"经济舱综合征"。

（4）控制血糖、血脂、便秘、术后及时应用抗凝药（达比加群酯、阿哌沙班、利伐沙班）。

动脉粥样硬化

🔲 为什么要跟动脉粥样硬化说"拜拜"？

动脉粥样硬化是心绞痛、心肌梗死、脑卒中（梗死）、心脏猝死、外周血管病的主要原因。其中，血脂异常、脂质代谢障碍为动脉粥样硬化的病变基础，受累的动脉病变从血管内膜开始，先有脂质和复合糖类积聚、出血及血栓形成，进而纤维组织增生及钙质沉着，并有动脉中层的逐渐蜕变和钙化，导致动脉壁增厚变硬、血管腔狭窄。病变常累及大中肌性动脉，一旦发展到足以阻塞动脉腔，则该动脉所供应的组织或器官将缺血或坏死。由于在动脉内膜积聚的脂质外观呈黄色粥样（类似一碗小米粥样的泼在动脉内膜上，边缘不清），因此称为动脉粥样硬化。

动脉粥样硬化的症状主要取决于血管病变及受累器官的缺血程度。主动脉粥样硬化常无特异性症状；冠状动脉粥样硬化者，若动脉管径狭窄甚至达到 75% 以上，则可发生心绞痛、心肌梗死、心律失常，甚至猝死；脑动脉粥样硬化也可引起脑缺血、脑梗死、脑萎缩，或造成脑血管破裂出血；肾脏动脉粥样硬化常引起夜尿、顽固性高血压，严重者可有肾功能不全；肠系膜动脉粥样硬化可表现为饱餐后腹痛、消化不良、便秘等，严重时肠壁坏死可引起便血、麻痹性肠梗阻等症状；下肢动脉粥样硬化引起血管腔严重狭窄者可出现间歇性跛行、足背动脉搏动消失，严重者甚至可发生坏疽。

因此，保持健康要远离动脉粥样硬化，保持血管内壁的平滑性和柔软性。

💬 动脉粥样硬化从血脂内膜沉积到形成斑块需要多少年？

动脉硬化更准确地说是动脉粥样硬化，是血脂逐渐在动脉内膜上沉积，形成硬化或斑块。其过程约经过四个阶段（脂质沉积、脂纹形成、粥样硬化、纤维板块），大概 40 年左右。因此，若从五六岁算起，心脑血管不良事件（不稳定型心绞痛、脑卒中、心肌梗死等）多见于 50 多岁的中老年人。其过程大约分为 5 步：

（1）血管内皮功能受损，易使低密度脂蛋白进入管壁。

（2）低密度脂蛋白进入动脉管壁，被氧化形成氧化型低密度脂蛋白，氧化型低密度脂蛋白可释放趋化因子，在多种因子的驱动下，吸引血液单核细胞向管壁移行，单核细胞进入管壁形成巨噬细胞，巨噬细胞吞噬氧化型低密度脂蛋白形成泡沫细胞。

（3）泡沫细胞死亡破裂后，释放大量游离低密度脂蛋白，在内皮下形成"脂质核心"（动脉粥瘤）。

（4）激活的巨噬、淋巴、内皮细胞通过表达各种细胞因子和生长因子，使血管平滑肌发生炎性、溃疡、移行、增生，形成纤维帽（纤维帽下覆盖着脂质斑块），当然脂质斑块分为两种稳定型和不稳定型斑块。

（5）稳定型斑块的体积不断增加，促使管腔狭窄，当阻塞管腔大于70%时，出现心肌缺血缺氧事件，包括稳定型心绞痛。不稳定型斑块的栓冒容易破裂，血小板聚集血栓形成，发生急性冠脉综合征包括不稳定型心绞痛、急性心肌梗死或猝死。

🔵 动脉粥样硬化可能逆转吗？

您要想把动脉粥样硬化的脂质斑块逆转、缩小或者稳定下来，生活方式（限制脂肪摄入、控制摄盐、戒烟、禁酒、减轻体重、运动）的干预是预防动脉粥样硬化心脏病的"基石"，必须做到，否则其他都是空谈。

其次，他汀类药的早期启用和强化治疗（早期大剂量干预、联合治疗、长期低剂量维持）不仅有效地降低人体总胆固醇、三酰甘油及低密度脂蛋白胆固醇的水平，尚具有降脂以外的药理学效应：①减少动脉血管内皮的过氧化和损伤，减少低密度脂蛋白的过氧化和修饰而形成氧化型低密度脂蛋白，减少巨噬细胞的吞噬而形成泡沫细胞，延迟动脉粥样硬化的进程。②保护心肌，显著减少围手术期不良心脏事件，减少心血管内皮过氧化，增加血管内皮细胞一氧化氮合酶水平。③通过增加动脉粥样硬化的不稳定型斑块中的胶原成分和细胞间质胶原酶水平，而稳定或缩小动脉粥样硬化脂质斑块体积，减少脑卒中、心血管不良事件的发生，降低死亡率。

但他汀类药一定要长期治疗（至少3年）、维持剂量（采用调节血脂的半量）、定期监测安全（肌毒性）。还有临床报道，只有把血脂尤其是低密度脂蛋白胆固醇降至 2.07mmol/L 以下才能逆转斑块。这也是有道理的，因为人体的脂肪是有代偿性的，只有把血脂降下来，才有可能动用动脉内膜斑块上的脂肪运转。

糖尿病

糖尿病并不甜蜜

糖尿病是一种"生活不良方式病"，虽然不疼不痒，但它的危害极大，可带来心脑血管、眼、肾、足和神经的各种并发症。血糖高并不直接引起死亡，但糖尿病的病程长，长期的血糖控制不好，不但产生"三多一少"，且可殃及心脑血管、神经病变、肝肾不全、眼足等器官和感染，带来无限的麻烦。所以别看糖尿病血糖、尿糖偏高，但实际上并不甜蜜。

糖尿病有哪几种类型？

糖尿病是由于胰岛素分泌相对或绝对不足，或人体组织对胰岛素的敏感性降低（胰岛素抵抗）而表现的以糖、蛋白质、脂肪、水和电解质代谢紊乱，以持续地血糖增高、糖尿为主要症状的疾病。其致病的原因和类型有：

（1）1型糖尿病（胰岛素依赖型）　大多为先天性，自身免疫反应引起胰岛炎破坏细胞，胰岛 B 细胞损伤，引起绝对的胰岛素缺乏或分泌不足。

（2）2型糖尿病（非胰岛素依赖型）　约占糖尿病者总数的95%，分为肥胖和非肥胖两种类型。主要由以下5方面异常而致高血糖：胰岛素分泌不足、胰岛素释放延迟；周围组织对胰岛素的作用耐受，胰岛素抵抗；肝糖产生增加，肥胖引起某种程度的胰岛素抵抗；高热量饮食、精神紧张、缺少运动。

（3）特殊型糖尿病　共有 8 个类型近 10 种疾病，包括某些基因变异引起胰岛细胞功能遗传性缺陷、胰岛素作用遗传缺陷、外分泌胰腺的病变（胰腺炎、胰腺创伤、胰腺手术、胰腺肿瘤）、内分泌的病变如一些激素（生长激素、糖皮质激素、胰高血糖素、肾上腺素）可拮抗胰岛素的作用、营养不良造成人体的蛋白质摄入不足等各种继发性糖尿病。

（4）妊娠糖尿病　由妊娠引起，在妊娠过程中初次发现的任何程度的糖耐量异常。

（5）老年糖尿病　年龄在60岁以上的糖尿病者，包括60岁后发病和60岁前发病而延续到60岁后的老年人。绝大多数为2型糖尿病，仅极少为1型糖尿病。

📧 糖尿病的早期预兆有哪些？

糖尿病有明显症状者，有很多人是在体检时偶然发现的或因出现糖尿病并发症（视物模糊、末梢神经病变等）才被确诊的。其实糖尿病患者在发病早期可出现一些预兆，如果细心的话可发现和有所感觉：

（1）口腔　口干、口渴、饮水量多、口腔黏膜出现瘀点、瘀斑、水肿、牙龈肿痛、牙齿叩痛，或口腔内有灼热感。

（2）体重　体重缓慢减轻，且无明显的诱因。

（3）体力　疲乏、酸懒，常有饥饿感、出汗、乏力、心悸、颤抖、低血糖。

（4）尿液　男性尿频、尿液或夜尿次数增多。

（5）眼睑　眼睑下长有黄色扁平新生物（黄斑瘤）。

（6）皮肤　下肢、足部溃疡经久不愈；或有反复的皮肤、外阴感染；皮肤擦伤或抓破后不易愈合，或有反复发作的龟头炎、外阴炎、阴道炎。

（7）血管　动脉粥样硬化、高血压、冠心病、血脂异常（三酰甘油升高）。

（8）生殖器　女性发生多次流产、妊娠中毒、羊水过多，或分娩巨大胎儿者；男性可能有性欲减退、阳痿等。

🔲 糖尿病的典型症状有哪些？

（1）多饮、多尿　糖尿病者血糖升高时尿糖也随之升高，尿量增多。每昼夜排尿可达 20 次以上，尿量可达 2000～3000 毫升以上。由于大量排尿而导致水分丢失，患者会感觉口干、口渴，饮水量随之增加。此外，尿液性状也会发生变化，如泡沫多、尿渍呈白色、发黏、衣服上尿渍干后会发硬。

（2）多食　糖尿病因多种因素的共同作用，使葡萄糖的利用率减低、刺激饥饿中枢产生饥饿感，促使进食量增加。同时，由于糖尿病者胰岛素水平升高，促进了葡萄糖的利用，也可造成多食，常表现为善饥多食，对食物的喜爱而无法控制，且进食后也难有满足感，但饥饿时可有恐惧感。

（3）消瘦与体重减轻　糖尿病在未得到控制时，多出现食欲亢进、多食，但由于胰岛素相对或绝对不足，严重影响糖、脂肪、蛋白质代谢；同时因多尿出现失水，可引起快速消瘦，体重下降可达几千克甚至几十千克。但需要指出的是，并非所有都消瘦。早期轻症的 2型糖尿病者，不仅无消瘦，还可能表现为肥胖，直到胰岛功能逐渐减退，"三多"症状出现，才会出现体重减轻，而此时患者血糖已呈中、重度升高。

（4）其他　疲乏无力、性欲减退、月经失调。中老年者常有骨质疏松，表现为腰腿痛。有神经系统并发症者可出现肢体麻木、针刺样、烧灼样疼痛、皮肤蚁走感、瘙痒等。还可表现有阳痿、便秘、顽固性腹泻、心悸、出汗、体位性低血压等。女性患者可有外阴部瘙痒，中老年患者常有视力下降，部分人免疫力减退，易发感染。

🔲 除了血糖升高，糖尿病会对其他器官造成危害吗？

糖尿病在表面上为血糖水平升高，但损伤的深层可危及多个靶器官（心、脑、肾、眼、足），造成器官损害，成为糖尿病患者致残和早死的原因。糖尿病的并发症可分为慢性并发症（微血管和大血管损害病变）和急性并发症（糖尿病酮症酸中毒、糖尿病非酮症高渗昏迷、糖尿病性乳酸性酸中毒和低血糖症）。

（1）微血管病变　视网膜病变、肾病、神经病变。

（2）大血管并发症　冠心病、高血压、周围血管病变、糖尿病足、脑血管疾病。糖尿病对血管的损害病变非常广泛，不论大中小血管、动脉、静脉、毛细血管常可累及，特别是心、脑、肾及神经部位。糖尿病患者动脉粥样硬化会累及主动脉、冠状动脉和脑动脉，使患者的微血管基膜增厚，基膜中有糖类沉积，交联度发生改变，通透性增加，小分子蛋白漏出形成蛋白尿。

（3）糖尿病急性并发症　有糖尿病酮症酸中毒、高渗性非酮体高血糖症、低血糖症、糖尿病性乳酸性酸中毒。

糖尿病能诱发心脏病吗？

糖尿病性心肌病会造成心脏代谢紊乱、心功能减退，可出现易倦、乏力、劳动耐量减少，尤其女患者糖尿病性心肌病伴高血压时，心功能不全的表现出现得早，患者心慌气短，并可能有心绞痛。严重者可发生急性心力衰竭、休克、心律失常，甚至猝死。

糖尿病伴发冠心病时，其表现与一般无糖尿病的冠心患者相似，出现心绞痛、心肌梗死、心力衰竭、心律失常等。但又往往糖尿病伴发冠心病的患者临床表现并不典型，很多糖尿病者可出现无痛性心绞痛、心肌梗死，就是说心绞痛时患者无心前区疼痛的表现。

糖尿病性心脏病还可有心脏自主神经功能紊乱症状，特点是休息时心跳增快，而活动时变化不大，表现为快而固定的心动过速。晚期还可发生体位性低血压。

得了糖尿病，血压会升高吗？

糖尿病患者常同时伴随高血压，称之为高血压糖尿病，发生概率为30%，临床表现为血压高，同时出现肾病、浮肿、乏力、易倦、蛋白尿，以及心血管病变、左心功能改变、心力衰竭、脑血管病变，糖尿病者伴有高血压患者发生脑卒中的概率是血压正常者的2倍。

糖尿病合并高血压者，必须严格控制血压，其理想的血压控制指标为收缩压＜130mmHg，舒张压＜85mmHg；糖尿病合并高血压的老年患者血压至少要降到收缩压＜140mmHg，舒张压＜90mmHg的范围内。将糖尿者的血压降至理想水平可明显降低患者发生心血管意外的可能性。

糖尿病患者会得糖尿病肾病吗？

糖尿病肾病多在糖尿病起病的10～20年内发生。表现有蛋白尿、浮肿、高血压、肾功能减退等。临床上，将糖尿病肾病分为5期。大多数1、2期的患者早期很难发现，3期患者的主要表现是持续性微量白蛋白尿出现，做尿常规检查有可能发现。4期患者可出现蛋白尿，开始为间歇性（有时出现，有时不出现），病情控制不好或劳累后多出现蛋白尿，以后逐渐呈持续性，而且尿中蛋白的量逐渐增多。尿常规化验时可发现异常，4期糖尿病肾病的患者中约有3/4同时患有高血压、水肿，开始时仅清晨眼睑浮肿，以后波及全身。5期糖尿病肾病又叫肾衰竭期，常在患糖尿病20～30年后发生。出现蛋白尿、水肿、高血压加重、贫血、代谢性酸中毒、高血钾、少尿或无尿，死亡率较高。

糖尿病会导致眼部疾病吗？

糖尿病在眼部的并发症常见有糖尿病视网膜病变、白内障、视神经损害、玻璃体积血、继发性青光眼等。眼部并发症往往会导致失明。糖尿病视网膜病变早期常无眼部症状，病情发展后可出现不同程度的视力障碍。眼底检查可见微血管瘤、出血、渗出、新生血管、纤维增生、视乳头水肿及视网膜脱离。早期诊断治疗，可延缓视力减退的过程及程度，提高患者生活质量。眼部病变还有白内障、视神经损害、黄斑部病变、玻璃体积血、继发性青光眼等。

糖尿病可发展为糖尿病足病吗？

糖尿病足是一种糖尿病慢性致残性并发症，十分常见，往往发生于不经意之间。但一旦发生，很难得到有效治疗和控制，最后往往只能截肢，严重时可致死。糖尿病足早期表现是下肢缺血、皮肤瘙痒、肢端发凉、皮肤颜色变暗、感觉迟钝、浮肿、麻木；继而痛觉减退或消失，少数人还会出现针刺样、刀割样、烧灼样痛，夜间或遇热后加重。下肢可出现皮肤干燥、光滑、浮肿、水疱、鸡眼、胼胝、瘀点、瘀斑、色素沉着，肢端发凉，以致出现皮肤溃疡、脓肿，皮肤、血管、神经、骨组织坏死、变黑。

糖尿病患者的血脂会有异常吗？

1型糖尿病常见伴血三酰甘油增高。经胰岛素治疗后，三酰甘油水平会迅速下降，但仍可有轻中度升高。血三酰甘油明显增高的人一般会有家族史，提示这类患者可能有遗传因素引起的代谢障碍。1型糖尿病经胰岛素治疗后，一般血浆胆固醇水平在正常范围内。在未经治疗或控制不满意的患者中，低密度脂蛋白水平可升高，而高密度脂蛋白水平下降，并同时存在脂蛋白的结构及成分异常。

2型糖尿病患者一般均有高胰岛素血症存在，并普遍存在着胰岛素抵抗。胰岛素抵抗可引起游离脂肪酸的代谢障碍，并存在极低密度脂蛋白代谢紊乱。患者多有高三酰甘油血症（鉴于中国人的饮食主要以碳水化合物为主），低密度脂蛋白水平常在正常范围或水平升高，高密度脂蛋白水平一般较正常人降低。

糖尿病患者在控制血糖的同时是否应当调节血脂？

据调查显示，在糖尿病患者中，有60%以上的人合并有血脂异常，尤其是三酰甘油水平升高。因为绝大多数糖尿病患者都存在胰岛素分泌不足或胰岛素抵抗的情况。胰岛素具有促进脂蛋白分解的作用，当体内胰岛素分泌不足或出现胰岛素抵抗时，就会导致人体内脂蛋白的分解量相对减少，使血浆中三酰甘油和低密度脂蛋白胆固醇的水平明显升高，从而引起血脂异常，极易发生血管内膜损伤和动脉粥样硬化，进而患上冠心病等心血管疾病。因此，糖尿病合并血脂异常者应同时进行降糖和调脂两项治疗。

糖尿病合并血脂异常者出现的血脂异常具有"一高、一低、两平"的特点，即其三酰甘油水平升高，高密度脂蛋白水平降低，总胆固醇和低密度脂蛋白水平正常（或轻度升高）。因此，此病患者应选用具有降低三酰甘油水平和升高高密度脂蛋白水平的调节血脂药治疗。同时具有以上两种作用的药品是阿昔莫司，可作为治疗糖尿病合并血脂异常的首选药。此外，还可依据血脂谱，与贝丁酸类、他汀类等强效调脂药联用。

糖尿病患者为什么特别容易发生感染？

糖尿病并发感染的发病率为 33%～90%，尤其是糖尿病患者在血糖控制不好或受外伤的情况下更易发生。感染以呼吸道感染最常见，其次为肺结核，老年患者更易发生，且并发感染后病情严重，病死率高，应用抗菌药物不易控制。感染可加重糖尿病，而糖尿病则易诱发感染。

感染对糖尿病有什么影响呢？①感染可加重糖尿病，使血糖升高，尿糖增多，临床症状加重，尤其是化脓性感染可诱发酸中毒、败血症等；②足部感染可引起下肢坏疽；③肺结核的糖尿病患者易发生肺空洞；④病毒感染可使隐性糖尿病变成临床糖尿病；⑤糖尿病发生感染时，体内胰岛素抗体增加，人体对胰岛素的需求量增加，如果是应用胰岛素治疗的患者需要加大胰岛素的用量。

糖尿病合并感染可发生于全身，呼吸系统主要有肺炎、结核、慢性支气管炎合并感染、肺脓肿等。泌尿系统主要有尿路感染、肾盂肾炎、前列腺炎、阴道炎等。皮肤及软组织感染主要有疖、痈、坏疽和蜂窝织炎。肝胆系统感染有胆囊炎、胆道感染及急慢性肝炎等。消化系统感染常见急性胃肠炎、胰腺炎等。其他感染有口腔、耳鼻喉，甚至外科疾病，如阑尾炎、术后感染、败血症及真菌感染等。

糖尿病患者为什么会感觉十分乏力？

据统计，大约 2/3 的糖尿病人会乏力，常常不想活动和运动，但越是不活动就越没有劲；不运动又使血糖升高，更加没劲，因此造成恶性循环。糖尿病患者为什么会乏力呢？这是由于体内的胰岛素功能不足，使体内的血糖无法进入细胞，得不到合理应用，就像煤炭不能进入锅炉里被燃烧掉，再多也没用。

如何看懂糖尿病的血糖指标？

糖尿病主要依照尿糖或血糖测定，其主要指标如下（表1-13）：

（1）尿糖测定　常用班氏定性液，葡萄糖的还原性能将定性液中的高价铜还原成低价铜而使尿液变色，随着尿糖的增高而发生颜色变化：蓝色—绿色—土黄色—砖红色（含大量葡萄糖）。

（2）空腹血糖（FPG）　清晨空腹测定血液，成人正常值3.9～6.2mmol/L（70～112毫克/分升）；儿童为3.3～5.5mmol/L（60～100毫克/分升）。

（3）餐后2小时血糖测定　正常值应低于7.8mmol/L（140毫克/分升）。

（4）葡萄糖耐量实验（GTT）　为检查人体血糖调节功能的常用方法，口服葡萄糖75g，于空腹、服后0.5小时、1小时、1.5小时、2小时、3小时取血测定。口服糖耐量检测的正常值为：空腹血糖（至少8小时未摄入热量）低于6.7mmol/L；0.5～1小时后血糖上升达高峰，一般在7.8～9.0mmol/L（140～162毫克/分升），2小时后降至空腹血糖水平。如患者空腹血糖大于7.8mmol/L；0.5～1.5小时和1.5小时后血糖大于11.1mmol/L（200毫克/分升），2小时血糖大于7.8mmol/L（140毫克/分升）者即可诊断为糖尿病。

（5）糖化血红蛋白　可了解过去4～6周的血糖水平，正常值为4.8%～6%。

（6）血浆胰岛素测定　主要用于糖尿病的诊断与分型。测定值以免疫活性胰岛素来表示（IRI）。2型糖尿病患者，在葡萄负荷后（口服葡萄糖或进食后），胰岛素缓慢释放，胰岛素分泌曲线呈现不同程度的提高，但与血糖增高不成比例。说明患者外周组织对胰岛素不敏感，使葡萄糖利用受到限制，多数成年人糖尿病属于此类。

1型糖尿病患者在口服葡萄糖或进食后血糖上升很高，但胰岛素的分泌很少，有的人甚至对血糖刺激没有反应，胰岛水平仍处于空腹时的状态，青年型糖尿病和某些严重的成年型糖尿病属于此类。

（7）血清C肽测定　胰岛素C肽虽无活性，但反映胰岛B细胞分泌胰岛素的能力。C肽测定对糖尿病的分型、治疗和预后有一定的实际意义。正常参考值早晨空腹的血清C肽值为0.9～4.0μg/L（0.27～1.2nmol/毫升），峰时为0.5～1小时。1型糖尿病患者血中C肽含量很低，常常测不到。用葡萄糖刺激后血清C肽浓度仍明显低于正常。

表1-13　糖尿病者血糖测定的主要指标

单位：mmol/L（毫克/分升）

测定指标	理想控制	较好控制	一般控制	未能控制
空腹血糖（FPG）	＜6.1（110）	＜7.2（130）	＜8.3（150）	＞8.3
餐后2小时血糖（PBG）	＜7.2（130）	＜8.3（150）	＜10.0（180）	＞10.0
糖化血红蛋白（HbA1C）	＜6％	＜8％	＜10％	＞10％
血浆胆固醇（C小时）	＜5.16（200）	＜5.93（230）	＜6.45（250）	＞6.45
血浆三酰甘油（TG）	＜1.24（110）	＜1.47（130）	＜1.70（150）	＞1.70
高密度脂蛋白（HDL）	＞1.60（45）	＞0.90（25）	＜0.90（25）	＜1.0

⊞ 什么是四级药物阶梯治疗?

1 型糖尿病患者需依赖胰岛素来维持生命,也需使用胰岛素控制血糖而减少糖尿病并发症发生的风险。2 型糖尿病患者虽不需胰岛素来维持生命,但由于口服降糖药的失效或存在口服降糖药的禁忌证时,仍需使用胰岛素控制高血糖,以消除糖尿病的高血糖症状和减少糖尿病并发症发生的危险。对 1 型糖尿病者,其本身胰岛素分泌不足,可选用胰岛素注射,或与 α- 葡萄糖苷酶抑制剂阿卡波糖、二甲双胍联合使用。

2 型糖尿病患者的药物治疗方案可采用 4 级阶梯,二甲双胍是2 型糖尿病者首选药,如无禁忌证,应一直保留在药物治疗方案中。如单独使用二甲双胍血糖仍未达标,可加用促胰岛素分泌剂或 α-葡萄糖苷酶抑制剂(二线治疗)。如两种口服药联合治疗血糖仍不达标,则可加用基础胰岛素或一日 1~2 次预混胰岛素治疗,或采用3 种口服药联合治疗(三线治疗)。如采用上述方法血糖仍未达标,则应采用基础胰岛素 + 餐时胰岛素或一日 3 次预混胰岛素类似物治疗(四线治疗)。

糖尿病合并妊娠及妊娠期糖尿病、糖尿病合并酮症酸中毒、高渗性昏迷、乳酸性酸中毒、各种应激情况、严重慢性并发症、消耗性疾病应选用胰岛素注射。

⊞ 各类降糖药或抗糖尿病药的优势在哪里?

口服降糖药即往称为降糖药,作用机制主要是促进胰岛 β- 细胞分泌胰岛素,包括磺酰脲类、非磺酰脲类促胰岛素分泌药。

抗糖尿病药的作用机制与口服降糖药截然不同,其并非在于促进胰岛 β- 细胞分泌胰岛素,而主要增加组织与肝脏对胰岛素的敏感性;或抑制小肠刷状缘上的 α- 葡萄糖苷酶;或是增加基础状态下糖的无氧酵解。包括有胰岛素增敏剂、α- 葡萄糖苷酶抑制剂、双胍类药、胰高糖样素 –1 类似物(GLP–1)、二肽基肽酶 –4(DPP–4)抑制剂和钠 – 葡萄糖协同运载体 –2(SGLT–2)抑制剂(表 1–14)。

表1-14　各类口服降糖药和抗糖尿病药的作用优势比较

作用类别	主要作用部位	降低糖合血红蛋白水平幅度/%	减轻体重（%）	导致低血糖反应
磺酰脲类促胰岛素分泌剂	胰岛B细胞关闭钾通道	1～2	增加体重	十分常见
非磺酰脲类促胰岛素分泌剂	胰岛B细胞关闭K-ATP通道	1.3～1.9	增加体重	常见
双胍类	组织、肝、脂肪	1～2	降低体重	少见
α-葡萄糖苷酶抑制剂	小肠刷状缘	0.5～0.8	不增加或降低	单独服用不引起
胰岛素增敏剂	脂肪、骨和骨骼肌、肝脏核过氧化物酶-增殖体活化受体-γ	1～1.5	增加体重	少见
二肽基肽酶-4抑制剂	小肠和结肠的L细胞	0.6～1.1	不影响体重	偶见
胰高血糖素样肽-1受体激动剂	远端小肠、胃肠、胰腺	0.8～1.6	降低体重	偶见
钠-葡萄糖共转运体-2抑制剂	肾小管	0.5～1.23	降低体重0.41%	罕见

1型糖尿病患者如何选药？

1型糖尿病者常称为"幼年糖尿病"，意味着从小时候起其胰岛B细胞就受到破坏，胰岛分泌功能不足，本身胰岛素分泌不足或没有。因此，必须依赖于补充胰岛素，可选用胰岛素注射作为替代治疗。此外，1型糖尿病者又易出现酮酸血症，必须应用胰岛素来纠正。另外，口服给药可与α-糖苷酶抑制剂阿卡波糖（拜糖平）、二甲双胍联合使用。但不适宜联合应用促胰岛素分泌药，如磺酰脲类促胰岛素分泌剂、非磺酰脲类促胰岛素分泌剂、胰岛素增敏剂。缘于本身胰岛素已分泌极少或枯竭，再促进胰岛素分泌和增加其敏感性已属无的放矢，于事无补。

2型糖尿病患者如何选药?

2型糖尿病者称为"成人糖尿病"，其胰腺分泌功能尚存在，只是体内缺乏胰岛素或发生胰岛素抵抗，因此用药围绕着促进胰岛素分泌、促进组织对胰岛素的利用、改善组织对胰岛素的抵抗性上。常用口服降糖药有磺酰脲类促胰岛素分泌药、非磺酰脲类促胰岛素分泌药、双胍类、α-糖苷酶抑制剂、胰岛素增敏剂、二肽基肽酶抑制剂、高血糖素样肽-1受体激动剂等7类:

（1）2型肥胖型糖尿病者，经饮食和运动治疗尚未达标者，尤其是伴高脂血、高三酰甘油血症、高密度脂蛋白水平低者可首选二甲双胍（甲福明、格华止），用药3个月后体重可下降。初始剂量一次125～500毫克，可增至一次500～1000毫克，一日3次，餐中服用，以后视尿糖、血糖控制情况而增减。

（2）2型非肥胖型糖尿病者在有良好的胰岛B细胞储备功能、无胰岛素血症时可应用磺酰脲类促胰岛素分泌药。其中，格列齐特（达美康）的作用较强，为甲苯磺丁脲的10倍，还能防治微血管病变，一日40～160毫克，分1～2次口服;老年患者一日80毫克。格列喹酮（糖适平）为磺脲类第2代新药，吸收完全作用较强，且能防治微血管病变，用于治疗单纯饮食尚不能控制的中老年糖尿病，初始量一日15～30毫克，早餐前0.5小时服用，渐增至一日60～180毫克，分1～2次口服;老年患者最佳剂量一日45～60毫克。血糖不稳定时可考虑与双胍类（二甲双胍）联合使用，使血糖的波动性降低。

2型糖尿病餐后出现高血糖者如何选药?

如患者单纯的餐后血糖高，而空腹和餐前血糖不高，则宜首选α-葡萄糖苷酶抑制剂阿卡波糖（拜糖平），其在抑制α-葡萄糖苷酶后，延缓进餐后的食物在肠腔内的双糖、低聚糖和多糖中的葡萄糖释放，使餐后血糖和胰岛素水平的被延迟或减弱，并拉平昼夜的血糖曲线，尤其适用于老年人，初始剂量一次25~50毫克，一日3次，随餐中第1~2口食物吞服，之后视尿糖、血糖控制情况而增至一次100~200毫克，一日3次，最大剂量一日600毫克。伏格列波糖一次0.2毫克，一日3次，餐前20分钟服用。或选用格列吡嗪，起效快，可控制餐后血糖。

如以餐后血糖升高为主，伴餐前血糖轻度升高，应首选胰岛素增敏剂罗格列酮（文迪雅）一次2毫克，一日3次，于进餐时服用，12周后如血糖控制不佳可增至一次4毫克；若与二甲双胍联合应用，初始剂量可一次4毫克，一日2次；吡格列酮（瑞彤）初始一日15~30毫克。非磺脲类促胰岛素分泌药除诱发胰岛素分泌，降糖作用快，其快速释放又快速关闭，对餐时、餐后血糖有显著控制作用。餐前空腹口服瑞格列奈（诺和龙）1~4毫克或初始时一次0.5~1毫克；那格列奈（唐力）一次60~120毫克，一日3次，主餐前20分钟左右或餐前即服。

2型糖尿病患者餐前出现了高血糖者如何选药？

如空腹、餐前血糖高，不管是否有餐后血糖高，都应考虑首选磺酰脲类促胰岛素分泌剂，或联合服用双胍类或胰岛素增敏剂。

磺酰脲类药作用"迅雷不及掩耳，价格低廉，优势独占鳌头"。其降糖作用确切，强度大，作用持续时间长，可控制餐前血糖，迄今为2型糖尿病者的首选治疗。降糖作用机制如下：①刺激胰岛素分泌，使血浆胰岛素水平增高；②改善胰岛素受体功能，增加周围组织对胰岛素的敏感性，干扰胰岛素酶对胰岛素的破坏，延长胰岛素半衰期和作用时间；③降低血脂肪酸和血糖水平；④抑制胰高血糖素的分泌。

有各种合并症的2型糖尿病患者如何选药？

（1）对确诊为冠状动脉疾病和2型糖尿病者，应接受羟甲戊二酰酶还原酶抑制剂（他汀类）治疗；对所有 2 型糖尿病与其他心血管病高危因素（高血压、吸烟、左心肥厚、55 岁以上患者）均应在口服抗糖尿病药的同时接受阿托伐他汀一日 20 毫克，或洛伐他汀一日 40 毫克，或普伐他汀一日 40 毫克、辛伐他汀一日 40 毫克。

（2）对糖尿病合并肾病者可首选格列喹酮（糖适平、糖肾平），其不影响肾功能，发生低血糖反应的概率小，由肾脏排泄率不及 5%，适用于糖尿病合并轻、中度肾功能不全者，一次 30 毫克，三餐前各服一次，也可一次 15 毫克，一日 3 次。鉴于胰岛素增敏剂可改善异常类脂代谢，抑制总胆固醇的吸收，降低血脂水平和类脂蛋白的比例，减缓糖尿病伴血管病变、糖尿病肾病的发生率，提倡尽早合并应用胰岛素增敏剂罗格列酮（文迪雅）或吡格列酮（瑞彤）。

（3）对糖尿病合并高血压者可合并应用血管紧张素转换酶抑制剂，其可改善胰岛素抵抗，对糖和脂肪代谢无不良影响，还可促进糖与脂肪代谢，且抑制心肌肥厚的发生，保善肾的血流动力学，减缓慢性肾病和肾脏损伤的发展。可选用福辛普利钠一日 10 毫克，赖诺普利一日 10 毫克。

（4）对于老年患者，因对低血糖的耐受能力差，不宜选用长效、强力降糖药，而应选择服用作用中短程、方便、降糖效果温和的降糖药，如服用格列齐特（达美康）不易发生低血糖，又可降低血小板黏附性，减缓动脉损伤和血管并发症，一次 40～80 毫克，一日 2 次，于早、晚餐前 30 分钟服用，最大剂量一日 320 毫克；或如瑞格列奈（诺和龙）一次 1～4 毫克或初始时一次 0.5～1 毫克，一日 3 次，于餐前 20 分钟服用。对儿童来讲，1 型糖尿病用胰岛素治疗，2 型糖尿病目前仅有二甲双胍被批准用于儿童。

另外，对经常出差、进餐不规律的病者，选择每日服用一次的药物如格列美脲（亚斯利）则更为方便、合适，依从性更好。

二甲双胍真的有肾毒性吗？

二甲双胍曾有一个"兄长"，叫作苯乙双胍，服用后因组织中葡萄糖无氧酵解增加而产生大量乳酸，少数人能引起严重的乳酸性酸血症、昏迷或低血糖，发生后致死率约50%，此也是我国淘汰苯乙双胍的原因。

二甲双胍虽与苯乙双胍"师出同门"，但其安全，不良反应仅为其他双胍类药的1/50，乳酸性酸血症的发生率不及万分之一，且清除迅速（1天内消除90%），在肝脏内也不聚积（几无肝毒性），二甲双胍在促进葡萄糖转化为乳酸的同时又能促进乳酸的氧化。因此，极少诱发乳酸酸中毒。

二甲双胍主要经肾脏（肾小管）排泄，轻、中度肾病的糖尿病人服用是安全的。大量研究结果证实：二甲双胍没有肾毒性，在正常剂量下服用不会伤及肾脏。

但二甲双胍对肾功能不全（血肌酐水平男性＞1.5毫克/分升，女性＞1.4毫克/分升或肾小球滤过率＜60毫升/分钟）、肝功能不全者、心功能衰竭（休克）、急性心肌梗死及其他严重心肺疾病、严重感染或外伤、大手术、临床有低血压和缺氧、急性或慢性代谢性酸中毒，包括有或无昏迷的糖尿病酮症酸中毒者禁用。

因此，对待药品不良反应一分为二，既留心二甲双胍对肾脏的影响，但又不"风声鹤唳"，一见到"蛋白尿"就停用二甲双胍的做法是没有科学依据的。

长期服用二甲双胍的人真的需要补充维生素吗？

长期服用二甲双胍有可能与维生素 B_{12} 缺乏有关，在长期服用二甲双胍治疗的糖尿病患者，尤其是伴随贫血或周围神经炎病变者，需要补充维生素 B_{12}，一日 100～200 微克，并需定期检测维生素 B_{12} 的水平。

糖尿病患者是否需要用抗血小板药治疗？

鉴于糖尿病者出现动脉粥样硬化等大血管病变的危险性大于非糖尿病者的3倍以上，且发生较早和进程极快，其中80%死于心、脑血管疾病，尤其是心血管疾病（急性心肌梗死、心绞痛）。糖尿病患者的血脂异常（血脂异常可加重胰岛素抵抗和胰岛 B 细胞功能缺陷）、高凝血状态是发生大血管病变的重要原因。一项大型临床试验证明，阿司匹林可有效预防包括脑卒中、心肌梗死在内的心脑血管不良事件。阿司匹林已被推荐用于糖尿病和非糖尿病者的一、二级预防。无论是青年或中年、既往有或无心血管疾病、男性或女性，以及是否存在高血压，应用阿司匹林均可使心肌梗死发生率降低约30%，脑卒中发生率降低约20%。所以，对糖尿病者而言，在控制血糖同时，综合控制各种心血管病的风险因素，才能降低心血管病的发生和死亡率。美国糖尿病协会2016年指南推荐：基于最新证据，将女性者服用阿司匹林的年龄标准从60岁及以上降到50岁及以上的人群。

什么时候服用降糖药最合适？

（1）餐前0.5小时　格列本脲、格列吡嗪、格列喹酮、格列齐特等药的降糖作用不依赖于血糖水平，需服后30分钟起效，约2小时达到降糖高峰，进食时间正好是药物起效的时间，伴随食物的消化吸收，药物的作用也同时增强，在餐后2小时左右达到降糖峰值，以利于餐后血糖的控制。此外，磺酰脲类促胰岛素分泌剂的降糖作用迅猛，易出现低血糖反应，餐前服后不久进餐，也可延缓这个不良反应；瑞格列奈、那格列奈起效快，在空腹或进食时服用吸收良好，餐后给药（脂肪餐）可影响吸收，使血浆达峰时间和半衰期延迟。如服用上述药的缓释、控释制剂，建议早餐前30分钟顿服或第一次正餐前30分钟服用。

（2）餐中　二甲双胍可全面兼顾空腹、餐后血糖，作用与进餐时间无关，但其不良反应主要是胃肠不适，包括恶心、呕吐、腹泻、腹胀等，为减少上述反应，可随餐服用（部分患者可在餐后服用，但服用肠溶制剂宜在餐前30分钟）。阿卡波糖、伏格列波糖应在就餐时随第1~2口饭吞服，以增强降糖效果（餐中有双糖的靶标），并减少对胃肠道刺激（腹痛、腹胀、肠鸣音亢进），减少不良反应，增加患者依从性。中国人食谱中以碳水化合物（馒头、米饭、面条、包子）为主，由多糖、双糖转化为葡萄糖（单糖）数量较多，阿卡波糖等主要

抑制小肠的 α- 葡萄糖苷酶，延缓食物中多糖、双糖转化可吸收的葡萄糖（单糖），餐后服用其糖转化过程已近结束，错过最佳的作用时间，疗效减弱。格列美脲在早餐或第 1 次就餐时服。

（3）餐后 0.5 ~ 1 小时　与进餐无关，食物对药物的吸收和代谢影响不大的药物可在饭后口服，如罗格列酮。

注射胰岛素后什么时候就餐合适？

（1）一般注射胰岛素后 15 ~ 30 分钟就餐较为适宜，但不同情况下注射胰岛素的时间可调整。注射时血糖高，选择腹部注射稍深一些，适当延长注射和进餐的间隔；注射后不能按时就餐，选择上臂或臀部，注射浅一些；注射时血糖正常，可选择任何部位，正常进餐。

（2）腹部注射吸收最快，其次为前臂外侧，再次为股外侧、臀、双上臂外侧，均是注射适宜的部位。最好每一次注射时都变换注射部位。

（3）两次注射点要间隔 2 厘米，以确保胰岛素稳定吸收，同时防止发生皮下脂肪营养不良。

（4）使用诺和笔注射完毕后，针头应在皮下停留 5 秒，以保胰岛素完全注入。

（5）胰岛素是一种蛋白制剂，需保存于冷暗处（2℃ ~ 8℃），并避免日光直接照射，最好放在冰箱冷藏室中，如过冷（冷冻）、过热、日光直射和振动，都会影响胰岛素的质量和效价。如果发生冻结、沉淀、凝块或色泽变黄等就不能再用了。

使用胰岛素后出现了夜间低血糖、早餐前高血糖该怎么办？

夜间（晚餐）或睡前应用胰岛素的剂量过大或作用过强，导致夜间出现低血糖反应后，人体为了自身保护，大脑通过负反馈等调节机制，使具有升高血糖作用的激素（胰高糖素、生长激素、甲状腺激素、去甲肾上腺素、皮质醇等）分泌增加，血糖（早餐前）出现反跳性升高。表现为头痛、恶心、消瘦、尿糖和尿酮体不稳定（波动）、餐前血糖升高等现象，均可导致高血糖的发生。

出现上述现象时应采取下列措施：①减少睡前中效胰岛素的用量；②应用胰岛素闭环泵治疗，可依据患者的血糖高低自动调节胰岛素输入量；③睡前尿糖阴性或血糖接近正常水平者，可适当进食少量糖类；④积极改善胰岛素抵抗现象。

一旦发生了低血糖应当怎么办？

低血糖是糖尿病人最常见的并发症。其诱因是：①胰岛素使用不当、剂量过大，或应用混合胰岛素的短、长效之比不当，注射部位和深度不当；多发生在夜间、晨起或进餐前；②应用可引起低血糖或血糖紊乱的药品，或者联合或重复用药（部分中成药中含有降糖药成分）；③胰岛功能丧失，出现血糖不稳定；④糖尿病肾病；⑤运动过度或运动量增加；⑥口服降糖药，尤其是格列本脲（优降糖），在肾功能减退或老年人中易发生；⑦进食少或不及时进食，患者应定时定量进食；⑧饮酒直接导致低血糖，应避免酗酒和空腹饮酒。

轻中度低血糖者常出虚汗、心慌、心跳加快、头晕、颤抖（尤其是双手）、饥饿、下肢或全身无力。有的人还出现紧张、焦虑、恐惧、脸色苍白、怕冷、头痛、血压升高等表现；同时出现视力障碍、复视、听力减退、嗜睡、突然的性格改变（有时被误认为精神病）。严重低血糖者则失去定向力、语言含糊，如昏迷连续6小时以上可造成非恢复性脑组织损伤，甚至死亡。

低血糖发生后要紧急自救，立即喝蔗糖水或吃糖、巧克力、甜点心等含糖量大的食品，如自己不能自救可由亲友帮助喂糖水或食物（对由服用阿卡波糖、伏格列波糖所致的低血糖反应应喂葡萄糖水）。轻中度的低血糖一般在进食后15分钟缓解，如不能缓解要及时送医院静脉注射25%葡萄糖注射液。

骨质疏松症

骨骼有生命吗？

骨骼是有强度的，也是一个有生命的结构，伴随着身体的生长不断地更新，在儿童和青春期一直在增加，30多岁时达到峰值骨量，即骨骼发育的顶峰时期，骨吸收和骨丢失达到平衡。但到中年后，男、女约在40岁时便开始出现与年龄相关的骨丢失（且持续性丢失），尤其处于绝经期的妇女丢失速度会更快，导致骨质量降低、骨质变轻、更弱，失去应有的强度，常伴有骨质脆性增加，易发生骨折，导致骨质疏松症。所以，人在30岁之前将钙补足，以获得最佳峰值骨量，是预防骨质疏松的最为有效的办法。

骨质疏松症爱找谁？

由于生理（年龄、绝经期）和病理（运动损伤、炎症、代谢内分泌疾病）等原因使骨组织中的钙丢失、骨空隙增加、机械性能下降，诱发病理性骨折。骨质疏松症爱找女性，尤其是上了年纪的女性（瘦小老太太），爱找缺钙的女性、爱找久坐不运动的女性（软件工程师、编辑）、绝经期早的女性、减肥者（营养不良、缺钙、缺乏蛋白质）。

诱发骨质疏松症的病因有：①膳食不合理，食物中长期缺钙、磷或维生素 D；②妇女在停经或切除卵巢后，体内一种能保持骨质强硬的激素——雌激素的分泌减弱；③妊娠及哺乳期妇女会大量流失钙；④活动量小，户外运动少；⑤大量和长期饮酒、喝咖啡、吸烟；⑥长期服药（糖皮质激素、甲状腺激素、抗肿瘤药、抗凝血药、抗癫痫药、抗惊厥药、免疫抑制剂等）也可引起的骨质疏松症，尤其是糖皮质激素。

骨质疏松症有哪些征兆？

骨质疏松在早期是个"寂静的杀手"，可到了晚期却不安宁了，带来了骨痛、骨折、驼背、矮小等诸多问题。骨质疏松症者主要症状是胸、背、腰、膝等部位疼痛，早期是腰背酸痛或不适，后期可遍布全身，时轻时重，活动量大或劳累时疼痛加重，但休息后缓解。腰背后伸受限。严重者可驼背身高变矮。另易引发骨折，或活动受限，甚至持拐。

（1）身体姿势可出现圆背或凹圆背？（有，因骨质疏松可引起骨结构松散，强度减弱，原有呈立柱状的椎体，每个约高2厘米，受压变扁后每个椎体可减少1~3毫米，因此由于24节的椎体缩短可使身高缩短或者驼背。）

（2）进行骨密度检查结果如何？（可能低于同性别骨峰均值。）

（3）胸背、腰膝等部位是否疼痛？（其中胸背疼痛约占57%，背痛占15%，胸背疼加下肢痛占18%，四肢无力占10%。）

（4）是否有下肢肌肉痉挛，指（趾）甲变软、变脆和易裂的情况？（有，常在夜间发生肌痉挛。）

（5）早期进行雌、雄激素水平检查如何？（雌、雄激素水平可能低于同性别的均值。）

（6）身高是否会缩短或驼背？（易出现椎体变形，椎体缩短，身体缩短至3~4厘米。）

（7）易发生病理性骨折，其特点为：①外伤史不明显；②骨折发生的部位相对地比较固定；③胸腰椎压缩骨折，如发生于胸10、胸11可以无明显症状，患者不感觉疼痛，但到胸12到腰椎1~3因为是脊柱活动较多的部位，可出现疼痛。

骨质疏松症为绝经后女性设了"两道门槛"

依据病因，可分为原发性、继发性、特发性骨质疏松。其中原发性骨质疏松与自然衰老过程中人体组织器官系统退行性改变在骨骼系统出现的症状，包括妇女绝经后骨质疏松和老年性骨质疏松。前者主要与绝经后雌激素不足有关，而后者主要与增龄衰老有关。骨质疏松有点"欺女怕男"，对女性有"两道门槛"，一是50岁后妇女的经绝期，二是步入70岁后的老年期，分别经历着雌激素分泌减退和成骨细胞活动减弱，比男性有更多的钙流失。两类骨质疏松的主要特点见表1-15。

表1-15 妇女绝经后骨质疏松与老年性骨质疏松症的主要特点

内容	妇女绝经后骨质疏松	老年性骨质疏松
年龄	50～70岁	70岁以上
男女之比例	1:6	1:2
骨量丢失	主要为松质骨	松质骨、皮质骨
骨丢失率	早期加速	较缓慢
骨折	椎体为主	椎体、股骨上端
甲状旁腺激素（PTH）	正常或稍低	增加
骨化三醇	继发性减少	原发性减少
骨矿化不良	基本没有	常伴有

老年人和绝经后女性怎样治疗骨质疏松症？

（1）老年性骨质疏松症 可选择钙剂、维生素 D 或一种骨吸收抑制剂（以双膦酸盐，尤其是阿伦膦酸钠）的"三联药物"治疗，为目前较为公认的治疗方案。联合应用的疗效协同或加强，对老年人能够降低甚至逆转骨丢失，增加骨密度，降低骨折的危险性。

（2）妇女绝经后骨质疏松 在基础治疗即钙剂＋维生素 D 上，联合雌激素或选择性雌激素受体调节剂治疗。其理论基础在于：①无论男性、女性，性激素均明显影响终身的骨健康。②雌激素受体调节剂治疗可有下列益处：减轻绝经期妇女血管运动失常的症状和泌尿生殖器的萎缩；减少脊柱和髋关节发生骨折的危险性；维持绝经期妇女脊椎骨密度；提高绝经期妇女的生活质量，减轻疼痛和缓解症状；使尿失禁、牙齿脱落、体重增加和腹部肥胖明显减少。③雌激素受体调节剂联合应用孕激素可预防子宫内膜癌。

此外，降钙素可用于妇女绝经后骨质疏松的治疗，推荐降钙素，一般一日 100U 皮下注射，或 200U 鼻吸入。或依降钙素肌内注射用于骨质疏松症所引起的疼痛，一次 10U，一周 2 次，或一次 20U，一周 1 次。

骨质疏松者的骨密度低能找补回来吗？

不可能！钙并非以离子和分子的形式被吸收存在人体骨骼内，必须与蛋白结合后才容易吸收，并要把钙沉降到骨骼中。因此，骨质疏松并非身体内缺钙，而是骨骼中缺钙，光吃药补钙不行，因为骨骼并非由单纯钙组成的，而是由胶原、蛋白质、酶、多糖、碱性磷酸钙、磷等组成。人体内有自己的"骨库"，大约 35 岁之前，由食物中补充的钙可存入"钙银行"，而 35 岁后钙就开始慢慢地流失了，四五十岁后，由于食物中补充的钙只能应付每日的尿钙排泄，每日排除钙大约有 10g，而非补充到骨骼中。

骨质疏松者希望在治疗后骨密度有大幅度回升甚至正常是不太可能的，因为没有一种药可以做到恢复骨密度。骨质疏松者只要坚持治疗，不再继续发生骨丢失恶化，不发生骨折就算成功。

补钙能止住骨痛吗？

不可能！某些广告上说"吃了 5 片钙片，骨头不痛了，路也能走了"，其实是一种误区。足量钙摄入对骨生长发育起着重要的作用，钙剂对维持老龄化有关的皮质骨骨量，使其丢失相对地减少有一定作用。但其一不具镇痛作用；其二吸收后存在于血浆中，构成"血钙"，必须在维生素 D、降钙素、甲状旁腺激素、雌激素或雄激素的帮助下，进入和沉积于骨骼中，以羟基磷灰石及无定形胶体磷酸钙的形式分布于有机基质中，增加骨强度；其三钙在体内吸收随着钙的摄入量增加而增加，但达到某一阈值后，摄入量增加，钙的吸收并不同步增加，人体对钙的需求量因年龄、性别、种族的不同而有差异。我国营养学会 2000 年对不同人群的每日适宜摄入钙量作出规定：1 岁以下幼儿 400～600 毫克，3 岁以下幼儿 600 毫克，4～7 岁儿童 800 毫克，

11～14岁少年1000毫克，18岁以上的成人800毫克，50岁以上1000毫克，妊娠中期妇女1000毫克，妊娠晚期妇女1200毫克，哺乳期妇女1200毫克。

此外，在计算给药剂量时应考虑到食物中钙的摄入，我国城市人口平均钙摄入量为一日490毫克。嗜酒者、吸收不良综合征者，一日钙摄入量应为1250毫克。

别把钙剂补到血管内膜上

补钙主要是增加血液中的钙，而并非直接进入骨骼中，而血钙只有进入骨骼中才能发挥作用。降钙素主要作用是抑制骨钙丢失于血液中，同时将血液中的钙沉降在骨骼中，从而增加骨钙量。鉴于老年人体内甲状腺C细胞分泌的降钙素极少，同时中老年骨质疏松者一般的血钙水平正常甚至偏高，但骨骼中缺钙。长期的血钙偏高会使钙在血管壁上沉积而易诱发血管硬化（钙化）、高血压、骨质增生、心脏病和高钙血症，危害极大，因此在补钙的同时，宜同步补充降钙素，能减少钙从骨骼中丢失的数量，促使血钙转移到骨骼里，有效地防治骨质疏松症，同时避免血钙过高而发生上述危险。

降钙素与甲状旁腺素作用部位相同，但功能却恰恰相反。降钙素能抑制或减少破骨细胞，促进成骨细胞，促使骨组织释放的钙盐减少，沉积的钙盐增加，因而有明显的降低血钙和镇痛的作用。正由于此，它才被命名为降钙素。

降钙素降低的是血钙，同时增加的是骨骼中钙盐的沉积，使骨骼更加坚固。中老年人甲状腺C细胞所分泌的降钙素极少，发生骨质疏松症很常见。而降钙素能减少钙从骨丢失的数量，同时促使血钙转移到骨骼里。虽说降钙素本身不含钙，却可以治疗骨质疏松症，补充骨钙。但儿童的甲状腺C细胞分泌适宜的降钙素，因此不需要额外补充。

补钙时需要注意哪些问题？

（1）补钙的同时宜补充维生素D，钙剂＋维生素D是骨质疏松的基础治疗方案。

（2）应选用含钙量高、溶解和吸收好、生物利用度好、制剂溶出度也好的药。有些钙剂在体液中不被溶解，反在器官内堆积沉淀，造成肾和尿道结石。

（3）食物中尤其是果蔬中含有过多的草酸和磷酸盐，与钙可以形成不溶性的钙盐，使钙吸收减少；食物中的脂肪（脂肪酸）可与钙形成二价钙皂，也会影响钙的吸收，因此补钙宜错开进食的时间。

（4）补钙不宜过多，钙过量主要危害是增加肾结石的危险性，并引起乳碱综合征和干扰铁、锌、镁、磷等元素的吸收和利用。

市场上能买到的常用钙剂有哪些？

市场上常用的钙剂如表1-16。

表1-16　常用的钙剂品种与含钙量表

药品名称	含钙量	吸收率	剂量	品牌和剂型举例
乳酸钙	13%	30%，吸收好但慢	成人一次0.5~1g，儿童0.3~0.6g，一日2~3次	钙素母片、钙中钙
碳酸钙	40%	30%	一次0.5~2g，一日3次	乐内片、健骨钙、协达力、纳诺
葡萄糖酸钙	9%	27%，溶解度好	成人一次0.5~2g，儿童一次0.1~0.5g，一日3次	特乐定、多种钙糖片、盖宜生
枸橼酸钙	21%	30%，溶解性好	一日0.3~2.0g	美信钙、司特立

续表

药品名称	含钙量	吸收率	剂量	品牌和剂型举例
碳酸氢钙	25%	30%	一次300~900毫克一日3次	—
氧化钙	71%	碱性大	一次300~900毫克	盖天力、活性钙活力钙
苏糖酸钙	13%	—	一日600毫克，儿童300毫克	巨能钙
氨基酸螯合钙	—	—	成人一日1000毫克，儿童500毫克	乐力胶囊

钙剂与维生素 D 的复方制剂有碳酸钙、维生素 D_3（迪巧、钙尔奇日、凯思立 D_3、逸得乐），钙剂和维生素 D_3 的剂量不等，但作用大致相同。

一天之中什么时候补钙最好？

何时补钙？一天分几次？是在餐前还是餐后、晨起或睡前？可与什么食品搭配？这是人们常疑惑的问题。单纯钙剂不会以分子形式被吸收，人体进食钙剂后均要在胃液经胃酸溶解成钙离子才被吸收，而胃酸的分泌取决于神经调节和人体生物钟规律，更重要的是进餐时间。人体每天分泌的胃酸大约 1500~2000 毫升，而溶解 200 毫克的碳酸钙则需胃酸 316~632 毫升，因而不可能在有限的时间内有充足的胃酸把钙离子化，尤其是儿童和老年人的胃酸分泌更少。因此，把钙剂分 2 次餐后服用或与进餐同服，伴随食物的刺激分泌大量胃酸分泌会有利于钙剂的溶解，同时又可中和钙剂的强碱性，减少钙剂对胃黏膜的刺激性。

依据上述原因，补钙同时喝牛奶实属不宜。牛奶中含丰富的钙，每 100 毫升含钙约有 120 毫克，单纯喝奶已经使钙吸收接近或达到饱和，再行补钙纯属浪费，过量的钙可导致胃肠钙吸收下降；再者，钙剂与牛奶混合后可致牛奶中的大分子胶质发生变性，形成絮状沉淀，影响牛奶的口感和吸收。而糖和酸性饮料（枸橼酸、果酸）可增加钙剂的吸收，钙与糖或能降解为糖的食物同服，则有利于吸收。

在时间上，以睡前补钙为好。主要是因为：①血钙水平在夜间较白日为低，夜间或清晨的低血钙水平可刺激甲状旁腺的分泌，使骨钙（钙库）的提取和分解速度加快；②体液调节可使体内多余的钙由尿液中排出，人体在1天内均由尿液中排钙，尿液钙在白天可由食物中补充，而到夜间尿钙依然形成，但又没有食物补充则只能动用钙库，因此相对白天而言，于睡前补钙，既能保证生理需要，又可阻止夜间动用人钙库过程，减少骨质疏松的发生；③睡前服用可使钙剂得到更好的吸收。

防治骨质疏松，除了补钙还应注意什么？

（1）补钙要多吃含钙的食品，乳制品是含钙最丰富的食品。此外，像虾皮、海带、大豆、干酪、酸奶、杏仁、果仁、鱼子酱中含钙也十分丰富。新鲜的绿色蔬菜中，如油菜、芹菜、菠菜，含钙也多。中成药的补肾疗法发挥了中医学的特色，疗效好而不良反应较少，可选用，或与钙剂相互替代。

（2）阳光和运动有助于骨质疏松症的预防。阳光可参与制造维生素D，即使不能行走的人也应尝试着每日到室外坐几分钟，婴儿和儿童要每日晒晒太阳，在阳光下不要用衣物完全包裹住身体。

（3）运动有助于保持骨骼强壮，也益于钙剂和维生素D的吸收，因此每日应进行有规律的、持久和适宜的运动。

（4）少饮酒，戒烟，尽量少喝咖啡，少服镇静催眠药。

糖皮质激素可能毁骨吗？

可以。依据《科学时报》2006年的报道：对于任何一位应用糖皮质激素治疗关节炎、感染、白血病或其他自体免疫疾病者，均会削弱骨骼的强度。最近，一项研究成果表明，糖皮质激素之所以能够抑制人体结实的新骨形成，原因在于它可使一种分解旧骨细胞失去功效。在治疗哮喘、风湿性关节炎和其他许多炎症及自体免疫疾病时，临床都会应用高剂量的糖皮质激素。接受过移植手术的患者往往也会使用激素来防止器官排异反应。但是在应用激素疗法的第1年中，患者骨质量会损失12%，之后还将每年损失3%的骨头。科学家们推测，这是由于激素药干扰了骨的重建过程，一种破骨细胞持续分解老的骨骼，与此同时，一种造骨细胞则形成新骨（其中旧骨必须首先被分解掉，否则附加的新骨质量将大打折扣）。

糖皮质激素导致骨股头坏死，原因在于：①激素导致骨髓内脂肪严重蓄积，造成骨内高压血流下降，减少成骨细胞组代细胞的来源，使骨坏死重建和修复十分困难；②激素可增加血小板增加，血液凝固增加，血液黏滞性增加，在末梢小动脉发生动脉栓塞，同时静脉淤滞，骨内压增加，骨内灌注下降，组织缺氧、水肿，加重循环障碍，最终导致骨细胞缺血坏死，骨骼坏死有明显的时间滞后性，膝、踝、股骨头最为常见，也可见于上肢肩关节和下肢承重关节。

🔲 骨质疏松患者为什么会同时发生骨质增生？

骨质疏松与骨质增生（骨刺）虽是两种截然不同的病变，但两者有共同的发病基础——缺钙。当人步入老年，降钙素分泌减少，使骨丢失增加，造成骨钙丢失严重，引起骨质疏松。此时，骨骼中的钙游离到血液中，血钙的浓度不低反高，久而久之，骨骼中明显脱钙，使血液、血管和脑组织的钙含量增加，这种反常现象称为"钙迁移"。大量的骨钙迁移堆积到血液和骨关节中，变成不具备活性的结合钙，导致动脉粥样硬化、结石、骨质增生、骨质疏松等多种疾病。

🔲 怎样把血钙沉降到骨骼中？

补钙主要是增加血液中的钙，而并非直接进入骨骼中，而血钙只有进入骨骼中才能发挥作用。人体的降钙素主要作用是抑制骨钙丢失于血液中，同时将血液中的钙沉降在骨骼中，从而增加骨钙含量。中老年骨质疏松者一般的血钙正常甚至偏高，但骨骼中缺钙。长期的血钙偏高会使钙在血管壁上沉积而易诱发血管硬化、高血压、心脏病；钙在脑组织中沉积会导致老年期痴呆；钙在关节、韧带等部位沉积会造成骨质增生、骨性关节炎；钙在尿液和胆汁中会形成泌尿、胆道结石等。总而言之，中老年人长期血钙过高的危害极大，因此在补钙同时，宜同步补充降钙素。既将补钙与补充降钙素相结合，可能有效的防治骨质疏松，同时又避免血钙过高而发生上述疾病的危险。

由于降钙素的分子量极小，又属于小分子的多肽，如口服进胃，立即被胃酸等消化液体所分解、消化而失去药效，但降钙素在鼻黏膜可完全吸收，鼻黏膜上有丰富的毛细血管，鼻黏膜的皱褶如完全打开后面积约为1平方米，人体每日仅喷入20微克，对吸收如此小量的降钙素上，鼻黏膜是完全可以胜任的，因此喷入鼻腔1次降钙素的疗效等于甚至优于注射一针的疗效。同时，喷鼻剂可避免注射而易发生过敏的缺点。经过20多年数以亿计的人次应用，证实降钙素喷鼻剂可有效地治疗腰腿、躯干、四肢、颈肩疼痛。降钙素在用药后大约10分钟开始在全身组织中发挥作用，在体内完全消失需近4小时。对已发生骨折等症状的严重患者，应用降钙素可分为2次使用，即早、晚各1次。

🔳 该怎样给宝宝们补钙？

最好的钙源是母奶，母乳中每100毫升中含钙仅有34毫克（牛奶100毫升中含钙高达125毫克），但母乳中钙和磷的比例为2：1，最适于钙的吸收。因此，以母乳喂养的孩子不需要补钙。

当宝宝每天的维生素D或鱼肝油需要量得到满足时，1岁内母乳喂养的宝宝每天可从母乳中得到225～250毫克的钙，所以对6个月内母乳喂养的宝宝，并不强调额外补钙（母亲的乳汁足够）；而6个月～1岁母乳喂养的宝宝也只要稍微额外补充一些钙（1岁以下婴儿400～600毫克/日，3岁以下幼儿600毫克/日，4～7岁学龄前儿童800毫克/日）就够了，而这些通过添加含钙米粉等辅食就足够。在这种情况下，孩子如没有明显缺钙症状，就无须补钙。

但非母乳喂养、营养不良、缺乏钙源和维生素或阳光照射不足的孩子可能缺钙。孩子缺钙一般有下列症状：①去医院做血钙含量测定，血钙水平低于正常值；②孩子不易入睡，不易进入沉睡状态；入睡后多汗、啼哭、易与惊醒；③白天常出现烦躁，坐立不安；④囟门封闭不实，出牙迟缓或牙齿排列参差不齐；⑤学步迟缓；⑥有阵发性腹痛，但又查不出寄生虫，无消化不良、肠炎等病；⑦偏食或厌食；⑧指关节明显较大，指节瘦小无力；⑨经常抽搐；⑩指甲灰白或有白痕。儿童体内有甲状腺 C 细胞分泌降钙素，可以帮助把血钙沉降于骨骼中。因此，不需额外补充降钙素。但需要阳光或活动，冬天里最好把身体（头部、手脚）适当的暴露于阳光下（5 ~ 10 分钟），同时补充维生素 D、磷和蛋白质。此外，熬些燕麦、糙米、小麦胚芽、小米、玉米、大麦、小麦、荞麦和黑麦煮的粥，便能均衡地吸收到足够锌、镁、铜、锰、硒、纤维素和蛋白质，帮助小宝宝健康成长。

年龄就意味着软骨的磨损吗？

软骨半透明而富有弹性，薄薄地敷着在骨骼上，是骨与骨之间的"润滑剂"，在人体中起到承重负荷，缓冲压力、减少关节间骨骼摩擦等重要的作用。尤其是膝、肋、腰椎等关节。髌骨（膝盖骨）和股骨髁组成髌骨关节，正常的髌股关节关节两部分对合比较正常，各部位关节面受力比较均匀。但软骨损伤可以导致髌骨软化症。

人在 15 岁以前膝关节处于发育阶段，疼痛多发在膝关节附近，尤以所谓的小孩"生长痛"多见。15 ~ 30 岁膝关节处于"完美状态"，不知疲倦地用。但能缓冲冲击髌骨软骨仅厚 3 ~ 5 毫米，由于无神经分布，不知痛或疼痛 1 ~ 2 天自然好了，所以在 15 ~ 50 岁很长一段时间无"预警信号"。30 ~ 40 岁有轻度磨损，为脆弱期，可出现短期的膝关节酸痛，不引人注意。40 ~ 50 岁经常在走远路后，膝关节就出现酸痛，应该开始保养关节了。50 岁以上膝关节疼痛常发而明显，软骨快全层磨损，关节炎开始发生（它是髌骨软骨的"使用寿命"接近终点的信号）。人的膝关节软骨退变，在 30 岁以后就开始了。45岁以下人群骨关节炎患病率仅为2%，而65岁以上人群患病率高达68%，可见自然磨损进展慢，不正常磨损才致病，所以对膝关节的保健应及早进行。

软骨是可能再生的，但软骨组织内无滋养血管、血液，关节液缺乏营养、细胞繁殖力差且缺乏徙迁力。因此，修复功能差且时间很长，同时需要糖胺多糖、明胶、透明质酸、胶原、软骨素和蛋白。

🔲 我们如何保护软骨？

（1）保持良好体姿，躺下时膝盖的负重几乎是零；站里和走路时负重约是上半身体重的1~2倍；上下坡或上下阶梯的时候，是3~4倍；跑步时，则是4倍；打球时，膝盖的负重大约是6倍；下蹲和跪地时，膝盖的负重约是8倍。

（2）减肥保持适宜的体重，以减轻作用于膝关节上的承重力。

（3）避免不科学的持续性的蹲位和剧烈的运动，如骑车、爬山、爬楼梯等膝关节屈曲位负重用力地锻炼。

（4）锻炼股四头肌，大腿股四头肌内侧头在膝关节最后30度伸直和锁定膝关节、保持膝关节稳定性方面起着重要的作用。它的强壮和发达有利于稳定膝关节，减少膝关节内不正常的撞击，减少骨性关节炎发病率，保持膝关节的正常。因此，经常锻炼股四头肌（平直的躺在床上，利用双脚作伸展运动），有利于关节的修复。

（5）保暖（热敷或理疗），骨科疾病适宜保暖，温度可激活酶的活性，促进软骨的修复。

（6）改变足底着地（以足尖着地）的姿势，转换骨组织的角度，减少关节磨损。

（7）多食优质的蛋白质。

（8）服用硫酸软骨素、氨基葡萄糖（氨糖软骨素）、胶原蛋白，或关节腔内注射透明质酸。

🔲 万一发生了病理性骨折，应该怎样紧急处理？

骨质疏松者有时可发生病理性骨折，在发生后宜及时处理：

（1）骨折发生后有组织出血者，首先要清除可见的污血或污物，在出血端的上端用毛巾或布带加压包扎，但不要捆扎太紧，以不出血为度，并每隔1～2小时放松1次，一次1～2分钟。上肢捆扎的止血带应在上臂的上1/3处，以避免损伤桡神经。

（2）注意固定，上肢骨折可以用木板、木棍或硬纸板进行固定，后用绷带和绳子悬吊于颈上；下肢骨折可以用木板、木棍固定，也可将双腿捆绑在一起；骨盆骨折，用宽布条捆扎住骨盆，患者仰卧，膝关节半屈位，膝下垫一枕头或衣物，以稳定身体；胸部、腰部或脊椎骨折，必须由多人同时托住头部、肩部、臀部和下肢，平托于担架上，运送患者时，须由护送的人扶住头部。

（3）骨折后的断肢（指）应将离断肢（指）争取在24小时内用清洁衣物包好一起送医院，如离医院较远，可用冰箱保存断肢（指），但禁止沾水，以争取断肢（指）再植成活。

（4）注意保暖、保护，避免感染，及时护送到医院。

肥胖症

🏥 人为什么会发胖？

当人进食的热量多于消耗量时，营养的成分最终转化为脂肪储存在体内，超过正常体重的20%时即为肥胖症。肥胖可发生于任何年龄段，以大于40岁者较多，其中女性的发生率偏高。肥胖症分两类（单纯性、继发性），前者以肥胖为主，不伴明显的神经和内分泌功能的改变，但有代谢调节的障碍，最为常见。后者常继发脑炎、脑膜炎、脑瘤、垂体疾病、肾上腺皮质亢进、甲状腺功能低下、胰岛素分泌过多等疾病。

单纯性肥胖以营养过剩、活动太少为主要原因。还与遗传、饮食、生活、精神、代谢因素也有密切关系。据有关调查表明，80%以上肥胖者的父母双方或一方为肥胖者，其中以父母都为肥胖者的发生率为高。食量大，喜吃甜食和油煎炸食、嗜酒、年龄增长代谢减慢者易于肥胖。由于精神压力以进食作为解除精神紧张、烦恼等手段来取得心理上平衡者同样可致肥胖。饮食过量也可致使肥胖。突然停止体育锻炼和慢性病长期卧床后也可引起肥胖。饮食过量也可致使肥胖。

利用公式计算一下您是否属于肥胖

对肥胖症的界定有一个固定的公式：男性身高（cm）减去100等于体重（kg），女性身高减去100乘于0.9等于标准体重。但当超过标准体重10%时，为轻微肥胖；长期超过20%时，即为肥胖症。

近年来，由亚太地区著名的肥胖症治疗专家组成的国际委员会在香港制定了亚太地区人口肥胖症的标准。对亚洲人来讲，当体重指数（BMI）即人体的体重与身高平方的比例（kg/m^2）超过23时，便是肥胖。而对欧洲人来说，BMI指数要大于25。BMI=体重除以身高的平方值（kg/m^2）。如体重为100kg，身高为1.80m，则BMI为30.9。最近，我国专家依据国人的特点，制订了我国的标准（腰围），男性<90cm，女性<86cm。

诊断肥胖有标准吗？

肥胖诊断的参考标准见表1-17。

表1-17　肥胖诊断的参考标准表

类别	体重指数（BMI）	腰围/cm 男性	腰围/cm 女性	健康危险（肥胖症并发症）
体重过轻	<18.5	<90	<80	低度
体重正常	18.5~20	<90	<80	一般
体重正常	18.5~23	>90	>80	轻度增加
体重超重	23~25			轻度增加
肥胖前期	23~29.9	<90	<80	轻度增加

续表

类别	体重指数（BMI）	腰围/cm		健康危险（肥胖症并发症）
		男性	女性	
肥胖前期	23～29.9	＞90	＞80	中度增加
1级肥胖	30～34.9	＜90	＜86	中度增加
1级肥胖	30～34.9	＞90	＞86	高度增加
2级肥胖	35～39.9	＜90	＜86	高度增加
2级肥胖	35～39.9			极高增加
3级肥胖	40			极高增加

肥胖症的综合治疗有哪些措施？

（1）饮食疗法　控制饮食是治疗肥胖的主要手段，建立正确的饮食行为，合理的饮食控制，养成习惯于空腹的感觉或只进食八分饱的习惯；进餐时细嚼慢咽；对甜薯、马铃薯、藕粉、果酱、果汁等甜食尽量少吃；主食以粗、细杂粮混用；适当提高蛋白质的摄入量；宜用植物油，少食奶油、黄油、猪油等动物油；要给足量的维生素和食物纤维；少食盐、戒烟、戒酒；一日3餐要定时定量，单纯性肥胖者早餐多吃些，晚餐少吃些。各餐热量的分配大致为早餐占30%，午餐占35%、晚餐占25%、两次加餐各占5%。

（2）体育疗法　初始可慢跑、打太极剑、爬山；进而打球、长跑、体育器材训练或体力劳动。近来对一批肥胖者监测研究，发现在餐后45分钟，以每小时4.8千米的速度散步，最利于减肥。餐后2～3小时散步20分钟，减肥效果更佳。

（3）**药物疗法**　奥利司他（赛尼可）一次120毫克，一日3次，餐后1小时或随餐同服。中成药可选用防风通圣散，一日3～5克，连续 3～6 个月。另外，也可服用二甲双胍，初始一次 500 毫克，一日 2 次，后增至一日 3 次，最大日剂量为 200 毫克。

（4）**经皮给药**　皮肤具有吸收功能，有些药可以穿透皮肤，到达组织和脂肪细胞而发挥作用，或使脂肪裂解，或使脂肪转运，达到减肥的目的，使腰、腹围缩小。

（5）**其他疗法**　桑拿浴疗法，一日 1 次；针灸或按摩有一定的疗效，重度肥胖活动困难，影响日常生活者可行器械减肥、脂肪抽吸减肥术。

痛风

痛风与喝酒吃肉的关系密切吗？

痛风又称为"帝王病"，的确与"酒肉"有密切的关系。历史上许多帝王将相如德国首相俾斯麦，法国皇帝路易十三、路易十六以及中国的商纣王、成吉思汗均罹患过痛风。

痛风是体内代谢物嘌呤代谢异常所致，主要表现有：

（1）持续的血尿酸和尿尿酸水平升高。

（2）过多的尿酸钠从超饱和细胞外液中沉积于组织或器官（中枢神经系统除外），主要在关节、滑膜、肌腱、肾及结缔组织等处沉积，形成痛风结石。

（3）痛风在急性期有剧痛，发病急似刮风、快重而单一，病变并非对称性。数日可自行缓解，但反复发作，间期正常反复发作可逐渐影响多个关节。

（4）多以单个关节炎发作，整个关节可呈紫红色；以第 1 跖趾关节痛或肿胀最为常见，大关节受累时可有关节积液。出现发作性的单、多关节的红肿热痛、功能障碍的急性关节炎、肾绞痛、血尿、肾功能损害等。

（5）关节软骨边缘破坏，骨质有凿蚀样缺损，最终可造成关节畸形和功能丧失。

痛风在欧美、日本的发病率较高，年龄多在50岁以上。由于饮食结构的改变，我国近年来高尿酸血症和痛风的发病率急剧上升，分别由1998年的10.1%和0.34%升至2003年的13.3%和1.33%。

人在正常情况下，嘌呤合成与分解处于相对平衡的状态，尿酸的生成与排泄也较恒定。正常人血浆中尿酸含量为0.12~0.36mmol/L（2~6毫克/分升）。其中男性平均为0.27mmol/L（4.58毫克/分升），女性平均为0.21mmol/L（3.58毫克/分升）左右。

当体内核酸大量分解（白血病、恶性肿瘤等）或食入高嘌呤食物时，血尿酸水平升高，当超过0.48mmol/L（8毫克/分升）时，尿酸钠盐将过饱和而形成结晶体，沉积于关节、软组织、软骨及肾等处，而致关节炎、尿路结石及肾疾患，称为痛风。

罹患痛风的危险因素有：①饮食习惯：酗酒、进食高嘌呤饮食等；②遗传与肥胖：有家族遗传史及肥胖者；③共患疾病：高血压、高血脂、动脉粥样硬化、冠心病、糖尿病、肥胖症；④用药诱发：服用噻嗪类利尿剂、胰岛素、青霉素、环孢素、阿司匹林等；⑤创伤与手术：外伤、手术等。

🩺 高尿酸血症与痛风有何区别？

高尿酸血症是指37℃时，在正常嘌呤饮食状态下，非同日2次空腹血清中尿酸含量，男性超过420μmol/L（70毫克/升），女性超过357μmol/L（60毫克/升）。高尿酸尿症是指低嘌呤饮食5日后，留24小时尿样检测，尿尿酸排出量>3.6mmol/d（600毫克/日）。上述浓度为尿酸在血液的饱和浓度，超过时尿酸盐即可沉积在组织中，造成痛风组织学改变。高尿酸血症及高尿酸尿症均可使尿酸在肾组织沉积，导致肾损害，称为尿酸性肾病。主要有三种类型：①慢性尿酸性肾病；②泌尿系尿酸结石；③急性尿酸性肾病。表现为肾结石-间质性肾炎、肾衰竭、肾小管酸中毒。高尿酸引起靶器官损害致肾小管间质损害、高血压及心血管病。高尿酸血症与痛风主要区别在于：

（1）无症状、无痛风石的高尿酸血症≠痛风病。

（2）痛风发病的先决条件是有高尿酸血症。

（3）约有 5%～12% 的高尿酸血症者最终发展为痛风。

痛风有哪些症状？

痛风症状的表现部位在关节和肾，尿酸钠的结晶可引起粒细胞浸润，导致关节炎症和疼痛。

（1）急性关节炎期　起病较突然，发作的单个关节出现红、肿、痛、热和功能障碍，常在夜间发作，疼痛在 6 小时内可达高峰。常见部位为跖趾关节，约占半数；其次为踝、足跟、腕、指关节等。在老年人中，手关节受累较多，表现为完全不能负重，局部肿胀，皮肤呈紫红色。发作间歇至少有 1～2 周的完全缓解期。

（2）慢性关节炎期　反复发作，未治疗或治疗不彻底者，可表现为多个关节受累，尿酸盐在关节的软骨、滑膜、肌腱等处沉积而形成痛风石。

（3）肾结石　尿酸结晶在肾形成结石，出现肾绞痛或血尿。尿酸盐结晶在肾间质沉积及阻塞肾集合管而形成痛风肾，可出现蛋白尿、高血压、肾功能不全。

（4）血尿酸　血尿酸水平超过 $380.8\,\mu\mathrm{mol/L}$，关节滑囊液检查可发现尿酸结晶。

痛风的急性发作期常用哪些药？

痛风急性发作期应尽早使用抗炎药，迅速给予秋水仙碱首剂 0.5～1 毫克，顿服，以后每隔 2 小时给予 0.5 毫克，至疼痛缓解为止或第一日 1 次 1 毫克，一日 3 次，第 2～3 日一次 1 毫克，一日 2 次，第 4 日后一次 1 毫克，一日 1 次，于晚间睡前服用；或出现胃肠道反应不能耐受时，减量为一次 0.5 毫克，一日 1～3 次。能使多数患者在 24～48 小时急性症状缓解，总量不超过 5 毫克。如病情需要，4～6 小时后再给 1 毫克，总量不超过 5 毫克。

对疼痛者联合应用吲哚美辛（消炎痛），可迅速控制大多数患者的急性发作，其效果并不亚于秋水仙碱。一般在用药后4小时内开始生效，初始剂量一次25~50毫克，每隔8小时给予一次，疼痛缓解后改为一次25毫克，一日2~3次，直至完全缓解。布洛芬控制急性发作效果不如吲哚美辛，多在72小时内控制，但不良反应小，剂量为一次0.2~0.4g，一日2~3次。

糖皮质激素能使症状迅速缓解，但停药后易复发，仅在上述药无效时才使用，可服用泼尼松一次10毫克，一日3~4次，症状缓解后逐渐减量停药。

痛风的发作间歇期应该用哪些药？

发作间歇期于急性期之后，需使用排酸药或抑酸药，使血尿酸维持在正常范围，预防急性期的发作及防止痛风石的形成。

排酸药能阻止肾小管对尿酸盐的重吸收，增加尿酸排出，适用于肾功能良好的患者，如肌酐清除率<80毫升/分钟，疗效降低，达到30毫升/分钟时无效。已有尿酸结石形成，或一日尿中尿酸>5.4mol（900毫克/24小时），不宜使用此类药。常用排酸药苯溴马隆（痛风利仙）一次25~100毫克，最大剂量可用至200毫克，一日1次，餐后服用，连续36月。丙磺舒（羧苯磺胺）初始剂量，一次0.25g，一日1~2次，然后在2周内渐增至0.5克，一日2~4次，最大剂量一日3克。

对慢性痛风性关节炎或关节炎反复发作而控制不佳者，可在应用抑制血尿酸药的同时，加用小剂量秋水仙碱，一日0.5毫克，或加用吲哚美辛，一次25毫克，一日2次，如无不良反应，可长期应用。

对炎症的关节炎可行红外线、透热疗法、矿泉浴、沙泥疗法，推拿按摩。

痛风急性期为什么禁用别嘌醇？

别嘌醇有助于结石的溶解，促使痛风结节的消散。长期应用不仅可抑制痛风石的形成或增大，并使已形成的痛风石逐渐缩小和溶解。但在急性期禁用抑制尿酸生成药，抑制尿酸生成药别嘌醇不仅无抗炎镇痛作用，且会使组织中的尿酸结晶减少，血尿酸下降过快，促使关节内痛风石表面溶解，形成不溶性结晶而加重炎症反应，引起痛风性关节炎急性发作。

为避免上述情况，如治疗早期别嘌醇没有与丙磺舒和苯磺唑酮联合应用，则尽早服用秋水仙碱，别嘌醇通常在痛风发作平稳后2周开始应用，但对在缓解期已应用的患者在急性发作时可继续应用。

（1）如1年之内第2次发作或进一步发作，应给予简单的抑制尿酸合成药别嘌醇。

（2）别嘌醇在单纯痛风的长期治疗需从一日50～100毫克开始，每几周增加50～100毫克。视肾功能情况调整剂量最终达到治疗目标。最大剂量一日900毫克。

（3）别嘌醇在应用初期可发生尿酸转移性痛风发作，因此在初始4～8周宜与小剂量秋水仙碱联合服用。

痛风急性期镇痛为什么不能选服阿司匹林？

痛风的急性期不能应用阿司匹林，主要缘于2个原因：

（1）阿司匹林可抑制肾小管的分泌转运而致尿酸在肾脏潴留。

（2）阿司匹林、贝诺酯等虽作为镇痛药，可缓解轻度和中度关节疼痛，但可使血浆糖皮质激素浓度受到抑制，血浆胰岛素增高和血尿酸排泄减少，使尿酸在体内潴留，引起血尿酸水平升高。

小剂量阿司匹林（75～150毫克/天）对血尿酸几无明显影响，但大剂量阿司匹林（600～2400毫克/天）可干扰尿酸的排泄，应避免使用，尤其是在痛风急性期。

在痛风急性期也要禁用丙磺舒、苯溴马隆和磺吡酮吗？

（1）丙磺舒对痛风急性发作期无镇痛和抗炎作用，对痛风的急性期无效，因此，禁用于痛风的急性发作期。但在治疗期间有急性痛风发作，可继续服用原剂量，同时给予秋水仙碱和非甾体抗炎药。

（2）苯溴马隆对痛风急性发作者不宜服用，以防发生转移性痛风。为避免在治疗初期诱发痛风急性发作，在初期宜同时应用秋水仙碱或非甾体抗炎药（非阿司匹林或水杨酸类药），以预防痛风性关节炎急性发作，直到高尿酸血症被纠正至少 1 个月后。

（3）痛风急性期不宜应用磺吡酮，首先应用非甾体抗炎药和秋水仙碱，在急性痛风关节炎控制 2 周后，方可应用本品。

🔹 高尿酸血症或痛风伴高血压患者选用什么药？

中美心血管流行病学合作研究我国正常血压中年人 1480 人，随访 4 年发现：男性尿酸水平每增加 1.14 毫克 / 分升，高血压发病相对危险增加 1.4 倍。

高尿酸血症或痛风伴高血压患者可选"一箭双雕"的药品，氯沙坦兼具降压和降尿酸作用，安全良好。适用于高血压且尿酸增高不明显的痛风者，或联合治疗顽固性血尿酸增高的痛风者。其作用机制在于：①抑制肾近曲小管对尿酸的重吸收，促进尿酸由尿道和肠道排泄；②增高尿液 p 小时值，减少尿道尿酸结晶；③氯沙坦的代谢物具有降压活性，由尿液、胆汁双通路排泄，对中、轻度肾功能不全者，不用调节剂量。

🔹 痛风患者能喝酒吗？

酒精（乙醇）可致体内乳酸和酮体聚集，抑制尿酸排泄，乙醇还能促进腺嘌呤核苷酸转化，使尿酸合成增加，血尿酸水平升高，诱发急性痛风性关节炎。每日饮 2 杯以上啤酒，使患痛风的危险性增加 2.51 倍，白酒危险性增加为 1.17 倍。但葡萄酒无明显相关性。人血尿酸值与酒精摄入量成正比，日酒精摄入量每增加 10 克，痛风的危险增加 1.17 倍。

🔹 哪些食品中富含嘌呤？

嘌呤可在酶的作用下合成尿酸（血尿酸、尿尿酸），对正常的人来讲，进食嘌呤的食品并无大碍，但对尿酸代谢有障碍的人来讲，就要限制进食富含嘌呤的食品了，以减少尿酸的合成。常用的食品按嘌呤的含量分为四级，那对有痛风或高尿酸血症的人来说，应当限制对前三级食品的摄入（＜ 150 毫克 / 日），尽量规避或少食（表 1–18）。

表1-18　100克食物中嘌呤含量（毫克）

含量	食品名称
极高量级150~1000毫克	肝、肾、心、胰脏、肉脯、肉汁、沙丁鱼、酵母、肉精、干贝、鱼子、海米、带鱼、鲳鱼、啤酒
次高量级75~150毫克	凤尾鱼、鲱鱼、大比目鱼、鲤鱼、草鱼、鲤鱼、鲈鱼、海螺、鱼翅、海带、野鸡、鹅、鸽、鹌鹑、火鸡、扇贝肉、咸猪肉、干豌豆、干豆、鸡汤、肉汤、腰果、芝麻、莲子
微量级<75毫克	鲈鱼、金枪鱼、猪肉、鳝鱼、鲑鱼、牛羊肉、鸡鸭肉、牛肚、火腿、螃蟹、龙虾、大虾、兔肉、牡蛎肉、芦笋、扁豆、豌豆、青豆、菜豆、菠菜、龙须菜、花生、蘑菇、菌类
极微量级	咖啡、果汁、汽水、巧克力、乳类、蛋类、脂肪、荤油、鱼翅、海参、海蜇、面包、各种谷类、糖、蜜、坚果、栗子、豌豆，除第三类外的其他蔬菜、豆浆、豆腐*

注: *植物中的嘌呤危害较小，且豆腐在加工中大部分嘌呤已经丢失，可以限制性服用。

痛风患者可以多吃哪些碱性果蔬?

碱化人体内环境，促进尿酸的溶解和排泄，要多吃富含钾和维生素的碱性果蔬：香蕉、葡萄、樱桃、草莓、梨子、柑橘、苹果、山楂、无花果、芒果、石榴、荔枝、猕猴桃、柠檬、枇杷、甘蔗等水果；白菜、荠菜、芹菜、油菜、卷心菜、薤白、番茄、芫荽、西瓜、木瓜、南瓜、黄瓜、冬瓜、苦瓜、丝瓜、萝卜、香椿、莲藕、魔芋、甘蓝、茄子、茭白、苋菜、四季豆、茼蒿、莴笋、山药、芋头、葫芦、马铃薯等蔬菜。

此外，钾盐可减少尿酸沉淀，促进肾脏排出尿酸，参与能量代谢以及维持神经肌肉的正常功能。富含钾盐的果蔬有香蕉、葡萄、柿子、杏子、橘柚、梨子、苹果、鲜桃、山楂、樱桃、桂圆、枇杷、木瓜、香瓜、哈密瓜、龙眼、芒果、香橙、榴莲、大枣、红绿苋菜、空苋菜、芹菜、卷心菜、西兰花、西芹、欧芹、南瓜、玉米、红薯、马铃薯、胡萝卜、西葫芦、红豆、绿豆、蚕豆、毛豆、花生、巧克力。

甲状腺功能异常

什么是甲状腺功能亢进症？

甲状腺功能亢进症，简称甲亢，是由多种原因引起的甲状腺激素分泌过多或因甲状腺激素（T_3，T_4）在血液水平增高所致的内分泌疾病，为一种常见和多发病。主要临床表现为多食、消瘦、畏热、多汗、心悸、激动等高代谢症候群，神经和血管兴奋增强，以及不同程度的甲状腺肿大和眼突、手颤、心脏杂音等为特征，严重的可出现甲亢危相、昏迷，甚至危及生命。按病因不同，甲亢可有多种类型，其中最常见的是弥漫性甲状腺肿伴甲亢，约占全部甲亢病的90%，男女均可发病，但以中青年女性最多见，20岁左右居多，男女比例为1：6至1：4。

甲亢是一种自身免疫性疾病，女青年在体内雌激素水平较高，一旦受到强烈的精神刺激或者严重感染，易感者在此时雌激素就会使T淋巴细胞失去平衡，T淋巴细胞便不能制约B淋巴细胞，B淋巴细胞在血凝素的激活作用下，就会产生一种促使甲状腺增生的"刺激性抗体"，这种抗体可与甲状腺亚细胞成分结合，兴奋甲状腺滤泡上皮，分泌过多的甲状腺激素，从而引起甲亢。甲状腺疾病有一定的遗传倾向，女性、有家族史、受到精神创伤和感染的人发病较高。

环境因素主要包括各种诱发甲亢发病的因素，例如创伤、精神刺激、感染等，虽然甲亢的诱发原因与自身免疫、遗传因素有关，但发病与否却和环境因素有密切关系。包括：①感染，如感冒、扁桃腺炎、肺炎等；②外伤，如车祸、创伤等；③精神刺激，如精神紧张、忧虑等；④过度疲劳，如过度劳累等；⑤妊娠，孕早期可能诱发或加重甲亢；⑥碘摄入过多，过多饮食海带等海产品；⑦某些药品，如胺碘酮等诱发。

甲亢临床上分为原发性和继发性两大类。原发性甲亢最为常见，是一种自体免疫性疾病，继发性甲亢较少见，由结节性甲状腺肿转变而来。甲亢是一种较难治愈的杂症，虽不是顽症，但由甲状腺激素分泌过多而引起的高代谢疾病。

🔹 甲状腺功能亢进症的全身治疗阶段可用哪些药？

对甲亢初治患者、新生儿、儿童和20岁以下的患者，首选抗甲状腺药治疗，主要药物有丙硫氧嘧啶、甲巯咪唑（他巴唑）和卡比马唑（甲亢平），分为3个阶段：

（1）初治阶段　丙硫氧嘧啶成人初始剂量为300~600毫克/日，分3次服或一日1次；对严重的甲状腺功能亢进症、重度甲状腺肿大可加大剂量，如为初患病者则初始剂量可为600~900毫克/日。儿童6~10岁起始剂量为一日50~150毫克或4毫克/（千克体重/日），10岁以上一日150~300毫克。甲巯咪唑初始剂量一日15~60毫克，分为1~3次服用，大约1~2个月后甲状腺功能恢复正常，儿童初始剂量为400微克/千克体重，维持量减半。卡比马唑一日30毫克，最大一日60毫克。

服药3个月如症状仍明显，应检查有无干扰因素，如不规则服药，精神或感染等应激等。

（2）减药阶段　当症状显著减轻，体重增加，心率下降至80~90次/分钟，T_3或T_4接近正常时，可根据病情每2~3周递减药量1次。一般在减药过程中，应定期随访临床表现，包括基础心率、体重、白细胞及 T_4 和必要时测 TSH。递减剂量不宜过快，尽量保持甲状腺功能正常和稳定性，逐步过度至维持阶段，一般约需 2～3 个月。

（3）**维持阶段** 甲状腺功能在 1～3 个月内恢复正常后，改为维持量，丙硫氧嘧啶一日 25～80 毫克，儿童 25～75 毫克；甲巯咪唑和卡比马唑一日 5～15 毫克，为期约 1～1.5 年，在不稳定而不愿采用其他方案者，维持阶段可延至 2～3 年或更长。在整个疗程中，务求避免间断服药。在任何阶段中，如有感染或精神因素等应激，宜随时酌增药量，待稳定后再进行递减。经过上述治疗，患者约有 50% 可获痊愈。

患有甲亢的妊娠期妇女一般服用哪些药？

妊娠期妇女伴随甲亢者宜采用最小剂量的抗甲亢药，以维持甲状腺的正常功能，甲巯咪唑、丙硫氧嘧啶等可透过胎盘屏障并引起胎儿甲状腺肿大和甲状腺功能减退，在分娩时易造成难产、窒息。由于甲巯咪唑有使新生儿皮肤缺损的报道，妊娠期妇女伴随甲亢者宜首选丙硫氧嘧啶。甲巯咪唑、卡比马唑和丙硫氧嘧啶均可由乳汁中分泌，引起婴儿甲状腺功能减退，因此用药期间不宜哺乳。若必须用药时则选丙硫氧嘧啶，因其在乳汁中分泌量相对较小。但应注意，妊娠及哺乳期妇女、婴幼儿禁用碘剂。

为什么要避免抗甲状腺药可能诱发的白细胞减少症？

抗甲状腺药丙硫氧嘧啶、甲巯咪唑和卡比马唑均可引起白细胞减少症，一般发生在用药初始的几个月，如及时停药，多在 1～2 周内恢复，故用药期间须定期监测血象。粒细胞缺乏症发病有两种方式，一种是突然发生，一般不能预防；另一种是逐渐发生，一般先有白细胞计数减少，如继续用药，可转变成粒细胞缺乏症。对后一种发病可通过在用药期间定期监测白细胞来预防。在用药期间，应每周检查 1 次白细胞，如白细胞计数 $\leqslant 3 \times 10^9$/L 时，一般需停药观察，如白细胞计数在 3×10^9～4×10^9/L，应每隔 1～3 日检查 1 次，并服用促白细胞药利血生、鳖肝醇，必要时合用糖皮质激素治疗。粒细胞缺乏症一旦发生，应即停用抗甲状腺药，并送医院进行抢救。因患者抵抗力弱，应在无菌隔离的病房抢救，给予大量的糖皮质激素和抗生素治疗。治愈后患者不能再用抗甲状腺药治疗甲亢。外周血白细胞计数偏低者、对硫脲类药过敏者应慎用。如出现粒细胞缺乏或肝炎的症状和体征，应停止用药。老年患者发生血液不良反应的危险性增加。若中性粒细胞 $\leq 1.5 \times 10^9/L$ 应即停药。

服用抗甲亢药期间为什么要严格避免摄入高碘食物和药品？

为防止甲亢控制不良，避免病情加重，并致药效降低和用药剂量增加。患者应避免服用含碘的药品，如胺碘酮、聚维酮碘、碘化钾、西地碘、喹碘方等，并禁食富含碘的食物，如海带、紫菜、带鱼、墨鱼、海虾、龙虾、干贝、海蜇、海参、虾皮、昆布、海藻、碘盐等。

什么是甲状腺功能减退症？

甲状腺功能减退症，简称甲减，即往称为克汀病或呆小病，是由于甲状腺激素的合成、分泌或生物效应不足而引起的一种综合征。甲状腺功能减退症以女性多见，且随年龄增加患病率增加。其特征是机体代谢率降低，严重者可形成黏液性水肿。根据年龄不同分为克汀病（在胎儿期或新生儿期内发病伴智力和体格发育障碍）、成人型甲减（以黏液性水肿为主要特征）、幼年型甲减。

甲减根据发病部位不同分为原发性甲减、垂体性甲减、下丘脑性甲减及甲状腺素受体抵抗。其中原发性甲减约占 90%～95%。系甲状腺本身疾病引起，大多数属获得性甲状腺组织破坏。其病因可为：①炎症，可由免疫反应或病毒感染等所致。许多病例原因不明，可能属自身免疫性炎症引起，尤以桥本甲状腺炎隐袭而发病者较多；②放疗：如 [131]I 治疗等；③甲状腺大部或全部手术切除后；④缺碘引起者，多见于地方性甲状腺肿区，少数高碘地区也可发生甲状腺肿和甲减，据统计每日摄入碘化物超过 6 毫克者易于发生，其发病机制未明，长期大量碘摄入者，不论食物或含碘药物均可导致甲减；⑤许多

单价阴离子如含 SCN^-、ClO_4^-、NO_3^- 的盐类、含硫氰基前体的食物均可抑制甲状腺摄碘，引起甲状腺肿和甲减；⑥遗传因素等引起甲减；⑦其他，如甲状腺内广泛转移癌等。

➕ 左甲状腺素该怎么用？

（1）左甲状腺激素的吸收易受饮食中的钙、铁等金属离子的影响，应在晨起空腹（早餐前30分钟）服用全天剂量的左甲状腺素钠。

（2）左甲状腺素钠治疗初期应注意患者心功能，有心绞痛病史的患者应该从小剂量开始。

（3）患有垂体功能不全减退或因其他情况而容易引起肾上腺机能不全的患者会对甲状腺素疗法反应不理想。因此，用前先用肾上腺糖皮质激素治疗。对心肌不全或有心动图证明有心肌梗死形成的症状，需监护用药。

（4）妊娠期妇女在甲状腺替代治疗期间，必须严密监护，避免造成过低或过高的甲状腺功能，以免对胎儿造成不良影响。

（5）左甲状腺素对多种原因所致的甲状腺功能亢进或甲状腺毒症者禁用，老年人慎用，妊娠期妇女慎用。

（6）碘塞罗宁（甲碘安）对高血压、糖尿病、冠心病、快速型心律失常者禁用，对心脏病患者慎用，以防引起心力衰竭。

左甲状腺素成人初始剂量一日25～50微克，一日1次，随后每隔2周以25微克调整至适宜剂量，以保证稳定的正常新陈代谢，可能需要一日100～300微克或较大剂量。若增加新陈代谢的功能产生过速（导致腹泻、神经过敏、脉搏加快、失眠、震颤及在有潜伏性的心肌局部缺血情况时会心绞痛），应将剂量减低或停止1～2日，然后再从较低剂量初始。

但需要注意，有冠心病或其他心血管病存在时，应用25微克为首剂量较合适，每隔4周后再每日增加25微克。心血管疾病包括心绞痛、动脉硬化、冠心病、高血压、心肌梗死等要慎用左甲状腺素。另对体重较轻者及仅有一个大的结节性甲状腺肿大者，采用低剂量也可。

维生素缺乏症

为什么孩子和成人都离不开维生素？

维生素是维持儿童正常代谢和发育所必需的营养素，同时也是维护儿童健康的营养素。维生素虽本身不能提供热量，需求量又极少，但却可以多种酶或辅酶的形式直接参与体内新陈代谢与生化反应。在正常情况下，合理、平衡的膳食可基本获得儿童对维生素的需求，但在某些情况下如不能进食、进食量不足，疾病、创伤、消化和吸收障碍、分解代谢增强、肠道菌群失调等可能出现维生素缺乏症，影响儿童的发育和健康。同样，维生素也有双重性，缺乏会影响儿童生长和发育，过量则引起副作用或中毒。

维生素一般源于食物，如维生素 A、维生素 B、维生素 C、叶酸等，仅有维生素 D 和烟酸可在体内合成，但合成又受到一些条件制约，以至于合成量不足仍需适当补充。

维生素具有外源性（人体自身不可合成，需通过食物补充）、微量性（需求量极小）、调节性（调节新陈代谢）、特异性（缺乏某种维生素后，人体将呈现特有的病态）。人体一共需要13种必需的维生素，如维生素 A、维生素 B、维生素 C、维生素 D、维生素 E、维生素 K、维生素 H（生物素）、维生素 P（生物黄酮素）、维生素 PP（烟酸）、维生素 M（叶酸）、维生素 Q（辅酶 Q10）、维生素 T、维生素 U。

哪些孩子需要补充维生素？

为孩子补充维生素前，请先回答几个问题：孩子真的需要补充维生素吗？维生素是否能给孩子带来危险？没有维生素孩子就一定得不到足够的营养吗？

如果您的孩子有以下情况，那么您确实应该为他们补充维生素了。

（1）长期膳食不规律，不能保证固定的一日三餐。饮食不固定几乎是每个儿童都会有的毛病，当大人们进餐时，你不能逼着孩子跟你们一起吃饭，只能到你有空喂他，或者到他本身愿意的时候，才能吃饭。人体所必需的维生素大部分都是源于饮食，如果日常饮食提供不了所需的足够维生素，孩子身体的健康势必受到影响。

（2）经常感冒或生病的儿童。孩子抵抗力明显比其他孩子要弱，导致的原因很可能是他身体缺乏某种维生素。如身体的正常新陈代谢受到影响，抵抗细菌入侵的蛋白质供应不上来，细菌、病毒就更易入侵。

（3）有偏食习惯的儿童，部分孩子不喜欢吃蔬菜、水果。

（4）喜欢吃油炸膨化食物的儿童，如薯片、爆米花、炸鸡翅、方便面。其中有些维生素（维生素 B、维生素 C）极易受到破坏，烹调过度、反复加热、存放日久等，都使食物中的维生素大量流失，使儿童无法摄取足够的维生素。

（5）接受日晒不足的儿童。钙是构成骨骼和牙齿的基本元素，维生素 D 能帮助钙的吸收，是因为它具有调节体内钙磷代谢的作用，可以预防佝偻病、软骨病的发生。皮肤能在阳光紫外线的作用下合成维生素 D。因此，接受阳光不足的孩子也需适当补充维生素 D。但对健康、饮食正常、均衡的孩子则无须天天补充维生素。

新生儿也需要补充维生素吗？

新生儿体内的维生素是出生前妈妈帮他贮备好的，在一般情况下，前 2 个月不需要额外补充。但也有一些情况比较特殊，可能导致孩子不到 2 个月就出现维生素缺乏。

（1）母亲在哺乳期不注意补充复合维生素，给婴儿的贮备不足。

（2）孩子早产，该贮存的维生素和矿物质（铁、锌、钙）还来不及贮备充足。

（3）孩子出生后乳母偏食，母奶中某些维生素供给不足，而原有贮备很快消耗殆尽，不及时补充维生素必然会缺乏。

所以，在补不补维生素和补多少的问题上也应遵循个体化原则，具体问题具体分析。新生儿期孩子极少外出晒太阳，而能在体内合成维生素 D 的先决条件是皮肤要接受阳光中紫外线的照射，只有这样才能帮助钙的吸收，预防佝偻病的发生。这就是孩子出生 2 周后（15 天），一日补充维生素 D 400 国际单位的理由。

人体每天需要多少维生素？

根据中国营养学会 1988 年推荐维生素一日剂量和联合国粮食组织的维生素推荐剂量（表 1–19），每日维生素的需要量可供参考。

表1–19 维生素每日补充推荐剂量表

维生素	6岁以下儿童最小剂量	超过6岁儿童最小剂量	所有年龄的最大剂量
维生素A	1000U	1600U	5000U
维生素B$_1$	0.4mg	1mg	45mg
维生素B$_2$	0.6mg	1mg	7.5mg
烟酸和烟酰胺	4mg	6mg	45mg
泛酸	3mg	5mg	15mg
叶酸	0.05mg	0.05mg	0.4mg
维生素B$_6$	0.6mg	1mg	3mg
生物素	–	–	500μg
维生素B$_{12}$	2μg	2μg	14μg
维生素C	30mg	45mg	100mg
维生素D	200U	200U	400U
维生素E	3mg	7mg	12mg
维生素K$_1$	5μg	20μg	80μg

注：本表数据主要来自中国营养学会1988年推荐剂量和联合国粮食组织，加拿大维生素专论标准（1994年）的剂量制定。

人每天到底需要多少维生素 C？

人每天对维生素 C 的需要量甚微，一般健康的男性一日需要 60～70 毫克，但对外伤、手术或极端气温下可能需要加量 3～5 倍，嗜烟的人则提高 50%。人体内维生素 C 储备量为 900～1700 毫克。但当体内储备低于 300 毫克时，便有症状出现，表现为基质的形成缺陷、软骨钙化不足、骨骼和牙齿发育异常、毛细血管脆弱、皮肤出现瘀斑、肌肉和关节内出血、正常细胞和大细胞性贫血，如果不及时治疗，可致低血压、惊厥、昏迷，乃至死亡。

维生素 C 的服量应以联合国粮食组织与世界卫生组织推荐的许可量为准：6 岁以下儿童一日 30 毫克，6 岁以上 45 毫克，12 岁以上 60 毫克，成人 70 毫克，妊娠期妇女 80 毫克，哺乳期妇女 100～120 毫克。

如果用于治疗一日 50～100 毫克即可；用于维生素 C 缺乏，一次 100～300 毫克，一日 3 次；对烧伤和创伤、心肌炎和感染者一次 200～500 毫克，一日 3 次，每日最大量不宜超过 2000 毫克。当患者接受慢性血液透析时，或患有胃肠病、结核、癌症、胃溃疡、甲状腺功能亢进症等病时，也需补充适量的维生素 C。

维生素 C 吃多了会得结石吗？

您在服用维生素 C 时要注意：

（1）食物是维生素 C 的最好来源，已有平衡膳食的健康者，另行补充并无受惠之处，多吃新鲜的蔬菜或水果就好。

（2）由于维生素 C 具有酸性，直接的刺激作用可使胃肠蠕动增多而致腹泻，部分患者可出现尿痛、尿难、长期大量（每日 2000 毫克以上）服用，有可能引起依赖性，以至于由大剂量开始减量时，发生回跳性坏血病；也易诱发泌尿系统结石（尿酸盐、半胱氨酸盐或草酸盐结石）。另据研究，一日服用 2000 毫克以上，对人体的生殖功能也有影响，因此 2000 毫克（约 20 片）是一个危险界限，最安全的剂量是在 2000 毫克以下，所以提示您如长期服用的话，要注意控制剂量。

（3）大量服用会出现偶见腹泻、皮肤红亮、头痛、尿颜、恶心、呕吐、胃痉挛等反应。

（4）建议有以下疾病时要慎用，如尿酸盐性肾结石、痛风、糖尿病、粒幼细胞性贫血或地中海贫血、镰形红细胞贫血等。口服避孕药的妇女，血浆中维生素 C 的含量亦低，如突然停用，可能引起破溃性出血而使避孕失败，对避孕的妇女虽无大碍，但多少应警惕为好。

维生素 A（视黄醇）与夜盲症有关吗？

维生素 A 是儿童和青少年不可缺少的营养素，且须足量供应。维生素 A 可促进生长发育，维持眼睛的正常功能。缺乏时生长发育受阻，可患夜盲症和干眼病。轻度的维生素 A 缺乏症状容易被忽略，最早出现的是皮肤损害，由于上皮细胞、皮脂腺及汗腺发生角化增殖，出现发炎、软化和皮肤干燥、毛囊角化过度、皮肤发干、感染或溃疡，可见累及毛囊和皮脂腺的丘疹，尤以四肢最为明显。同时指甲凹陷、失眠、记忆力减退。

维生素 A 严重不足时出现夜盲症，此症仅在维生素 A 严重耗竭时才会出现，由于视黄醛得不到足够补充，所以出现夜盲症，表现在黄昏和光线低暗中视物不清；以眼干、溃疡、流泪、怕光、角膜与结膜干燥症为特征的为角膜软化症。

维生素 A 缺乏还常并发尿结石、生殖系统异常（包括精子生成障碍、睾丸变性、流产和胎儿畸形）。另外，支气管上皮黏液分泌变为角质化，由此所致的呼吸道感染的发生率高，同时肺和其他组织的弹性也降低，当然，仅用肉眼是看不到的。维生素 A 缺乏者常伴有味觉和嗅觉障碍，这无疑是角化作用所致。

过量服用维生素 A 有害吗？

补充维生素 A 固然重要，但过量适得其反，过量使用鱼肝油就会导致维生素 A、维生素 D 中毒。依据报道，摄入过量维生素 A 可致严重中毒或慢性中毒，甚至死亡。成人一次服用超过 100000U，小儿一次超过 300000U，可引起急性中毒，长期大量服用，如每日 10000U 以上连服 6 个月则可引起慢性中毒。以 6 个月至 3 岁的婴儿发生率最高，表现为颅内压增高、脑积水、假性脑瘤。假性脑瘤的症状有骚动、头晕、嗜睡、恶心、呕吐、腹泻、脱发、健忘等。停药1~2周后可消失。慢性中毒可表现为食欲减退、疲劳、发热、头痛、全身不适、关节疼痛、肿胀、体重下降、头痛、易激动、呕吐、便秘、腹泻、眼球突出、皮肤发痒、毛发干燥和脱落、颅内压增高。

另据报道，妊娠期妇女过量服用维生素 A，可致畸胎，故妊娠期服用维生素 A 每日不可超逾 6000U。在正常饮食情况下，成人长期日服 25000U 可引起维生素 A 过量。

维生素 B_1 与脚气病有关吗？

若追寻脚气病的历史，可上溯至 1882 年，但当时并无实际的意义，缘于缺乏其病理模型和治疗药物。仅时隔 15 年后，发现以精米饲养的家禽可罹患脚气病，于是研究方向转从食品中分离抗脚气病的物质。1911 年波兰生物化学家芬科首次由植物中分离出维生胺，并命名为"抗脚气病的维生胺"。

维生素 B_1 又名硫胺或乙素，天然品存于干酵母、瘦猪肉、米糠、麦麸、小米、玉米、绿豆、豌豆、木耳、紫菜、杨梅及花生中，是维持神经、精神、心脏及消化系统正常功能的水溶性维生素，排序在维生素家族之首。

脚气病不同于脚气（脚癣），后者是由真菌感染而致的表浅性皮肤病。而脚气病则是维生素 B_1 缺乏时，影响了体内的能量代谢，按程度依次出现神经、心血管、消化和精神系统反应。首当其冲的是神经系统反应（干性脚气病），包括易疲劳、烦躁、神经炎、神经痛、肢端感觉障碍（局部感觉过敏或麻木）、肌肉和四肢无力、肢体疼痛和感觉异常；其次为心血管系统反应（湿性脚气病），由于血中乳酸和丙酮酸增多，使小动脉扩张，舒张压下降，心肌代谢失调，出现呼吸困难、心悸、气促、胸闷、心脏肥大、肺充血、心动过速、心电图不正常，及高输出量型心力衰竭，并伴有广泛的水肿；消化系统会出现食欲减退、厌食、便秘、体重下降。

🔹 哪些因素易使人缺乏维生素 B_1？

诱发维生素 B_1 缺乏的因素是饮食结构不合理，主食过于精细，长期食用精米、精面者易致缺乏；其次，吸收不良综合征或饮酒过多可阻止维生素 B_1 的吸收。此外，妊娠及哺乳、重体力劳动、甲状腺功能亢进、长期腹泻、烧伤、高热、长期慢性感染、肝胆疾病、心肌炎、糖尿病、肝病使其需要量增加。长时间应用抗生素、抗肿瘤药、抗代谢药、磺胺也可囊括其原因之内。

在正常人群中，也可出现许多轻度的维生素 B_1 缺乏，但容易被忽略，主要症状包括食欲减退、肌肉软弱无力、肢体疼痛和感觉异常、易浮肿、血压下降和体温降低。通过研究患者的饮食情况及测定红细胞转酮醇酶的活性便可明确。

维生素 B_1 可增强镇痛药、解热镇痛药的作用，所以在服用上述药时加服维生素 B_1，可提高解热和止痛的疗效。另外，维生素 B_1 可解救乙醇和铅中毒，在醉酒时可解救。

🔹 口角炎与缺乏维生素 B_2 有关吗？

根据中国营养学会于 2002 年公布的一项有关国民营养调查的结果显示：在国人最为缺乏的营养素的排序中，维生素 A（β- 胡萝卜素）、维生素 B_2（核黄素）和钙分列前 3 名。此外，儿童缺锌、妇女缺铁、中老年人缺乏叶酸的状况较为严重。

维生素 B_2 缺乏时的表现以皮肤与黏膜的损害较为突出，当人体内缺乏时，一种黄酶的活性减弱，使生物氧化过程受到影响，正常的代谢发生障碍，引起皮肤、黏膜和眼的病变，病变多发生于口、眼和外生殖器，即出现典型的维生素 B_2 缺乏症。首先出现的是咽喉炎和口角炎，稍后为舌炎、鼻炎、唇炎（红色剥脱唇）、结膜炎、面部脂溢性皮炎、躯干和四肢皮炎，最后有贫血和神经症状；眼部有刺痒、烧灼感、羞明、视力模糊和视疲劳；有些患者有明显的角膜血管增生和白内障形成，少数伴发阴囊炎或阴道炎等。但舌炎、皮炎并不是维生素 B_2 缺乏时所独有的症状，其他维生素 B 缺乏也有此类体征。

此外，维生素 B_2 缺乏症极少单独出现，总是伴随其他维生素的缺乏同时出现。

✚ 哪些人最易缺乏维生素 B_2？

维生素 B_2 是一种主要用于治疗黏膜及皮肤炎症的水溶性维生素。在有绿色叶子的蔬菜中如菠菜、大豆、蚕豆、土豆、番茄、花生、胡萝卜、小麦中，或猪羊的肝肾、肉类、酵母、鸡蛋、牛乳、面包中含量较多。天然的核黄素极不稳定，受阳光照射、加热易被破坏，遇碱也易分解。因此，烹饪蔬菜的加热时间不宜过长。

易致维生素 B_2 缺乏的人群有：①食谱单一，膳食中维生素 B_2 供应不足者；②对维生素 B_2 需求量增加者，或由于胃肠病、腹泻、甲状腺功能亢进、烧伤、慢性感染、发热、肿瘤、血液透析者、重体力劳动者、脑力消耗过度者使维生素 B_2 的吸收发生障碍者；③妊娠及哺乳期的妇女；④长期服用吩噻嗪类抗抑郁药、缓泻药、抗生素或口服避孕药者。

✚ 维生素 B_6 与皮炎有关吗？

维生素 B_6 包括吡多醇、吡多醛、吡多胺，三者在体内可互相转化，是具有解毒止呕等作用的水溶性维生素，广泛分布于多种食物中，如小麦、大豆、蛋白、鱼虾、瘦肉和动物肝脏中，治疗用多人工的合成品。

维生素 B_6 在 1926 年被发现，1934 年由 B 族维生素中提纯开来。典型的维生素 B_6 缺乏症者几乎罕见，因为人体每日仅需补充 2 毫克，只有当饮食中缺乏、哺乳或长期服用抗结核药异烟肼、抗癌药、雌激素和放射治疗时，增加其在尿液中的排泄，几周内即可表现出症状。

维生素 B_6 缺乏症主要表现在皮肤和神经系统，在眼、鼻和口角呈现脂溢样损害，伴有舌炎、口腔炎、痤疮或湿疹。神经系统方面表现为周围神经炎，伴有滑液肿胀和触痛，特别是腕滑液肿胀（腕管病）是由于维生素 B_6 缺乏所致；另一表现为兴奋、烦躁不安、呕吐、惊厥，服用大剂量维生素 B_6 治疗可以缓解。

大量服用维生素 B_6 会有害吗?

维生素 B_6 在红细胞内转化为磷酸吡多醛,后者作为人体内不可缺乏的辅酶,参与氨基酸、碳水化合物及脂肪的正常代谢。此外,维生素 B_6 还参与色氨酸将烟酸转化为 5- 羟色胺的反应,并刺激白细胞的生长,是形成血红蛋白的所需物质。其适用于维生素 B_6 缺乏症的防治。或长期大剂量服用抗结核药所引起的周围神经炎,抗癌药和放疗引起的胃肠道反应,以及粗皮病、妊娠呕吐、白细胞减少症,或因摄入不足所致营养不良,进行性体重下降时的维生素 B_6 的补充。可口服片剂,一次 10 ~ 20 毫克,一日 1 ~ 3 次。

但长期大量服用维生素 B_6 可致两种有害性,其一为严重的周围神经炎,表现为感觉异常、步态不稳、手足麻木,停药后虽可缓解,但仍可感觉身体软弱无力。其二,如果妊娠期妇女接受大量的维生素 B_6 后,可能生育畸胎,或诱发新生儿出现维生素 B_6 依赖综合征,需每日补充 50 毫克而终身服用。因此,对过去曾认为几乎无毒的维生素 B_6,应引起高度警惕,切不可滥用。

佝偻病

佝偻病是一种什么病?

佝偻病是在婴幼儿较常见的一种慢性营养缺乏症,也称为维生素 D 缺乏症,发病以 6 个月至 2 岁儿童最多。主要由于体内缺乏维生素 D,以致钙和磷元素的代谢失常,引起骨发育障碍及全身性生理功能紊乱,使骨骺软骨细胞的正常变性出现异常,毛细血管对软骨的侵入及软骨与骨样组织的正常钙化发生障碍,同时骨样组织的形成继续进行,骺干连接处原来的钙化预备区渐被较宽的佝偻性中间区所代替,中间区缺乏钙质而变软,受压时向四周凸出,出现畸形。

导致佝偻病的病因主要是饮食中长期缺钙、磷或维生素 D,或乳母缺乏钙,饮食结构不合理或儿童吸收不良,活动及运动少或接受阳光照射不足。

佝偻病只有脊柱的改变吗？

佝偻病的症状多表现在骨骼系统，您应当仔细检查佝偻病儿的身体。

（1）婴幼儿在夜间易醒好哭吗？（早期常会出现睡眠不安、夜间惊醒、好哭烦躁；病情发展后可见全身肌肉松弛、手足抽搐、肝脾肿大、腹部突出、多汗、贫血、发育迟缓等。）

（2）头部是否有变化？（颅骨软化，多见于6个月以内的小儿，在顶骨或枕骨中心用手指按压，有乒乓球样弹性感，方颅，前囟门特大，闭合延迟可延至2岁以上）

（3）出牙时间晚（正常婴幼儿在6~8个月出牙，而患儿出牙较晚，10个月以上才生出乳牙，且牙质不坚硬。）

（4）胸部有无"鸡胸"？（如检查婴幼儿的肋骨与肋软骨交界处可膨大，称为"肋骨串珠"；胸骨前突，胸腔前后径增大，称为"鸡胸"。）

（5）脊柱有改变吗？（正常婴幼儿脊柱平直，而佝偻病幼儿多向后凸，偶为侧弯。）

（6）四肢有变化吗？（腕部尺、桡骨骺端膨出，呈钝圆形隆起，称佝偻病性手镯。）

（7）下肢弯曲吗？（检查小腿可向内弯，形成 X 形腿、O 形腿或军刀腿等"罗圈腿"。）

佝偻病需要补充维生素 D 吗？

得了佝偻病需补维生素 D，口服一日2500~5000U，大约1~2月后症状消失后改为预防剂量，一日200~400U，对不能口服或重症患儿，可采用肌内注射。

常用的维 D 制剂有5种：

（1）维生素 AD 滴剂（鱼肝油）每1克含维 A 9000U、维生素 D 3000U。1岁以下儿童一次5滴，1岁以上一次7~8滴，一日1~3次。或维 AD 软囊滴剂（贝特令），每粒含维生素 A 1500U、维生素 D

500U，开口后将内容物滴服或滴入牛奶、米糊和米粥中，一日1粒。

（2）维生素 D 胶丸　每粒含维生素 D 1000U（0.025毫克），一日1粒。

（3）英康利乳剂　每支15毫升含维生素 D_2 15毫克。预防用一次15毫克，间隔3月再服一次，1年总量不得超过30毫克；治疗用一次15毫克，间隔1月再服一次，1年总量不得超过60毫克（4支）。

（4）维生素 AD 胶丸　每粒含维生素 A 3000U，维生素 D 300U，一次1丸，一日3次。

（5）维生素 D_2 或维生素 D_3 注射剂　轻症者一次30万～15万U肌内注射，中重症者一次20万～30万U肌内注射，1个月后重复1次，两次总量不宜超过90万U。

（6）维生素 D_3 胶囊剂　每粒400U，口服用于预防或补充维生素D缺乏，一次400～800U，一日1次，3月后一日400U。

多种维生素和微量元素复方制剂如小施尔康片或小儿善存片，每片含维生素 A 5000IU、维生素 D 400IU 等，也可选用，每日1片即可。

补充维生素 D 时宜注意什么？

维生素 D 虽为人体所需，但成人每日需要甚少，通过皮肤接受日光照射和由膳食摄入即可，因此无须另补。对婴幼儿或儿童、妊娠及哺乳妇女，由于生长快，需量大，仅需补充维生素 D 的适宜剂量，不要认为维生素是"补药"，维生素 D 和其他的药一样，剂量过大，在体内不吸收，甚至中毒或出现有害反应。

以自然进补为首选，补充维生素 D 要多吃富含维生素 D 的食品，如维生素 D_2 一般存在于植物油、酵母中；维生素 D_3 在蛋黄、猪肝、羊肝、虾皮、大豆、干酪、酸奶、果仁、鱼子酱中富含，是儿童摄取的优质来源。

阳光可参与人体制造维生素 D，在北方日照不足的地区，宜鼓励儿童到户外活动，尝试着一日到室外坐几分钟，婴儿要每日晒晒太阳，在阳光下不要用衣物完全包裹住身体。运动有助于保持骨骼强壮，也益于钙剂和维生素 D 的吸收。

🅔 口服或注射维生素 D 时需要补钙吗？

需要。对采用大剂量维生素 D 注射治疗佝偻病时，宜同时补钙。可选 10% 氯化钙溶液，一次 5 ~ 10 毫升，一日 3 次，连续 2 天，在注射前 3 ~ 4 天服用。若口服维生素 D，也可补充口服钙剂，如碳酸钙、葡萄糖酸钙、乳酸钙、氨基酸螯合钙（乐力）、苏氨酸钙等（巨能钙）、儿童钙尔奇 D 片、迪巧咀嚼片剂等，一日 400 ~ 800 毫克。并及时添加富含维生素 D 的食品（猪肝、蛋黄、牛奶等），多到户外活动增加日光直接照射的机会。同时佝偻病初期阶段勿使患儿久坐、久站，以防骨骼畸形。阳光照射可以帮助维生素 D 在肝脏羟化，变成活性维生素 D（25- 羟 - 维生素 D）。

🅔 多服维生素 D 有益无害吗？

过多服用维生素 D 是有害的。滥用维生素是违反儿童用药特点的一个侧面，有些家长滥用维生素和盲目进补各种"补药"，其实是在"拔苗助长"。小儿在生长发育中需要多种维生素来促进器官和组织的发育，但每日需要量也应有一定的限度。如维生素 D，婴儿期一日需要 400 ~ 600IU，儿童一日需要 500 ~ 1000IU（0.0125 ~ 0.025 毫克）。但上市的浓鱼肝油剂每 1 毫升含维生素 A 50000IU 和维生素 D 5000IU，造成剂量不易掌握，如过量使用鱼肝油就会致维生素 D 中毒。据有报道小儿一日服用浓鱼肝油 1 ~ 2 毫升，连续 6 个月，可出现四肢疼痛、肢体深部发硬、皮肤瘙痒、食欲减退，以及心、肝、肾出现异常钙化。如一次服量过大还可引起急性颅内压升高症，出现头痛、恶心、呕吐、腹泻、多汗、烦躁等。对佝偻病患儿，应用维生素 D 治疗，要避免过量使用。事实上大剂量疗法，即连续注射 30 万 ~ 60 万 IU 维生素 D，往往对佝偻病患儿并无好处，甚至造成维生素 D 中毒的可能，可引起高钙血症，除了有头痛、厌食、嗜睡等症状外，有时还造成肾的永久性损害。

补充维生素 D 时宜注意哪些问题?

维生素 D 虽为人体所需,但成人每日需要甚少,通过皮肤接受日光照射和由膳食摄入即可,因此无须另补。对婴幼儿或儿童、妊娠及哺乳妇女,由于生长速度快,需求量大,仅需补充维生素 D 的适宜剂量,但不要认为维生素是"补药",维生素 D 和其他的药一样,剂量过大,在体内不吸收,甚至中毒或出现有害反应。

补充以自然进补为首选,补充维生素 D 要多吃富含维生素 D 的食品,如维生素 D_2 一般存在于植物油、酵母中;维生素 D_3 富含于蛋黄、猪肝、羊肝、虾皮、大豆、干酪、酸奶、果仁、鱼子酱中,是儿童摄取的优质来源。

阳光可参与人体制造维生素 D,在北方日照不足的地区,宜鼓励儿童到户外活动,尝试每日到室外坐几分钟,婴儿要每日晒晒太阳,在阳光下不要用衣物完全包裹住身体。运动有助于保持骨骼强壮,也益于钙剂和维生素 D 的吸收。

维生素 E 可抗衰老吗?

维生素 E 能否对抗衰老的进程吗?目前各家说法不一,总体来看,维生素 E 对群体衰老的最长寿命影响不大,但对平均寿命具有延长作用,对延缓老年化的进程也有一定的影响,其理论基于三点:

(1)抗氧化 维生素 E 可保护多价的不饱和脂肪酸免受氧化破坏,预防和阻止诱发脂质的过氧化,减少过氧化脂质的生成,维持生物膜的正常结构。

(2)抗自由基 人体在新陈代谢中会不断地产生自由基,是一种有害于人体的毒性化合物,广泛参与人体内病理生理过程,使多种生物膜(细胞膜、线粒体膜、微粒体膜)受损并影响遗传信息的传递,使合成蛋白质的能力下降或合成失误,促使细胞脆性增加、细胞断裂、肌肉萎缩、记忆下降、智力减退,加速老化和衰老。随着年龄的增长,人体内的自由基水平会增高,出现种种衰老现象,如老年斑、皱纹、脂褐素增多等。维生素 E 的抗自由基功能是由其自身结构,在苯环上有一个活泼的羟基，具有还原性，其次在五碳环上有一饱和的侧链，这两点决定了维生素 E 具有还原性和亲脂性。当自由基发生链式反应时，维生素 E 起到捕捉自由基作用。

（3）缓解心血管病的发生 大量摄取维生素 E 可降低动脉粥样硬化的发病率，这可能与维生素 E 能阻碍动脉内皮细胞"泡沫化"及平衡内皮细胞胆固醇代谢有关。

🔋 维生素 E 缺乏时身体会出现哪些问题？

维生素 E 缺乏的表现是多方面的，其中以生殖、肌肉、心血管和造血系统的表现最为明显。

（1）生殖系统 不易受精或引起习惯性流产，动物试验中可观察到雄鼠由于长期缺乏维生素 E 而上皮变性，引起不可逆的不育症；雌鼠缺乏维生素 E 后妊娠约在 10 天内终止。

（2）肌肉系统 许多动物食用缺乏维生素 E 饲料后，导致肌肉营养不良。但人的肌肉营养不良没有维生素 E 缺乏的证据。

（3）心血管系统 因维生素 E 缺乏而引起的骨骼肌损害显然也见于几种动物的心肌，虽然心脏通常受累较轻，但有时心肌损害合并心电图变化、病理改变，甚至心力衰竭。另缺乏时生物膜中的脂质遭到过氧化而受损，胆固醇和三酰甘油蓄积，导致红细胞脆化和动脉粥样硬化，易发生溶血。

（4）造血系统 维生素 E 缺乏与贫血直接关联，对于某些贫血者采用常规药物治疗而不能奏效时，大剂量的维生素 E 可能有效。

对儿童来说，早产婴儿溶血性贫血是维生素 E 缺乏的一种表现。脊髓小脑病主要见于儿童，是由于无 β- 脂蛋白血症，慢性胆汁淤积性肝胆管疾病，腹腔疾病或一种维生素 E 代谢的遗传异常而有脂肪吸收不良。此外，患有慢性胆汁淤积性肝胆管病或囊性纤维化的儿童也表现为维生素 E 缺乏综合征。

🔋 可选用哪些维生素 E 制剂？

作为非处方药维生素 E 被认为是一种营养的补充剂，可作为治疗由于自由基损伤所致的各种疾病，常用于习惯性流产、先兆流产、不孕症及更年期障碍，进行性肌营养不良症等。此外，尚可用于冠心病、高脂血症、动脉粥样硬化、衰老、小腿痉挛、间歇性跛行、镰状红细胞病、地中海贫血、乳腺纤维囊性病，但疗效尚待证实且属于处方药的治疗范畴。

外用以 2% 霜剂一日外涂 1～2 次，可尝试用于外阴萎缩、外阴瘙痒、皮肤角化症、老年斑、脱发、烧伤、尿布疹、蜜蜂刺伤或感染性皮肤病。

维生素 E 的上市制剂有片剂、胶丸和胶囊剂，其中常用的有两种制剂，其一是威氏克胶囊剂，每粒含维生素 E 烟酸酯 0.1 克，口服一次 0.1～0.2g，一日 3 次，餐后服用。其二是维生素 E、C 复合颗粒剂，每袋 3 克，含维生素 E 100 毫克、维生素 C 200 毫克，成人一次 1 袋，一日 1 次。

🅴 维生素 E 能大量服用吗？

维生素 E 在一定剂量下，相对无毒性，文献报道成人一日 100～800 毫克，连续半年后进行 20 多项血液检查，尚未发现有任何异常。但长期大量服用（一日 400～800 毫克）可引起恶心、呕吐、眩晕、头痛、视物模糊、皮肤皲裂、唇炎、口角炎、胃肠功能紊乱、腹泻、乳腺肿大或乏力软弱。

超量服用（每日量大于 800 毫克），个别人会发生凝血时间延长、内分泌代谢紊乱（甲状腺、垂体和肾上腺）和免疫机制的改变，妇女可引起月经过多、闭经、性功能紊乱等，并有引起血栓性静脉炎或栓塞的危险。

雌激素与维生素 E 并用时，如果用量大或疗程长，可诱发血栓性静脉炎。因此，非处方药常规剂量是一次 5～10 毫克，较大剂量为一次 50～100 毫克，一日 3 次，超过一日 400 毫克，请去咨询医生。

🅴 维生素是"补药"吗？

维生素与其他的药品一样，同样要遵循"量变到质变"和"具有双重性"的规律。剂量过大，在体内不宜吸收，甚至有害，出现典型不良反应或事件。在患有长期的慢性疾病时，如肺炎、心肌炎、腹泻时，适量地补充维生素 C 和维生素 B，将会提高儿童的免疫功能，预防维生素缺乏。

不宜将维生素作为"补药"，以防过量中毒，对儿童应用的维生素 D、A 和鱼肝油的剂量要严格掌握，以防止出现不良反应。

人体每日对维生素的需要量甚微，但如果缺乏，则可引起"维生素缺乏症"。均衡的膳食是维生素和矿物质的最好来源，已有充分平衡膳食的健康者，另行补充维生素并无受惠之处。

服用水溶性维生素（维生素 B、维生素 C）会有不良反应吗？

（1）维生素 B_1 大剂量肌内或静脉注射时，可能发生过敏性反应或休克，表现有头痛、吞咽困难、瘙痒、面部水肿、喘鸣、红斑、支气管哮喘、荨麻疹、接触性皮炎或休克。

（2）维生素 B_2 大量服用后尿呈黄色；偶见有过敏反应；罕见引起类甲状腺功能亢进症。

（3）长期大量服用维生素 B_6 可引起严重神经感觉异常，进行性步态不稳至足麻木、手不灵活。注射时偶见头痛、便秘、嗜睡；罕见有过敏反应；长期大量应用可致严重的周围神经炎，出现感觉异常、进行性步态不稳、手足麻木。妊娠期妇女接受大量的维生素 B_6 后可致新生儿产生维生素 B_6 依赖综合征。

（4）维生素 C 服后偶见腹泻、皮肤红亮、头痛、尿频、恶心、呕吐、胃部不适、胃痉挛、尿频等反应。大量服用可能引起尿酸盐、半胱氨酸或草酸盐结石。长期大量（2000毫克/日以上）应用可引起泌尿系统尿酸盐、半胱氨酸盐或草酸盐结石；静脉滴注速度过快可引起头晕、晕厥。

长期大量服用脂溶性维生素（维生素 A、D、E、K）会有不良反应吗？

（1）长期、大量服用维生素 A 可引起慢性中毒，可出现疲乏、软弱、全身不适、发热、颅内压增高、夜尿增多、毛发干枯或脱落、皮肤干燥或瘙痒、体重减轻、四肢疼痛、贫血、眼球突出、剧烈头痛等现象。急性中毒可见异常激动、嗜睡、复视、颅内压增高等症状。

（2）长期、大量服用维生素 D 可会引起低热、烦躁哭闹、惊厥、厌食、体重下降、肝脏肿大、肾脏损害、骨硬化等症。

（3）大量服用维生素 E（400～800 毫克 / 日）可引起视物模糊、乳腺肿大、类流感样综合征、胃痉挛、疲乏、软弱。长期超量服用（＞800 毫克 / 日），对维生素缺乏者可引起出血倾向，改变内分泌代谢（甲状腺、垂体和肾上腺），改变免疫功能，影响性功能，并有出现血栓危险，其中较严重的有血栓性静脉炎或肺栓塞，或两者同时发生，这是由于大剂量维生素 E 可引起血小板聚集和形成，血压升高，停药后血压可以恢复正常。

（4）维生素 K_1 常见呕吐，偶见味觉异常、出汗、支气管痉挛、心动过速、低血压、过敏；静脉注射速度过快，可出现面部潮红、出汗、胸闷、血压下降，甚至虚脱等，故一般宜选肌内注射，若需静注时速度应缓慢（4～5 毫克 / 分钟）。较大剂量可致新生儿、早产儿溶血性贫血、高胆红素血症及黄疸；对红细胞 6- 磷酸脱氢酶缺乏症者可诱发急性溶血性贫血。

为什么锌是人体不可缺少的微量元素？

锌是 2 价金属，正常人体内约有 2000 毫克，人每日需要量为 10～15 毫克，女性可能稍多些，在妊娠或哺乳期各需 25 或 40 毫克。锌是人体内上百种以上活性酶的辅助因子，尤其在核酸代谢和蛋白质的合成中起重要作用，也是生长、智力、免疫、性成熟和性功能（男性）、食感、味觉以及伤口愈合等所必需的微量元素。

锌经口摄入，约 20%～30% 被吸收，吸收部位主要在十二指肠和小肠近端。吸收率受多方面因素影响，包括锌的来源。动物食品中的锌，一般比植物食品中的锌易于吸收。锌分布遍及全身，而以眼、精子、头发、指（趾）甲、前列腺和骨等处浓度为最高，大多与蛋白结合。

　　锌主要排出途径是肠，粪便中损失量约占正常膳食中摄入锌量的2/3。由尿液排出的只占每日摄入量的2%。腹泻和由造瘘口引流的患者，锌流失量可能很大，必须补偿。

　　🔵 **孩子们一天需要多少锌？**

　　中国营养学会推荐锌的日需量为：1~6个月的婴儿一日3毫克，7~12个月的婴儿一日5毫克，1~3岁幼儿一日10毫克，妊娠期的妈妈一日20毫克，正常成人10~15毫克。

　　对于断奶后婴儿的饮食应添加一些瘦肉末、蛋黄、鱼泥、动物肝脏、牡蛎、花生米粉、核桃仁粉等。对于妊娠期妇女和5岁以上的儿童来说，通过饮食途径补锌即可，也最有效。如经常吃些牡蛎、动物肝脏、肉、蛋、鱼虾以及粗粮、干豆等含锌丰富的食物。另外，常吃一点核桃、杏仁、瓜子等含锌较多的零食，都能起到较好的补锌作用。同时要教育孩子养成不挑食、不偏食的好习惯，注重饮食结构合理平衡，粗、细和杂粮混合搭配。

　　🔵 **哪些症状提示您，孩子可能缺锌了？**

　　锌缺乏可能由于膳食中摄入不足（如年迈、体衰、嗜酒合并肝硬化、膳食质量不佳）、吸收减少（吸收不良综合征、囊状纤维化）、排出增多（如镰状细胞病、大面积烧伤、引流瘘管）、遗传性代谢缺陷等。锌对小儿的生长和发育有帮助，如妊娠期母亲缺锌，可能对胎儿有致畸作用，因为在动物后裔中，已发现有畸形和行为异常发现。

　　锌缺乏时的症状包括有味觉和嗅觉失常、味觉灵敏度下降、食欲减退、儿童生长欠佳，或小儿有异食癖（如吃墙皮、尘土、玻璃、煤渣、生米等怪食）。严重缺乏时，可见毛发枯黄、骨成熟迟延、肝脾肿大、性腺功能减退、睾丸功能不全、生长缓慢或矮小畸形（侏儒）。其他征象还有脱发、皮疹、多发性皮肤损害、舌炎、口炎、睑炎、反甲等。

　　儿童缺锌也会影响细胞代谢，妨碍生长激素轴的功能，导致生长发育受到影响，使宝宝的身材矮小。此外，孩子缺锌会损害细胞免疫功能，使孩子抵抗力减弱，容易罹患感染性疾病，包括流行性感冒、上呼吸道感染或支气管肺炎等。

所谓锌能促使创口及慢性溃疡愈合一事，也许只限于锌缺乏者。但很多住院患者和老人皆处于边缘性缺乏状态，故对创口愈合迟缓的患者适当补锌，可能还是有价值的。

怎样给孩子补锌最好？

补锌的药很少，仅有葡萄糖酸锌，制剂有糖浆剂、片剂、胶囊、口服液、颗粒剂。主要用于小儿、老人、妊娠期妇女因缺锌引起的生长迟缓、营养不良、厌食症、复发性口腔溃疡、痤疮等症。治疗锌缺乏症，婴儿一日 0.5～1 毫克 / 千克体重或酌减（以锌元素量计算），2～3 岁幼儿一日 10 毫克，3～4 岁儿童一日 12.5 毫克，4～6 岁儿童一日 15 毫克，6 岁以上儿童一日 20 毫克，分 2～3 次于餐后服用。具体疗程可视病情决定，对腹泻或上呼吸道感染病儿，可在治疗开始或治疗结束后，持续 10～14 天。

可选用的制剂有葡萄糖酸锌片剂、颗粒剂、糖浆、口服液，颗粒剂每袋 10 克含葡萄糖酸锌 70 毫克（相当于元素锌 10 毫克），每日 1 袋；糖浆或口服液每支 10 毫升含锌 5 毫克，一次 10～20 毫升；片剂每片含锌 5 毫克或 10 毫克。此外，锌与多种微量元素、维生素的复方制剂有施尔康、善存片等，口服每日 1 片。

锌以安全范围相对较大而为人熟知，故矫治缺锌的剂量（一日 10 毫克）几乎没有不良反应可言。但长期大量服用可对中性粒细胞移行的抑制而影响免疫反应，并有胃部不适、腹痛、恶心、呕吐、皮肤潮红、脱皮等刺激症状，为减少反应宜在餐后服用。补锌要合理，不宜一下子吃过多，过量锌进入体内可引起铜、铁缺乏，因为锌可干扰后两者的吸收。

母亲的初乳含锌丰富，每千克约含锌 20 毫克，宜哺乳给小儿，另缺锌者可多食猪肝、鸡肝、羊排、瘦肉、牡蛎、海带、白菜、茄子、土豆、扁豆、黄豆和小米。市场上也有加锌的食盐或糖，均有益于补充。

哪些表现提示妈妈，宝宝可能缺钙了？

但非母乳喂养的孩子，营养不良的孩子，缺乏钙源和维生素或阳光照射不足的孩子可能缺钙：孩子缺钙一般有下列症状：①去医院做血钙含量测定，血钙水平低于正常值。②孩子不易入睡，不易进入沉睡状态；入睡后多汗、啼哭、易与惊醒。③白天常出现烦躁，坐立不安。④囟门封闭不实，出牙迟缓或牙齿排列参差不齐。⑤学步迟缓。⑥有阵发性腹痛，但又查不出寄生虫，无消化不良、肠炎等病。⑦偏食或厌食。⑧指关节明显较大，指节瘦小无力。⑨经常抽搐。⑩指甲灰白或有白痕。

儿童体内有甲状腺 C 细胞分泌降钙素，可以帮助把血钙沉降于骨骼中。因此，不需额外补充降钙素。但需要阳光或活动，冬天里最好把身体（头部、手脚）适当的暴露于阳光下（5~10 分钟），同时补充维生素 D、磷和蛋白质。此外，熬些燕麦、糙米、小麦胚芽、小米、玉米、大麦、小麦、荞麦和黑麦煮的粥，便能均衡地吸收到足够锌、镁、铜、锰、硒、纤维素和蛋白质，助使小宝宝健康成长。

新生儿抽搐是因为缺钙吗？

低钙血症系指是血钙浓度低于正常值的现象，属于钙代谢紊乱。当人体血清白蛋白水平正常时，血钙 ≤ 2.2mmol/L（8.8毫克/升）时称为低钙血症。低钙血症首要病因是甲状旁腺功能不全，其他原因尚有：①假性甲状旁腺功能减退（假甲旁减）；②慢性肾衰竭；③急性胰腺炎或急性出血坏死性胰腺炎，脂肪坏死可使大量钙沉淀形成皂钙；④慢性腹泻和小肠吸收不良综合征等；⑤恶性肿瘤伴发的低钙血症；⑥横纹肌溶解症；⑦维生素 D 代谢障碍，包括维生素 D 缺乏、维生素 D 羟化障碍、维生素 D 分解代谢加速；⑧钙剂缺乏，尤其是老年人缺钙是发生低钙血症最常见的原因；⑨应用治疗高钙血症及骨吸收过多的药品，如双膦酸盐、降钙素；或应用促进钙排泄的药品，如抗肿瘤药、泻药、利尿剂等，也可引起低钙血症。

儿童低钙血症多发生于新生儿时期，是导致新生儿抽搐的重要原因，常见的有：

（1）发生于出生后 72 小时内的早发新生儿低钙血症，多见于早产、产程延长、难产婴儿。

（2）发生在出生后 5～10 天的迟发性新生儿低钙血症，常由于磷摄入过多所致。

（3）高钙血症的母亲，所产的胎儿也易发生地钙血症。

（4）其他疾病包括甲状腺功能低下、低镁血症、维生素 D 缺乏、钙补充不足等。

孩子们该如何补钙？

最好的钙源是母奶，母乳中每 100 毫升中含钙仅有 34 毫克（牛奶 100 毫升中含钙高达 125 毫克），但母乳中钙和磷的比例为 2：1，最适于钙的吸收。因此，以母乳喂养的孩子不需要补钙。

当宝宝每天的维生素 D 或鱼肝油需要量得到满足时，1 岁内母乳喂养的宝宝每天可从母乳中得到 225～250 毫克的钙，所以对 6 个月内母乳喂养的宝宝，并不强调额外补钙（母亲的乳汁足够）；而 6 个月～1 岁母乳喂养的宝宝也只要稍微额外补充一些钙（1 岁以下婴儿 400～600 毫克 / 日，3 岁以下幼儿 600 毫克 / 日，4～7 岁学龄前儿童 800 毫克 / 日）就够了，而这些通过添加含钙米粉等辅食就足够。在这种情况下，孩子如没有明显缺钙症状，就无须补钙。

帮助儿童补钙需要降钙素吗？

降钙素与甲状旁腺素作用部位相同，但功能却恰恰相反。降钙素能抑制或减少破骨细胞，促进成骨细胞，促使骨组织释放的钙盐减少，沉积的钙盐增加，因而有明显的降低血钙的作用。正由于此，它才被命名为降钙素。

降钙素降低的是血钙，同时增加的是骨骼中钙盐的沉积，使骨骼更加坚固。中老年人群的吸收功能有所减退，雌激素、雄激素和甲状腺 C 细胞所分泌的降钙素少，钙吸收不足，骨骼中的钙质用得多、补充的少，发生骨质疏松症很常见。而降钙素能减少钙从骨骼中丢失的数量，同时促使血钙转移到骨骼里。虽说降钙素本身不含钙，却是一种可以治疗骨质疏松症，补充骨骼中钙质药物，主要用于绝经后骨质疏松症以及老年性骨质疏松症，也用于其他继发性骨质疏松症。18 岁以下的孩子们的甲状腺 C 细胞分泌适宜的降钙素，足以满足补钙的需求，因此，不需要额外补充。

🔵 老年人别把钙补到血管内膜上

我们补充的钙剂多数是无机钙，服用后吸收进入血液，称为血钙。而骨骼中缺钙，骨骼中钙是有机钙——羟基磷灰石。大家一定把概念搞清楚，血钙非等于骨钙，血浆的高钙血会在血液循环，有时会沉积或覆盖在血管内膜上，给血管带来了硬化、脆化的麻烦，与血脂、血小板、胶原组织一块形成斑块，硬化容易堵塞血管导致血栓，或脆化出血，引起脑和动脉大出血。

骨组织则由骨细胞及细胞间质所组成，细胞间质含有机和无机两种成分。无机成分称为骨盐，主要是碱性磷酸钙；有机成分主要为胶原纤维。无机成分使得骨坚硬不屈、傲然挺立，是影响骨硬度的因素；有机成分则使骨组织有韧性。有机和无机两种成分有着恒定的比例，一般而言，前者占成人骨干重的35%，后者占65%。如果两种成分发生变化，则骨的坚硬度及韧性也会发生改变。幼儿骨有机质相对多些，故韧性较好，可折而不断，像柳条一样，发生"青枝状骨折"；而老年人骨无机质相对多，骨较脆，所以容易折断。

骨膜由纤维结缔组织构成，就象透明的塑料薄膜一样，覆盖着除关节面以外的所有骨的表面。骨膜中有一些细胞能分化为成骨细胞和破骨细胞，作用相反，这两种细胞分别具有产生新骨和破坏骨质的功能，保持着平衡。所以，骨膜在骨的生长及损伤后修复等过程中有重要作用。

要想把血管补到骨骼中，还要补充降钙素，老年人的甲状腺滤泡几乎不再分泌与合成降钙素，必须由外源性来补充，通过注射或鼻喷，以降低破骨细胞活性和数量，直接抑制骨吸收，减慢骨转换速度，降低血钙水平，促使血钙入骨。

小儿遗尿症

✛ 孩子为什么总爱"尿床"？

小儿遗尿症俗称"尿床"，在具有正常排尿功能的 3 岁以下的儿童，经常在睡眠中可不知不觉的排尿，轻者隔夜 1 次，重者一日 1 次或数次，遗尿多发生在深夜，尿后仍能熟睡。随着年龄的增长，大部分儿童可自愈，但也有延续几年甚至到成年的病儿。在 3～15 岁的孩子中，遗尿的发生率仍为 48%。

小儿尿床多因膀胱炎、包茎、龟头炎、蛲虫病刺激局部或中枢神经所引起，或因长时间过度疲劳、精神紧张，或睡前大量饮水所致。遗尿症分为功能性和器质性两种，前者有遗传、解剖或功能发育不全、教育或心理学因素，导致大脑皮质或皮质下中枢功能失调所致。

小儿遗尿的症状可见平时小便清长、四肢不温、爱口渴、喜欢饮水，长期遗尿会出现脸色苍白或灰暗、记忆力减退、精神不振、肢体疲乏，被褥上常留有尿液浸渍的痕迹。

✛ 孩子尿床，吃什么药能好？

小儿遗尿时应首选氯酯醒（遗尿丁），其能促进大脑细胞的氧化还原代谢，对中枢神经有兴奋作用，睡前服 100 毫克，可对遗尿有控制效果。另麻黄素也可选用，一次 12.5～25 毫克，睡前服用。另有一种抗抑郁药阿米替林可治疗小儿遗尿症，于睡前 1 小时服，6 岁以上儿童一次 12.5～25 毫克，6 岁以上儿童 25 毫克，12 岁以下 50 毫克，12 岁以上一次 75 毫克。

中成药可服夜尿宁丸，可补肾散寒，止湿缩尿，一次 1 丸，10 岁以下儿童半丸，一日 3 次。或缩泉丸一次 3～6 克，一日 2 次，3 岁以下小儿酌减；遗尿散，3～6 岁小儿一次 3 克，3～6 岁一次 5 克，一日 2 次。

在生活上应叮嘱儿童养成良好的排尿习惯，并控制饮水量，在临睡前约2小时少喝水；建立条件反射，逐渐养成在有尿意时即能觉醒，关注患儿在精神上放松，不宜严斥甚至打骂，以免产生恶性循环。

男性性功能障碍

男性性欲减退怎么治？

性欲是对性生活的欲望和要求。性欲减退是指人对性生活没有欲望和兴趣，成年男子均可患此病，但老年人较多见，大多属于生理性的减退。在发达国家，性欲减退的发病率为5%，常伴有雄激素缺乏症。

许多全身性疾病都可使性欲减退，包括肝硬化、慢性酒精中毒、癫痫、下丘脑疾病、垂体或睾丸的损害、性腺功能低下、甲状腺及肾病、体质衰弱、疲劳过度、精神刺激、长期口服镇静药、抗抑郁药、抗高血压药和雌激素，年龄偏大，或既往有多次性生活失败经历而有精神负担、恐惧或逆反心理，对性生活无快感，表现冷淡，甚至有厌恶或恐惧感。

患性欲减退者应请男科医师检查，无生殖器官改变可考虑雄激素替代疗法。可选用的雄激素有十一酸睾酮（安雄）胶囊，剂量可因人而调整，初始为一日120~160毫克，连续2~3周，然后用维持量一日40~100毫克，分2次于早、晚餐后服用；或服甲睾酮片，一次5~10毫克，一日2~3次，连续2~3个月；注射可用复庚睾酮可肌内注射，其维持时间长，一次100~400毫克，1个月一次。

中成药可服男宝胶囊，一次2~3粒，一日2次；或肾宝口服液，一次10~20毫升，一日2~3次；海马三肾丸，一次1丸，一日2次。

男性为什么会发生勃起功能障碍（阳痿）？

男性勃起功能障碍俗称为"阳痿"，是指阴茎持续3个月以上不能勃起或不能维持勃起，达不到满意的性生活，或维持不到性交的完成。

阳痿是男性的常见病，随着年龄的增长，人逐渐衰老，睾酮分泌减少以及血管阻塞性病增多而使阳痿的比例逐渐增加，40岁以上的男性发病率高达52%，依据性质可分为三种：

心理性：由精神紧张、焦虑、抑郁、恐惧、感情等因素所致，比例为39%。

器质性：由血管、神经、内分泌和药物因素引起，比例为15.8%。

混合性：为心理性与器质性共同导致，比例最大，约为45.2%。

阳痿的病因较复杂，大致可归纳为精神、器质、年龄、疾病、药物等因素。

（1）精神　①缺乏性知识，或曾有手淫，认为会影响性功能；或每于性交时精神过于紧张，大脑皮层过度兴奋而抑制了阴茎勃起；②夫妻感情不和；③情绪过于激动；④性交环境杂乱，有外界刺激；⑤性交姿势不当；⑥过度疲劳。

（2）疾病　①糖尿病；②外伤；③慢性酒精中毒、多发性硬化症、腰椎间盘突出症；④生殖器病变、阴茎畸形、阴茎损伤；⑤垂体病变使促性腺激素分泌减少；性腺功能不全使睾酮分泌减少；皮质醇分泌过多可抑制促性腺激素及睾酮分泌；甲状腺功能亢进可使雌激素增加等；⑥前列腺增生、前列腺炎、精索炎、尿道炎。

（3）年龄　体力不支，性冲动减弱。

（4）药物　长期服用抗高血压药、中枢抑制药、镇静药、抗精神病药。

🔲 哪些药能治疗阳痿？

目前治疗阳痿的药物有中枢促进和周围促进型两类：中枢促进型的药物可改善中枢神经内环境，激活雄激素受体，促进勃起功能。可选丙酸睾酮肌内注射，一次25~50毫克，每隔1~3日一次；或复方睾酮酯肌内注射，一次250毫克，每3~6周注射1次；绒促激素

（HCG）肌内注射，一次 2000IU，一周 2 次，连续治疗 8 周，适用于希望生育者或男性更年期阳痿。

周围促进型的药物可改善局部或周围神经系统的内环境，促进阴茎勃起的介质释放，促进阴茎勃起。常用药物有育亨宾（安慰乐得、萎必治），一次 4~6 毫克，一日 2~3 次。西地那非（万艾可）一次 25~100 毫克，于性交前 1 小时（0.5~4 小时）服用，服后 2 小时作用最强。伐地那非（艾力达、利维他）开始剂量一次 10 毫克，于性交前 25~60 分钟服用，依据效果可增加一次 20 毫克或减至一次 5 毫克。

他达拉非（希爱力）吸收快，一次 10 毫克，于性交前 30 分钟服用，如效果不显著可增至 20 毫克，其作用维持时间将延迟至 36 小时，348 例轻至重度的阳痿者服用 20 毫克。结果显示，服药后 24 小时和 36 小时进行的性交成功率明显改善，36 小时内多数男子有过 2 次性交成功的结果。

外用制剂有前列腺素 E_1 乳膏（比法尔）可松弛阴茎和尿道的海绵体，增加阴茎的动脉血流，于性交前 5~20 分钟使用，用左手食、拇指轻压龟头，使尿道口张开，将药管嘴对准尿道口，右手食指轻轻推压药管推管（拇、中指夹住给药管），将乳膏缓缓挤入尿道中，由尿道溢出的乳膏涂敷于龟头表面。一次 1 支，于给药后 20 分钟行房事。

🅲 西地那非（伟哥、万艾可）在什么时间服用最好？

西地那非旨在开发心血管药时的发现的另一用途，为无创治疗男性勃起功能障碍开辟了的一个新方法。自 1998 年上市以来，已有 2 亿人接受了此药的治疗，成为提高人类的生命质量的代表药，有效率为 48%~82%。西地那非口服吸收良好，服后 10~40 分钟起效，若与高脂肪食物同服，血浆药物浓度达峰值时间会延迟 1 小时，同时血浆峰浓度降低 25%。因此，不宜饱食，尤其是大量进食油腻食物。

建议在性交前 1 小时左右服药，也可在性活动前 0.5~4 小时服，其作用维持 4~8 小时，个别人可持续 12 小时。推荐剂量为 25~100 毫克，但 65 岁以上老人的初始剂量为 25 毫克。但有几类人不宜应用西地那非，希望在生活中注意：

（1）西地那非能增加硝酸酯类药的降压作用，正在服用硝酸甘油、硝酸异山梨酯（消心痛）、单硝酸异山梨酯（长效心痛治、鲁南欣康）、硝普钠或抗高血压药者不宜服用。妇女和儿童（婴儿）禁用。

（2）有心血管病预兆者慎用，或曾在6个月内发生过心肌梗死、中风、心律失常、低血压（90/50mmHg）或高血压（180/120mmHg）者、不稳定心绞痛者、冠状动脉病和视网膜色素沉着患者慎用。

（3）阴茎解剖畸形（阴茎弯曲、阴茎海绵体纤维变性或有硬结）者慎用。

（4）不宜进行性生活的人群（急性冠状动脉综合征、冠心病明显缺血、心力衰竭、急性心肌梗死、中风、心律失常者）不宜使用。

（5）性功能正常者（勃起和维持时间正常）不要滥用，因会使勃起时间更长或更频繁，导致不必要的麻烦。

国外曾作过18项临床试验，在应用西地那非后所致的心脑血管病或心肌梗死的发生率并无明显增高。同时显示，剧烈活动（包括运动、桑拿、性交）其本身就能增加心脑血管病或心肌梗死的危险性，性交后2小时内发生心肌梗死的危险性将比正常人增加1倍。而勃起功能障碍者的年龄多在40岁以上，此年龄段亦是心血管病的高发人群，且病变本身也能明显增加心肌梗死的危险，不宜把死因统统归结于药品。

哪些中成药能治疗阳痿？

中医学认为阳痿属于青壮年相火偏旺，或由阴精耗损、湿热下注、血脉瘀滞、惊恐伤肾、思虑伤脾。中成药补阳剂可治阳痿，其中阳虚以肾阳虚最为重要，肾阳虚可见神倦乏力、畏寒肢冷、腰膝酸软、阳痿早泄、夜尿频繁、小便失禁等。补阳成药由附子、肉桂、杜仲、巴戟天、补骨脂、肉苁蓉、仙茅、淫羊藿等药组成，如治肾阳虚的桂附地黄丸、五子衍宗丸，治脾阳虚的理中丸、男宝，一次2～3粒，一日2次。

另外，起阳丸有韭菜子 25 克、淫羊藿 15 克、菟丝子 15 克、牛鞭 1 根入药，用时将牛鞭置于瓦片上以文火焙干研细，淫羊藿加少许羊油在文火上炒黄，再加菟丝子、韭菜子研成细粉，调和均匀，每晚用黄酒冲服 10 克。方剂还可选振阳煎，组成有肉苁蓉 50 克、菖蒲 20 克、菟丝子 20 克，水煎服用，每日 1 剂，分 2 次服；或选二味饮，巴戟天 6 克、补骨脂 6 克，水煎后服用，一日 1 剂，分 2 次服用。

正在使用硝酸酯类药者为何禁用磷酸二酯酶 -5 抑制剂？

使用硝酸酯类药（硝酸甘油，硝酸异山梨酯、单硝酸异山梨酯、戊四硝酯、硝普钠或其他有机硝酸盐药）同时使用磷酸二酯酶 -5 抑制剂（西地那非、伐地那非和他达那非）的患者可发生严重的低血压，主要原因有：①硝酸酯类药本身就可松弛小动脉、周围血管，降低血压；②硝酸酯类药是一氧化氮（NO）自由基的供体，可以激活鸟苷酸环化酶，导致血管舒张；③磷酸二酯酶 -5 抑制剂可扩张血管，增加硝酸酯类药的降压作用。

因此，无论何种给药的途径、方案以及间隔的时间使用硝酸酯类药患者禁用该类药。口服西地那非或伐地那非后的 24 小时内、他达拉非的 48 小时内禁用硝酸酯类药。如使用磷酸二酯酶 -5 抑制剂者需要治疗心绞痛，应选用其他非硝酸酯类的抗心绞痛药，如钙通道阻滞剂、β- 受体阻滞剂及吗啡等。如同时使用硝酸酯类药和磷酸二酯酶 -5 抑制剂，患者出现严重的低血压，应使患者采取头低位，并积极补液以增加血容量，如果低血压持续加重，应静脉滴注 β 受体激动剂多巴胺。

治疗早泄能用哪些药品？

早泄与精神抑郁和焦虑密切相关，口服用药可应用抗抑郁药，如氟西汀、帕罗西汀，每晚服用 20 毫克或 10 毫克，连续 5～7 天后会延迟射精；舍曲林、氯丙咪嗪小剂量每日 10 毫克可延迟射精，提高性生活质量，治疗早泄有较好的效果，但对伴随勃起功能障碍者无效。

抗早泄药可选用酚苄明（竹林胺），使支配射精的副交感神经刺激延迟，延长性交时间，口服一次 10 毫克，一日 2 次，连续 1~3 天，症状改善后可服维持量，一日 10 毫克，连续 7~14 天为一个疗程。

最近，英国推出治疗早泄的新药达泊西汀（必力劲），可使早泄射精时间延长 3 倍，使失去雄心的男性重拾自信。一次 30~60 毫克，性交前 1~3 小时服用，服后大约 30 分钟起效，我国也已上市。

中成药可服六味地黄丸，一次 1 丸，一日 2 次；或海马三肾丸一次 1 丸，一日 2 次；或补肾强身片，一次 5 片，一日 3 次。

局部于性交 20 分钟前可在龟头上涂敷局部麻醉药，以缓解性冲动抑制排精，如 1% 达可罗宁乳膏、1% 地卡因乳膏、氨基苯甲酸乙酯软膏。另外也可选带安全套，以降低阴茎对性交的感觉。

前列腺疾病

❓ 前列腺为什么会增生？

前列腺增生症（BPH）又称前列腺增生，属于老年病，也是一种多发和慢性病。前列腺位于男性膀胱下方，形似栗子，重量为 8~18 克，像人体其他器官一样，有一个发育、成熟、衰老的过程。自出生到青春期，前列腺生长缓慢；自青春期后生长速度加快，并逐渐发育完善，至 35~45 岁时其体积相对稳定；以后则出现两种趋向：一部分趋于萎缩，腺体逐渐缩小，一部分则趋于增生，主要在精阜以上的前列腺部的尿道周围腺体的增生，体积渐大，形成前列腺增生。

人的年龄越大，前列腺增生的发病率越高，如 50 岁时发病率为 50%，70 岁时为 75%，80 岁时则为 90%。我国 60 岁以上男性老年人中，其发病率为 53.7%。其中确诊并接受治疗者仅占患者总数的 14.7%，而多数在默默地忍受前列腺增生所带来的痛苦。

目前，一般认为前列腺增生的病因是由于睾丸的存在。所支持的论据有：①青春期前切除睾丸者不发生前列腺增生；②已发生前列腺增生者切除睾丸后可发生退行性变化，腺体逐渐缩小；③患者生化测定伴有雄激素－双氢睾酮异常的凝集。

前列腺增生症的症状分为几期？

前列腺增生症的症状随着病情的进度而表现不同，分为4个阶段：

（1）早期　有尿频、尿急、尿血、尿意不爽、尿细流、排尿费力，后尿道不适等感觉，会阴部常有压迫感。有时由饮酒、感冒、劳累等使膀胱颈部充血水肿，加重下尿路梗阻而发生尿潴留。

（2）中期　排尿困难的症状明显并渐加重，排尿时间长，尿细，同时出现尿流中断的现象，并出现残余尿，一般为50~100毫升，遇疲劳、房事、上感等，则可出现急性尿潴留，但程度轻而持续时间短，排尿结束时易出现血尿、残余尿。

（3）晚期　尿频更加严重，排尿次数增多以夜间排尿明显，如合并感染或结石，则出现尿痛和尿急；排尿困难呈进行性加重，一次排尿需借助腹压方可排出，尿量明显减少或出现严重尿淋沥，犹如尿失禁，部分人常有遗尿、排尿时间延长、尿程短、有时尿湿衣裤；残余尿更多，一般为150毫升以上，有时可达400~500毫升，或完全不能自行排尿，形成慢性尿潴留；在长期尿路梗阻的情况下，易发生感染、肾积水、肾功能不全、肾性高血压。

（4）并发症　前列腺增生是一个慢性过程，易并发其他症状，如感染、急性尿潴留、膀胱结石、尿毒症、痔疮、脱肛、血尿等。

抗前列腺增生药有几类？

能缓解前列腺增生和控制前列腺增生进程的药称为抗前列腺增生药，用于增生程度较轻者和不愿手术者。主要针对增生的病因对症治疗：

（1）α-受体阻滞剂　前列腺增生能引起膀胱颈出口梗阻（为围绕尿道的腺体增大所致）。其中α$_1$受体主要分布在前列腺和膀胱颈内平滑肌内，α$_2$受体分布在前列腺血管的平滑肌中，抑制α受体可拮抗梗阻症状。其代表药有：①特拉唑嗪（施艾特、高特灵），一日给予单剂量即明显改善尿最大流速、残尿量及阻塞症状。一次2~10毫克，老年人初始剂量一次1毫克，一日1次，首剂于睡前服用；②阿夫唑嗪（桑塔）初始剂量一次 2.5～6.25 毫克，老年人初始剂量一次 2.5 毫克，一日 2 次，最大剂量一日 10 毫克；③坦洛新（坦索罗辛）初始剂量一次 0.2 毫克，一日 1 次，餐后服用。

（2）**雌激素**　前列腺增生另一原因是体内雄激素增多，雌激素亦有拮抗作用。可选服己烯雌酚一次 1～3 毫克，一日 3 次，连续 1～3 周。对急性尿潴留或排尿困难较重者，开始用量可稍大。

（3）**雄激素受体阻滞剂**　可使增生的前列腺缩小，可与睾酮、双氢睾酮竞争受体，但无抗促性腺激素或孕酮的活性。患者经 3 个月治疗后前列腺可缩小，6 个月后排尿症状和尿流率得到改善。代表药氟他胺口服一次 250 毫克，一日 3 次。

（4）**5α还原酶抑制剂**　非那雄胺（保列治）可抑制前列腺生长，对前列腺内双氢睾酮的抑制率达 90%，达到去除睾丸的水平，使前列腺体积显著缩小，提高最高尿流率，改善梗阻性症状，口服一次 5 毫克，一日 1 次。依立雄胺（爱普列特、爱普立特）口服一次 5 毫克，一日 2 次，连续 4～6 个月；度他雄胺（度他替利）一次 0.5 毫克，一日 1 次，整粒吞服。

🔲 抗前列腺增生药一般需要服用多久？

抗前列腺增生药的治疗持续时间极为重要，部分患者治疗断断续续，极其影响治疗效果。前列腺增生症为终生疾病，须坚持药物治疗乃至终身，主要缘于：

（1）类似高血压、糖尿病、痛风等一样，前列腺增生症的药物治疗是不可治愈的。

（2）前列腺增生症的症状是循渐性和持续性的。

（3）5-α还原酶抑制剂的作用可逆，停药后其血浆二氢睾酮和前列腺体积可以复旧和反弹，因此维持用药的时间必须长久，甚至终身，不宜间断用药。

（4）非那雄胺、依立雄胺起效慢，见效时间为 3～6 个月，连续 6 年后疗效趋于平稳，对前列腺增生症症状严重者、尿流率严重减慢者、残余尿量较多者不宜选用，推荐应用度他雄胺。后者显效快，服用 1 个月内即能缓解症状，2 周可降低 DHT 水平约 90%，24 个月降低 93%，缩小前列腺体积 20%～30%，改善患者症状评分 20%～30%，降低患者发生急性尿潴留和手术干预的风险 57% 和 48%，同时显著降低前列腺癌的发生率。造成此种显著差异是度他雄胺具有双重作用，可同时阻断 1 型和 2 型两种 5α 还原同工酶。此外，普适泰（舍尼通）一般服用 3 个月起效，最佳疗程为 6 个月。

治疗前列腺增生症有哪些中成药？

中医学认为本病属于"癃闭"范畴，辨证可分为 5 型。

（1）阴虚火旺型：在治疗上宜滋阴降火。

（2）肾阳不足型：宜补肾通阳。

（3）湿热下注型：宜清热利湿。

（4）中焦脾虚型：治疗宜益气健脾。

（5）痰瘀交阻型：可化痰祛瘀通窍，选用水蛭散，一次 1 克，一日 3 次，连续 20 日为一个疗程，停用 1 周再用，总疗程在 3～9 个不等，对年龄为 50 岁者效果好。或服前列散，一次 10 克，一日 2 次，连续 20 天为一个疗程。

埃及在公元前 15 世纪已用植物提取液治疗前列腺增生。至今植物药在德国、法国、意大利、西班牙和日本仍广泛应用，植物药包括荨麻叶和根、棕榈西米、南瓜子、非洲李子、白杨、紫球花和裸麦等。其中前列康可改善前列腺增生的症状，有抗雄激素的作用，能改善尿道黏膜及周围组织水肿。用于老年男性前列腺增生症，一次 3～4 片（胶囊 4～6 粒），一日 3 次，餐前嚼碎吞服。

哪些症状提示您可能得了慢性前列腺炎？

慢性前列腺炎多继发于急性前列腺炎、慢性尿道炎或附睾炎等。多见于男性，老年人的发病率更高。诱发因素为过度饮酒、劳累、流感、会阴部创伤、前列腺增生、房事过多等引起的前列腺长期充血，大多伴发慢性精囊炎。前列腺炎的表现有：①下腰胀痛、耻骨后区胀痛，会阴、精索、睾丸部不适；②轻度尿频、尿血、排尿不尽或排尿终末滴尿，或有乳白色黏液分泌；③可有性欲减退、遗精、阳痿、早泄、射精疼痛，并伴有头晕、乏力、神经衰弱等症状。

慢性前列腺炎如何治疗？

对前列腺炎症者宜先服用抗生素以控制感染；不能手术的前列腺增生和前列腺炎患者可服用尿通片，一次 2 ~ 4 粒，一日 3 次，连续 3 ~ 12 周，尿液总量由 870 毫升减至 550 毫升，有效率 71.42%。或口服护前列片，一次 1 ~ 2 片，一日 3 次，餐前服用；前列平胶囊，一次 50 ~ 100 毫克，一日 3 次；对慢性非细菌性前列腺炎、前列腺疼痛者可口服舍尼通片，一次 1 片，一日 2 次，连续 6 个月效果较好，有效率可达 78%。国内曾对 66 例慢性前列腺炎者口服一次 1 片，一日 2 次，连续 3 ~ 6 月。结果 3 个月后显著改善率为 6%、中等改善率为 35.6%、总有效率为 87.1%；6 个月后显著改善率、中等改善率和总有效率分别上升为 13.7%、54.9% 和 92.6%。对前列腺炎或尿道炎等引起的尿急、下腹部疼痛等症状，可选用黄酮哌酯（泌尿灵），一次 0.2 克，一日 3 ~ 4 次，病情严重时可加量。

真菌性阴道炎

真菌性阴道炎是个什么病？

真菌（霉菌）有别于细菌，其个头较大，细胞壁肥厚。在健康人的口腔、阴道和消化道等处都可以寄存和生长。一旦人体的抵抗力降低或正常的菌群失去平衡，真菌便在阴道内繁殖而引起真菌性阴道炎。最常见的菌株为白色念珠菌，导致感染的途径有 3 条：①自身感染，由于粪便的污染，使肠道寄生的念珠菌传播到外阴，继而进入内阴，婴儿及未婚少女多由此途径传播；②使用被污染的卫生巾、浴盆、浴巾、月经带和内裤；③通过性接触或性交而直接感染。

诱发真菌性阴道炎的因素有 4 个：①阴道内的酸碱环境改变和酸度降低，失去平衡；②长期应用广谱抗生素，使体内正常菌群失去平衡，使对药物敏感的细菌（包括阳性菌、阴性菌、厌氧菌）死亡，不敏感的真菌大量繁殖，诱发二重感染（肠道、腔道、阴道、口腔或全身）；③长期应用皮质激素和免疫抑制剂，使人体对真菌的免疫力降低，招致黏膜、皮肤真菌病；④长期口服避孕药。

🔅 从哪些症状判断是得了真菌性阴道炎？

真菌性阴道炎在老年糖尿病者中最易发生，症状可见外阴瘙痒，坐卧不宁，白带多臭，小阴唇肿胀有烧灼感，排尿疼痛。如检查可见外阴有搔抓的痕迹，大、小阴唇肿胀。阴道分泌物增多，白带黏稠如奶酪样或伴豆腐渣样小块，阴道壁充血及水肿。病程较长者外阴部被白带污染，常有剧烈瘙痒和灼热感。

（1）长期使用过抗生素、糖皮质激素或避孕药进行治疗的经历？（有。）

（2）有外阴瘙痒感吗？（有，外阴湿疹化，阴唇肿胀而刺痒，如检查有搔抓痕迹。）

（3）白带量多否？（多并有臭味，黏稠呈奶酪或豆腐渣样或白色片，从阴道排出。）

（4）阴唇是否肿胀并有烧灼感？（可能有，或排尿困难和疼痛。）

（5）阴道壁有无白色伪膜状物？（有，不容易脱落。）

🔅 选用什么药来治疗真菌性阴道炎？

（1）**阴道用药** 治疗真菌性阴道炎常选用制霉素、克霉唑、咪康唑、益康唑或酮康唑，任选其一。制剂有栓剂和片剂，于睡前塞入阴道，连续10天，有良好的效果。选用的制剂有硝酸咪康唑（达克宁）栓剂、制霉素栓、益康唑栓、黄藤素栓（含克霉唑、甲硝唑、醋酸洗必泰），一次1枚，塞入阴道，连续7~10天。对伴老年糖尿病者的外阴可采用3%克霉唑霜、1%联苯苄唑（霉克、孚琪）霜或咪康唑霜涂敷，一日2~3次，症状消除之后，再用3~5天，可以治愈。

（2）**阴道冲洗** 以4%碳酸氢钠（小苏打）液或0.025%甲紫

（龙胆紫）液冲洗，一次300～500毫升注入阴道内，停留20分钟，一日2次，一般连续10天可痊愈。

（3）口服用药　伊曲康唑（斯皮仁诺）对念珠菌等真菌的杀灭作用强，餐后即服可明显提高吸收，可采用一日服用法，剂量一次200毫克（2粒），早餐后服2粒，晚餐后服2粒，总量为400毫克。氟康唑（大扶康）对念珠菌等真菌的杀灭作用比酮康唑强10～20倍，治疗念珠菌性阴道炎有两种方法。一是一次顿服150毫克（1粒）；二是连续法，一日150毫克，连续10天，总量1500毫克，但后一种疗法的效果好。

（4）中成药　选服龙胆泻肝丸，可清肝胆、利湿热，有抗炎、抗过敏、增强免疫功能和抑菌作用。一次1丸，一日3次。

🔲 得了真菌性阴道炎可用哪些中成药？

中医学将阴道炎分别选用中成药：

（1）白带丸　主要成分为黄柏（酒炒）、椿皮、白芍等。能清湿热、止带下，用于阴道炎、子宫颈炎。口服一次6克，一日2次。

（2）保妇康栓　主要成分为莪术油、冰片等。能行气破瘀、消炎、生肌止痛。用于真菌性阴道炎等。阴道给药，洗净患处，睡前将栓剂塞入阴道深部，每晚1次。

（3）妇炎平胶囊　主要成分为苦参、蛇床子、冰片、盐酸小檗碱等，能清热解毒、燥湿止带、杀虫止痒，用于阴痒阴肿，或滴虫、真菌、细菌引起的阴道炎、外阴炎等。阴道用药，睡前洗净阴部，置胶囊于阴道深部，一次2粒，一日1次。

🔲 应用抗真菌药时要注意哪些问题？

（1）使用制霉素、咪康唑的软膏、片或栓剂，一般在月经后开始，经期宜停用。

（2）硝酸咪康唑（达克宁）乳膏对龟头黏膜或阴茎可有刺激感，或引起过敏使阴茎红肿，需立即停药，并选用冷水冲洗。

（3）如正处于妊娠期间，为避免感染给新生儿，请在孕期关注病情。

（4）阴道连续用药不宜超过 10 天，并应常服复方维生素 B。

（5）如您为已婚妇女，夫妻双方须同时治疗。妊娠期要注意外阴的清洗，保持干燥。对男性包皮过长者易招致真菌寄生，故应常用清水冲洗龟头，保持干燥。

（6）如为糖尿病者应积极控制糖尿病。如您为育龄妇女需长期服避孕药，在服药前应到医院检查阴道内是否带菌。另要提示在阴部和肛门周围不宜涂敷糖皮质激素类药的软膏（乳膏）。

滴虫性阴道炎

滴虫性阴道炎与性传播疾病有关吗？

滴虫性阴道炎也是育龄妇女中常见的一种传染病，发病率仅次于真菌性阴道炎。多见于青年妇女，分布具有世界性，全球患者约有 2 亿人，其中女性发生率为 10% ~ 25%，男性为 12% ~ 15%。妇女自青春期后发病逐年增加，30 ~ 40 岁为高峰期，到更年期后逐渐下降。滴虫性阴道炎与性传播疾病有着密切的关系，其支持的理由是：①性伴侣双方皆有感染；②感染年龄以 18 ~ 35 岁最高，而这一阶段为性活动的旺盛期；③性工作者的感染率高；④滴虫性阴道炎往往与淋病和淋菌性尿道炎同时存在。

阴道毛滴虫的传播方式有两种：一是直接方式，通过性行为被性伴侣传染，男女可以互相传染。另一种为间接方式，如共用浴盆和浴巾，用井水或河水洗阴部及在室内游泳池内游泳，或使用别人的内裤、坐便器等。

滴虫性阴道炎的表现可见白带增多吗？

可以。得了滴虫性阴道炎后可见白带增多，多为白色或黄绿色泡沫状，合并化脓性细菌感染时多呈黄色，如有阴道黏膜出血混有血性白带。泡沫状白带是阴道滴虫病的特征。自觉症状为外阴阴道瘙痒或有烧灼样疼痛，搔抓后常引起外阴炎，局部潮红，充血及轻度肿胀。

但 25% 的患者常无自觉的症状。

（1）有无外阴和阴道口瘙痒、灼痛和白带增多？（有，宫颈和阴道壁红肿，性交时疼痛。）

（2）阴道有没有腥臭味？（有腥臭味。）

（3）如检查阴道时能发现泡沫样白带吗？（有，阴道分泌物增多，为黏液或脓性。）

（4）阴道黏膜上有无出血点或宫颈有点状红斑及触痛？（可能有。）

（5）如在医院对阴道分泌物镜检时能发现毛滴虫吗？（可能。）

（6）性伴侣会有尿道炎的症状吗？（可能有。）

治疗滴虫性阴道炎可选哪些药？

（1）**甲硝唑**　有强大的杀灭滴虫作用，损害滴虫的脱氧核糖核酸模板功能，为治疗阴道滴虫病的首选。常与制霉素、氯霉素、克霉唑、氯己定等药配伍制成复方制剂。可选用其栓剂或复方甲硝唑栓，每晚放入阴道内 1 枚，连续 7 ~ 10 天。

（2）**替硝唑**　作用与甲硝唑相似，其作用强于甲硝唑 2 ~ 8 倍。可供选用的有替硝唑栓、替硝唑泡腾片、丽珠快服净片、乐净胶囊、骜马厌克片。栓剂或泡腾片一次 1 枚（片），放入阴道，隔日一次，连续 2 次；片剂连续 7 次。片剂或胶囊口服一次 0.15 克，一日 2 次，连续 7 天。

（3）**制霉素**　对毛滴虫及真菌均有抑制作用，对混合感染者最为适宜。常用栓剂和泡腾片，一次 10 万 U，每晚睡前放入阴道 1 枚，连续 10 ~ 15 天。

（4）**曲古霉素**　对滴虫、阿米巴原虫、念珠菌均有抑制作用，同时患有滴虫及念珠菌者应首选本剂口服。一次 5 万 ~ 15 万 U，一日 3 次，连续 7 ~ 10 天。

（5）**聚甲酚磺醛**　用于滴虫、细菌或真菌所引起的阴道感染，栓剂一次 90 毫克，隔日 1 次。或选择硝呋太尔，治疗滴虫、细菌、真菌所引起的外阴感染和白带增多，阴道片每晚放入阴道内 250 毫克，连续10天。

（6）中药 蛇床子、苦参、百部各20克，川椒10克，水煎后熏洗阴道，一次1剂，一日1~2次，连续10天。

滴虫病要夫妻双方同治吗？

通常人们一提起阴道滴虫病，几乎都认为是女方的专利，与男士无关，甚至有的医生也忽视了男性滴虫性尿道炎的存在。其实女性尿道单独感染毛滴虫的比率很小，仅约占8%，大部分是夫妻双方共患的。在男性尿道中也可发现毛滴虫，其中绝大多数寄生在前列腺，其次为后尿道及前尿道。

依据国内资料记载，62例妇女患顽固性毛滴虫症，其丈夫尿液及前列腺分泌物被发现阳性者有8例（占12.9%），可见滴虫病在已婚者往往是通过性接触而感染的。患有阴道毛滴虫病者，往往由于不能根治而苦恼，尤其是男性滴虫性尿道炎因易被忽略则更难以治疗，对已婚妇女，在治愈前暂停性生活，并须夫妻双方同时治疗，否则会相互传染，难以治愈。

细菌性阴道病

细菌性阴道病有哪些特征？

细菌性阴道病既往称为非特异性阴道炎，致病菌是从阴道患者生殖道中分离出一种不同于嗜血杆菌的细菌叫作加特纳菌，由于98%的阴道病者都能分离出此种细菌，因此称为阴道加特纳菌。

细菌性阴道病的症状并不突出，仅偶见有白带增多，外阴略痒，白带呈稀薄但颜色均匀一致，约半数的患者可无上述这些症状。因此，常有许多患者并不知晓有病。另外，阴道内酸碱度（pH）可增高到5~5.2（正常为3~4.5），白带中少见有炎症细胞，但有线索细胞存在。

细菌性阴道病唯一比较突出的特点是，患者的阴道分泌物常有鱼腥样的氨臭味，常会散发出来，特别是首发患者，坐了一会儿站起来走路，就会发觉有此臭味，可造成精神负担。如检查外阴时可见阴道口有分泌物流出，用窥器见阴道壁炎症不明显，有均匀一致的灰白色分泌物。如采用最简单的方法，用试纸条接触阴道壁，或用不沾盐水的棉拭子涂取分泌物后点在试纸上，发现 pH 常大于 4.5。判断其发病不仅要根据症状表现，也要从下列几项指标来考虑：

（1）阴道有无匀致稀薄的分泌物？（有。）

（2）阴道 pH 是否大于 5～5.2？（约有 92%～97% 患者阴道 pH 值大于 4.5。）

（3）阴道分泌物有没有氨臭味？（有，久坐站起来走路，就会发觉。）

（4）有无线索细胞的存在？（可能有。）

（5）有无性乱史？（大多有细菌性阴道在性乱人群中的患病率明显高于正常人群，多个性伴者的患病率明显高于单一性伴者，与国内外的报道都是相吻合的。）

细菌性阴道病为什么有发臭的症状？

有关此菌引发阴道病的机制目前尚不清楚，例如对患者的阴道壁黏膜检查，并未发现有溃疡、糜烂及炎症。由此可见，阴道加特纳菌并不直接作用于阴道黏膜，而是由于阴道内寄生的厌氧细菌的繁殖增多与阴道分泌物中有多量阴道加特纳菌，抑制乳酸杆菌的繁殖，并分解氨基酸生成氨和酸，同时阴道酸碱度值增高，使其获得适合的碱性环境。氨可致阴道上皮的脱落，阴道分泌物增多和同时伴有特殊的鱼腥臭味，实际上是氨的臭味。

细菌性阴道病一般怎样治疗？

目前认为，治疗细菌性阴道病最有效的药是甲硝唑或替硝唑，其对阴道内多数厌氧菌敏感，并使阴道内的酸碱度下降而抑制阴道加特纳菌的生长和繁殖。据 1994 年对 61 株阴道加特纳菌的药物敏感度的试验结果来看，细菌对甲硝唑、氯霉素敏感率几达 100%，对氨苄西林、红霉素分别为 95.1% 及 93.4%。

甲硝唑的给药分为口服或外用，后者可选泡腾片或栓剂，一次200毫克，睡前塞入阴道内，连续 5 ~ 7 天；或替硝唑栓或泡腾片一次 1 枚，睡前塞入阴道内，一日 1 次，连续 7 天。

口服可用甲硝唑（灭滴灵）片一次 0.2 克，一日 3 次，连续10 ~ 14 天；或替硝唑片，其服后在血浆半衰期较长，因此服药次数可减少为一次 2 克，一日 1 次，连续 2 天。

如病情较轻，也可选用氨苄西林（安比西林）空腹口服，一次0.5 克，一日 4 次，连续 5 ~ 7 天；如发现患者在治疗后有症状复发，可重新再治疗一个疗程，同时检查其配偶，是否发生龟头炎症状，并同时给予甲硝唑口服治疗。

老年性阴道炎

老年性阴道炎与年龄有关吗？

有关。顾名思义，老年性阴道炎的发病率确与年龄相关，寿命越长发病率越高。多发于绝经期妇女，据不完全统计，约有 30% 的老年妇女患有老年性阴道炎。随着年龄老化，人的卵巢功能逐渐衰退，雌激素的分泌也日趋减少，体内的雌激素缺乏，使阴道黏膜萎缩，阴道上皮细胞糖原含量降低而不能产生足够的乳酸，阴道和外阴的酸度也随之降低，使阴道对抗细菌的能力下降，易受细菌、真菌或病原微生物的感染而引发炎症。老年性阴道炎的主要症状有 3 个方面：

（1）阴道分泌物比正常时增多，白带呈水样，严重时白带可转变为脓液性，并有恶臭，偶尔会有点滴出血或白带呈血水状，会出现阴部不适。

（2）轻度尿频、排尿不尽或排尿终末滴尿，或有乳白色黏液分泌。

（3）阴道内有灼热感、下腹胀或不适，伴有头晕、疲乏、无力、失眠等症状。

如检查阴道可见阴道分泌物增多，子宫颈与阴道壁发红，并有多数出血点状小红斑，有时形成溃疡，严重者阴道壁互相粘连，可有轻度压痛。

🔲 如何治疗老年性阴道炎？

针对老年性阴道炎的诱因，分别选用雌激素、糖皮质激素、抗生素治疗，以外用涂敷为主，内服为辅。雌激素、雌二醇（爱斯妥）能促进和调节女性性器官及副性征的正常发育，减缓瘙痒、恢复黏膜的完整性；糖皮质激素主要是能防止或抑制炎症反应的发热、发红、肿胀及触痛。而抗生素则可对抗继发的细菌感染。

（1）应用抗生素（红霉素、林可霉素）软膏涂敷以控制阴道黏膜感染。

（2）阴道壁可涂敷雌激素乳剂或软膏，或涂敷雌激素加糖皮质激素的乳剂或软膏（雌氢霜），一日1~2次；或阴道壁涂敷雌二醇（爱斯妥）凝胶或雌三醇乳膏，一次1~2.5克，一日1次，在洗浴后涂抹，涂敷后2分钟穿上衣服。

（3）口服雌激素——雌二醇，一次1~2毫克，一日1次，如有子宫，应加用孕激素，连续20日或改用阴道塞入，一次1毫克，每晚于睡前塞入阴道，连续7天。或服用炔雌醇一次0.125~0.5毫克，一日1次，睡前服用，同时服用维生素C 1克，以提高利用度。

但注意在用药期间，禁忌辛辣或腥膻食物，避免搔抓或热水洗烫，并暂停使用肥皂。平时注意阴道和外阴的清洁，宜用热水坐浴或清洗，清洗时手指不宜触及阴道。同时，节制房事，不宜频繁性交，以避免阴道黏膜损伤。

急性乳腺炎

🔲 为什么产后妇女要格外留心急性乳腺炎？

乳腺炎，中医学称之为"乳痈"，是指乳腺的急性化脓性感染，常见于哺乳期妇女，尤其是初产妇，其在哺乳期的任何时间均可发生，而哺乳的初始期最为常见。诱发乳腺炎的因素主要有二：

（1）乳汁淤积有利于入侵细菌的生长繁殖。原因有：①乳头过小或内陷，妨碍哺乳，孕妇产前未能及时矫正乳头内陷，婴儿吸乳时困难；②乳汁过多，排空不完全，产妇没有及时将乳房内多余乳汁排空；③乳管不通，乳管炎症、肿瘤及外在压迫，胸罩脱落的纤维亦可堵塞乳管。

（2）细菌的侵入乳头内陷时婴儿吸乳困难，易造成乳头周围的破损，是细菌沿淋巴管入侵造成感染的主要途径。另外，婴儿常含乳头而睡，也可使婴儿口腔内炎症直接侵入蔓延至乳管，继而扩散至乳腺间质引起化脓性感染，致病菌以金黄色葡萄球菌为常见。

急性乳腺炎病程较短，但若治疗不当，也会使病程迁延，甚至并发全身性化脓性感染。或伴全身不适、食欲减退、胸闷、烦躁等。然后局部乳房变硬，肿块逐渐增大，此时可伴有明显的全身症状，如高热、寒战、全身乏力、大便干燥等。常可在 4～5 天内形成脓肿，可出现乳房搏动性疼痛，局部皮肤红肿、透亮。成脓时肿块中央变软，按之有波动感。若为乳房深部脓肿，可出现全乳房肿胀、疼痛、高热，但局部皮肤红肿及波动不明显。有时脓肿可有数个，或先后不同时期形成，可穿破皮肤，或穿入乳管，使脓液从乳头溢出。破溃出脓后，脓液引流通畅，可肿消痛减而愈。若治疗不善，脓肿就有可能穿破胸大肌筋膜前疏松结缔组织，形成乳房后脓肿；或乳汁自创口处溢出而形成乳漏；严重者可发生脓毒败血症。

如何治疗乳腺炎症？

（1）急性乳腺炎在未形成脓肿期　①湿热敷：水肿明显者可用25%的硫酸镁溶液湿热敷；②局部封闭：可促使早期炎症消散；③全身抗感染：口服或注射头孢菌素、左氧氟沙星、甲硝唑；④中医药治疗：以疏肝清热、化滞通乳为主。

（2）急性乳腺炎脓肿形成期　①及时切开引流，排出积脓；②全身抗感染：红霉素、阿奇霉素、青霉素、头孢菌素、左氧氟沙星（任选其一）。

对急性乳腺炎在未形成脓肿前，可口服清热解毒、疏肝清胃的中药，如五味消毒饮、黄连解毒汤。可口服抗菌药物，首选头孢泊肟酯，一次400毫克，一日2次；头孢克肟，一次50~100毫克，一日2次。红霉素一次500毫克，一日3~4次；阿奇霉素一日500毫克（口服或静脉滴注）；左氧氟沙星一次200毫克，一日2次（或单剂量500毫克下午顿服）或复方磺胺甲噁唑一次960毫克，一日2次；或应用含青霉素100万IU的等渗氯化钠注射液20毫升注射在乳房炎症四周。

③局部热敷，鲜蒲公英、银花叶各60克洗净加醋或白酒少许，捣烂外敷。用宽布带或乳罩托起乳房。

④避免乳汁淤积，同时保持乳房清洁，妊娠期间应经常用温水、肥皂清洗两侧乳头。如乳房内陷一般可借助经常挤捏提拉而矫正。培养定时哺乳，婴儿睡觉时不含乳头的习惯。

⑤一次哺乳，应将乳汁排空，如有淤积，可借助吸乳器或按摩帮助乳汁排除，并在哺乳后洗净乳头。乳头如发现有破裂，宜及时治疗。

（3）手术治疗　对急性乳腺炎形成脓肿后，宜及时排脓，深部肿胀或乳房后脓肿可沿着乳房下缘作弧形切口，经乳房后间隙引流，以利于排脓并避免乳管损伤。乳晕下脓肿应作沿乳晕边缘的弧形切口。

乳腺囊性增生症有哪些表现？

乳腺囊性增生又称乳腺增生症或良性乳腺结构不良，为妇女中常见和多发病，在各年龄组均可发生，但多见于25~45岁中青年女性，其本质上是一种生理增生与复旧不全造成的乳腺正常结构的紊乱。在我国囊性改变较少，多以腺体增生为主，故称"乳腺增生症"。世界卫生组织统称它为"良性乳腺结构不良"。本病恶变的危险性较之正常妇女增加2~4倍，症状有时与乳腺癌相混，由此，需要格外警惕。

乳腺囊性增生的病因尚未十分明了。目前多认为与内分泌失调及精神因素有关。黄体素分泌减少,雌激素相对增多,为本病的重要原因。主要为乳腺间质的良性增生,增生可发生于腺管周围并伴有大小不等的囊肿形成;也可发生在腺管内而表现为上皮的乳头样增生,伴乳管囊性扩张。此外,还有一种小叶实质增生的类型。其主要症状为乳腺痛,常与月经有一定关系,月经前后症状较明显,月经来潮期间症状减轻或消失。阴雨、暑热天气,或情绪变化,如愁、怒、忧、思时症状加重。心情舒畅时症状较轻。疼痛轻者可不引起人注意,重者可影响工作和生活。少数患者乳头可流出棕黄色和暗褐色血性液体。有人发现,患者面部常发生黄褐斑及其他色素沉着。突出的表现有乳房胀痛和乳内肿块。

乳房胀痛常见为单侧或双侧乳房胀痛或触痛。病程为2个月至数年不等,大多数患者具有周期性疼痛的特点,月经前期发生或加重,月经后减轻或消失。须注意的是,乳痛的周期性虽是本病典型表现,但缺乏此特征者并不能否定病变存在。

乳房肿块常为多发性,单侧或双侧性,以外上象限多见;且大小、质地亦常随月经呈周期性变化,月经前期肿块增大,质地较硬,月经后肿块缩小,质韧而不硬。扪查时可触及肿块呈节结构,大小不一,与周围组织界限不清,多有触痛,与皮肤和深部组织无粘连,可被推动,腋窝淋巴结不肿大。

此外,尚有病程长、发展缓慢、有时可有乳头溢液等表现。乳房内大小不等的结节实质上是一些囊状扩张的大、小乳管,乳头溢液即来自这些囊肿,呈黄绿色、棕色或血性,偶为无色浆液性。

如果查体可见:①具周期性,常发生或者加重于月经前期,月经过去疼痛明显减轻或消失;②肿块常为多发性,可见于一侧,也可见于双侧,可局部限于乳房的一部分,或分散于整个乳房;③肿块呈结节状,大小不一,质韧而有囊性感,与皮肤和深层组织之间无黏连并可推动;④腑窝,肩背部偶有酸胀感,但腋窝淋巴结无肿大;⑤偶见伴有乳头溢液,溢液可为黄色,黄绿色或为无色浆液性。

治疗时可服他莫昔芬(三苯氧胺)一次10~20毫克,一日2次。

口服中药小金丹或逍遥散，或5%碘化钾溶液均可缓解症状。近年来类似的产品较多，如乳块消、乳癖消、天冬素片、平消片、囊癖灵等，治疗效果不一。还有激素疗法，有人采用雄激素治疗，借以抑制雌激素效应，软化结节，减轻症状；但这种治疗有可能加剧人体激素间失衡，不宜常规应用。仅在症状严重，影响正常工作和生活时，才考虑采用。

月经失调

🔵 月经失调有哪几种表现？

月经失调也称月经不调，是妇科常见疾病，表现为月经周期或出血量的异常，可伴月经前、经期时的腹痛及全身症状。病因可能是器质性病变或是功能失常。

表现为月经周期或出血量的紊乱有以下几种情况：

（1）**不规则子宫出血** 是一个临床症状，具体包括月经量过多或持续时间过长或淋漓出血。常见于子宫肌瘤、子宫内膜息肉、子宫内膜异位症等疾病情况或功能失调性子宫出血。

（2）**功能失调性子宫出血** 指内外生殖器无明显器质性病变，而由内分泌调节系统失调所引起的子宫异常出血。是月经失调中最常见的一种，常见于青春期及更年期。分为排卵性和无排卵性两类，约85%病例属无排卵性功血。

（3）**闭经** 病中常见的症状，可由不同原因引起。通常将闭经分为原发性和继发性两种。凡年过18岁仍未行经者称为原发性闭经；在月经初潮以后，正常绝经以前的任何时间内（妊娠或哺乳期除外），月经闭止超过6个月者称为继发性闭经。闭经采用小剂量、周期性雌激素、孕激素治疗，服用或注射人类绝经期促性腺激素、绒促激素、黄体生成激素释放激素等激素治疗。但个人须经妇科医生诊疗。

（4）**绝经** 绝经意味着月经终止，指月经停止12个月以上。但围绝经期常有月经周期和月经量的改变。表现为月经周期缩短，以滤泡期缩短为主，无排卵和月经量增多。

🔲 如何治疗排卵性月经失调？

月经是每月一次的有规律的阴道出血。女孩子一般在12岁左右出现第1次月经，正常的女性月经血量为30~50毫升。

排卵性月经失调多发生在育龄妇女中。依据临床表现分为：

（1）月经过多，系指连续多个月经周期出血量增多＞80毫升，但月经和月经周期正常。对于无避孕要求而不愿意激素治疗的妇女，可应用氨甲环酸，一次1500毫克，一日3次（一日2~6克）。对有要求避孕的妇女，可选用内膜萎缩治疗，左炔诺酮子宫内释放系统于月经期后第3~5日，防入宫腔底部，使用5年。

（2）月经期出血，（围排卵期出血）是由于发育中卵泡夭折引起的雌二醇波动，或排卵前雌二醇水平下降过于敏感而引起，表现为月经期≤7天，血停数日后有出血，月经量少，持续3~5天，可采用促凝血药（止血药）治疗。可依次选择卡巴克洛水杨酸钠片（安铬血），一次2.5~5毫克，一日3次；肌内注射一次5~10毫克，一日2~3次。氨基己酸一次2克，一日3~4次，连续7~10天。氨甲环酸一次1500毫克，一日3次（一日2~6克）。

（3）月经期前出血：排卵后7天肌内注射黄体酮，一日20毫克，连续7~10天；或排卵后肌内注射绒促激素，一次1000U，连续5~7次；也可一次2000U，隔日1次，连续3~4次。

（4）子宫内膜不规则脱落：表现为月经期延长，应用黄体酮肌内注射，一次20毫克一日1次，连续5天；氯米芬口服一次50毫克，一日1次，连续5天，自月经周期第5天开始服用。

围经绝期综合征

🔲 围经绝期综合征有哪几个方面的异常？

围绝经期综合征又称"更年期综合征"，是中老年妇女的专利，是指妇女于绝经前、后所出现的性激素波动或减少所致的一系列以自主神经系统功能紊乱为主，伴有神经心理症状的一组症候。可分为自然绝经、人工绝经两种。自然绝经指卵巢内卵泡用尽，或剩余的卵泡对促性腺激素丧失了反应，卵泡不再发育和分泌雌激素，不能刺激子宫内膜生长，导致绝经。人工绝经是指手术切除双侧卵巢或用其他方法停止卵巢功能，如放射和化疗等。

更年期是人生命过程中的一个年龄段。在此阶段，由于人体内分泌环境的改变而表现出一系列自主神经功能紊乱的综合征，涉及精神、情绪、皮肤、生殖和心血管。其症状多种多样、程度轻重不一，且发生率高、症状重而明显。女性进入更年期（年龄45~55岁）后，卵巢的功能逐渐衰退，卵泡也大量减少，雌激素、孕激素分泌减少，使丘脑-垂体-卵巢之间平衡失调，当发生生理或病理性的雌激素水平降低后，会形成更年期综合征，表现为子宫、外阴、阴道和乳房萎缩，情绪的巨大波动则源于雌激素分泌低下导致内分泌失调；同时心、脑血管病和骨质疏松症发病率显著增高，甚至出现阿尔茨海默病。由于个体的差异和环境的影响，出现症状的年龄迟早、轻重、持续的时间也各不相同。

（1）可发生阵发性头、面部烘热感，重者自觉如火烧和难以言状的痛苦，可见颜面、颈胸皮肤潮红、湿润、双手温热，或伴头晕、眼前发黑等。有的人可频繁发作。在天气炎热、情绪激动、精神兴奋时可促使发作或使症状加重。

（2）常有胸闷、压迫感、心慌、心前区痛等，但心电图检查正常。有人可突然血压升高、头痛、心动过速或过缓，出现手足痛、发麻、发凉，天冷或遇冷水加重。

（3）易激动、急躁、易怒、悲观失望、情绪低落、厌世，甚至哭笑无常，类似精神病的表现。同时记忆力减退、精力不集中、头晕、耳鸣、焦虑、恐惧、失眠等。

（4）骨质疏松多见于脊椎骨，因而出现腰背痛，重则躯体变矮、驼背。

（5）皮肤干燥、瘙痒、弹性消失、变薄，出现皱纹、松弛，过早脱发，声调低沉。

由于卵巢功能衰退有些妇女出现性欲减低和生殖器官萎缩，有人在更年期初始阶段表现为月经紊乱、性欲亢进、肥胖、尿糖和血糖增高。

⊞ 更年期服用雌激素替代治疗要注意哪些问题？

雌激素替代治疗就是采用外源性雌激素口服或皮肤贴敷，以补充内源性的雌激素分泌的不足，道理非常简单，就像我们充饥吃馒头、鸡蛋一样。雌激素品种很多，包括结合雌激素、雌二醇、雌三醇、戊酸雌二醇、尼尔雌醇、$17\beta-$雌乙醇；或周期服用雌激素 + 孕激素。同时，依据症状可选用镇静药艾司唑仑、地西泮、奥沙西泮以及自主神经调节药谷维素、维生素 B_1。

（1）严格掌握适应证，适用雌激素替代疗法的妇女剂量应个体化，初始剂量应从小量开始，视症状和出现的不良反应适当调节到有效的最低剂量。

（2）定期监测血浆雌激素水平，从预防骨质疏松和冠心病的角度考虑，雌激素替代疗法至少要应用 5 ~ 10 年，甚至终生，若症状缓解后立即停药容易复发。

（3）尽量联合用药，雌激素与钙、维生素 D、孕激素、雄激素联合用药的防治效果优于单一用药。如与维生素 D 和钙并用，可减少尼尔雌醇的用量而疗效相同；雌激素与雄激素合用，对乳房肿胀、疼痛、性欲减退和抑郁者效果好，可加服甲睾素一日 5 毫克。

（4）口服、局部涂敷、皮下植入和经皮给药的方法优劣并存。口服方便，对血脂改善明显，但药物浓度波动大，不符合生理规律；局部涂敷适用于生殖器官，但吸收不稳定；皮下植入可直接到达靶器官，并能稳定的释放，但需要手术；经皮给药常以凝胶和皮肤贴片，药物吸收较均匀。

（5）注意监测雌激素的不良反应，定期检查子宫、盆腔、乳房、血脂、骨密度。

（6）对患有雌激素性高血压病、乳腺癌、进展性乳腺纤维囊性病、子宫肌瘤者应禁用；对患雌激素相对禁忌证的肥胖症、糖尿病、胰腺炎、胆石症、胶原纤维病、乳腺癌、血脂异常、动脉粥样硬化、心肌梗死、肺栓塞、深部血栓静脉炎或血栓高危者应慎用或尽量少用。

雌激素会诱发子宫和乳腺癌吗？

雌激素诱发肿瘤，尤其是子宫和乳房，是不少人所担心的问题。有关雌激素替代治疗，近期人类的研究资料显示：长期大剂量的使用雌激素的妇女会轻微增加子宫内膜癌和乳腺癌发生的可能性（概率 0.001%），具有统计学意义。但合并使用孕激素不会增加子宫内膜癌的危险性。使用雌激素或雌激素＋孕激素联合治疗的患者应根据治疗量尽可能地减少剂量和缩短使用时间，并根据症状和不良反应情况进行调节，摸索出最适宜的维持剂量（最低的有效日剂量）。雌激素的正确应用的关键是治疗前对本品的风险受益比作一个仔细的评估，严格掌握其适应证、禁忌证、恰当选用雌激素的剂型、剂量，严密观察其耐受性和不良反应而进行个体化给药。

目前而言，绝经后女性使用雌激素还是有相当多的好处（利远大于弊），如缓解更年期症状、保持颜值、保持体态丰满、维持骨密度、排除尿酸、安定心境、降低患糖尿病的风险等。对 50~59 岁的女性而言，雌激素确能降低发生心肌梗死的风险，雌激素、雌激素＋孕激素联合治疗也可能减少糖尿病新发病例。激素替代疗法应在绝经后6 年之内开始，至少维持 10 年以上。刚停经并且马上开始使用雌激素的女性必定是最大的受益者。

各种雌激素应该怎样使用？

（1）雌二醇　替代治疗剂量平均口服一日 0.2~0.5 毫克，如妇女有子宫，可加用孕激素。外用雌二醇外用凝胶剂：①已绝经妇女，每天早晨或晚间沐浴后涂 2.5 克于手臂、肩部、头颈部、腹部或大腿部，涂后约 2 分钟即干。连续应用 24 天，自第 13 日开始加口服黄体酮每日 100 毫克，连续应用 12 天，休息 1 周，再重复治疗。②雌二醇控释贴片一般选择直接贴于下腹或臀部。周效片应 7 天换 1 次，3~4 天效片应 3~4 天换用 1 次，一周内用 2 片。连续使用 4 周为一个用药周期（贴用 3 周，停药 1 周），并于使用周期的后 10~14 天加用醋酸甲羟孕酮 4 毫克，一日 1 次，连续 10~14 天，或于每个疗程的最后 5 天加用醋酸孕酮，一次 4~5 毫克，一日 1 次，连续 5 天。

（2）微粒化 17β 雌二醇片（芬吗通） 作为天然雌激素可口服也可阴道用药，口服一次 1 毫克，一日 1 次，餐后服用。阴道用药可以有效地增加其在子宫中的浓度，能减少全身用药引起的乳房胀痛等不良反应。或肌内注射，一次 5 毫克，一月 1 次。

（3）雌三醇 口服一日 0.25~2 毫克，晚餐后服用；用于绝经后妇女因雌激素缺乏而引起的泌尿生殖道萎缩和萎缩性阴道炎（老年性阴道炎）阴道塞入；晚上睡前洗净双手及外阴，去掉药品外包装，取出药栓，用手指将药轻柔地推入阴道深处。常用推荐剂量为一日 2 毫克，连续治疗 1 周，以后每周放置 1 粒维持或遵医嘱。乳膏剂第 1 周内一日使用 1 次 0.5 克，然后根据缓解情况逐渐减低至维持量（如一周 2 次）。有些尿失禁妇女可能需较高的维持量。

（3）尼尔雌醇（维尼安） 用于雌激素缺乏引起的绝经期或更年期综合征，口服一次 5 毫克，一月 1 次。症状改善后维持量为一次 1~2 毫克，一月 2 次，连续 3 个月为一个疗程。

（4）结合雌激素 用于绝经期综合征，一次 0.3~0.625 毫克，一日 1 次；或隔日服 0.3 毫克。

（5）戊酸雌二醇（补佳乐、协坤） 戊酸雌二醇片是自然雌激素，与体内雌激素完全一致。同时，戊酸雌二醇片是微粒化及酯化，微粒化使其吸收快。脂化使其在体内的转化平稳。口服一次 1 毫克，一日 1 次，餐后服用，每经过 21 天治疗后停药 1 周。

（6）己烯雌酚 用于绝经期综合征：一日 0.25 毫克，症状控制后改为一日 0.1 毫克（如同时每日舌下含服甲基睾酮 5~10 毫克，效果会更好）。

缓解更年期综合征中药也有用吗？

更年期综合征患者也可依据症状服用坤宝丸、坤泰胶囊、知柏地黄丸、左归丸、右归丸、生脉饮、蜂王浆、大补阴丸、全鹿丸、逍遥丸等（依据中医师的辨证施治）。摄取植物中的雌激素是极好的补充雌激素的一种方式，我们常常食用的黄豆类食品也有助于缓解雌激素缺乏引起的种种症状。大多数植物雌激素的副作用远远少于传统使用的雌激素药，在饮食上宜多食大豆、黑豆、豆浆、豆汁、扁豆、谷类、小麦、黑米、茴香、葵花子、洋葱等富含植物雌激素的食品。

具补肾功能的中药，也有弥补雌激素分泌不足的功效，如淫羊藿、女贞子、熟地黄、枸杞子、何首乌、鹿角霜、生地、旱莲草、桑椹子、紫河车、山萸肉、仙茅等。中药雌激素类含量较高饮片有葛根、当归、女贞子、杜仲、银杏、银杏叶、虎杖、蛇麻花、卷柏、松针、石胆草、贯众、黄芪、黄芩、三七、柴胡、麦冬、仙鹤草、芦荟、罗布麻、金钱草、鱼腥草、陈皮、桑白皮、甘草、满山红、紫花杜鹃、槐花、紫菀、补骨脂、木贼、益母草等。

肩周炎

肩周炎为什么又叫"五十肩"？

肩周炎又称肩关节周围炎，或肩凝症（冻结肩）或漏肩风，因多见于50多岁的中年人，故又称"五十肩"。女多于男性（3:1），左侧多于右侧，也有少数病例双侧同时罹患。

肩关节为上肢最大灵活的关节，由肩胛骨的关节盂和肱骨头构成，炎症主要发生在盂肱关节周围组织病变，包括关节囊、滑液囊、韧带以及肩部内外两层肌肉。由于上述组织病变，而引起肩关节周围疼痛、活动受限等。其病因复杂，大致可分为：

（1）局部原因为关节周围结缔组织、肌筋膜的退行性病变引起。

（2）因颈椎椎间盘的变性或不稳定所致。

（3）因肺结核、胃肠或颜面疾患而引起的关联痛，涉及肩关节周围组织发生病变。

（4）高血压及代谢性疾患，引起肩关节周围的肌肉充血和异常肌紧张。

（5）肩关节周围的肌肉长期和连续地紧张，使局部处于充血状态，以及过劳、寒冷、精神刺激和外伤所致。

哪些药可以治疗肩周炎？

肩周炎发病缓慢，逐渐出现肩关节痛与关节活动受限。表现为一种特殊的过程，即病情发展到一定程度后即不再发展，继而疼痛逐渐减轻以至消失，关节活动也逐渐恢复。整个病程较长，可长达数月或数年之久。但也有少数患者不经治疗则不能自愈。肩部僵硬、怕冷，有广泛性酸痛或刀割样剧痛，日轻而夜重，并向颈部和上臂放射，病程长达数周、数月或数年不等。

患者肩关节外展、外旋、背伸、上举等活动均受限制，甚至不能梳头、穿衣、扎裤腰带，严重者肩关节活动可完全消失，形成冻结肩。于急性期稍一碰触即剧痛难忍，慢性期在肩峰周围有广泛的压痛，有明显的压痛点。

肩周炎几无特效药，疼痛难忍时可服阿司匹林、布洛芬或吲哚美辛（消炎痛），同时嘱咐患者常作肩关节上举、后伸、外展等自主运动，可有助于恢复。另外，平时应注意对肩部保暖，局部热敷或中药（透骨草25克，川芎、川乌、草乌、地龙、红花、防风、土鳖虫各15克，蜂房2个，以水煮开）熏洗，并进行适当的功能锻炼，以防关节黏连。

颈椎病

哪些人属于颈椎病发作常见人群？

颈椎病多发生在中老年人，脑力劳动者明显多于体力劳动者。由于工作、学习的节奏加快，其发病年龄也有所提前，许多中青年人也有不同程度的病症。轻度颈椎病者仅有颈肩部不适，重者可出现严重症状而影响工作和生活，其病因有：

（1）颈部软组织劳损　如长期伏案的编辑、设计、绘图、刺绣、缝纫等工作人员，或枕头过高，都会因颈部肌肉过度牵张而发生劳损。反复外伤、落枕或受凉可加速颈部软组织的劳损和退化。

（2）人体退变因素　人进入中年，身体已处于退变阶段，脊柱间组织、韧带、肌肉较松弛、力量减弱，使椎体间出现不同程度的松动。椎体间出现松动之后，由于互相牵拉、撞击等刺激促进了骨质增生，增生的骨赘（骨刺）压迫和刺激周围的肌肉、韧带、神经、血管和脊髓等组织，因而出现症状。

您属于哪种颈椎病？

颈椎病根据其发病和表现的不同分为6种类型。

（1）颈型　表现是颈部酸痛、沉紧，尤其是长时间伏案工作后更加明显。颈后可有压痛点以及硬结、索条样反应物。此型是颈椎病中最轻的，如及时治疗可痊愈。

（2）神经根型　表现是从颈肩沿上臂到手指有麻串感（"过电样"感觉），同时伴有颈型颈椎病的感觉。检查者一手牵拉患臂，另一手顶于患侧头颞部，双手相对牵拉，患者出现患侧上肢麻患感或疼痛感觉。或患者采坐位，用手叩击其头顶，或将头推向患侧，患者诉患侧上肢麻串感。

（3）交感型　有头晕、头痛、眼花、耳鸣等表现，常与其他类型合并存在。

（4）椎动脉型　经常出现发作性眩晕，可伴随恶心、呕吐，重者可在姿势突然改变的情况下发生猝倒。

（5）脊髓型　多有下肢麻木、软弱无力，大小便失禁，以及消化道症状等。

（6）混合型　同时存在上述两型或两型以上的各种症状，最为常见。

颈椎病的前兆信号有哪些？

颈椎病常有先兆！关键是能否发现，提前预警：

（1）**轻度信号** 颈、项、背部发僵或发硬，酸痛、颈椎屈伸、转动活动时可出现症状加重，上肢痛或麻木、皮肤感觉迟钝、上肢肌肉力量减弱。

（2）**中度信号** 四肢无力、双下肢发软、肌肉僵硬、行走困难，甚至下肢瘫痪，大小便失禁和功能障碍。

（3）**重度信号** 心慌、胸闷、胃胀、腹泻、肢体少汗、四肢发冷、烦躁、面部潮热、耳鸣、视力减退、眼睛肿胀、心动过速或过缓、双上肢及头面部血管痉挛或扩张。

治疗颈椎病有哪些中成药？

中医学认为患颈椎病是因为"寒主凝滞"和"寒主吸收"，即风寒侵犯颈部肌肉，使得颈肌痉挛、血流凝滞，且致颈椎内外平衡失调，加重颈椎的失稳状态。特别在单侧颈肌痉挛时，使得颈椎两侧肌肉、韧带张力不等，更易诱发病变。

目前，治疗颈椎病尚无理想药，中成药可选颈复康冲剂，以舒筋活络，散瘀止痛，口服一次5克，一日2次；或饮服木瓜酒、史国公药酒，以祛风除湿，活血通络，口服一次15~30毫升，一日2~3次。颈痛灵药酒可滋补肝肾，活络止痛，口服一次10~15毫升，一日2次。外用可试用骨刺消痛液、正骨水等涂敷。

按摩是治疗颈椎病的首选，有条件者可去医院进行按摩，条件有限者也可在家庭中按摩，具体手法为：①对颈部以手掌轻揉2~5分钟，以有热感为宜；②对局部的硬结或索条状反应物着重指揉1~2分钟；③用力抓拿颈后大筋，反复12次，力量以能耐受为度；④对颈肩部捶拍1~2分钟。患者可每天自行进行康复锻炼，颈前屈、后伸、右侧、左侧、左旋、右旋动作各20次，力量由轻渐重。对患者的垫枕不宜过高，如配合做颈椎牵引，疗效更佳。

骨关节炎

骨性关节炎由哪些因素诱发?

骨性关节炎又称为骨关节病、肥大性关节炎或老年性关节炎,是人到中年后发生的退行性和增生性的慢性关节病。

骨关节炎病因迄今不明,可能是力学、生物学、生物化学及酶反馈环等复杂系统互相作用的结果。当其中一种或多种出现异常时,病变即随之发生。很多机制都能诱发细胞与组织的异常,其中包括先天性关节畸形、遗传缺陷(全身性骨关节炎)、感染、代谢性、内分泌和神经性疾患,改变透明软骨正常结构与功能的疾病(类风湿性关节炎、痛风、软骨钙质沉着),对透明软骨及其周围组织的急、慢性损伤(骨折),关节长期过劳(如某些职业如铸造、建材、采煤、驾车等)。

骨关节炎多发生在哪些部位?

骨关节炎好发于髋、膝、肩、手、指、腕、踝、颈、腰椎等关节,病程进展缓慢,初始并非炎症性的,发病隐匿而渐加重,常累及1个或几个关节。早期表现为关节酸痛,活动渐受限,症状时轻时重,休息时可减轻,劳累后加重,后期常有畸形,一般无强直。

疼痛为最早期症状,通常于活动后加重,晨起关节僵硬不便活动,持续15～30分钟随锻炼而改善。当病情继续发展时,关节活动减弱,发生屈曲挛缩,有压痛及关节压轧音或摩擦感。由于软骨、韧带、肌腱、关节囊的增生,引起关节肿大、慢性滑膜增生和滑膜炎。

晚期表现为触诊时有压缩及被动活动时疼痛,肌肉痉挛与挛缩又加重疼痛。骨赘或游离体有时间卡住可致关节机械性阻滞。

治疗骨关节炎有几种特效药?

(1)透明质酸钠(阿尔治、海尔根、施沛特) 为关节腔滑液和软骨基质的成分,在关节起到润滑作用,减少组织间的磨擦,关节腔内注入后可明显改善滑液组织的炎症反应，增强关节液的黏稠性和润滑功能，保护关节软骨，促进关节软骨的愈合与再生，缓解疼痛，增加关节的活动度。常于关节内注射，一次25毫克，一周1次，连续5周。

（2）硫酸氨基葡萄糖（维骨力、维古力、葡力）　为构成关节软骨基质中聚氨基葡萄糖（GS）和蛋白多糖的最重要的单糖，正常人可通过葡萄糖的氨基化来合成GS，但在骨关节炎者的软骨细胞内GS合成受阻或不足，导致软骨基质软化并失去弹性，软骨表面腔隙增多使骨骼磨损及破坏。氨基葡萄糖可阻断骨关节炎的发病机制，促使软骨细胞合成具有正常结构的蛋白多糖，并抑制损伤组织和软骨的酶（胶原酶、磷脂酶A_2）的产生，减少软骨细胞的损坏，改善关节活动，缓解关节疼痛，延缓骨关节炎症病程。口服一次250~500毫克，一日3次，就餐服用最佳，连续4~12周，每年可重复2~3次，重复治疗应间隔1~2个月。

（3）非甾体抗炎药　可抑制环氧酶和前列腺素的合成，对抗炎症反应，缓解关节水肿和疼痛。可选布洛芬一次200~400毫克，一日3次；或氨糖美锌一次200毫克，一日3次；尼美舒利（怡美力）一次100毫克，一日2次，连续4~6周。

📲 我们该如何保护软骨？

（1）保持良好的体姿，躺下时膝盖的负重几乎是0；站里和走路时负重约是上半身体重1~2倍；上下坡或上下阶梯的时候，是3~4倍；跑步时，则是4倍；打球时，膝盖的负重大约是6倍；下蹲和跪地时，膝盖的负重约是8倍。

（2）减肥保持适宜的体重，以减轻作用于膝关节上的承重力。

（3）避免不科学的持续性的蹲位和剧烈的运动，如骑车、爬山、爬楼梯等膝关节屈曲位负重用力地锻炼。

（4）锻炼股四头肌，大腿股四头肌内侧头在膝关节最后30度伸直和锁定膝关节、保持膝关节稳定性方面起着重要的作用，它的强壮和发达有利于稳定膝关节，减少膝关节内不正常的撞击，减少骨性关节炎发病率，保持膝关节的正常。因此，经常锻炼股四头肌（平直的躺在床上，利用双脚作伸展运动），有利于关节的修复。

（5）保暖（热敷或理疗），骨科疾病适宜保暖，温度可激活酶的活性，促进软骨的修复。

（6）改变足底着地（以足尖着地）的姿势，转换骨组织的角度，减少关节磨损。

（7）多食优质的蛋白质（鱼虾、蛋奶）。

（8）服用硫酸软骨素、氨基葡萄糖（氨糖软骨素）、胶原蛋白或关节腔内注射透明质酸。

腰椎间盘突出症

得了腰椎间盘突出症为什么会腰痛、下肢麻木？

腰椎间盘突出后，可继发地产生脊柱生理前凸变直或侧凸、脊神经根受损、椎间隙变窄、椎体边缘骨质增生、椎间关节退变和椎管狭窄等一系列改变，而致许多患者的症状迁延和反复。患者可因髓核突出的部位、大小、病程长短以及个体差异的不同而表现出各种各样的症状：

（1）**腰痛**　表现在下腰部及腰骶部，常见持续性的钝痛，平卧位时可减轻，久站后加剧。另有一种疼痛发生急骤，呈痉挛样剧痛，造成腰部活动受限，此种疼痛往往发生在髓核大部分突出，突然压迫神经根，使根部血管同时受压而造成缺血。

（2）**下肢放射痛**　疼痛沿臀、大腿及小腿后侧至足跟或足背，呈放射性刺痛，严重者可呈电击样疼痛。

（3）**下肢麻木**　一般与下肢反射痛相伴出现，麻木的区域与受累的神经根相对应。下肢的感觉异常主要有发凉及发冷，患肢温度降低，尤以脚趾末端最为明显。

（4）**肌力减弱**　在腰椎间盘突出压迫神经根严重时，可产生神经麻痹而致肌肉力量减弱甚至瘫痪，表现为足下垂。

（5）间歇性跛行 患者在行走时，可随着行走的距离增加而加重腰腿的症状，并在坐位或卧位一段时间后才可缓解。

🔳 腰椎间盘突出症可用哪些药治疗？

不同的腰椎间盘突出症治疗方法分为手术和非手术疗法，后者包括药物、推拿、按摩、封闭、热敷、热光照射、休息、髓核溶解、高压氧、牵引、手法、支架和体育治疗等。

此外，经皮关节镜下注射药物、摘除突出髓核、削刨赘生物等方法也在临床运用之中，无疑给腰椎间盘突出症者带来了希望。

目前，药物治疗一般仅作为缓解症状的辅助性治疗。对疼痛难以忍受、不能平卧和入睡的人可适当给予抗炎镇痛药，如地塞米松（氟美松）一次 0.75 毫克，一日 1 次；布洛芬一次 200 毫克，一日 3 次以缓解疼痛。

在腰椎间盘突出症急性期，脊神经根轴处水肿较明显，是引起剧痛的原因，为消除局部水肿，可服氢氯噻嗪（双氢克尿塞）等利尿剂，或静脉滴注甘露醇等脱水剂。

对退行性改变基础上发生的腰椎间盘突出症者，特别是老年人，可服用硫酸软骨素 A（康得灵）一次 600 毫克，一日 3 次，连续 30 天。如若腰椎间盘突出症后已有不同程度的肌肉萎缩，可选服维生素 E，一次 100 毫克，一日 1 次。

肌肉损伤

🔳 急性腰扭伤后怎么办？

急性扭伤多见于体力劳动者、运动员和偶尔参加体力劳动的人，以男性青壮年高发。其病因甚多，如弯腰搬取重物、突然失足踏空、腰部急剧旋转及咳嗽、打喷嚏、穿衣不当、坐卧不慎等，都可成为致伤原因。

扭伤后即感腰部剧烈疼痛，伴有腰断裂感，重者不能活动，个别人当时的症状不重，但次日晨起后活动、咳嗽、喷嚏，甚至大笑都可使疼痛加重。患者活动及翻身困难，下肢不敢伸屈，行动艰难，表情痛苦，步态缓慢，往往用一手或双手撑腰以加保护，腰部肌肉痉挛，腰椎多向患侧倾斜。

休息是最基本且有效的治疗方法，在木板床上加 10 厘米厚的棉垫，自由体位，以不痛或疼痛减轻为宜，卧床一般应坚持 3～7 天，保证损伤组织的充分修复。腰扭伤 24 小时后可行腰部热敷，对疼痛严重者可服布桂嗪（强痛定）一次 60 毫克、哌替啶（杜冷丁）一次 100 毫克、曲马多 100 毫克，一般连续不超过 3 次。轻者可选阿司匹林一次 0.5～1 克，或对乙酰氨基酚一次 500 毫克，一日 3 次。

中成药可选服伸筋丹一次 5 粒，一日 3 次；或选跌打丸、七厘散、小活络丸、大活络丸等。局部可贴敷伤湿止痛膏、701 跌打镇痛膏、氟比洛芬巴布膏或正红花油、风湿油等。

腰肌劳损后怎么办？

腰肌劳损是腰部软组织慢性损伤，多见于 30～45 岁的人，尤以体力劳动者高发。其病因可由反复多次的腰部急性扭伤，未能及时和彻底地治愈而转成慢性损伤；或因受寒、潮湿、劳累、下肢畸形、工作姿势不良和特殊工作体位，形成累积性劳损变性。

患有腰肌劳损者可有长时间的腰痛，常有酸胀和不适感，时轻时重，在劳累、寒冷、阴雨天或晨起时加重，稍微活动后稍减轻，夜间常因疼痛或僵硬而不能入睡，腰部有范围较大的压痛区，活动稍受限。

中药可取乳香、没药、桂枝、川椒（或花椒）各 50 克，红花、川乌、草乌、忍冬藤、透骨草、荆芥、地龙各 30 克，独活、防风各 20 克。以上各药混合略加粉碎，用水浸透，装入布袋（5 厘米 ×3 厘米）内，用缝线封口，放于蒸锅内蒸热，敷于腰部（不宜过烫及过凉），一日 2 次，一次约 30 分钟，连续 10 次为一个疗程。

另外，过于柔软的床不能保持脊柱的正常生理曲度，所以最好在硬木板上加个10厘米厚的软垫上睡眠，有助于缓解疼痛。

沙眼

得了沙眼如何用药?

轻度的沙眼或细菌性结膜炎可滴眼药水或涂敷眼膏，如10%～30%磺胺醋酰钠、0.25%硫酸锌、0.25%氯霉素滴眼剂，每隔1～2小时滴眼1次；睡前在结膜囊内涂敷红霉素、金霉素眼膏。

硫酸锌（锌矾）在低浓度时呈收敛作用，锌离子能沉淀蛋白，可与眼球表面和坏死组织及分泌物中的蛋白质形成极薄的蛋白膜，起到保护作用，高浓度则有杀菌和凝固作用，有利于创面及溃疡的愈合。

酞丁胺对沙眼衣原体有强大的抑制作用，尤其对轻度沙眼疗效最好，治愈率可达94%，常用0.1%溶液滴眼，一次1～2滴，一日2～3次，连续1个月。

对较重或治疗较晚的沙眼结膜肥厚显著者，可用2%硝酸银或硫酸铜棒擦睑结膜和穹窿结膜，擦后用0.9%氯化钠溶液（生理盐水）冲洗，一日1次。乳头较多的沙眼，可用海螵蛸磨擦法。滤泡较多的沙眼，可作滤泡刮除术；少数倒睫者可去医院行电解术。

治疗沙眼能选用哪些中成药?

中医学将迎风流泪归结为无明显的眼红赤、疼痛而迎风流泪的一种症状，表现为平时眼目无赤烂红肿，亦不流泪，但遇风则流泪，或在冬季或初春遇寒风刺激时则眼泪汪汪，泪液清稀而无热感。老年人发生迎风流泪者较多，在冬季或初春遇寒风侵袭时，因鼻泪管收缩或萎缩变窄而使泪流不畅，易造成迎风流泪。

中医学将沙眼分为肝肾亏损型、气血两亏型和风邪外袭型，前者表现为流泪清稀，视物模糊，伴头痛、耳鸣或腰酸不适；气血两亏型常见流泪，长时间看东西伴有面色不佳，易忘事，疲乏无力，或见于产后妇女；风邪外袭型表现为平时两眼干涩不适，有风时眼泪增多，伴有头痛。对肝肾两亏损型可选用明目地黄丸、杞菊地黄丸等，一次1丸，一日2次；外敷拨云眼膏、风火眼膏、马应龙八宝眼膏等。气血两亏型可服十全大补丸（煎膏）和人参养荣丸（颗粒、片、煎膏、酒），一次1丸，一日2次。对风邪外袭型可服明目上清片，一次4片，一日2次。

急性结膜炎

急性结膜炎常有几种类型？

结膜位于"白眼球"的表面，具有保护作用。急性结膜炎俗称"火眼"或"红眼病"，是发生在结膜（白眼球表面上的膜）上一种急性感染，在气候湿润温暖的春、夏或秋季极易发生，通过与患眼接触的水、毛巾、玩具或浴池、游泳池而相互传染，易在家庭、学校和公共场所中流行。日常生活中常见有急性卡他性结膜炎（由细菌感染）、流行性结膜炎（由病毒感染）及流行性出血性结膜炎（由流行性病毒感染）3种，后两种感染的病毒有所不同。急性结膜炎传染性极强，且广泛流行，但预后良好，几天内炎症即可消退。

（1）卡他性结膜炎　发病急剧，常累及双眼（或间隔1~2天），伴有大量的黏液性分泌物（眼屎），于夜间分泌较多，常在晨起时被分泌物糊住双眼。轻者眼内有瘙痒和异物感；重者眼睑坠重、灼热、畏光和流泪，结膜下充血、水肿或杂有小出血点，眼睑亦常红肿，角膜受累则有疼痛及视物模糊，有些类似于沙眼。

（2）流行性结膜炎　一般局限于单眼，流泪较多和伴少量分泌物，分泌物最初为黏液性，以后为黏液脓化而呈脓性，耳朵前淋巴结肿大。

（3）过敏性结膜炎　一般较轻，结膜可充血和水肿，瘙痒而伴有流泪，一般没有分泌物或少有黏液性分泌物。

结膜炎怎样选用滴眼药？

治疗结膜炎以滴眼为主，其疗程短、治疗效果好。常用的滴眼剂有磺胺醋酰钠、氯霉素、红霉素、庆大霉素等，原则上白天宜用滴眼剂滴眼，反复多次，睡前宜用眼膏剂涂敷。

选用滴眼剂宜按感染的病原体来区分，对沙眼衣原体感染的结膜炎可选红霉素、利福平、酞丁胺、磺胺醋酰钠滴眼剂；对病毒感染的结膜炎可选用碘苷滴眼剂、酞丁胺滴眼剂、阿昔洛韦滴眼剂或利福平滴眼剂；对细菌感染的结膜炎可选红霉素、四环素、杆菌肽滴眼剂；绿脓杆菌性结膜炎的病情较严重，病变进展迅速，短期内可致角膜溃破、穿孔和失明，因此须及早治疗，常用多黏菌素 B、磺苄西林滴眼剂；对真菌性角膜炎可选用两性霉素 B、克霉唑滴眼剂。

过敏性结膜炎宜选用醋酸可的松、醋酸氢化可的松或色甘酸钠滴眼剂，其不仅可抑制炎症过程的早期表现，还能降低毛细血管壁和毛细血管膜的通透性，减少炎症的渗出。

结膜炎可用哪些中成药？

中医学将沙眼和结膜炎统称"暴发火眼"，中成药可选：

（1）清凉眼药膏　能消炎、抑菌、收敛，用于结膜炎、睑缘炎、沙眼、睑腺炎。用玻璃棒挑取少许药膏，点入眼睑内，一日 2～3 次。

（2）马应龙八宝眼膏　能明目退翳、解毒散结、消肿止痛。用于暴发火眼、目赤肿痛、沙眼刺痛、目痒流泪等。含服一次 0.3 克，一日 3 次；或外用取适量，用蒸馏水溶解后，点入眼睑内，一日 2～4 次。

（3）风火眼药　能清热解毒，退翳明目，用于暴发火眼、翳膜遮睛、沙眼。用点眼棒蘸凉开水后沾药点入眼角内，闭目使药布于全目，点后避风，一日 3 次。

此外，中医学治疗眼病的中成药还有拨云眼膏、眼药锭、五黄膏等外用；内服药物有银翘解毒丸、牛黄解毒丸、牛黄上清丸、牛黄解毒片等。

得了睑缘炎该如何选药？

睑缘炎俗称"烂眼边"，是发生在睑缘皮肤、睫毛囊及腺体的慢性炎症。其有 3 种类型：

（1）鳞屑性睑缘炎　有瘙痒及异物感，在睫毛间及根部散有白色鳞屑，除去鳞屑后，下面的皮肤有轻度充血，睫毛易脱落，但可再生长。

（2）溃疡性睑缘炎　干燥、微痒及轻微疼痛，睑缘红肿、肥厚，睫毛根部有黄色结痂，去痂后可见小脓点和溃疡。睫毛囊常受累，故睫毛脱落后不再生。睑缘瘢痕收缩后，可有倒睫和下睑外翻。

（3）眦部睑缘炎　痒感明显，睑内外眦部发红而糜烂而形成"烂眼边"，常伴有眼角处球结膜充血。

睑缘炎的治疗是在洗净睑缘后，选用 0.5% 硫酸锌、15% 磺胺醋酰钠滴眼剂滴眼，一日 4～6 次；睡前再用 0.5% 红霉素眼膏、1%～2% 黄降汞眼膏涂敷于眼睑，常有佳效。对睑缘溃疡严重者可用 2%～5% 硝酸银液涂睑缘溃疡处，1 周 2～3 次，但切勿误入眼内。

麦粒肿

💬 得了麦粒肿怎么办？

麦粒肿俗称"睑腺炎"和"针眼"，又称睑边疔，是睑缘皮脂腺或睑板腺急性化脓性感染。健康人的眼睑有极强的抵抗力，但当疲劳、沙眼和过度用眼时，或使用不干净的毛巾、手帕擦眼，均可诱发麦粒肿。"针眼"多见于青年人，容易复发。睑板腺开口于睑缘，细菌（葡萄球菌）可由开口处进入睫毛根部，导致皮脂腺和睑板腺感染而化脓，分别命名为外、内麦粒肿。

外麦粒肿表现为睑边局部红肿、疼痛，有时可触及硬结，有压痛，如发生于眦部，常引起球结膜水肿。5 天后睑缘皮肤或睑结膜上的硬结变软，出现黄白色脓点，破溃后可有脓液流出，一旦破溃，红肿和疼痛迅速消退。但严重者可发生睑脓肿或蜂窝织炎；体弱者可伴发热、畏寒。

内麦粒肿表现与外麦粒肿相同，只是由于睑板腺位于坚实的睑腺组织内，肿胀不明显，但疼痛却剧烈，同时炎症的时间较长。

对早期感染局部用3%硼酸溶液热敷，外涂红霉素眼膏，0.1%利福平溶液滴眼。中药可取蒲公英30克、菊花9克，水煎服，一日2次；口服药可选抗生素，如红霉素、阿奇霉素、罗红霉素、阿莫西林、头孢拉定等。

待化脓后应切开排脓，外麦粒肿在皮肤面平行睑缘切开；内麦粒肿在睑结膜面垂直睑缘切开。

得了"眼疮"怎么办？

角膜位于"黑眼珠"的表面，稍突出而透明，与房水、晶状体一起构成眼的折光系统。角膜因外伤、病毒感染、组织改变而引起炎症和溃疡称为角膜炎，俗称"眼疮"，是常见的眼病，发病率高，危害性大，约占致盲原因的30%。

角膜炎常先有角膜外伤史，后继发炎症，角膜上先出现灰白色浸润小点状块，稍隆起，数日后形成溃疡，并有血管翳、睫状体充血，并伴有疼痛、畏光、流泪、眼睑痉挛、视力减退等。

严重的角膜炎者可伴有虹膜炎性反应、瞳孔缩小、对光反射迟钝，甚至前房积脓。严重时角膜溃疡可被穿破，使房水外流、虹膜脱出。

轻度角膜炎者选用0.25%氯霉素、0.5%红霉素、氟美松－庆大霉素滴眼剂、10%～30%磺胺醋酰钠滴眼剂（任选其一）滴眼，一日4次；对病毒感染者加滴碘苷（疱疹净），每1～2小时给予1次。严重的角膜炎者，可于球结膜下注射青霉素10万IU（稀释于生理盐水0.5毫升）；绿脓杆菌感染者，球结膜下注射庆大霉素4万单位，一日1次。对溃疡面较大或溃疡较深者，应选1%阿托品滴眼剂或眼膏散瞳，以防出现虹膜炎症。对久治不愈的溃疡，可用5%碘酊或酚液（石炭酸）涂于溃疡面，随即用生理盐水冲洗，再涂红霉素眼膏包扎，但勿伤及健康角膜。

迷眼了怎么办？

眼结膜或角膜有异物时俗称"迷眼"，在生活和劳动中常见，结膜或角膜异物多由风沙、灰尘、小虫、金属碎屑、火药微粒、煤屑、石屑、谷粒、麦芒等入眼所致。异物常停留在睑结膜的睑板下沟、穹窿部或角膜上，少时为1个，多时为几个。异物入眼后，患者立即出现剧痛和异物感、睁不开眼、流泪及频繁眨眼，进而结膜充血，在结膜或角膜上可看到异物。

异物入眼后，首先要用手轻轻拉起上眼皮，使眼皮和眼球间的空隙扩大，这样反复多次后便可引起流泪，将异物冲出。不能冲出的异物，可把上眼皮翻过来，用干净纱布沾水或眼药水轻轻擦去。如是粉末状异物，要及时用凉开水或清水冲洗。如异物嵌入结膜或角膜内，立即到医院进行治疗。

取出异物后要涂敷红霉素眼膏，然后包扎以防感染，每日更换敷料，直至痊愈。因角膜结瘢而严重影响视力者，早期可用退翳药，如1%～2%盐酸乙基吗啡（狄奥宁）滴眼剂滴眼，一日3次，或1%黄降汞或白降汞眼膏涂眼，一日3次。一般情况下，异物取出后稍有疼痛，几小时后就会减轻。若疼痛越来越重，不能忍受，要警惕角膜伤口感染，应立即到医院就诊。

白内障

⊞ 白内障在老年人中的发病率高吗？

发病率高，白内障是老年人和糖尿病患者最常见的眼疾，通常是指45岁以上者晶状体逐渐变性而混浊。正常人的晶状体是透明的，如一部分或全部发生混浊就会影响视觉。如果晶状体变浑，不论其原因，大小、数量、位置、致密度以及是否影响视力，都称为白内障。白内障的发病率很高，老年性白内障者约占全部白内障者的50%，绝大多数发生的年龄在56～70岁。一般累及双眼，但发病的时间、混浊程度和发展速度可有不同。白内障分为先天性和后天性，所谓后天性的都为进行性的，有老年性、损伤性和并发性3种。

白内障的主要症状是视力下降，其他症状还有近视、复视和多视。但白内障是有先兆的。早期晶状体吸收水分后屈折力增加而出现近视，或晶状体纤维水肿、断裂而发生复视和多视，譬如有些老年人以往是正视眼，而近一时期发现看书、看报时不用戴花镜也能看得清楚；或缓慢进行性视力减退伴模糊；或有旋光，这些老年人应注意到医院就诊，由医生借助裂隙灯或必要时散瞳检查来确定是否患有白内障。

🔲 治疗白内障可用哪些药品？

白内障的治疗包括两个方面：一是药物治疗，二是手术治疗。药物可以延缓白内障的发展，但不能达到痊愈的目的，如果白内障发展到视力明显下降，影响患者的正常工作和生活，可考虑手术治疗。

局部滴药对初期的老年性白内障是个好办法，可选用卡他林（白内停）0.75毫克，用时溶于已备好的15毫升溶媒中，滴眼一次2～3滴，一日5次；或使用2%谷胱甘肽溶液滴眼，一次1～2滴，一日4～8次；还原型谷胱甘肽（泰特、谷胱甘肽）肌内注射或静脉注射，一次50～100毫克，一日1～2次；法可灵（白可明）滴眼，一次2～3滴，一日3～5次。

对初期的白内障还可服障眼明片，一次400毫克，一日3次，连续3～6个月，于餐后服用；并服维生素C、B_1、B_2，连续3～6个月。

中药可服补中益气汤加减、六味地黄汤加减、磁朱丸或杞菊地黄丸。

干眼症及视疲劳

🔲 为什么现代社会中干眼症越来越多？

干眼症全名为"眼睛干燥症"，现代人的发病是越来越多，是指任何原因造成的泪液质或量异常或动力学异常，导致泪膜稳定性下降，并伴有眼部不适和眼表组织病变特征的多种疾病的总称。常见症状包括眼睛干涩、易于疲倦、眼瘙痒、有异物感、痛灼热感、分泌物黏稠、怕风、畏光、对外界刺激很敏感；有时眼睛太干，基本泪液不足，反而刺激反射性泪液分泌，而造成常常流泪；较严重者眼睛会红肿、充血、角质化、角膜上皮破皮而有丝状物黏附，这种损伤日久则可造成角结膜病变，并会影响视力。眼表面的改变、基于免疫的炎症反应、细胞凋亡、性激素水平的改变等是干眼症发生发展的相关因素，而各因素之间的关系尚未明了。

为什么会有干眼症呢？是因为：①水液层泪腺泪液分泌不足（先天性无泪腺、老年性泪腺功能降低、自身免疫性疾病造成泪腺发炎、外伤、感染、自主神经失调，长期点眼药或服药、长期戴隐形眼镜者）；②油脂层分泌不足（由于眼睑疾病造成睑板腺功能不良）；③黏蛋白层分泌不足（缺乏维生素 A、慢性结膜炎、化学灼伤）等；④泪液蒸发过度、泪膜分布不均匀（眼睑病造成眼睑闭合不良、眨眼次数减少，或长时间停留在冷气房或置身于户外强干燥热环境中）。

消除诱因，避免长时间使用电脑、看电视，少接触空调及风干、烟尘的环境等干眼症的诱因；睑板腺功能障碍者应注意清洁眼睑、应用抗生素等。

哪些外用补偿泪液可以治疗干眼症？

对干眼症外用补偿液体用是一个直接、有效、可行的办法。其中，人工泪液有较好的疗效，成人和儿童一次 1 滴，一日 3 ~ 4 次；0.05% 羧甲基纤维素钠滴眼剂是治疗泪液不足的传统方法，但需频繁给药十分麻烦，每隔 1 小时 1 次，以维持干眼症状的缓解，一次 1 ~ 2 滴，一日 8 ~ 12 次；0.05% 羟丙甲基纤维素钠滴眼剂，可舒缓由长期阅读、使用计算机而致的眼疲劳和干涩，一次 1 ~ 2 滴，一日 3 次；0.2% 卡波姆滴眼剂具有黏附眼表的特点，有助于减少用药频次直至一日 4 次，一次 1 滴，一日 3 ~ 4 次；聚乙烯醇滴眼剂可增加泪液的持续时间，当眼表黏蛋白减少时，可以起到作用，一次 1 滴，一日 3 ~ 5 次；0.9% 氯化钠滴眼剂，对泪液缺乏也有作用，尤其使角膜接触镜佩戴者感觉十分舒服，一次 1 滴，一日 5 ~ 6 次；重组牛碱性成纤细胞生长因子（贝复舒）滴眼，能够促进角膜上皮修复，延缓泪膜破裂时间，改善干眼症及结膜充血，逆转干眼症的病程进展，一次 1 滴，一日 4 ~ 6 次，但其滴眼液为蛋白质类药，应避免高温或冰冻环境（放于冰箱的冷藏室）；玻璃酸钠滴眼剂（透明质酸钠）用于干眼症、眼疲劳也非常有效舒适，一次1滴，一日5~6次，但不宜在佩戴角膜接触镜时滴用。0.25%硫酸锌滴眼作泪液成分的替代治疗，同时杀菌，一次1滴，一日3~4次。严重干眼症患者应尽量使用不含防腐剂的滴眼剂。

联合用药也十分可取，如聚乙二醇或聚乙烯醇滴眼液+重组牛碱性成纤维细胞生长因子滴眼液治疗干眼症；卡波姆滴眼剂+重组牛碱性成纤维细胞生长因子滴眼液；玻璃酸钠滴眼剂+重组牛碱性成纤维细胞生长因子滴眼液。此外，延长泪液在眼表的停留时间，可配带湿房镜、硅胶眼罩、治疗性角膜接触镜等。

怎样缓解视疲劳？

"视疲劳"这个词源于古希腊，原文的意思是指眼无力。指从事近距离工作或学习，由于过度用眼而产生的眼疲劳。常发生于从事近距离精密工作、电脑工作、编辑和写作，或在照明条件不佳（光线过亮或过暗）的环境中学习或工作，以及患有近视、远视、老光等屈光不正及身体衰弱者。其发生原因也是多种多样的，常见的有：①眼本身的原因，如近视（包括假性近视和真性近视）、远视、散光等屈光不正，调节因素、眼肌（如睫状肌）因素、结膜炎、角膜炎、隐斜、所戴眼镜不合适等；②环境因素，光照不足或过强，光源分布不均匀或闪烁不定，注视的目标过小、过细或不稳定等，③全身因素，如神经衰弱、身体疲劳或更年期妇女。

人在正常情况下，眼眶内的泪水会形成一层膜，覆盖在角膜和结膜的表面，称为泪膜。人在每次眨眼之后，都能形成一层泪膜，可以保持眼睛湿润和舒服，因此不易产生眼干、疲劳等症状。但如长期盯着一个目标（电脑、看书），持续时间太长，眨眼动作比较少，不能及时形成泪膜，就会导致眼表面干燥，引起视疲劳。因此，注意劳逸结合，避免长时间阅读，改善照明条件，改善周围环境（透风、湿润），多食新鲜果蔬，补充维生素A、C、E，滴用玻璃酸钠、羟丙甲基纤维素钠滴眼剂，借以缓解视疲劳。中药偏方对视疲劳也有疗效，枸杞子10克、桑椹子10克、山药10克、红枣10个，水煎服或代茶饮；或黑豆50克、核桃仁50克、牛奶100毫升、蜂蜜20克，黑豆、核桃仁研为细粉，与牛奶蜂蜜混合热服，或饮用菊花茶。

咽炎

嗓子痛是怎么回事？

咽炎俗称嗓子痛，是发生在咽喉黏膜、黏膜下及淋巴组织的弥漫性炎症，常划分急、慢性咽炎。急性咽炎发病急，多继发于急性鼻炎或鼻窦炎，病变波及整个咽腔，也可局限一处。致病菌以溶血性链球菌为主，其他如肺炎双球菌、金黄色葡萄球菌、流感病毒也可致病；也或许是麻疹、流感、猩红热的并发症。急性咽炎的表现为喉干痒，有灼热感，或轻度疼痛，迅速出现声音粗糙或嘶哑，常伴发热、干咳，或咳出少量黏液，且吸气困难，尤以夜间明显，如张口检查可见咽部红肿充血，颈部淋巴结肿大。

慢性咽炎多由急性咽炎反复发作，过度使用声带或吸烟等刺激所致；全身慢性病，如贫血、便秘、下呼吸道炎、心血管病也均可继发。常见咽喉不适、干燥、发痒、疼痛或异物感，总想不断地清嗓子；有时晨起后会吐出微量的稀痰，伴有声音嘶哑，可有刺激性咳嗽、声音嘶哑、咽部黏膜充血、悬雍垂轻度水肿，咽后壁淋巴滤泡较粗和较红，但不发热。其病程长，症状常反复，不易治愈。

治疗咽炎可含服哪些含片？

从解剖学角度来看，咽喉部没有覆盖和纤毛，直接暴露，便于在直视下用药，给药方法可采用涂敷、喷雾、含服或含漱等。

咽炎的治疗首要是抗炎，可服用对咽喉有消炎作用的中成药；局部可含服有消毒防腐作用的含片，如溶菌酶能液化细菌胞壁，从而杀死细菌，并加快组织恢复，适用于慢性咽炎，口含一次20毫克，1～2小时给予1次；地喹氯铵（利林、克菌定）和复方地喹氯铵含片（得益），能改变细菌胞壁的通透性，妨碍细菌的呼吸和酵解，使细菌变性，减轻口咽部炎症。适用于急性咽炎，含服一次 0.25 毫克，每 2~3 小时给予 1 次；西地碘含片（华素片）可卤化细菌蛋白，杀菌力强，可用于慢性咽炎，含服一次 1.5~3 毫克，一日 3~6 次。

对发热较重者可服阿司匹林、对乙酰氨基酚；对伴感冒症状者可选服桑菊感冒片、板蓝根冲剂、双黄连口服液或双花口服液等。

急性咽炎常因肿胀或喉头水肿而致呼吸困难，可顿服地塞米松 15 毫克（肌内注射 10 毫克）和抗生素，或采用抗生素和皮质激素溶液气雾吸入，一日 1~2 次。

为及时清除口内潜伏的致病菌，可含漱 0.5% 甲硝唑、0.1% 氯己定（洗必泰）含漱剂，一日 4~6 次。

治疗咽炎可选用哪些中成药？

中医学将咽炎称为"喉痹"，病证分为两种，其一由感受寒热之邪或肺胃有热而致，临床表现为声音不易发出，甚至嘶哑、咽喉肿胀、疼痛、干燥、有灼热感觉，咽东西不畅，伴有口干、舌燥、大便干结且难以排出；其二由脏腑虚弱（肺阴、肾阴不足，肺脾两虚）而致，表现为声音嘶哑时间较长，体虚乏力，咽喉部微痛，感觉热或咽喉发痒，并伴有乏力、手足热、口干等症。对感受寒热之邪或肺胃有热而致的咽炎可服用穿心莲片、金莲花冲剂、清咽丸、利咽解毒颗粒，含服复方草珊瑚含片、复方瓜子金含片、金果含片、含化上清片，外用以冰硼咽喉散、喉康散、青黛散、西瓜霜喷布；对脏腑虚弱而致咽喉病可选用铁笛丸、复方青果冲剂、藏青果冲剂、玄麦甘桔含片或胶囊等。

慢性咽炎可用哪些中成药？

慢性咽炎，中医学称之为"慢喉痹"，根据表现分为肺阴虚、肾阴虚两型，可辨证选用中成药。

（1）**肺阴虚型** 患者表现有咽喉干燥、咽痒、咳嗽、发声不扬、讲话乏力，时有"吭""咯"动作，可选用养阴清肺膏，能养阴清肺、清肺利咽，用于咽喉干燥、疼痛、干咳少痰。口服一次10～20毫升，一日2～3次。或铁笛丸，其能润肺利咽、生津止渴，用于咽干口燥、声音嘶哑、咽喉疼痛。口服或含化一次2丸，一日2次。

（2）肾阴虚型　患者咽部微痛、灼热、头晕、眼花、心烦、失眠、五心烦热、盗汗、腰膝酸软，可选用六味地黄丸，能滋阴补肾，用于肾阴虚的慢性咽炎患者。口服大蜜丸一次1丸，一日4次。其他剂型有小蜜丸、浓缩丸、水丸、软胶囊等。或服用清咽丸，能清热利咽，用于声哑失音。口服或含化，一次2丸，一日2～3次。

得了急性咽炎该怎么用药？

急性咽炎是指咽黏膜、黏膜下组织和淋巴组织的急性炎症，常为上呼吸道感染的一部分，多继发于急性鼻炎、鼻窦炎。病变常波及整个咽腔，也可局限一处，致病菌以溶血性链球菌为主，肺炎球菌、金黄色葡萄球菌、流感嗜血杆菌、病毒皆可致病。也是麻疹、流感、猩红热等传染病的并发症。

急性咽炎后喉内有干痒、灼热感，或有轻度喉痛，迅速出现声音粗糙、嘶哑，并常伴有干咳或咳出少量黏液。有时吸气困难，尤其夜间比较明显。

对急性咽炎者可吸入复方安息香酊、1%樟脑薄荷醑蒸气。喉内有明显瘙痒或咳嗽时，可喷入1%丁卡因溶液；喉内水肿有吸气困难者，可喷入1%麻黄素液或地塞米松－麻黄素溶液。对咳嗽剧烈者可给予镇咳剂或祛痰剂；烦躁不安者，可口服异丙嗪（非那根）25毫克或地西泮（安定）10毫克。

对严重病例并有发热者，应用抗生素（红霉素、阿奇霉素、头孢菌素），同时顿服地塞米松（氟美松）5毫克，以后一次0.75毫克，一日2次，连续3天。呼吸困难时，给予氧气吸入。

慢性鼻炎

🔵 为什么鼻黏膜会充血和鼻塞呢?

首要原因是感冒,其次为鼻部细菌感染。感冒后病毒进入鼻黏膜细胞,细胞会释放出引起发炎的物质,黏膜肿胀,产生过多的黏液,有一部分流出,这就是流鼻涕。在鼻塞的同时嗅觉减退,鼻中的神经觉察到肿胀,大脑便做出反应,命令有关肌肉动作,患者便会打喷嚏。鼻部感染的病原菌多为金黄色葡萄球菌、肺炎球菌或流感杆菌,感染后的鼻黏膜血管受到刺激,发生肿胀,导致鼻塞。

鼻塞后十分难受,鼻子堵得透不过气来,常常借用嘴来吸气,此时宜选用肾上腺素受体激动剂,其可使鼻血管收缩,缓解鼻腔堵塞,减少出血,改善鼻腔的通气性。可选的品种有麻黄素、呋喃西林 – 麻黄素滴鼻剂、萘甲唑啉滴鼻剂(鼻眼净)、羟甲唑啉滴鼻剂(必通、滴通)、赛洛唑啉滴鼻剂(诺通、天诚诺尔)。滴鼻时一次 1~2 滴,一日 3~6 次。

但滴鼻后偶见鼻腔有一过性烧灼感或干燥感,少见有血压升高、头痛、头晕、心率加快等反应,因此,宜采用间断给药,每次间隔 4 小时。对儿童、高血压者、甲状腺功能亢进者禁用;司机或高空作业者在滴药后 4 小时不宜从事本职工作。

🔵 得了慢性鼻炎该怎么办?

慢性鼻炎是一种常见的鼻黏膜和黏膜下的慢性炎症,常由反复发作的急性鼻炎、鼻窦炎或因高温、干燥、寒冷、烟、粉尘和化学气体的长期刺激所致。分为单纯性、肥厚性、萎缩性 3 种。

(1)单纯性鼻炎 双侧鼻腔交替性不通气,在夜间加重,有少量黏液性鼻涕,下鼻甲黏膜肿胀、表面光滑,对 1% 麻黄素溶液反应良好。

(2)肥厚性鼻炎 有较重的持续性鼻塞,嗅觉不灵敏,说话有鼻音,因有大量黏液性分泌而不易擤出。同时可伴有头晕、耳鸣、听力下降，对1%麻黄素溶液的反应很差或几无反应。

（3）萎缩性鼻炎（臭鼻症）　有鼻塞、鼻臭、鼻干、嗅觉迟钝、鼻出血，有脓性黏稠分泌物或干痂，常伴有头痛；鼻甲及鼻中隔前方黏膜干燥或有薄膜脓痂，鼻甲缩小、鼻腔宽大，脓痂很多且极臭。

对单纯性鼻炎者，可选3%弱蛋白银溶液或1%麻黄素－呋喃西林滴鼻液（呋麻）滴鼻，一日3次。对肥厚性者可在下鼻甲黏膜内注射硬化剂，或下鼻甲黏膜表面烧灼；黏膜过厚者，作下鼻甲部分切除。对萎缩性鼻炎者，可选用复方薄荷油滴鼻剂，或10%鱼肝油滴鼻剂滴鼻，一日3次。中医学对鼻炎按实证、虚证而治，治疗实证可选的中成药有鼻通宁滴剂、辛夷鼻炎丸、鼻窦炎口服液、鼻炎片；治疗虚证可用通窍鼻炎片。

过敏性鼻炎

🏥 治疗过敏性鼻炎可用哪些中成药？

中医学将过敏性鼻炎称为"鼻鼽"。鼽，即鼻出清涕之意，以突发和反复发作性鼻塞、鼻痒、喷嚏、流清涕为主要症状，常有过敏史。中医学还认为，其病主要在肺，但与脾、肾有密切关系，根据其表现而分三型，并辨证选用中成药。

（1）风热犯肺、湿热郁鼻型　患者鼻痒打喷嚏、鼻塞不通、鼻流浊涕或清涕、嗅觉减退，可选用千柏鼻炎片，能清热解毒，活血祛风，用于急、慢性鼻炎，过敏性鼻炎，鼻窦炎及咽炎，口服成人一次3～4片，一日3次。

（2）肺气虚损、感受风寒型　患者鼻痒难忍，喷嚏连连，继之清水样处涕量多，鼻塞不通，嗅觉减退，遇风冷易发作，反复发作，可选用通窍鼻炎片。能益气、祛风、通窍，用于体虚自汗、反复感冒、鼻塞、流涕。口服成人一次5～7片，一日3次。

（3）风热犯肺、胆经郁热型　患者打喷嚏、鼻痒、流浊涕、舌苔薄、脉浮数，可选用藿胆片。能芳香化浊、宣通鼻窍、清肝胆实火。

用于鼻窦炎、过敏性鼻炎。口服一次3~5片，一日2~3次，儿童酌减。此外，用于鼻衄的中成药还有鼻炎口服液、鼻通宁滴剂、鼻炎滴剂（喷雾型）、辛夷鼻炎丸等。

鼻窦炎

🅲 鼻窦炎该怎么治疗？

慢性鼻窦炎多由鼻腔疾患、齿源性感染、急性鼻窦炎未彻底治愈，或急性传染病和其他全身性疾病机体抵抗力低下时所致。慢性鼻窦炎以上颌窦炎发病率最高，其次为筛窦、额窦炎、蝶窦炎极少见。本病可单发于一侧鼻窦，但常为多发性，凡一侧或两侧各鼻窦均有炎症时，称全鼻窦炎。幼儿在出生后，上颌窦、筛窦、蝶窦已经存在，但未满6个月的儿童副颌窦未发育，炎症常累及上颌窦、筛窦、额窦、蝶窦。

其致病菌主要有链球菌、葡萄球菌、肺炎双球菌及流感杆菌，但多为混合感染所致，过敏体质与炎症的关系密切。

得了鼻窦炎后的症状有鼻塞、流脓性鼻涕、嗅觉减退、头晕及头痛。如果进行鼻腔检查，可发现中鼻道或嗅沟有脓或息肉。如脓液来自中鼻道最前上方，表示有额窦炎；来自上鼻道中部，表示有上颌窦炎；中鼻道前方有脓，表示有前筛窦炎；嗅沟有脓，表示有后筛窦或蝶窦炎。

（1）局部治疗　用1%麻黄碱或1%麻黄碱呋喃西林滴鼻液（呋麻）滴鼻，一次1~2滴，一日3次。

（2）全身治疗　鼻窦感染多与变态反应有关，若发现有变态反应因素存在，需针对治疗，或服用抗组胺药，如氯苯那敏（扑尔敏）一次4毫克，一日2次；或服阿司咪唑（息斯敏）一日10毫克，儿童一次3毫克，一日1次。对感染严重的病例可选用敏感的抗菌药物，包括青霉素、头孢菌素类、大环内酯类和氟喹诺酮类。

（3）经以上治疗无效时，可考虑手术。如中鼻甲切除术、上颌窦根治术、筛窦开放术等。

中耳炎

哪些症状提示您可能得了中耳炎？

中耳炎以耳内闷胀感或堵塞感、听力减退及耳鸣为最常见症状。常发生于感冒后，或不知不觉中发生。有时头位变动可觉听力改善。有自听增强。部分病人有轻度耳痛。儿童常表现为听话迟钝或注意力不集中，症状包括：

（1）**听力减退**　听力下降、自听增强。头位前倾或偏向健侧时，因积液离开蜗传，听力可暂时改善（变位性听力改善）。积液黏稠时，听力可不因头位变动而改变。小儿常对声音反应迟钝，注意力不集中，学习成绩下降而由家长领来就医。如一耳患病，另耳听力正常，可长期不被觉察，而于体检时始被发现。

（2）**耳痛**　急性者可有隐隐耳痛，常为患者的第一症状，可为持续性，也可为抽痛。慢性者耳痛不明显。本病常伴有耳内闭塞或闷胀感，按压耳屏后可暂时减轻。

（3）**耳鸣**　多为低调间歇性，如"噼啪"声，嗡嗡声及流水声等。当头部运动或打呵欠、擤鼻时，耳内可出现气过水声。

中耳炎该怎么治疗？

（1）**全身治疗**　急性期宜卧床休息，选服青霉素、头孢菌素、大环内酯类和氟喹诺酮类抗菌药物。

（2）**局部治疗**　于鼓膜穿孔前，可用2%酚甘油滴耳，一次3~5滴，一日3次；耳痛剧烈、鼓膜外凸或穿孔过小、排脓不畅者，可考虑鼓膜切开。鼓膜穿孔后，先用3%硼酸溶液或3%过氧化氢溶液（双氧水）洗耳，后选2%酚甘油、2.5%氯霉素甘油、0.3%氧氟沙星滴耳剂或1%黄连素液（任选其一）滴耳。同时以1%麻黄碱溶液滴鼻，促使咽鼓管消炎通畅，以利于鼓室引流。对鼓膜穿孔大、分泌物较少的慢性单纯性化脓性中耳炎可选择用氯霉素硼酸粉剂

（氯霉素 1 克、硼酸 99 克），用喷雾器将药粉混匀，薄层喷于耳内，一日 1 次。

滴耳前须将耳内的脓液拭净，使患耳朝上，在滴药后患耳朝上耳浴 5 分钟，待头位恢复后可用药棉拭去流出的药液。滴耳剂在冬季十分冰冷有可能引起眩晕，用药前可用手将药液捂温。

🔲 耳垢过多还能形成栓塞？

人体的外耳道皮肤有耵聍腺，可分泌一种淡黄色的、呈黏稠样的物质，俗称"耳屎"，医学上叫作耵聍。耵聍暴露在空气中易于干燥，形成小片物，进食和咀嚼张口时，耵聍伴随下颌关节运动多数掉出耳外。有些人的耵聍是黏状的，俗称为油耳或糖耳。有时过多的耵聍和外耳道脱落的上皮、灰尘混在一起，堆积于外耳道内，有保护外耳道及黏附灰尘或异物的作用。若形成较大的硬块，阻塞外耳道，称为耵聍栓塞。耵聍多由外耳道软骨部耵聍腺分泌过多、外耳道瘢痕狭窄、耳毛过多，或有慢性炎症等原因影响排出时，发生耵聍栓塞。

耵聍栓塞早期一般无症状，但当堵满外耳道或压迫骨膜时，则有轻微疼痛和听力减退；若被水泡胀，则出现耳鸣、耳痛、眩晕或发生外耳道炎。如窥视外耳道可见有黑褐色或黄褐色硬块状物阻塞，患侧为传导性耳聋。

对小而活动的耵聍，可用软勺或镊子取出。对耵聍坚硬且较大者，可用 5% 酚甘油和 75% 乙醇等量混合滴耳，一日 4~5 次；或用 4% 碳酸氢钠滴耳剂滴耳，一次 5~6 滴，一日 3~5 次，连续 2~3 天，耵聍软化后取出。碳酸氢钠滴耳剂中含有甘油，可软化耵聍，为充分发挥应用，滴耳时滴量应充足充满耳内，浸泡耵聍至软化。

口腔溃疡

🔲 口疮反复发作该怎么办？

复发性口疮又称口腔溃疡，是慢性的口腔黏膜小溃疡，深浅不等，为圆形或椭圆形损害，可反复和周期性复发。胃肠功能紊乱、体内缺乏锌铁、精神紧张、睡眠不足、肠道寄生虫症、局部创伤等常诱发溃疡。

口疮多发生于唇、颊黏膜、舌缘、齿龈等处，直径约 0.5 厘米，单个或由数个连成一片，外观呈灰黄色或灰白色，周围黏膜充血、水肿，局部有烧灼样疼痛，于进餐时加重。但溃疡有自愈性，病程约 7～10 日，严重者此起彼伏，连绵不断。

复发性口疮的治疗首要去除诱发因素，口服维生素 B_2 及维生素 C；局部涂敷口腔溃疡膏，一日 2～3 次，地塞米松甘油糊剂或粘贴片，贴敷于患处，一次每处 1 片，一日总量不得超过 3 片。溃疡面积较大时可用 10% 硝酸银液烧灼溃疡面。同时应用 0.5% 甲硝唑含漱剂或复方甲硝唑含漱剂（口泰）含漱，于早、晚刷牙后含漱，一次 15～20 毫升，连续 5～10 天为一个疗程。

中医学认为，口疮是虚火上犯或有兼挟湿热，中成药可外敷冰硼咽喉散、冰硼散，养阴生肌膜、爽口托疮膜有清湿泻毒、收敛生肌的作用，用时取膜贴于疮面，一日 2～3 次。口服可选黑参丸，一次 1 丸，一日 2 次。

🔳 怎样消除严重的口臭？

口臭是每个人都有的问题，虽不是病，但让人感到有一种精神负担。引起口臭的原因多与口腔病有关，如龋齿、牙周炎、牙龈出血、牙髓坏疽、牙槽流脓、肿瘤、坏死性龈炎等。如果口腔内堆积污物过多，经细菌的作用腐败发酵，也可产生难闻的臭味。

口腔附近组织的疾病，如化脓性扁桃体炎、萎缩性鼻炎、上颌窦炎、胃溃疡、胃下垂、食管癌、肺结核、肺脓肿、糖尿病等也出现口臭；消化不良常会因食物发酵而产生臭味；进食葱蒜、芥末也有特殊的臭味。传染病或高热患者，由于口腔内唾液分泌减少、口腔不洁、舌苔增厚在口内也会有臭味。

治疗口臭，首要清除引起口臭的原因。如果因口腔病引起则应治疗；要讲究口腔卫生，早晚应用云南白药牙膏刷牙，饭后漱口，对戴假牙者宜在餐后取下刷洗，特别要注意将牙缝里的食物残渣清洗干净。最好常用盐水漱口，或用0.1%～0.5%甲硝唑液、0.1%醋酸氯己定（洗必泰）液漱口，一次20～30毫升，一日2～3次，连续10天为1个疗程。

急性牙髓炎

发生急性牙髓炎该怎么办？

牙髓是牙髓腔内的软组织，有丰富的神经、血管和疏松的结缔组织，周围全是牙齿硬体，牙髓的血管是通过一个很小的根尖孔进出牙髓，容易堵塞。当龋齿发展时，由深龋沿内的细菌及其毒素侵入牙髓腔，引起牙髓炎。当牙髓发炎时，其渗出物引流不畅，牙髓红肿、充血、压力增加。

发生急性牙髓炎时牙齿有自发的阵发性跳痛，或持续性锐痛，并向同侧耳颞部或面颌部放射，患者多不能确切指出病牙，似乎邻近的牙齿全痛，夜间疼痛加剧。牙髓炎早期对温度显著敏感，遇冷、热、震动刺激均可引起疼痛。牙髓化脓时，疼痛更加剧烈，但口含冷水可使疼痛缓解。

急性牙髓炎发作时，疼痛剧烈者可服阿司匹林、对乙酰氨基酚、氨酚待因片；同时针刺合谷、牙痛穴，上牙配下关，下牙配颊车。清除龋洞腐质，放入蘸有丁香油、牙痛水或2%碘酊的小棉球，可以暂时止痛消炎。

不痛时抓紧去医院开髓引流减压。待炎症消退后，可进行干髓或根管治疗。

牙龈炎

牙龈炎时如何处理？

牙龈是个娇嫩的组织，粉红或橘红色并有丰富的血管，其边缘紧紧贴住牙齿颈部，形成一条波浪式曲线，且在牙齿间构成一条环状 1~2毫米宽的牙龈袋（小沟），牙齿与牙龈之间又存在一条自然的缝隙。由于用餐后食物残渣易在牙缝和牙龈袋内堵塞，钙质也在沉积，同时细菌和厌氧菌又在此大量繁殖，最终形成牙垢、牙石和斑块，紧贴在牙齿内侧和牙龈上，长期地刺激牙龈，引起红肿、疼痛、溃烂、出血、发臭和发炎，同时牙龈变成暗紫色，形成慢性牙龈炎。

对发炎的牙龈可选2%碘甘油、0.5%聚维酮碘（碘伏）溶液涂敷，一日2~3次；或用甲硝唑口颊片尽量贴近牙龈含服，一次3毫克，于餐后含服，一日3次，临睡前加含1片，连续4~12日。

要养成良好的生活习惯，餐后或睡前宜漱口，可选0.1%氯己定（洗必泰）溶液、1.5%过氧化氢（双氧水）溶液、0.5%甲硝唑含漱剂或复方甲硝唑含漱剂（口泰）漱口，一日4~6次。并及时清除牙石和牙垢，对牙龈出血者可补充维生素C。中成药可选牙痛药水，可止痛杀菌。外用以棉签蘸药水涂敷牙龈部。或口服齿痛消炎灵冲剂，以开水冲服，一次20克，一日3次，首剂加倍。

牙周炎

为什么要认真对待牙周炎？

牙周炎是牙菌斑中的微生物所引起的牙周和支持牙周组织（牙龈、牙周膜、牙槽骨和牙骨质）的慢性感染性疾病，往往引发牙周支持组织的炎性破坏。牙周炎的患病率和严重性伴随年龄增高而增加，35岁以后患病率明显增高，50~60岁时达高峰，此后患病率有所下降，这可能是由于一部分牙周破坏的牙齿已经被拔除。

牙周炎虽出现在牙周，但通过牙周炎可反映全身疾病分别是血液疾病、遗传性疾病、糖尿病及艾滋病等。血液疾病包括血白细胞异常、白血病等。白细胞异常是导致牙周炎发生的一个重要原因，包括白细胞减少症和白细胞功能缺陷。牙周炎的主要临床表现是牙龈炎症、出血、牙周袋形成、牙槽骨吸收、牙槽骨高度降低、牙齿松动移位、咀嚼无力，严重者牙齿可自行脱落或者导致牙齿的拔除。牙周病患者牙龈颜色暗红，由于水肿显得比较光亮。不仅在刷牙时出现牙龈出血，有时在说话或咬硬物时也要出血，偶有自发出血。在炎症早期，轻探龈沟即可出血，探诊出血可作为诊断牙龈有无炎症的重要指标。正常情况下，健康牙龈的龈沟深度不超过2毫米，超过2毫米则为牙周袋。牙龈病可能会由于牙龈水肿出现"假性牙周袋"，使探诊深度超过2毫米。而牙周炎患者，由于纤维变性破坏、结合上皮向根方增殖而形成"真性牙周袋"。牙周袋的形成说明炎症已从牙龈发展到牙周支持组织，使较深层的牙周组织感染，慢性破坏，脓性分泌物可以从牙周袋溢出。牙龈退缩也是牙周炎的症状之一，但患者常不易察觉。当龈退缩造成牙根面暴露时，患者对冷、热、甜、酸食物或机械性刺激都可能出现敏感的表现。早期的牙周炎牙齿不松动，只有慢性破坏性炎症发展到一定的程度，牙槽骨大部分吸收，牙周组织支持力量大为减弱时，才可以导致牙齿松动甚至脱落。

牙周炎患者一定要认真对待以下几个问题：

（1）对轻、中度慢性牙周炎，通过良好的口腔卫生措施及去除局部菌斑滞留的因素，使炎症得以控制，预后通常较好。

（2）牙周炎应注意保持口腔清洁，局部常用氯己定、西吡氯铵溶液、3%过氧化氢溶液含漱；或进行洗牙、根面平整术、调整咬合、拔除松动牙的治疗措施。

（3）侵袭性牙周炎辅以抗生素治疗（大环内酯类、四环素类抗生素、氟喹诺酮类、硝基咪唑类的甲硝唑、替硝唑或硝基咪唑类＋阿莫西林联合应用，替硝唑或硝基咪唑类＋氟喹诺酮类），必要时可行牙龈切除术、袋壁刮治术及切除新附着术等。

（4）正确地刷牙，使用牙签、牙线，或牙间隙刷，控制牙龈菌斑。

（5）对有牙周脓肿、牙龈出血者，可服用糠甾醇，一次240～360毫克，一日3次，维持一次80～160毫克，一次3次，建议与牙周炎的局部治疗同行。

扁平疣

扁平疣为什么常被称为"青年扁平疣"？

鉴于扁平疣主要侵犯青少年，又称为青年扁平疣，由于疣体在皮肤表面不如寻常疣明显，犹如豆状，扁平而略微突出皮肤表面，因此有别于寻常疣。扁平疣由人类乳头状病毒（HPV）感染引起，发病的病毒类型主要有 HPV-3、10、28、41 型，传染途径是直接接触。其消长与皮肤局部的细胞免疫功能有关。可见的症状主要有：

（1）大多骤然出现的扁平而微隆起圆形丘疹，大约 2~5 毫米，皮疹呈米粒至绿豆大扁平隆起的丘疹，圆形、椭圆形或多角形、境界清楚的扁平丘疹，表面光滑、质硬、皮色或褐色。多数密集，可自身接种或沿抓痕分布排列成条状。

（2）以女性多见，好发于颜面、手背及前臂，有时躯干部也可出现，发生于面部有单侧或双侧分布现象，一般无自觉症状。

（3）病程慢性，可自行消退，不留痕迹，一般持续数月至数年，也有持续多年而不愈者。

扁平疣该怎么治？

扁平疣的局部治疗方法有：

（1）氟尿嘧啶软膏、3%酞丁胺搽剂外涂，对于面部皮疹，前者应慎用，因可引起色素沉着、水肿与糜烂或过敏反应等不良反应。或应用20% 尿素乳膏，一日2次，合并口服乌洛托品，一次0.6克，一日3次，连续2周为1个疗程，可应用2~3个疗程。

（2）可选用维 A 酸（维特明、迪维、唯爱）或他扎罗丁凝胶剂（乙炔维 A 酸）或阿达帕林（达芙文）凝胶剂，但都要注意刺激性，坚持治疗反应可渐减轻。

（3）0.5%鬼臼毒素酊（疣脱欣）外用于面部皮损，应注意其刺激作用。

（4）皮疹少时，可采用激光烧灼或液氮冷冻治疗。

扁平疣的全身治疗方法有：

（1）转移因子一次2毫克，皮下注射，一周2次，连续3周为1个疗程。

（2）聚肌胞注射液一次2毫升肌内注射，一周2次。

（3）胸腺肽10毫克肌内注射，隔日1次，连用30天，可有一定疗效。

带状疱疹

带状疱疹是个什么病？

带状疱疹俗称"串腰龙"，即意味着病变围绕者胸、股、腰腹等部位而发，是由疱疹病毒、水痘带状疱疹病毒所致的急性、炎性和充满液体成蔟小疱皮肤病。初次或原发感染表现为水痘，见于儿童，以后病毒进入皮肤的感觉神经末梢，逐渐沿神经纤维向中心移动，最后长期潜伏在脊髓后根的神经节中，一旦机体的抵抗力下降或细胞免疫功能减弱，病毒可被再次激活，使受侵犯的神经节发炎及坏死，产生神经痛，再次或继发感染即为带状疱疹，主要见于50岁以上的成人。本病病程自限，感染后即获得终生免疫。

（1）带状疱疹常发于春、秋季，出现前3～4天一些患者会出现全身不适、畏寒、发热、恶心、呕吐、腹泻、排尿困难，或在皮肤的某一区域有蚁行感和瘙痒。

（2）好发于侧胸、股、腰腹、颜面及四肢等处，常为单侧性，不超过体表正中线。沿三叉神经眼支发病则较严重，可引起角膜溃疡、全眼球炎，甚至失明。

（3）局部先有感觉过敏、灼热感和神经痛，约3～4天后出现簇集成群的粟粒大丘疱疹，迅速即成水泡，疱壁紧张发亮，周围红晕。沿神经分布，排列成带状。发疹3～4天后疱液由透明变混浊，随后干燥结痂，脱后不留瘢痕。病变处对任何刺激均十分敏感，如轻微触摸可引起剧烈疼痛，局部淋巴结也有肿痛。

🈂 如何治疗带状疱疹?

带状疱疹的治疗基本为抗病毒、止痛、消炎、防止继发感染和缩短病程。

(1)局部治疗 ①干扰素原液(1万~1.5万 U/ 毫升)外搽:一日 3~5 次;②应用 40% 疱疹净溶液外搽,一日 2~3 次;或应用 0.5% 酞丁胺的 50%~60% 二甲基亚砜溶液外用于带状疱疹涂敷,一日 2~4 次,起效时间为 2~4 天,治愈时间为 5~12 天,平均 7 天。眼部的带状疱疹可涂敷红霉素、碘苷眼膏;③局部涂敷 2% 龙胆紫液或炉甘石洗剂,2% 甲紫溶液。

(2)全身治疗 对严重病例,特别是年老体弱者,应注意休息,口服或肌内注射维生素 B_1 及维生素 B_{12}。

同时服用阿昔洛韦(疗维舒)或法昔洛韦(泛昔洛韦)对带状疱疹病毒、单纯疱疹病毒、水痘疱疹病毒有较强的抑制作用。对原发感染者一次 200 毫克,一日 5 次,连续 7 天。泛昔洛韦用于带状疱疹,一次 500 毫克,一日 3 次,连续 7 天,应在发疹 48 小时内服药。

为缓解疼痛,可局部应用灯烘烤,一次 20 分钟,或口服对乙酰氨基酚、阿司匹林、布洛芬等解热镇痛剂,必要时用 0.5% 普鲁卡因注射液局部封闭。脑垂体后叶素一次 5~10U 肌内注射,一日或隔日 1 次,有缩短病程和止痛的作用,可尝试应用。

中医学认为带状疱疹系肝火妄动、湿热内蕴,宜清肝火、利湿热,可选用龙胆泻肝丸、二妙丸、双黄连口服液、柴胡口服液。

荨麻疹

🈂 荨麻疹由哪些因素引起?

荨麻疹俗称"风疹块"或"风团""风疙瘩",常表现在皮肤或黏膜上,为一种过敏性、局限性、暂时性或瘙痒性的潮红斑和风团为特征的皮肤病。

荨麻疹大多与变态(过敏)反应有关,多数属于Ⅰ型(速发型)

变态反应，少数属于Ⅱ型（细胞毒性）、Ⅲ型（免疫复合物型）反应，但通常所说的荨麻疹为Ⅰ型过敏反应。荨麻疹可由接触多种物质引起，包括异种血清（如破伤风抗毒素）、动物蛋白（蛋、肉、虾、蟹等）、细菌、病毒、寄生虫、毛皮、羽毛、空气中的植物花粉及尘螨以及油漆、染料、塑料、化学纤维和用药（阿司匹林、阿托品、青霉素、吗啡、磺胺、维生素 B_1 等）等。此外，物理因素（冷、热、光）、病灶（龋齿、扁桃体炎）、胃肠功能障碍、内分泌失调以及精神紧张也可引发。依据荨麻疹发生的频率及时间，分为急性和慢性荨麻疹。凡连续15天以内者为急性，超过2周以上者为慢性，有些病例尚可超过1个月。

➕ 荨麻疹者可选服哪些药？

（1）口服抗过敏药　盐酸异丙嗪（非那根）可降低血管的通透性，对治疗皮肤黏膜的变态反应效果良好，其中对荨麻疹较好，口服一次6.25～12.5毫克，一日1～3次。氯苯那敏（扑尔敏）对抗过敏作用超过异丙嗪（非那根）和苯海拉明，且对中枢神经系统的抑制作用较弱，口服一次4～8毫克，一日3次；同时宜合并口服维生素C及乳酸钙、葡萄糖酸钙片等。对伴随血管性水肿的荨麻疹，可选用赛庚定（普力阿可定），成人口服一次2～4毫克，6岁以下儿童一次1毫克，6岁以上儿童一次2毫克，一日2～3次。对病情严重者推荐口服西替利嗪（仙特敏、赛特赞）、阿司咪唑（息斯敏）、咪唑斯汀（皿治林、尼乐）、氯雷他定（克敏灵）或地洛他定（地恒赛、信敏汀、芙必叮、思理思）。对急性者或伴有胃肠道症状时，酌情口服泼尼松等。

（2）局部用药　选择具止痒和收敛作用的洗剂，如薄荷酚洗剂（含薄荷、酚、氧化锌、乙醇）或炉甘石洗剂涂敷，一日3次。

（3）中成药　中医学将过敏症分为风寒、风热、胃肠实热、气血两虚等证型。在治疗上多采用疏风散寒、疏风清热、疏风解表、调补气血、通腑泄热、清热解毒等方法，可选服防风通圣丸、二妙丸、皮痒冲剂。防风通圣丸可以解表通里、清热解毒，常应用于外寒内热表里具实的湿疹、荨麻疹;二妙丸可燥湿、清热、解毒,多在荨麻疹、湿疹或皮肤和全身瘙痒时应用;皮痒冲剂能祛风活血、除湿止痒,可用于各种原因所致的瘙痒。

手足口病

孩子得了手足口病该怎么办?

手足口病是由肠道病毒引起的一种传染病,主要引起手、足、口腔等部位疱疹,其中少数患儿可引起心肌炎、肺水肿、无菌性脑膜脑炎等。手足口病的潜伏期为 2~7 天,传染源包括患者和隐性感染者。患者在发病急性期(发病 1~2 周)可自咽部排出病毒;疱疹液中含大量病毒,破溃时病毒溢出,接触后发生感染。

手足口病的患者主要为学龄前儿童,尤以小于 3 岁的幼儿发病率最高,每隔 2~3 年在人群中可流行 1 次。疾病分布广,无严格地区性,四季均可发病,以夏秋季多见,冬季少见。在流行期间,幼儿园和托儿所易发生集体感染。其传染性强,传播途径复杂,传播快,在短时间内即可造成大流行。

手足口病起病急促,可伴发热,初期发热并不严重,约38℃左右,白细胞计数轻度升高。于发热 2 天后,在口腔黏膜、手、足皮肤出现散在点状玫瑰色斑、丘疹,直径 2~10 毫米,渐成为水疱,周围充血。发生在口腔黏膜出现散在疱疹,如米粒大小,疱疹的破溃迅速,可融合成片,表面有黄白或灰黄色伪膜,灼痛明显。皮肤上的水疱则不疼痛,也不易破溃,数日后干燥结痂。手掌或脚掌部出现米粒大小疱疹,臀部或膝盖偶可受累,疱疹周围有炎性红晕,疱内液体较少。部分患儿可伴有咳嗽、流涕、头痛、食欲减退、恶心、呕吐、拒食、哭闹、流涎等症状。极少数患儿可引起脑膜炎、脑炎、心肌炎、弛缓性麻痹、肺水肿等严重并发症。目前,对手足口病尚无特效治疗药,主要采取对症治疗。

另在患儿发热期间,要多休息,多饮开水,吃些稀软易消化的食物和含维生素多的水果和蔬菜。根据病情可选用抗病毒药、维生素类、解热镇痛剂，也可应用清热解毒的中成药，如清瘟解毒丸等。维生素可补充维生素 B_2、维生素 C、维生素 E。皮肤疱疹尽量不使其溃破，应让其自然吸收，干燥结痂。口腔疱疹和溃疡，可选用1% 龙胆紫地卡因液作局部涂敷，一日3次，以减轻口痛。年龄较大的儿童可用0.1% 醋酸氯己定溶液漱口，每日数次，以保持口腔清洁。

中药治疗疗效颇佳，既能消除、缓解症状，又可缩短病程。在发病的早期和中期，一般多采用清热解毒、化湿凉血疗法，常用药物有银花、连翘、黄芩、栀子、生苡仁、牛蒡子、蝉衣、紫草、芦根、竹叶、生石膏、黄连、灯心草、六一散等；在发病的后期，若见手足心热、食少、烦躁不安等症，可以再加入生地黄、麦冬、白薇、玉竹等养阴清热之品。

脓疱疮

治疗脓疱疮为什么只选外用药？

鉴于口服抗菌药物对治疗脓疱疮的帮助不大，因为体表血循环较微弱，在局部达不到有效药物浓度，且同时还带来许多不良反应，不如外用药作用直接。因此，治疗上仅以使用外用药涂敷为主。

（1）脓疱期　先用75% 乙醇消毒后，应用无菌针头将脓疱刺破，吸出分泌物后用0.02% ~ 0.1% 高锰酸钾液或0.1% 苯扎溴铵（新洁尔灭）溶液清洗。然后涂敷0.25% ~ 0.5% 聚维酮碘（碘伏）溶液、2.5% 碘甘油。高锰酸钾（灰孟氧）液遇有机物即放出新生态氧而有杀菌作用，其杀菌力极强，在发生氧化作用的同时，还原生成二氧化锰，后者与蛋白质结合而形成蛋白盐类复合物，此复合物和高锰离子都具有收敛作用。

（2）结痂期　应先去痂，再按上法治疗，也可涂敷0.5% 克林霉素膏、复方新霉素软膏、莫匹罗星（百多邦）软膏、杆菌肽软膏等，任选其一。

对皮疹广泛、淋巴结肿大或伴随有全身感染的症状者可酌情应用抗生素，应依据脓液细菌培养结果而定，选择青霉素肌内注射，一次80万~160万IU，一日3~4次；或口服罗红霉素，或选用蒲公英50克、地丁50克、黄连50克，煎制成200毫升液体，浸润棉花或纱布，湿敷于患处，一次20分钟，一日3次，连续3天。

🔲 治疗脓疱疮可用哪些中成药？

中医学根据临床表现将脓疱疮分为两型，并对症选药进行治疗。

（1）热毒蕴结证　可见局部皮肤红肿、热痛、顶端有脓栓或无脓栓，伴有轻微发热、口渴、尿黄、便结、舌苔黄、脉数等症，可选用：①如意金黄散，能消肿止痛，用于疮疡初起、红肿热痛，用清茶调敷，亦可用醋或黄酒调敷，直接涂患处，或摊于纱布上贴于患处，一日2~3次；②三黄膏，能清热解毒、消肿止痛。用于疮疡初起，红肿热痛，将软膏直接涂敷患处或摊于纱布上贴于患处。每隔1~2日换药1次；③小败毒膏，能清热解毒、消肿止痛。用于疮疡初起，红肿热痛，口服一次10~20克，一日2次；④泻毒散能清热解毒，用于疮疡初起、红肿热痛。外用以蜂蜜或醋调敷患处。此外，还可选用消炎解毒丸、龙珠软膏、疮炎灵软膏、紫草膏。

（2）暑热浸淫证　多发生于夏秋季节，以儿童及妇女为多见，可有发热、口渴、便结、尿赤、舌苔腻、脉滑数等症。可选用消炎解毒丸、龙珠软膏、紫草膏、如意金黄散等。

寻常痤疮

🔲 寻常痤疮为什么俗称"青春痘"？

寻常痤疮俗称"粉刺"或"壮疙瘩"，多自青春期发病，男女两性各在15或12岁开始出现，到20多岁才缓慢停止，少数人可延迟至30多岁。因此，常有"青春痘"之称。痤疮是发生在毛囊皮脂腺的一种慢性炎症，其病因一是由于青春期雄激素增高，皮脂分泌旺盛，刺激皮脂腺产生皮脂聚集在毛囊内；二是在厌氧环境下，痤疮丙酸杆菌在毛囊内大量繁殖，并产生溶脂酶，分解皮脂产生游离脂肪酸，刺激毛囊而引起炎症，或淤积的皮脂进入真皮，引起毛囊周围程度不等的炎症；三是毛囊口角化，角栓形成，皮脂潴留成为粉刺。女性在月经期加重，妊娠期则好转。痤疮按症状在国际上被分为 1~4 级，类型有丘疹型、寻常型、囊肿型、结节型和聚合型等。此外，遗传、精神紧张、内分泌障碍、高脂肪饮食和多糖类及刺激性饮食（辣椒、胡椒、酒精）、高温及某些化学因素、生活不规律、口服避孕药或糖皮质激素、化妆品过敏、月经期对痤疮的发生也起到一定的促进作用。

✛ 去除痤疮应该选用哪些药？

治疗痤疮宜以口服药为主，外用药为辅。

（1）对皮脂腺分泌过多所致的丘疹型、寻常型痤疮可首选 2.5%~10% 过氧化苯酰凝胶（斑赛、碧波、酰舒）涂敷患部，一日 1~2 次。

（2）对轻、中度寻常型痤疮可选 0.025%~0.03% 维 A 酸霜剂或 0.05% 维 A 酸凝胶剂（维特明）外搽，一日 1~2 次。于睡前洗净患部，连续 8~12 周为 1 个疗程，可显著减轻炎症对皮肤的损害。

（3）对合并细菌感染或炎症突出的痤疮，轻中度者可选维 A 酸和克林霉素磷酸酯凝胶外用治疗。对痤疮伴感染显著者可应用红霉素 – 过氧苯甲酰凝胶（必麦森）、克林霉素磷酸酯凝胶（克林美）或溶液涂敷，一日 1~2 次。对中、重度痤疮（1~3 级）伴感染显著者推荐可选 0.1% 阿达帕林凝胶（达芙文），一日 1 次，并口服米诺环素（美满霉素）、多西环素（强力霉素）或罗红霉素（罗力得、严迪、罗迈欣、欣美罗），其中米诺环素一次 50 毫克，一日 2 次，连续 10 天为 1 个疗程，严重者可连续 2~3 个疗程，但每疗程间停药 2~3 天。

（4）对囊肿型痤疮推荐口服维胺酯（维甲灵）胶囊，一次 50 毫克，一日 3 次，其可促进上皮细胞分化，有较好的疗效。或异维 A 酸（保肤灵），推荐剂量为一日 0.1 毫克 / 千克体重，连续 4~6 个月后，改为外用涂敷维持以控制复发。

（5）锌在体内合成激素的过程中起一定作用，每日补充30～40毫克有助于减轻炎症和促进痤疮愈合，可选葡萄糖酸锌一次10～20毫克，一日2次。

维 A 酸和过氧苯甲酰必须早晚交替应用吗？

必须交替应用。因为维 A 酸与过氧苯甲酰联合应用时，在同一时间、同一部位应用有物理性的配伍禁忌，影响疗效，应早晚交替使用，即夜间睡前应用维 A 酸凝胶或乳膏，晨起洗漱后应用过氧苯甲酰凝胶。如单独应用维 A 酸，初始时宜采用低浓度0.025%～0.03%制剂，皮肤耐受后改用0.05%～0.1%制剂。与有光敏感性合用有增加光敏感的危险。

另外，维 A 酸初始应用时可出现红斑、灼痛或脱屑等反应，继续治疗后效果在2～3周后出现，一般6周后达到最大疗效。但不宜涂敷于皮肤皱褶部如腋窝、腹股沟处；不宜接触眼或黏膜部；用药部位要避免强烈的日光照射，宜在晚间睡前应用，有急性或亚急性皮炎者、湿疹者、妊娠期妇女禁用。

治疗痤疮可用哪些中成药？

中医学将痤疮分为肺经风热、肠胃湿热和脾失健运三型，中成药也可选用，对皮肤有丘疹型损害者可服防风通圣丸，对伴多形皮损者可服丹栀逍遥丸，对伴发便秘者可服栀子金花丸，一次1丸，一日2次。湿热血瘀者可服清热暗疮丸，或口服当归苦参丸。

（1）当归苦参丸　能活血化瘀、清热除湿。用于面生粉刺疙瘩，或有脓疱者。口服，成人一次1丸，一日2次。

（2）清热暗疮丸　能清热解毒，凉血散瘀，用于痤疮。口服成人一次2～4丸，一日3次，连续14日为1个疗程；片剂一次2～4片，一日3次。

（3）金花消痤丸　能清热泻火，解毒消肿。用于肺胃热盛所致的痤疮、粉刺、口舌生疮、胃火牙痛、咽喉肿痛、目赤、便秘、尿黄等症。口服成人一次4克，一日3次。可以治疗痤疮的其他中成药还有化瘀祛斑胶囊、百癣夏塔热片等。

疖、痈

疖与痈是一回事儿吗？

疖是致病菌经毛囊或汗腺侵入引起的单个毛囊及所属皮脂腺的急性化脓性感染。致病菌多为金黄色葡萄球菌和表皮葡萄球菌，好发于毛囊和皮脂腺丰富之处，如头、面、颈、背、腋下、臀部及会阴部等，以夏、秋季节多发。

痈由多个邻近的毛囊及其所属皮脂腺或汗腺的急性化脓性感染，或由多个疖融合而成。致病菌多为金黄色葡萄球菌，好发于颈后、肩背、腋窝、腹壁等皮肤较厚的部位处。疖的病程1~2周；痈的病程较长，约2~6周。

疖子与痈的诱因相同，在年老肥胖者或伴有贫血、糖尿病及全身疾患者多见，而皮肤不清洁、长期不洗澡或有局部外伤为其诱因（表1-20）。

表1-20 疖与痈的区别

区别点	疖	痈
大小	初起时为米粒大小丘疹，后为半球形结节	初起时为一个脓头，继之有多个脓头
色泽	红色渐扩大为暗红色	呈酱紫色
硬结	有硬结	坚硬伴有疼痛和肿胀
疼痛	灼痛和压痛，化脓时变软，破溃出脓或形成溃疡	疼痛及有压痛，破溃后呈蜂窝状，流出脓血
全身症状	一般无，较大疖有时伴有局部淋巴结肿胀	局部淋巴结肿大而疼痛

疖与痈该怎么治疗？

局部治疗

（1）早期应用50%硫酸镁溶液或高渗3%氯化钠溶液湿敷，或涂敷10%鱼石脂软膏。

（2）中成药可选如意金黄散，用茶水调后涂敷于患处；或次选金黄膏涂敷患处，一日2～3次。或三黄膏外用涂敷患处，一日2～3次。严重者可口服连翘败毒丸，一次6克，一日2次；或醒消丸，一次3克，一日2次。

全身治疗

首选青霉素肌内注射，一次80万～160万IU，一日2～3次；儿童20万～40万IU，一日2～3次或一日5万～10万IU/千克体重，分2～3次注射；或口服红霉素一次0.25～0.5克，一日4次，儿童一日30～50毫克/千克体重，分3～4次服，对严重感染患者可采用静脉给药。如怀疑合并厌氧菌感染时，可口服甲硝唑，一次0.2～0.4克，一日3次。

如痈有脓栓或坏死组织时，尽量予以清除。脓肿形成后，作"+"或"++"字形切开，打通脓腔内的间隔，清除坏死组织。但唇痈易引起颅内静脉窦炎，禁忌手术。

治疗疖肿可用哪些中成药？

中医学根据疖肿的症状，辨证分为两型，分别选药治疗。

（1）热毒蕴结证　患者体格健壮，发生的疖肿较轻，一般只有1～2个；较重的则有多个，发生于全身或密集在一起，或此愈彼起，可伴有发热、口渴、大便干结等症。

治疗上可选用下列药：如意金黄散能消肿止痛，用于疮疡初起，红肿热痛。用时以清茶调敷，直接涂敷于患处，或摊于纱布上贴于患处，一日2～3次。三黄膏能消热解毒，消肿止痛。用于疮疡初起，红肿热痛。直接涂敷于患处或摊于纱布上贴于患处，每隔1～2日换药1次。小败毒膏能清热解毒，消肿止痛。用于疮疡初起，红肿热痛。口服一次10～20克，一日2次。泻毒散能清热解毒，用于疮疡初起，红肿热痛，用时以蜂蜜或食醋调敷于患处。

（2）暑湿浸淫型　疖肿多发生于夏、秋季节，以儿童或产妇多见，可有发热、口渴、大便干结等症，可用小败毒膏、泻毒散、消炎解毒丸、龙珠软膏、紫草膏、五福化毒片、疮炎灵软膏等。

斑秃

🔳 神经性脱发为何被称作"鬼剃头"？

神经性脱发或称斑秃，俗称"鬼剃头"，是一种突然发生的局限性斑状秃发，有时会突然在一天或一夜间发生，犹如鬼在剃头一样。秃发的形状常为圆形或椭圆形，多数人没有自觉症状，常由别人发现。多见于皮脂分泌旺盛的儿童及青年，男女均可发病。是在皮脂过多的基础上发生的，一般有5种表现：

（1）头发突然（常在一夜之间）出现圆形或椭圆形的秃发斑，局部皮肤平滑光亮，无炎症，往往没有自觉症状，往往被别人发现。秃发区边缘的头发松动，很易拔出。

（2）好发于头皮、眉弓皮脂腺较多的部位。

（3）常伴发脂溢性皮炎，头屑多，损害常从头皮开始，初为毛发周围红色小丘疹，表面有淡黄色油腻性鳞屑或少许黄色结痂，日久头发逐渐枯干而细软。

（4）头皮可有臭味，能反复发作。

（5）多数患者可自愈，初发斑秃病例中，有半数患者在1年内痊愈，75%在5年内痊愈，部分患者边长边脱反复发作而多年不愈。有5%～10%斑秃患者其脱发可逐渐进行或迅速发展，在几天至月内头发全部脱光而成全秃；严重者可累及眉毛、胡须、腋毛、阴毛都脱光者称为普秃。

🔳 得了神经性脱发应该怎样选药？

轻度脱发的人，可口服胱氨酸和维生素 B_1，一次分别为50毫克和10毫克，一日3次。局部涂敷10%辣椒酊或10%樟脑酊；中至重度脱发，局部涂搽二硫化硒香波，症状皆可收敛；严重的脂溢性皮炎（头皮屑过多）者可选用酮康唑洗剂（采乐洗剂），涂敷头发上，待上3～5分钟，一周2次，连续2～4周。上述抗皮脂溢出药的作用一是抑制皮脂分泌和溢出；二是抑制表皮细胞的增长，约80%的病例可收到较好的效果。

米诺地尔（长压定）能刺激毛发生长，对斑秃，尤其是男性脱发者有高效，常用1%～5%洗剂涂敷，一日1～2次，连续3个月以上。对全秃或普秃者可口服泼尼松，一次5毫克，一日3次，开始长出新发后改为一日2次，3周后减为一日1次，连续3个月。男性全秃（雄激素脱发者）可口服非那雄胺（保发治）一次1毫克，一日1次，其可促进毛发生长并防止继续脱发。

改善精神状态和睡眠质量对脱发者十分重要，对精神不安或紧张的人可选谷维素口服，一日30毫克；或睡前服用地西泮（安定）、艾司唑仑（舒乐安定）、氯氮䓬（利眠宁）等；焦虑者可选氯氮平、氯噻平。

中成药只限于辅助治疗，对精神紧张者宜清神安心，可服用心神宁丸、神应养真丸，一次1丸，一日2次；对头发生长较慢者可服用斑秃丸或美髯丹一次1丸，一日2次；养血生发胶囊一次4粒，一日3次。

冻伤

🄲 冻伤或冻疮是一回事儿吗？

冻伤或冻疮在冬季很常见，尤其是在北方、青藏高原等寒冷地带。但两者常常混为一谈，其中前者为全身或局部组织的损伤（包括全身冻僵），后者的炎症较为局限也轻微，但两者可能同时存在。近年来，从南方到北方务工者由于气候不适而患病的明显增多。三九严冬，人体长时间受到寒冷（10℃以下）的侵袭，外露的皮肤受到冷冻的刺激，散热增加，为了维持体温而增加产热，表现为寒战；同时为减少散热而皮下的小血管（动脉）发生痉挛而收缩，静脉淤血，导致血液循环发生障碍而流通不畅。同时体内产热相对不足，时间一长则造成皮肤缺血或缺氧，导致全身或局部的血液瘀滞、体温降低而造成局部冻结。

冻伤也可能因衣着过少、鞋袜过紧、捆扎止血带而加重。人体在过度疲劳、醉酒、饥饿、失血、虚弱、营养不良后使抵抗力降低，极易引起冻伤。此外，体表潮湿和手足多汗者可加速体表散热，比常人更易发生。

冻疮多见于手足、耳郭、面颊、鼻尖等暴露部位，常对称双侧发生，也可单侧发生。其中女性较男性多发，儿童较成人多发，户外工作者较室内工作者多发。到春季可自然缓解。

治疗局部冻伤（疮）选用哪些药？

对 1 度冻疮者选用 10% 樟脑软膏涂敷患部，一日 2 次。或以肌醇烟酸酯软膏涂敷患部，一日 1~2 次。对 1~2 度冻疮者可涂敷 10% 辣椒软膏、10% 氧化锌软膏或冻疮膏等。对局部发生水疱和糜烂者，可涂敷 10% 氧化锌软膏或乳酸依沙吖啶（利凡诺）氧化锌糊剂，对发生溃烂而感染者，局部以 0.02% 高锰酸钾溶液浸泡后清除溢出的黏液后涂敷溃疡膏、1% 红霉素软膏、0.5% 林可霉素软膏（绿药膏）或 10% 鱼石脂软膏，以控制细菌的感染。

口服用药可考虑烟酸，其扩张血管促进血液循环，吃药后可感觉局部和面部的温热感，用时一次 50~100 毫克，一日 1~3 次；另外，维生素 E 可促进肌肉生长，也可选用一次 50~100 毫克，一日 1~3 次，连续 3 个月。对瘙痒严重者宜加服抗过敏药，如氯苯那敏（扑尔敏）或赛庚啶，一次 2~4 毫克，一日 2 次。

中医学对冻疮有内治和外治之分，所谓外治是在冻疮初始时，轻者以揉搓法、温浴法来疏通气血；日久冻僵疙瘩不散，可涂敷风痛灵搽剂；内治可服用当归四逆汤。

民间常用姜汁或辣椒水涂敷；或以红霜茄子秸连根拔起洗净，煎汤泡洗患部 0.5 小时，一日 2 次；或用马勃 1 块涂敷破溃处，一日更换 1 次。

手足皲裂

手足皲裂为什么常见于冬季？

手足皲裂就是手脚的皮肤干裂，既是一种独立的疾病，也是一些皮肤病的伴随症状。冬季的天气干燥，皮肤的汗液分泌又少，手脚很容易皲裂，常在冬季发作，天暖渐愈，而后来冬季再发。追其病因一是皮肤经常受机械或化学性刺激，加之冬天寒冷，外界湿度低，跖部皮肤无皮脂腺分泌而汗腺分泌又少，皮肤干燥；同时皮肤的角质层增厚，角质层内水分少，当运动时就易发生皲裂。此外，手足部有真菌（手足癣）感染、湿疹者、老年人也易发生。因为老年人皮肤增厚，皮脂腺萎缩，脂肪分泌减少，皮肤干燥较易脆裂；其次老年人行动迟缓，动作笨重且外牵引力大，易使皮肤出现裂纹。

手足皲裂常易发生于室外工作者、以水浸泡手足作业的工人和老年人，好发部位是手足、指尖、手掌、肘后、足跟或足外缘处。轻者皮肤干燥和增厚，出现顺皮纹方向的裂纹，深浅和长短不一；严重者裂纹加重，疼痛剧烈难以忍受，并在碰撞后出血，有时可继发感染。

手足皲裂可选用什么药？

不严重的手足皲裂可用伤湿止痛膏贴敷（但患处已感染或有湿烂渗出液者忌用），或涂敷 10% 二甲基硅油（斯利康）乳膏。稍重者可选用 15%～20% 的尿素乳膏（皲裂佳软膏），尿素具有抗菌作用，使真菌的生长受阻；并可止痒和促进肉芽生长。此外，还可增加角质层的水合作用，显著增加皮肤角质层的含水量（皮肤的柔软性主要取决于其含水量），从而使皮肤柔软而防止皲裂。适用于治疗手足癣、甲癣、掌趾角化症和手足皲裂，外用以 10%～20% 乳膏涂敷，一日 2 次。

对严重的裂纹加重者，可涂敷 10% 氧化锌软膏、硼酸氧化锌软膏；对合并真菌感染者可涂敷复方苯甲酸软膏（魏氏软膏），一日 1～3 次。对合并手足癣者宜同时应用抗真菌药。

中成药可选用紫归治裂膏或愈裂贴膏，前者可活血、生肌止痛；后者可软化角质层，止痛并促进手足裂口的愈合。外用贴于患处，每隔2~3日1次，但对橡皮膏过敏者禁用愈裂贴膏。

皮肤瘙痒

🔧 为什么人一老，皮肤会瘙痒？

人老了，随着增龄，皮肤也在逐渐萎缩退化，皮脂腺分泌减少，皮肤干燥可引起老年皮肤瘙痒。尤其在冬季，由于室温过高使皮肤角层所含的水分过度丢失，使老年人皮肤干燥，对外界刺激的抵抗力减弱而易发生瘙痒，又可称"冬季瘙痒症"。部分患者的发病也许与全身新陈代谢异常、糖尿病有关。此外，精神、饮食、物理刺激、细菌和寄生虫感染等因素也可致瘙痒。

顾名思义，瘙痒主要表现在全身皮肤，特别在小腿前部更为突出。瘙痒为阵发性，时好时坏，晚间入睡时则更明显。皮肤由于水分减少而显干燥，有细小皲裂和干燥鳞屑。同时，老年人因瘙痒而过多地用热水、肥皂洗烫借以止痒，或以手抓挠，则进一步造成皮肤干燥而使症状增剧。若检查全身皮肤会有抓痕、血痂、表皮剥脱、色素沉着等，日久可引致感染或湿疹样变。

🔧 如何治疗老年瘙痒？

老年瘙痒在治疗上分为全身和局部治疗。全身治疗可口服抗过敏药，如氯苯那敏（扑尔敏）片，一次2~4毫克，一日2~3次；异丙嗪（非那根）一次2~4毫克，一日2~3次；或阿司咪唑（息斯敏）片，一次3~10毫克，一日1次。局部治疗主要使用外用止痒剂，如1%达克罗宁霜，既可止痒，又可润泽和保护皮肤，防止皮肤内水分蒸发，使瘙痒减轻或消失。如果皮肤干燥严重，可选用50%甘油溶液或甘油洗剂涂敷，一日2~3次；或涂敷维生素E霜、维生素 B_6 霜。

对伴继发湿疹样病变者，可应用曲安奈德（去炎松）软膏、肤轻松膏，一日 2～3 次，有止痒和抗炎的作用；或用氯倍他索（恩肤霜）、卤米松（适确得）霜涂敷，一日 1～2 次；对老年性瘙痒继发细菌感染的人，可用百多邦软膏，一日 2 次。

中成药肤痒冲剂可祛风活血，除湿止痒，适用于皮肤瘙痒症，口服一次 9～18 克，一日 3 次。或选用防风通圣丸，可解表通里，水丸一次 6 克，蜜丸一次 1 丸，一日 2 次。

痱子

🏥 长了痱子怎么办？

鉴于痱子的表现在体表、头颈，因此治疗上常以外用药涂敷和撒布为主。可用痱子粉或痱子水（分成人、婴儿两种）外扑，或用 1%薄荷炉甘石洗剂、炉甘石洗剂涂敷，一日 2～3 次。对脓痱选用 2%鱼石脂炉甘石洗剂外搽，一日 2～3 次。

中成药常用六一散冲水来代替茶饮，或用水调成糊状涂敷。选用痱子粉撒布来除湿止痒，用温水将出汗处洗净，扑擦患处。

对感染较重的脓痱，为控制感染可服用抗生素，如阿莫西林、氨苄西林、罗红霉素、头孢氨苄（先锋 4 号）或头孢拉定（先锋 6 号）或局部涂敷莫匹罗星膏（百多邦）。

民间还将新鲜的黄瓜切片，轻轻地擦拭痱子，一日 3～4 次；或取大黄 10 克、冰片 3 克加入 75%酒精 100 毫升中，涂敷于痱子上。一旦形成脓痱，可用蒲公英 50 克、地丁 50 克，煎汤 500 毫升外洗，一日 2 次。

头癣

🏥 治疗头癣必须服药吗？

治疗头癣必须服用抗真菌药。其抑制真菌细胞膜的固醇、麦角甾醇的合成过程，或使真菌细胞膜通透性增加，抑制和杀伤真菌细胞。可选服的药有 4 种：灰黄霉素一日 10～15 毫克／千克体重，分2～3 次服，连续 2～3 周；酮康唑（里素劳）成人一日 200 毫克，儿童一日 3.3 毫克 / 千克体重，与早餐一起服下，连续 1～3 个月为 1 个疗程；特比萘芬（兰美舒、疗霉舒、丁克）成人一日 250 毫克（分 1～2 次），连续 2～4 周；2 岁以上体重大于 20 千克体重，一日 62.5 毫克；体重 20～40 千克，一日 125 毫克；体重大于 40 千克儿童剂量同成人。局部外用咪康唑（达克宁）软膏剂涂敷，一日 2 次。

体癣

体癣从何而来？

体癣因其形状极像古钱币，所以又称为"钱癣"或"环癣"，为发生在面部、胸部、腹部、臀部、头皮的浅部真菌感染，发生于股部者又称股癣。多见于温暖潮湿的季节，或于冬季消退而夏季复发，肥胖的男性或多汗者高发。一般由自己的手、足、甲癣蔓延而来，也与接触真菌、猫狗、不良的卫生习惯和个人抵抗力弱有关。

体癣初起的损害为针头到小米粒大小的丘疹或水疱，色鲜红或暗红，随后向周围扩展，中心愈合，呈环形或多环形、边缘清楚、上覆以鳞屑或痂皮。可成苔藓化或湿疹化而边缘不清晰，自觉瘙痒。儿童的体癣可呈几个圈，彼此重叠形成花环状。由红色毛癣菌所致的体癣常迁延发作，在腰、腹、臀、躯干部多见；由石膏样毛癣菌所致的体癣常好侵犯面颊及下腿部，呈环形或不规则状，症状显著，由于搔抓可引起脓疱或发生环状隆起的硬结；由头癣病菌所致的体癣，常发作于前额、面颊、颈部。

外治体癣有哪些方法？

体癣或股癣在原则上以外用药治疗为宜，但以部位而分别选药。如对发生在面部、儿童躯干、四肢的体癣，可选用 3% 克霉唑乳膏、1% 益康唑乳膏、2% 咪康唑乳膏（达克宁）或复方苯甲酸软膏涂敷，一般于 1 周左右获效，连续 2～4 周可以痊愈。对成人躯干、四肢的体癣，可选用复方苯甲酸酒精、复方十一烯酸软膏，或 1% 特比萘芬乳膏、1% 联苯苄唑乳膏涂敷，一日 1～2 次，连续 1～2 周。

股癣者可涂敷20%土槿皮酊或复方土槿皮酊，一日2~3次，连续15天；轻症可涂敷复方十一烯酸软膏（脚气灵），或复方苯甲酸酒精与复方苯甲酸软膏（魏氏膏），早晚交替使用，一般于2周痊愈。对由红色毛癣菌所致的泛发性体癣，常用白及、槟榔、土槿皮各5克，百部10克，斑蝥0.3克，60%酒精100毫升，浸泡后过滤，外用涂敷，一日4~5次。

对体癣范围较广泛，炎症显著或外用药疗效不佳者，可服用灰黄霉素，一次0.3~0.4克，一日2次，连续2~4周；或特比萘芬，成人推荐剂量为一日250毫克（分1~2次），连续2~4周。

🔋 花斑癣该怎么治？

花斑癣俗称"汗斑"，因其形状为豌豆大小的圆形或近圆形斑，表面有光泽，并能刮下糠皮状鳞屑，鳞屑脱落后仅留淡白斑，或散在或连成片，因此称为花斑癣。它也是一种浅部真菌感染，常发生在胸、背、肩、颈、腋窝及上肢，偶见于面部、头皮、手掌、大腿及外阴。一年四季均可发生，但好发于夏季易出汗、多脂肪、不勤更换内衣和不愿洗澡的人。

花斑癣为黄棕色或深棕色，冬季在北方地区可偶见有白色，罕见黄色或黑色。基本上无炎症反应，少数人可有轻度瘙痒感。花斑癣难以治愈的原因是多汗部位皮肤表面的湿度、温度及酸度均有利于糠秕孢子菌生长，使毛囊口反复感染。

对花斑癣首选依曲康唑（斯皮仁诺）口服，一次200毫克，一日1次，连续7天，可获80%~100%的治愈率。一般在3~4周内，皮疹可消退，如需服第2个疗程，要间隔4周的时间。20世纪40年代曾采用20%~40%硫代硫酸钠液（海波）涂敷，再涂敷3%盐酸溶液，一日2次，连续10天，使其释放出硫，杀灭真菌，一直沿用至今。另外，3%克霉唑乳膏、1%环吡酮胺软膏、1%联苯苄唑溶液、2.5%二硫化硒洗剂也可选用。

足癣

得了足癣该怎么治疗？

（1）水疱型脚癣可外搽复方苯甲酸酊、十一烯酸软膏，或用10%冰醋酸溶液浸泡或应用1%特比萘芬霜剂、咪康唑霜剂，外用涂擦，一日1~2次，连续2~4周。

（2）对间擦型、糜烂型脚癣应尽量保持干燥，注意保护创面，避免水洗或使用肥皂，不要搔抓，可先用0.1%利瓦诺（雷佛奴尔）液或3%硼酸液浸泡后涂敷含有5%水杨酸或5%~10%硫黄的粉剂，无明显糜烂时，可应用足癣粉、足光粉、枯矾粉，或局部涂敷复方水杨酸酊或复方土槿皮酊，一日3~4次，连续15天，在渗出不明显时，可用10%水杨酸软膏按常规包扎，每2日换药1次，连续3~4次。

（3）对鳞屑型和角化型足癣可用复方苯甲酸软膏、3%克霉唑软膏、2%咪康唑霜剂、10%水杨酸软膏或应用1%特比萘芬霜剂，外用涂擦，一日1~2次，连续2~4周，或应用包扎治疗，每2日换药1次，连续3~4次。角化皲裂型足癣推荐口服抗真菌药治疗，但依曲康唑、特比萘芬对水疱型足癣不如外用药效果好，对于糜烂型足癣不提倡使用。另对单纯外用药效果不好的足癣者，可口服抗真菌药，如伊曲康唑、特比萘芬或氟康唑。伊曲康唑一日0.2~0.4克，连续1周，若为角化云裂型足癣，可延至2周；特比萘芬一日0.25克，连服7天；氟康唑0.15克，一周1次，连服3~4次。

（4）对有细菌感染而化脓的足癣者，推荐应用抗菌药物（红霉素、左氧氟沙星）控制感染后再治疗足癣。

手癣与足癣的治法一样吗？

手癣又称为掌风，为发生在手掌、手指外的光滑皮肤的浅部真菌感染。手癣与脚癣相同，依致病真菌种类和患者体质、表现的区别，也分为5种类型（间擦型、水疱型、鳞屑型、角化型和体癣型），往往几型同时存在，仅以某个类型比较显著。

手癣的用药与脚癣相同，可选用复方苯甲酸搽剂、3%克霉唑乳膏、2%咪康唑霜剂、5%水杨酸酒精或复方苯甲酸软膏、复方十一烯酸软膏涂敷，一日1~2次。或1%特比萘芬霜外用涂擦，一日1~2次，连续2~4周。

治疗手癣的最佳方法是采用药物封包，睡前选用10%水杨酸软膏、复方苯甲酸软膏、20%尿素乳膏（可任选其一）涂敷于手上，按摩5分钟，用塑料薄膜和3层纱布包好，每隔1~2日换药1次，连续1~2周。

甲癣

甲癣是如何被诱发的？

甲癣又称为"灰指甲"，是由真菌侵犯指（趾）甲板而致的病变。发病率为3%~6%，病程较长，以成年人多见，好发年龄在25岁以上。

甲癣有原发性和继发性两种，患有头癣、手足癣的人，当用手搔抓头发或接触病癣时，真菌趁机侵入甲板；外伤和倒刺也是诱发甲癣的重要因素，约半数患者有外伤史；甲沟炎也可导致甲癣，由于指（趾）甲缘剪的过短或过深，使甲沟皱壁浸软、多汗，易与甲廓分离，容易继发真菌感染而罹患甲癣。

与脚癣一样，妇女在妊娠期由于内分泌失调，使抵抗真菌的能力下降，指（趾）甲营养不良，使真菌大量繁殖，也易引起指（趾）甲感染。

甲癣常由指（趾）甲游离缘或侧缘向甲根发展，病甲逐渐失去光泽，变为暗淡、混浊，呈灰白色或棕色，且渐变厚、变脆、高低不平或呈畸形，由于脆裂而易折断，或角质层逐渐松软成粉末状，在甲板上形成壁龛，指甲边缘不平，有残缺如虫咬状，严重时部分甲板与甲床分离，影响美观和卫生。

得了甲癣该怎么治疗？

甲癣的治疗方法有手术、口服药、药液浸泡或封包治疗，但前两项不宜作为首选。因为手术治疗的创面大，易引发感染；服药的时间长、剂量大，同时甲板较肥厚，药物不易透过甲板以达到有效的浓度，有些药品还有明显的不良反应。

（1）局部治疗　较为适用的方法是浸泡法，将增厚的病甲削薄，甲板外周先涂凡士林保护甲沟，然后涂搽30%冰醋酸溶液或10%醋酸溶液，每日浸泡1次，连续3~6个月；或用10%水杨酸软膏、20%~40%尿素乳膏涂敷，一日1~2次，使甲板软化后用刀片使病甲剥离，再涂复方苯甲酸软膏或2%碘酊。最好的方法是药物封包法，选用10%水杨酸软膏、复方苯甲酸软膏、20%~40%尿素乳膏（三者选其一）涂布在病甲上，每隔1~2日1次，连续1~2周，周围皮肤用胶布保护好，病甲用塑料薄膜和纱布包3层，待甲板软化后用0.02%高锰酸钾溶液浸泡，用刀片剥削使病甲剥离后，再涂复方苯甲酸软膏或2%碘酊，直至新的甲板长出。

（2）口服治疗　甲癣炎症显著、外用药疗效不佳者，可服用处方药。首选灰黄霉素一次0.25~0.3克，一日2次，指甲癣连续2~3个月，趾甲癣连续6~10个月，餐后服用；次选依曲康唑（斯皮仁诺），适用于手足癣角化型伴多个甲癣者，指甲癣以一次200毫克，一日2次，连续1周，停用3周，第5周开始按1次200毫克，一日2次，再连续1周；趾甲癣以一次200毫克，一日2次，连续1周，停用7周，第9周开始按一次200毫克，一日2次，再连续1周。治愈率以指甲癣者高于趾甲癣者。

轻度甲癣者，以中药荆芥15克、防风30克、土槿皮30克、地骨皮10克、透骨草10克，陈醋500~1000毫升浸泡，取液后加温泡手每日1~2小时，于泡手后涂敷复方苯甲酸软膏。

酒渣鼻

治疗酒渣鼻可选什么药？

酒渣鼻病程长且难根治，目前以口服药为主，外用药为辅，治疗途径分为两条：一是减少皮脂的溢出，二是杀灭寄生的螨虫。

如针对减少皮脂溢出，一般选服维生素 B_6，一次 10~20 毫克，一日 3 次；或维生素 B_2，一次 5~10 毫克，一日 3 次。对有毛囊虫寄生的早期酒渣鼻者口服甲硝唑（灭滴灵），一次 200 毫克，一日 2~3 次，连续 1 个月后减为一日 2 次，再 1 个月后逐渐停药，并配合 20% 乳膏外搽，一日 3 次，3 周为 1 个疗程；或口服替硝唑（服净），一次 200 毫克，一日 3 次，连服 2 周后减为一日 2 次，连续 1 个月。

对日光敏感的酒渣鼻者可口服氯喹，一次 0.125 克，一日 2~3 次，连续 4 周，有效者可继服；对合并细菌感染者可服米诺环素（美满霉素），一次 50 毫克，一日 2 次，连续 10 天为 1 个疗程，停药 4 天，再服 1 个疗程，连续 2~3 个疗程会有效。对鼻赘发展严重者，可服异维 A 酸，一次 10 毫克，一日 2~3 次，连续 4 周。外用药以遮光、收缩血管和抗炎为主，常用 1%~2.5% 甲硝唑霜、5% 过氧化苯酰乳剂及复方硫黄洗剂，可任选其一外搽，一日 3 次。

雀斑

哪些药可能祛除雀斑？

目前治疗雀斑几无特效药，但常用的脱色药可以尝试一下，可能会减弱色素。首选 0.1% 维 A 酸软膏（维特明）或 3% 对苯二酚（氢醌）霜涂敷，一日 3 次，连续 8~12 周；也可选用 5%~10% 氯化氨基汞（白降汞）软膏或 3%~10% 过氧化氢液（双氧水）涂敷，一日 3 次，一般连续用药 4~6 周可明显见效。

辅助用药可口服维生素 C，一次 0.2~0.4 克，一日 3 次；或维生素 E，一次 50 毫克，一日 3 次，连续数月。中成药可选六味地黄丸，它可以滋阴补肾，蜜丸一次 1 丸，片剂一次 8 片，胶囊一次 8 粒，均一日 2 次，有一定疗效。近年来应用二氧化碳激光或液氮冷冻治疗雀斑，也有较好疗效，但仅限于比较表浅的雀斑。

晚间睡前洗脸后，不要抹化妆品，将 1 粒 5 毫克的维生素 E 胶丸用针刺破，挤出其液放在掌心，揉匀后，在面部雀斑处反复擦试按摩片剂，每晚1次，1个月即明显见效。另外，维生素E还能促使面部皮肤润滑洁白，延缓面部皮肤衰老变粗，保持青春健美。

应当提示您的是，在用药期间宜注意避光，防止日光直射面部，外出时应戴个遮阳帽或遮阳伞，也可在暴露部位外涂防晒膏，如氧化钛霜或10%对氨基苯甲酸霜。

黄褐斑

哪些药能祛除黄褐斑？

黄褐斑又称肝斑或蝴蝶斑，是发生在颜面部的褐色或暗褐色斑，以女性多发，在夏季加重而冬季减轻。本病常由肝病、长期口服避孕药、月经不调及内分泌障碍所致，妊娠期妇女多在怀孕3~5个月开始出现，分娩后渐渐消失，因此也称为妊娠黄褐斑。但偶见于男性及未婚女性，其原因不明，机制为黑色素细胞分泌亢进，大量沉积在表皮细胞而致，日光照射是公认的促发因素。

黄褐斑出现在额眉、颊、鼻、上唇等颜面皮肤上，呈对称分布、形状不规则，无自觉症状，不痛不痒，日照后则加重，有时可自行消退。

治疗关键是根治病因，如果停服避孕药、治疗肝病、纠正月经不调，调节内分泌功能障碍等，同时口服维生素C，一次200~400毫克，一日3次；或维生素A，一次2500IU（单位），一日3次。中成药可服用六味地黄丸，一次1丸，一日2次。

外用药物常用3%对苯二酚乳膏（氢醌霜）涂敷，一日3次；也可用3%过氧化氢液（双氧水）、2%维生素E乳膏涂敷，一日3次。另外，注意调整工作时间，减少长时间在日光下暴晒，外出时宜戴遮阳帽或打伞，有条件对暴露部位涂敷氧化钛霜或10%对氨苯甲酸霜，以减缓光线的直射。

湿疹

🔲 得了湿疹，该怎么治？

（1）口服药品　①抗过敏药：可选氯苯那敏（扑尔敏）、赛庚啶、克敏嗪、息斯敏、特非那定（特非那丁）等；②钙剂：乳酸钙、葡萄糖酸钙；③口服维生素 C，一次 200 ~ 500 毫克，一日 3 次，连续 10 天为 1 个疗程。急性严重泛发性湿疹或湿疹性红皮病者可考虑使用糖皮质激素，如泼尼松、地塞米松等。

（2）局部用药　初发无渗液时，涂敷炉甘石洗剂；有渗出液并较多或有糜烂时，可用 3% 硼酸溶液、0.5% 醋酸铅溶液，或蒲公英、野菊花、马齿苋等任选一种煎汁湿敷（冷敷），一次 15 分钟，一日 4 ~ 6 次，无渗出后可涂敷 40% 氧化锌油膏、0.5% 呋喃西林氧化锌油、5% 黄连油、去炎松尿素膏；亚急性期可选 10% 氧化锌糊剂、10% 黑豆馏油膏等；慢性湿疹可选用皮炎宁酊，一日 2 次，同时配合 20% 尿素乳膏、10% 黑豆馏油软膏涂敷，也可获得良好效果。对胼胝皲裂性湿疹不能单独应用皮炎宁酊，宜先用复方苯甲酸软膏或 10% 水杨酸软膏封包 2　3 次，待皲裂消失后，改用皮炎宁酊。

治疗期间应避免搔抓、摩擦和用热水烫洗，切忌服用其他刺激性药物，忌食辛辣、鱼虾及酒。婴儿在湿疹未愈前，切勿种牛痘。

🔲 婴儿为什么会得湿疹？

婴儿湿疹在中医学中被称为"奶癣"，通常在出生后第 2 周至第 3 个月开始发生。好发于颜面、额、头顶、四肢及皮肤皱褶部，也可累及全身。一般随年龄增加而渐轻或痊愈。但也有少数病例继续发展至儿童期，甚至成人期。

婴儿湿疹病因较复杂，既有先天的体质因素，也有后天营养失调或过多、消化不良、环境、衣着不当等因素，外部刺激都是诱发因素。病儿多是先天性过敏体质，约 70% 的患儿父母双方或单方有过敏性病的病史。婴儿湿疹按症状分为 3 型：

（1）**渗出型** 常见于肥胖型婴儿，初起于两颊，发生红斑、丘疹，常因剧痒搔抓而有多量渗液的鲜红糜烂面。严重者可累及整个面部甚至全身。如有继发感染，可见脓疱及局部淋巴结肿大、发热。

（2）**干燥型** 多见于瘦弱型婴儿，好发于头皮、眉间等部，表现为潮红、脱屑、丘疹，但无明显疹出。呈慢性时也可轻度浸润肥厚，有皲裂、抓痕或结血痂。常因阵发性剧烈瘙痒而引起婴儿哭闹和睡眠不安。

（3）**脂溢型** 多见于头部、耳后，产生黄色厚痂，毛发稀疏。

🔧 婴儿得了湿疹，该怎么治？

（1）口服苯海拉明一日 1~2 毫克 / 千克体重，分 3~4 次口服。或用氯苯那敏（扑尔敏）一日 0.35 毫克 / 千克体重，分 3~4 次服用，同时给予葡萄糖酸钙、维生素 B_6 和维生素 C。

（2）糜烂渗出型可用 2％ 硼酸溶液冷敷，一次 15 分钟，一日 3~4 次，敷后再涂敷 40％ 氧化锌油或复方氧化锌油（黑豆馏油 5 克、黄连素 1 克、氧化锌 40 克、花生油 54 克，磨匀），或待渗液控制，或减少时改涂硼酸氧化锌糊剂、郁美净宝贝霜，一日 2~3 次。

（3）干燥型者涂敷 2％~5％ 黑豆馏油软膏、铝锌糊剂，一日 2~3 次。

（4）脂溢型婴儿可选用 20％ 氧化锌糊剂，合并口服维生素 B_2、维生素 B_6。

所有的湿疹都不要过度水洗，严禁用肥皂或热水烫洗，婴儿睡前宜将两手加以适当束缚以防抓伤，同时衣着应宽大、轻软和清洁，婴儿尿布应勤换洗。尽量少吃牛奶、鸡蛋等异性蛋白含量高的食物。

🔧 治疗湿疹可用哪些中成药？

中医学将湿疹称为湿毒疮，是由于风湿热邪客于肌肤而引起的一种常见皮肤病，根据其表现可分为三种证型，并对证选药以治疗之。

（1）**湿热浸淫证** 发病急骤，初起为红色斑片及密集红色小丘疹，继之出现小水疱、破后糜烂流津，疼痒明显，常伴有身热、心烦、口渴、大便秘结、小便短赤、舌质红、舌苔薄白或黄、脉滑数（相当急性湿疹阶段）。可选用二妙丸，能燥湿清热，用于湿热下注、足膝红肿热痛、阴囊湿痒。口服成人一次6～9克，一日2次。皮肤康洗液能清热解毒，除湿止痒。用于湿热阻于皮肤所致的湿疹。外用取适量药液，以20倍稀释后湿敷，用药15分钟后可用清水洗净，一日1～2次。

（2）脾虚湿蕴证　发病缓慢，皮疹色淡红或暗红，瘙痒不重，偶有少量津水渗出，常伴神疲乏力、纳食不香、腹胀便溏、舌质淡胖、苔白或白腻、脉濡缓（相当于亚急性湿疹阶段），可选用松花散。

（3）血虚风燥证　疗程较长，皮损粗糙肥厚，颜色暗淡或呈灰褐色素沉着，有少量鳞屑，瘙痒多呈阵发性发作，常伴口干、不思饮食、食差腹胀、舌淡苔白、脉细缓（相当于慢性湿疹阶段），可选用羌月乳膏、黑豆馏油软膏、十味乳香丸、荨麻疹丸等。

皮炎

佩戴首饰也会引起皮炎吗？

佩戴首饰也可能会引起皮炎。首饰性皮炎有两个特点，一是30岁以下的女性发病多，二是夏季炎热季节发病较多。好发部位有颈、腕、耳和手脚等，因为在钻石和服饰中常含钴、铬和镍，表带和徽章中含有铜，项链中含金或银，接触后通过4型变态反应而发病，快者数分钟，慢者平均7～8天。一般表现为接触部位起红斑、丘疹、小水疱或大疱疱，严重者可出现糜烂面或结痂，皮疹边界清楚。病程有自限性，摘去首饰后，轻者可自愈，重者1～2周痊愈，但如再次接触后，必然复发。

得了首饰性皮炎后首要立即停止佩戴首饰。对有红斑及丘疹者，先用冷水清洗或湿敷，后涂敷去炎松或肤轻松乳膏，一日2次；对有潮红、丘疱疹、糜烂或结痂者，可口服泼尼松，一次10毫克，一日2次，连续5天，同时合并服用氯苯那敏（扑尔敏），一次4毫克，一日2次，并局部涂敷40%氧化锌油膏，一般7~10天可以痊愈；对苔藓化肥厚者，只服抗过敏药，如氯苯那敏（扑尔敏）、赛庚啶、特非那定（敏迪）、阿司咪唑（息斯敏），任选其一，局部涂敷5%黑豆馏油膏或锌铝糊，一日2次。

🔲 用药不当也会引起皮炎？

药物性皮炎是由吃药而引起的皮肤黏膜炎性反应。病因分两类，属变态性的与药物作用及剂量无关，属非变态性的与作用和剂量有关。皮炎通常在首次用药后4~20天发作，再次用药可在1~2天发作。起病急促，常伴随发热、恶心、呕吐、全身不适、肝肾损害、血细胞总数及嗜酸粒细胞增多。皮疹分布呈对称性、广泛性，但也可局限于某些部位（如固定性药疹）。其类型有5种：

（1）荨麻疹样型　风团散布于四肢、躯干，严重者口唇或喉头等水肿。

（2）麻疹样　针头至米粒样鲜红丘疹，以躯干为多，还可扩展到四肢，自觉微痒。

（3）多形红斑样型　绿豆至硬币大小的圆形或椭圆形紫红色斑疹，局部轻度水肿，中央可发生水疱。

（4）固定性红斑型　为圆形水肿性红色斑片，迅即转为暗紫色，继以大疱。消退时留有灰黑色斑，数量为1个或多个，有固定性，伴有疼痛或痒感。

（5）剥脱性皮炎型　为水肿性红色斑片，以面部明显，渐向下扩展至全身，继发水疱、渗液、结痂和脱屑。重者手足呈手套状、袜状脱皮，指（趾）甲、头发亦可脱落，常伴有寒战、高热。

🔲 一旦用药不当出了疹子，该怎么办？

一旦出现药疹宜立即寻找原因，果断停用可疑的致敏药物。多饮水或果汁，静脉滴注10%葡萄糖注射液500毫升，维生素C 1000毫克，必要时给予利尿剂或泻剂。同时口服苯海拉明、氯苯那敏（扑尔敏）、特非那定（特非那丁）、阿司咪唑（息斯敏）等，或静脉注射

10%葡萄糖酸钙注射液一次 10 毫升，一日 1 次。同时合并口服维生素 C 一次 200 ~ 500 毫克，一日 3 次。病情重者，给予泼尼松口服一日 20 ~ 40 毫克，分 3 ~ 4 次；或氢化可的松一日 100 ~ 300 毫克，加入 5%葡萄糖液 500 ~ 1000 毫升中静脉滴注。由重金属所致的药物性皮炎可考虑使用二巯丙醇、二巯丁二酸钠等解毒药。

神经性皮炎怎么治疗？

神经性皮炎是皮肤苔藓样变及剧烈瘙痒为特征的神经功能障碍所致的慢性瘙痒性、肥厚性皮肤病，多见于青壮年。其病程缓慢，有时可减轻自愈，有时会加剧，或反复发作，可延时数年，又叫作"顽癣"。本病病因多与大脑的兴奋与抑制功能紊乱有关，所以常伴随失眠、情绪激动等症状，饮酒、搔抓或应用热水洗烫也是刺激因素而加重病情。

神经性皮炎好发于颈项，其次为肘、眼睑、骶部、外阴等处，皮损先由颈周开始，逐渐蔓延直至躯干和四肢；属于泛发性的人可遍及全身。初起患部先有阵发性瘙痒，经反复搔抓后出现米粒大小密集的多角形扁平丘疹，与皮肤同色或为淡红色或淡褐色，时间一久皮疹可增多或扩大。

神经性皮炎局部治疗可选神经性皮炎酊、煤焦油搽剂还可应用 0.5%泼尼松龙软膏或 0.075%地塞米松软膏、去炎松 – 尿素乳膏涂敷，一日 2 次。对轻度苔藓化型可选用皮炎宁酊涂敷，一日 2 次。

瘙痒剧烈时可口服抗过敏药，安他乐一次 25 毫克，克敏嗪一次 25 毫克，赛庚啶一次 2 毫克，特非那定（敏迪）一次 60 毫克，6 ~ 12 岁儿童一次 30 毫克，均一日 2 ~ 3 次。睡眠不佳时，可服用安他乐或非那根，一次 25 毫克或 12.5 毫克。

得了脂溢性皮炎怎么办？

脂溢性皮炎是发生于皮脂溢出部位的一种炎性皮肤病，多见于成年人及新生儿。脂溢性皮炎和头皮糠疹（头皮屑过多）是伴随表皮细胞的成熟和增生加快而发生的一种皮肤病，常见于表皮细胞更新速率处于正常变异上限的人群，头皮糠疹的症状主要是脱屑过多，以头皮表现最为明显，但皮脂动态无异常。脂溢性皮炎主要在头皮和面部（特别是鼻唇沟处）发生炎症脱屑，有时也在眼睑、前胸上中部、背中部也可发生。有皮脂潴留者，鳞屑呈油性，表皮增生亢进，并有轻度瘙痒。

脂溢性皮炎的病因尚不清楚。但目前一些人认为皮炎是在皮脂溢出基础上，皮肤表面正常菌群失调，卵圆形糠秕孢子菌生长增多所致。此外，精神因素、饮食习惯、维生素 B 族缺乏、嗜酒等对其发生、发展均可能有一定的影响。

皮损好发于皮脂腺分布较丰富部位，如头、面及皱襞处等，皮炎常从头部开始，症状加重时向面部、耳后、上胸部等其他部位发展。病程慢性，伴不同程度的瘙痒。重者表现为油腻性鳞屑性地图状斑片，可伴渗出和厚痂。

由于病变发生的部位不同，表现略有差别。皮疹好发于头皮、眉部、眼睑、鼻及两旁、耳后、颈、前胸及上背部肩胛间区、腋窝、腹股沟、脐窝等皮脂腺分布较丰富部位；自觉症状为不同程度的瘙痒；婴儿脂溢性皮炎常发生在生后第 1 个月，皮损多在头皮、额部、眉间及双颊部，为溢出性红色斑片，上有黄痂。

🔲 治疗脂溢性皮炎该怎么用药？

（1）全身治疗 可口服维生素 B_2、维生素 B_6 等，一次 10 毫克，一日 3 次；瘙痒剧烈时，可给镇静剂等；炎症显著或炎症范围较大时可短期给予糖皮质激素及抗生素。

（2）局部治疗 对有轻度皮屑者，每日应用非油性香波即可控制；对中度至重度皮屑，大多应用含有二硫化硒、焦油、水杨酸和香波，皆可收敛。应用二硫化硒治疗时以 1% 乳膏涂敷头皮，一周 1~2次，或以 1%~2.5% 洗剂外搽头皮，轻轻搓揉，直至形成肥皂样泡沫，保留 2~3 分钟，后用清水洗净，根据需要一周 1~2 次至每 4 周1 次。应用香波，一次 1~2 匙，置于头皮或患部，5~10 分钟后，再彻底洗净，一周2次，连续2~4周为1个疗程。

严重的脂溢性皮炎可局部应用1%酮康唑洗剂或香波，涂敷在皮肤或头发上，待3~5分钟，一周2次，连续2~4周，约80%的病例可收到卓越的效果。但顽固性的病例，有时还要联合糖皮质激素局部外用，而硫黄则可抑制皮脂溢出，可或外用5%~10%硫黄乳膏，涂敷患部，一日3~4次，或1次用7~10克，加适量温水溶化后洗头，搓揉数分钟后洗净。

在生活上少用碱水、肥皂洗头，忌剧烈搔抓和锐物刮洗。饮食上控制高脂肪、酒及辛辣食物，多吃蔬菜、水果，必要时可服维生素 B_2、维生素 B_6 或复合维生素 B。

🔡 药品能诱发光敏性皮炎吗？

用药吸收后能使紫外线能量大部分在皮肤中释放，由光激发而致皮肤细胞的损伤或具有半抗原性，一方面出现过敏反应；另外部分药品可激活皮肤的成纤维细胞中蛋白激酶 C 和酪氨酸激酶，两种酶又激活花生四烯酸 – 环氧酶 – 前列腺素的合成途径，并促使白三烯释放，刺激后使皮肤血管扩张，引起皮肤炎症、红斑、疼痛或肿胀。可能诱发光敏性皮炎的药品有下列几类：

（1）抗菌药物　氟喹诺酮类药吸收后能使紫外线能量大部分在皮肤中释放，由光激发而致皮肤细胞的损伤，表现有红斑、水肿、疼痛、脱屑、褪皮、皮疹、水疱和色素沉积，严重者可能灼伤。其中以司帕沙星、氟罗沙星、克林沙星所致的反应为最重，其产生光毒性的原因与阳光照射和自身的敏感性有关，药物氧化生成活性氧，激活皮肤的成纤维细胞中蛋白激酶 C 和酪氨酸激酶，两种酶又激活环氧酶，促使前列腺素合成，引起皮肤的炎症。氯霉素服后少见有日光性皮炎、剥脱性皮炎、皮疹、血管神经性水肿、凝血酶原时间延长。四环素类抗生素由于服药后药品汇集于皮肤真皮内层所致，表现为日晒斑加重，早期以手足、口鼻的刺麻等感觉异常为主，继之在裸漏的部位出现红斑、皮肤色素沉着，偶见有大疱，数日或数周后可消失，少数病例出现丘疹性皮疹和荨麻疹，约25%发生光敏反应者出现指（趾）甲松动。包括多西环素（强力霉素）、米诺环素（美满霉素）、美他环素（佐本能、飞梭霉素）、地美环素（去甲金霉素），其中以后者最易发生光敏反应的药品。

（2）抗真菌药　灰黄霉素、酮康唑。

（3）抗精神病药　氯丙嗪、奋乃静、丙氯拉嗪、甲硫达嗪、三氟拉嗪。

（4）磺胺类药　药热多发生在服药后5～10天；皮疹多发生在7～9天，常伴有发热。皮疹有麻疹样疹、瘀斑、猩红热样疹、荨麻疹或巨疱型皮炎，也有产生剥脱性皮炎致死者。严重皮炎常伴有其他器官病变，如肝炎和哮喘，也可引起光敏性皮炎。

（5）保肝药　原卟啉钠在夏季服药时，可出现色素沉着、日光性皮炎，宜避免暴晒，加服核黄素以减轻症状。

（6）利尿剂　呋塞米、氢氯噻嗪、氯噻嗪、苄氯噻嗪。

（7）皮肤科用药　甲氧沙林（敏白灵、制斑素）为植物中提取的色素形成剂，具有强烈的光敏活性，易被紫外线激活而产生光毒作用，再经照射紫外线，在皮肤上可产生红斑反应，增加黑色素，并加速黑色素形成。

（8）抗肿瘤药　长春碱、氟脲嘧啶、卡培他滨、达卡巴嗪、卡莫氟、甲氨蝶呤、伊马替尼、柔红霉素应用后易出现光敏性皮炎。

如何防范由用药所致的光敏性皮炎？

（1）一旦出现光敏反应或光明敏性皮炎，及时查找并停用致敏药，并对症应用抗过敏药、钙剂（葡萄糖酸钙、乳酸钙）、维生素 B_2 及维生素 C，对有红斑、水肿伴明显和瘙痒者，选用炉甘石洗剂或用2.5%吲哚美辛溶液外搽，一日3～4次。若有渗出、糜烂、结痂者，应用3%硼酸溶液或5%醋酸铝溶液湿冷敷，一次15分钟，一日3～4次。

（2）严重者可服泼尼松，一次10毫克，一日3次，连续3天后停药。

（3）对敏感体质者服用上述药品后应注意采取遮光措施（避免强光照射、穿防护服、涂敷防护膏）。

（4）更改给药时间（睡前服药）。

（5）还有一些食物也有光敏成分，如一些含叶绿素高的蔬菜和野菜（灰菜、苦菜）都属于光敏性食物。常见的光敏性食物还有紫云英、雪菜、莴苣、茴香、苋菜、荠菜、芹菜、萝卜叶、菠菜、荞麦、香菜、红花草、油菜、芥菜、无花果、柑橘、柠檬、芒果、菠萝等。光敏性海鲜包括螺类、虾类、蟹类、蚌类等，在食用时也需留意规避。

哪些虫子能引起螨虫性皮炎？

螨虫性皮炎是由蠕形螨感染引起的皮肤寄生虫病，感染途径是家庭里所养殖的鸡、鸭、猫、犬等宠物。目前全球已知的螨虫数量众多，已达50多万种，致病者尤以蒲螨科、粉螨科最多。如蒲螨大多寄生于农作物、面粉、杂货商品上，革螨多寄生于鸡、犬、猫、家鼠、鸽子、野鼠等动物身上，蠕形螨则寄生于人的毛囊或皮脂腺内。当人体接触螨虫后，虫体的机械性刺激及分泌物会导致人体发生变态反应，出现瘙痒、丘疹或水疱、红肿等过敏性皮炎，其中以面、鼻感染为多见，发生在鼻部的感染俗称"酒渣鼻"。

螨虫性皮炎的病因与蠕形螨及幽门螺杆菌感染有关，其他如遗传性皮脂分泌过多、内分泌障碍（如甲状腺及性腺功能障碍等）、胃肠功能紊乱、体内慢性感染病灶等都可能是致病因素。常饮酒、吸烟、嗜辛辣刺激性食物的人群患病率相对较高。

螨虫性皮炎以鼻、面部出现红斑、丘疹、脓疱、日久生有鼻赘为主要症状。

（1）初起以鼻为中心的颜面中部发生红斑，尤以进食辛辣、热食或精神紧张后更为明显。初起为暂时性，日久不退，伴有毛细血管扩张呈丝网状，形如树技，以鼻尖、鼻翼处最为明显。

（2）病情继续发展时，于红斑中出现成批的痤疮样丘疹、脓疱，可伴少许渗出液体，上结黄痂，或生脓疱。此时毛细血管扩张更为明显，纵横交错如网，毛囊口扩大呈橘皮状，但无粉刺形成。

💊 治疗螨虫性皮炎可用哪些药？

（1）在螨虫性皮炎发病初期，即红斑期一般来说可不用药，通过调节饮食及作息，保持良好的心态来控制。并戒除烟酒，少吃辛辣刺激性食物，多吃蔬菜和水果，保持大便通畅，避免情绪激动，避免局部皮肤刺激及日晒。或适量服用维生素 B_6 或维生素 B_{12}，一次 10 毫克或 500 微克，一日 3 次。

（2）螨虫性皮炎发展到丘疹脓包期时局部用药有四环素软膏、红霉素软膏、甲硝唑乳膏、酮康唑乳膏、维 A 酸或异维 A 酸软膏等，其中异维 A 酸软膏（维邦）一日 2～3 次；对有脓疱处可用莫匹罗星软膏（百多帮）。

口服用药可选四环素族抗生素、维 A 酸、异维 A 酸、氯喹、甲硝唑等，其中甲硝唑一次 0.2 克，一日 3 次，连续 1 个月，逐渐停服，总疗程不超过 3 个月。对玫瑰痤疮尤其是对日光敏感者，可服氯喹一次 0.125 克，一日 2～3 次，连续 3～4 周。为防止鼻赘的发展，可选服异维 A 酸一次 10 毫克，一日 2～3 次，连续 3～4 周。

💊 如何治疗稻田皮炎？

稻田性皮炎常发生在水田劳动中的农民，以春夏农忙季节多发。其分为浸渍糜烂型皮炎与尾蚴皮炎，前者多因在水田尤其是碱性水田中浸泡时间过长，使皮肤变软起皱，加之在插秧中不断地遭受机械性摩擦，表皮擦破而发生糜烂，水田的温度越高，越会诱发皮炎的发生。而尾蚴皮炎则是由禽畜类血吸虫尾蚴钻入皮肤而引起的局部炎症。稻田皮炎分为浸渍糜烂型和尾蚴皮炎，治疗方法如下。

（1）浸渍糜烂型皮炎　浸渍阶段先用 3% 硼酸溶液洗涤，然后外扑 10% 硼酸滑石粉，一日 3～4 次。如皮肤上有糜烂时，先用 0.02% 高锰酸钾液湿敷 10～15 分钟，擦干后外涂 2% 龙胆紫液，一日 3～4次。如继发感染，采用 0.1% 乳酸依沙吖啶（利凡诺）液冷敷，然后涂敷20%鞣酸软膏，一日3~4次；同时口服抗感染药，如复方磺胺甲噁唑（复方新诺明）、米诺环素（美满霉素）、红霉素（利君沙）或左氧氟沙星（利复星），任选其一。

（2）尾蚴皮炎　可用炉甘石洗剂或1%~3%樟脑酒精外搽，一日3~4次。若有感染可用1%乳酸依沙吖啶（利凡诺）软膏、1%红霉素膏或莫匹罗星软膏（百多邦）涂敷，一日3~4次。若瘙痒明显可服氯苯那敏（扑尔敏）一次4毫克，或特非那定（敏迪），一次10毫克，一日2次。

为防止尾蚴钻进皮肤，若在下田前在浸水部位的皮肤上涂一层皮肤防护剂，如防蚴油或20%松香酒精或20%软膏。收工后将手和下肢浸泡于明矾水（12.5%明矾和3%氯化钠）中15分钟，后让其自然晾干，其预防效果十分显著。

如何治疗尿布性皮炎？

尿布性皮炎有两类人群易得，首先是婴儿，其次为老人。其缘由尿液接触皮肤浸渍糜烂而成皮炎。多因未及时更换被尿液浸渍的湿布，所以发病的部位多在臀部、会阴、下腹部。人尿呈碱性并含氨，婴儿的皮肤娇嫩，长时间浸渍会使臀部皮肤出现红斑（臀红），以后出现丘疹和水疱，如表皮脱落后会有糜烂。

臀红时先用5%鞣酸软膏涂敷，后扑敷5%硼酸滑石粉，一日2~3次。如皮肤上有糜烂时，先用3%硼酸溶液湿敷10~15分钟，擦干后外涂2%龙胆紫液，一日2~4次。如继发感染，选用0.1%乳酸依沙吖啶（利凡诺）溶液冷敷，然后涂敷1%红霉素或莫匹罗星软膏（百多邦），一日3~4次。

为防止尿液浸渍皮肤，宜注意勤换尿布，勤用温水清洗臀部并侧卧，以台灯烘烤以保持干燥。

白癜风

白癜风该怎么治？

白癜风的治疗比较麻烦，且效果有限，治疗原则应避免暴晒及接触有损黑素细胞的化学物质，采用局部和全身、中西医药联合治疗。

（1）局部治疗　①光疗：补骨脂素类药是光致敏剂，是国内外最常用药品之一。但起效缓慢，平均需治疗6个月以上才能生效，且产生色素沉着不均匀，达不到美容效果。部分患者白斑色素再生，但可再消退，而且其他部位还可有新的白斑发生，因此活动期白癜风治疗效果不明显，要慎重选择用药。

光化学疗法即用补骨脂素类药加长波紫外线（PUVA）治疗白癜风。疗程要长（1～2年）才能取得较满意的效果。有些专家发现，照射前行热水浴，外涂20%尿素乳膏促使角质层软化松解，提高紫外线的穿透效果，可提高疗效。

口服8-甲氧补骨脂素一日20～40毫克（儿童酌减），服后1～2小时照射日光或紫外线，照射时间因人而异，根据耐受性，渐增加时间，连服数月。

外用：0.1%～1% 8-甲氧补骨脂素乙醇溶液或软膏涂抹白斑处（1% 8-甲氧补骨脂素乙醇溶液易发生严重水疱，0.1%浓度并不降低疗效，而副作用减少），1小时后照射阳光或长波紫外线，每天或隔天1次，照射时间因人而异，一般一次30分钟，根据耐受性，渐增加时间，可连续数月。若产生皮炎可暂停治疗，待数日后皮炎消退，再继续用药，还可调节药物浓度及涂药时间来减轻炎症反应。

②苯丙氨酸加长波紫外线：苯丙氨酸为一种氨基酸，在体内经羟基化后形成酪氨酸—黑素的前体，据国外报道口服和外用加紫外线照射治疗白癜风有效。方法为照射长波紫外线前0.5小时口服50～100毫克/千克体重苯丙氨酸和（或）外用10%苯丙氨酸凝胶，光照量根据患者皮肤类型和耐受情况而定。一般治疗方法需半年以上，除面部外，其他部位白斑只有少数完全的色素再生。

③凯林加长波紫外线：凯林或基林系由凯林种子中提取的一种呋喃骈色酮，其化学结构类似于补骨脂素，而且也具有光敏物质的呋喃结构。曾用以治疗心绞痛及支气管哮喘。据报道凯林加长波紫外线（KUVA）和 PUVA 一样有效。KUVA 不引起光毒性反应，患者更易接受。凯林口服一次 50 ~ 100 毫克，或局部用 2% 凯林溶液。用药后 1.5 小时照射长波紫外线。照射量应根据患者皮肤对光的反应类型而调节。据国外报道，约 40% 病例一周 3 次，共用 100 ~ 200 次 KUVA 后白斑色素恢复。此药的不良反应是 1/3 的病例有暂时性的转氨酶升高。

（2）全身治疗　糖皮质激素对暴露部位及泛发性损害，尤其对应急状态下皮损迅速发展及伴发自体免疫性疾病者有较好疗效。口服泼尼松一日 15 毫克 / 千克体重，能使白斑的色素恢复，一般需连续服 1.5 ~ 2 个月，见效后每 2 ~ 4 周递减 5 毫克，减至 2.5 毫克时维持 3 ~ 6 个月，总疗程 6 ~ 12 个月多在服药 1 ~ 6 周见效，同时加服知柏地黄丸可减轻皮质激素的副作用。外用糖皮质激素制剂有 0.2% 倍他米松火棉胶、0.2% 倍他米松乳膏、0.025% 地塞米松丙二醇液、0.025% 地塞米松、10% 煤焦油涂剂等。一日外涂 2 ~ 3 次。更适用于小面积白斑，尤以进行性白斑更好。

（3）中药治疗　早在上世纪 50 年代中医药多年应用白驳片（由紫草、真降香、重楼、白药子、白薇、红花、桃红、生首乌、海螵蛸、甘草、苍术、胆草、刺蒺藜等 13 味中药配制）口服，并配合外涂黄灵粉（火硝、枯矾、水银）治疗白癜风，可得到满意的效果。

（4）其他方法　对少数白斑采用化妆掩饰，可减少白斑与正常肤色的对比，如用 2% 二羟基丙酮溶液外涂，产生与正常皮肤相似的着色，只是不能持久，可根据经验决定隔多少时间用一次着色方法，以达到最好的效果。

鉴于白癜风治疗方法尚存在各种问题，特别对于少数泛发型白癜风波及到全身（白斑占全身体表 80% 以上）只余少数正常皮肤。如果患者愿意永久去除残存的色素，可用 10% ~ 20% 氢醌单苄醚溶液进行脱色，以达到美容的目的。

白癜风的各种治疗方法显然各有其优缺点，如光化学疗法最常用，但费时，难以坚持；糖皮质激素见效较快，但受到长期应用产生局部副作用的限制。为了提高疗效，可以考虑几种方法联合应用，取长补短，这是值得提倡的治疗方案。

甲沟炎

治疗甲沟炎也得趁早

甲沟炎是甲沟或其周围组织发生的感染，多因指（趾）甲部位微小的刺伤、挫伤、倒刺或剪指甲过深等损伤引起，致病菌多为金黄色葡萄球菌、链球菌。可因微小刺伤、挫伤、嵌甲、倒刺或剪指甲过深等损伤引起；指甲下脓肿亦可因异物直接刺伤指甲或指甲下的外伤性血肿感染引起，在日常生活中十分常见。如不及时处理，可成为慢性甲沟炎或慢性指骨骨髓炎，前者甲沟旁有小一脓窦口，有肉芽组织向外突出，少数甲沟炎有时可继发真菌感染，因此，宜早医早治。

初始时指甲一侧的皮下组织发生红肿、疼痛，有些可自行消退，有的迅速感染化脓。脓肿自甲沟一侧蔓延至甲根部的皮下及对侧甲沟，形成半环脓肿。甲沟炎一般不伴发全身症状，疼痛较轻。脓肿时如不切开引流，脓肿可向甲下蔓延，成为指甲下脓肿，此时疼痛加剧，在指甲下可见到黄白色脓液，该部位的指甲与甲床分离。查体可见指甲一侧的皮下组织发生红肿、疼痛、化脓；嵌甲对甲沟的刺激和压迫可形成慢性甲沟炎，在甲沟部产生炎性肉芽组织，肉芽下有小窦口流出脓液。

甲沟炎可因微小刺伤、挫伤、嵌甲、倒刺或剪指甲过深等损伤引起；指甲下脓肿也可因异物直接刺伤指甲或指甲下的外伤性血肿感染引起。如不及时处理，可成为慢性甲沟炎或慢性指骨骨髓炎，前者甲沟旁有小一脓窦口，有肉芽组织向外突出，少数甲沟炎有时可继发真菌感染。

治疗甲沟炎可考虑以下几种方式：①甲沟炎的早期可应用热敷，理疗，涂敷1%红霉素、20%鱼石脂软膏或三黄散；②口服清热解毒的中药，如五味消毒饮、黄连解毒汤；③对严重者可口服抗菌药物，首选红霉素一次500毫克，一日3～4次；左氧氟沙星一次200毫克，一日2次（或一次500毫克于下午顿服）或复方磺胺甲噁唑一次960毫克，一日2次；④对已有脓液的甲沟炎，可在甲沟处作纵形切开引流；对感染已累及指甲基部皮下周围组织时，可在两侧甲沟各作纵形切口，将甲根上皮翻起，切除指甲根部，置一小片凡士林纱布条引流。如指甲已积脓，应将指甲拔去，或将脓腔上的指甲剪去。

鸡眼

🔰 **鸡眼与胼胝不是同一种病**

鸡眼，俗称脚疗，是掌、跖、指（趾）等部位长时间的受到挤压或摩擦，部位的角质层增厚，形成一块明显增厚的厚块，多见于患有角化型和鳞屑型脚癣患者。鸡眼的生成与长期穿鞋不合适有关，如太窄或太宽，或穿窄鞋远行，或经常站立工作，足畸形（平足、垂足）或足趾畸形（拇指外翻、相邻趾紧压）者更易发生。另外，患有角化型和鳞屑型脚癣者，皮肤发生改变，足底干燥少汗，增加了皮肤磨擦和受压的机会。胼胝的生成与劳动、运动和走路摩擦，或穿鞋太薄、太宽有关，长期的刺激使局部的角质层增厚。鸡眼好发于经常行走或长久站立的人中，往往与职业有关。

胼胝俗称膙子，是手足皮肤长期受压和摩擦的部位发生局限性扁平状角质增生性损害，是一种保护性反应，可出现局限性厚而坚硬的蜡黄色角质增生斑块，边界不清，多见于成人，好发于掌跖、易受压及摩擦部位，常对称发生，自觉症状不显著，严重时可有压痛。胼胝是由长期的机械刺激所引起。主要是由畸形足的异常步态，不合适的鞋靴使局部长期受摩擦和挤压所致。若能除去病因，多能渐退而愈。

（1）鸡眼可分为软鸡眼和硬鸡眼，后者好发于足部隆起处，如足趾关节背面或跖面受压处和小趾外侧面，通常为1～2个如豌豆大小，周边呈圆椎形角质增生，如脚垫样扁平而稍隆起，尖端向下压于真皮乳头层。正对鸡眼的表面中有凹陷、皮纹中断、色泽较黄、边界清晰的硬角质块，呈圆锥状，圆锥底部向外，顶尖向内，外观极似鸡眼状，在行走、劳动或穿窄的鞋子时有压痛。软鸡眼发生于足趾之间的一趾侧面，常见于4、5趾间前端，由于局部潮湿、温暖，损害浸渍而发白变软。

鸡眼合并为肉刺（在去除鸡眼的角质增厚的锥型硬块后，可见1～10颗的肉刺），则感觉剧痛，晚间睡眠时有阵阵跳痛，甚者影响行走，如跛足。

（2）胼胝好发于手、掌跖受压迫或摩擦处，为一种淡黄色稍透明的斑块，表皮角质层片状增厚，其下皮肤正常，表面光滑，边缘不清，中央厚，边缘较薄，皮纹清晰，触之坚硬，通常不引起疼痛但感觉稍微迟钝。

得了鸡眼与胼胝该怎么治？

（1）鸡眼　热水浸泡局部，用刀削去表面角质层，周围皮肤用胶布或火棉胶保护，外用各种腐蚀剂，中央敷万灵丹或15%～40%水杨酸软膏再盖以一层胶布固封5～7天，随即除去软化的角质。亦可外用15%～20%尿素软膏或将鸦胆子仁捣烂敷患处，外用胶布封固，每3～5天换药1次；也可使用市售的水杨酸硬膏、鸡眼膏。

用尖手术刀或蚊式钳沿角质肥厚处和正常皮肤分界处剥离，直至基底，再用组织钳钳住，将增生的角质全部拔除，然后敷盖，胶布封固。

（2）胼胝　有症状者可用热水浸泡，用刀削除或外用角质剥脱剂，如30%～40%水杨酸软膏、40%尿素软膏、0.3%维A酸软膏、25%水杨酸火棉胶等。液氮冷冻、二氧化碳激光、电凝也有一定疗效。

日晒伤

日晒过度也会产生皮炎？

多形日光疹又称日晒伤或晒斑，是一种由日光诱发的内源性、迟发性、变态反应性皮肤病。以春夏季多见，儿童和妇女多发，可由外出旅游、日光暴晒、游泳、钓鱼、日光浴、泥土浴导致。本病是由日光中超过耐受量的中波紫外线达到表皮基底层时，造成表皮角质形成细胞坏死，释放炎症介质如前列腺素、白细胞介素和激肽等，导致真皮血管扩张，组织水肿，继之黑素细胞合成黑素加速。其反应的程度常与光线强度、照射时间和范围、环境、肤色深浅和体质的不同而有差异。目前认为是对光照后诱发的光产物的一种细胞免疫反应，皮肤中有淋巴细胞浸润，还有多种炎性介质参与，致病光谱较宽，遗传、内分泌、年龄等因素也起一定作用。

多形日光疹可分为红斑丘疹型、湿疹糜烂型、痒疹苔藓型和混合型4种。

日晒后 2～6 小时出现皮损，至 24 小时后达到高峰。患者暴露部位的皮肤上发生弥漫性境界清楚的红斑、水肿，甚至出现淡黄色浆液性的水疱、大疱及糜烂，伴有瘙痒、灼痛。严重者可出现全身症状，如发热、畏寒、头痛、乏力、恶心等。轻者红斑、水肿，1～2 天后逐渐消退，遗留脱屑及色素沉着，重者恢复约需 1 周。有的人可伴发眼结膜充血，眼睑浮肿。患者灼痛明显，常影响睡眠。若日晒面积广泛时，可引起发热、头痛、乏力、恶心等全身症状。

一旦晒伤了，该怎么用药？

（1）全身治疗　日晒后仅有红斑水肿者，可不必治疗，一般 2～3 天可自然消退。较重者治疗原则应以内用药品为主，外用安抚止痒剂。

口服抗组胺药，西替利嗪成人一次 10 毫克，6 岁以上儿童一次 5～10 毫克，2～6 岁儿童一次 5 毫克，1～2 岁儿童一次 2.5 毫克，一日 1~2 次，或咪唑斯汀一日 5 毫克，连续 2~3 天。重者可短期应用糖皮质激素控制症状。氯喹一次 0.125~0.25 克，一日 1~2 次，见效后可减到一日 0.125 克，也可口服羟基氯喹一次 0.1 克，一日 2 次。复合维生素 B、维生素 C、维生素 B_6 辅助治疗，严重者可口服烟酰胺。外用肾上腺皮质激素乳膏有效，但不宜长期使用。应避免使用焦油类等潜在性光敏物质。疼痛者服镇痛剂；重症者可口服皮质激素，如泼尼松一日 20~40 毫克，连续 2~3 天。对红斑丘疹型可选用赛庚啶，一次 2 毫克，一日 3 次，可控制瘙痒，外用氧化锌油或铝锌糊；湿疹糜烂型在应用上述药物时最好并服泼尼松，一次 10 毫克，一日 2 次；对痒疹苔藓型可服用氯喹，一次 0.125~0.25 克，一日 1~2 次，见效后可减到一日 0.125 克或间日 0.125 克；混合型可兼顾上述治疗。

（2）局部治疗　①仅有红斑、水肿伴明显和瘙痒者，用炉甘石洗剂或用 2.5% 吲哚美辛溶液外搽，一日 3~4 次；②若有渗出、糜烂、结痂者，用 3% 硼酸溶液或 5% 醋酸铝溶液湿冷敷，一次 15 分钟，一日 3~4 次。同时口服泼尼松，一次 10 毫克，一日 3 次，连续 3 天后停药。

痔疮

痔疮是如何形成的？

痔疮是发生在肛门和直肠下部的病，常因腹泻、便秘、妊娠、久站久立、负重远行等引起，造成静脉回流障碍，使肛管和肛门静脉的血管曲张，形成一个或几个静脉团而成痔。痔疮可发生于任何年龄，但男性多于女性，所以俗语常说"十男九痔"，便印证了这个道理。

痔疮分为内痔、外痔、混合痔 3 种，其划分以直肠齿线为界，在齿线以上的为内痔，表面覆盖黏膜；在齿线以下称为外痔，表面覆以皮肤；内、外痔同时存在且连结在一起的，称为混合痔。

内痔没有疼痛感，但肛门有下坠和胀感，其表现以出血为主，出血的形式有 3 种：在排便时肛门滴血、喷血或仅见粪便上带血丝，色泽鲜红，长期出血可继发贫血，痔疮较大时可随大便脱出，初时可自行缩回，日久则发生嵌顿，如缩不回去或内有血栓形成，则易感染而发炎，使肛门扩约肌痉挛，发生肿胀、剧痛、溃烂或坏死。如分泌物过多常流出肛外，刺激皮肤而感瘙痒。

外痔的症状是肛门坠胀、疼痛、有异物感，如形成血栓外痔时则触痛明显，肛门边缘可见暗紫色肿块，如形成炎症性时则有分泌物渗出及瘙痒感。

🔲 肛裂是如何形成的？

肛裂常由外伤引起，在排出干硬的大便或粪便中藏有尖硬的异物（瓜籽壳、碎骨、鱼刺）划破肛门，再继发感染而致，形成裂痕或溃疡，极不易愈合。肛裂多发生于肛门后中线，有时裂口可深至皮肤全层，以30～40岁的男性多见。

得了肛裂后，在大便时肛门可有剧痛，常持续数分钟或2小时，在粪便的表面可见到少量的鲜血，或有时滴血，由于排便时的刺激引起剧痛，会使患者畏惧而不敢使劲，导致排便时间延长，常常伴有便秘、肛门瘙痒、糜烂或有脓性分泌物。有时肛门后方裂口或溃疡的皮肤因炎症而水肿隆起，形成一个小包，则形成"前哨痔"。

🔲 治疗痔疮和肛裂选用什么药？

（1）痔疮　先用0.02%高锰酸钾液肛门坐浴，后用安纳素栓或复方氯己定（洗必泰）栓，一次1枚，每晚一次，塞入肛门。中医对内痔有内治和外治之说，内痔出血、肿胀疼痛可服用地榆槐角丸或槐角丸，一次1丸，一日2次。外治可用熏洗法、外敷法，选用痔疮外洗药，放入布袋内置于盆中以水煎开熏洗，一日2次；或涂敷马应龙麝香痔疮膏、九华膏、10%鞣酸软膏。

枯痔疗法适用于内痔，将硬化剂（如5%鱼肝油酸钠或5%酚甘油液）注入痔静脉丛周围组织内，但勿注入肌层。

（2）肛裂　早期肛裂浅而无前哨痔者，热水浴后敷用肛裂膏（皂角粉、白及粉各25克，丁卡因1克，凡士林100克）；或复方氯己定（洗必泰）软膏（氯己定0.5克，丁卡因1克，凡士林100克），对病程较久者，可用10%～20%硝酸银液涂灼裂口，后以0.9%氯化钠溶液棉签擦拭，一日1次。或用0.5%普鲁卡因液10～20毫升封闭肛门裂底部及两侧括约肌，隔日一次。

对慢性肛裂可考虑行切除术，将裂口瘢痕组织切除，创口不缝合，术后用0.02%高锰酸钾液温水坐浴，并保持排便通畅。

烧烫伤

一旦被烧伤，可使用哪些药？

对表皮已脱落者应用0.1%苯扎溴铵（新洁尔灭）溶液或0.02%的氯己定（洗必泰）溶液冲洗，将已破的表皮剪去，清洁创面，可用无菌纱布浸1%磺胺嘧啶银溶液，或涂敷莫匹罗星软膏（百多邦）、林可霉素软膏（绿药膏）、醋酸氯己定（洗必泰）涂膜或软膏、紫草膏覆盖，加厚纱布（2～3厘米厚）包扎。

中成药在治疗烧烫伤上有独特的地方，烧伤喷雾剂可泻火解毒，消肿止痛，祛瘀生新，适用于1～2度烫伤，外用每隔2～3小时喷一次，一日6～8次。京万红烫伤膏可促进烧烫伤创面的愈合，能抑制细菌和真菌的生长，可解毒消肿，止痛生肌，用于烧烫、电灼伤引起的红肿起疱，疮面溃烂等，涂敷患部，一日1次。复方紫草膏可清热凉血，解毒止痛，适用于1、2度烫伤，一日1～2次。对疼痛严重者可给镇痛药，如服用对乙酰氨基酚（必理通、泰诺），一次500～600毫克。早期可服用抗生素对抗感染，有条件应注射破伤风抗毒血清（TAT）1500IU。

动物咬伤

被狂犬咬伤怎么办？

被狂犬咬伤后，伤口处立即用20%肥皂水反复彻底地冲洗，后用2%碘酊或酚溶液（石碳酸）烧灼，再用95%酒精中和剩余的腐蚀剂。必要时开放伤口，切除部分组织，或拔火罐引出血液和组织液，注意伤口不要包扎或缝合。

于当日注射人用浓缩狂犬疫苗，选择上臂三角肌或臀部肌内注射，液体疫苗一次2毫升（冻干疫苗1~2毫升），于第4日（以下类推）、第7日、第14日、第30日各注射1次，儿童剂量相同。

对严重咬伤或多处被咬伤者（头、面、颈、手指被咬，3处以上咬伤，或咬穿皮肤及舔触黏膜者）应按上法注射，并于当日、第4日剂量加倍。同时联合肌内注射（或局部浸润）抗狂犬病免疫血清，按40IU/千克体重计算，严重者80~100IU。凡联合注射抗狂犬病免疫血清者，需在疫苗注射结束后再补充注射2~3次加强针，即于注射后第15日、第75日或第10日、第20日、第90日分别注射疫苗2毫升。对未被咬伤者可行预防注射，一次2毫升，于当日、第8日、第21日各注射1次。

在注射疫苗期间，切忌饮酒、喝浓茶、咖啡等刺激性饮品。注射部位出现红肿或全身有荨麻疹等过敏反应，应尽量继续注射，同时给予抗过敏药，必要时可减量或暂停。如发生神经炎、瘫痪、脑膜炎或脑脊髓炎等，则依病情考虑停注。在护理上宜隔离患者，卧室内光线宜调节的暗些，保持安静并避免各种刺激。对烦躁或惊厥者，叮肌内注射苯巴比妥（鲁米那）0.1~0.2克或地西泮（安定）10~20毫克。

🏥 被毒蛇咬伤怎么办？

毒蛇大多出没于潮湿和炎热地带，咬伤多发生在夏秋季节，以在农村、沿海、山区的赤脚农民、牧民、猎户多发，部位常见为下肢和足部。被毒蛇咬伤后，蛇体的神经毒、心脏毒、出血毒及酶的毒性使人出现头晕、眼花、眼睑下垂、胸闷、气促、心悸、痉挛、语言困难、牙关紧闭、畏寒、出冷汗等症状，严重者可出现昏迷、惊厥、休克，如不及时抢救，可能有生命危险。毒蛇咬伤的牙痕有两个又深又大的齿孔，伤口有水肿、充血、刺痛、肿胀、麻木，且持续加重。

被咬伤后，紧急处理措施是先用绳索、鞋带或纱布条将伤口的近心端捆绑起来（每隔大约0.5小时放松1次），以防止带有毒素的血液和淋巴液回流，再用20%肥皂水冲洗，后用附近的河水、井水、泉水或自来水冲洗，必要时将伤口周围切开，使用吸奶器、拔火罐或嘴吸吮毒液，肌内注射地塞米松（氟美松）10毫克，同时口服季德胜蛇药片，一次6片，一日3次。

被毒虫咬蜇怎么办？

许多有毒的昆虫包括蚊子、黄蜂、蜜蜂、蝎子、虱子、蚂蟥、跳蚤、蜈蚣、蜘蛛、刺蛾等叮咬、蜇刺或接触昆虫的分泌物、排泄物后可引起的皮肤炎症，由于昆虫的种类不同，被叮咬后的表现也不相同。基本症状分为轻、中、重三种程度。

轻度：有点状红斑、小丘疹、小风团、瘙痒。

中度：有红肿性红斑、丘疹和风团、有结节、水疱及瘙痒或疼痛感觉。

重度：有大风团和大水疱、红斑水肿，甚至有出血皮疹，剧烈疼痛或瘙痒、皮肤糜烂，全身伴发怕冷、发热、恶心、呕吐、四肢麻木，甚至休克或死亡。

虫咬后立即涂敷10%氨水或复方氨洗剂（36%氨溶液28毫升、薄荷脑1克、60%乙醇100毫升），一日6次，对红肿严重的皮肤涂敷2%碘酊；对化脓感染的皮肤涂敷1%红霉素或莫匹罗星软膏（百多邦），一日3～4次。为防止水肿，对蜈蚣、黄蜂、蜜蜂蜇咬处，立即用碳酸氢钠（小苏打）溶液外敷；对蚂蟥蜇咬处，用盐或醋涂敷，蚂蟥受到刺激后能够脱出；对刺蛾等叮咬处用胶膏反复粘贴，使细刺粘出；对病犬咬伤后立即挤压伤口，或用拔火罐力使伤口出血，排除病毒，再用20%肥皂水冲洗，注射狂犬病疫苗和血清，同时对伤口进行处理。

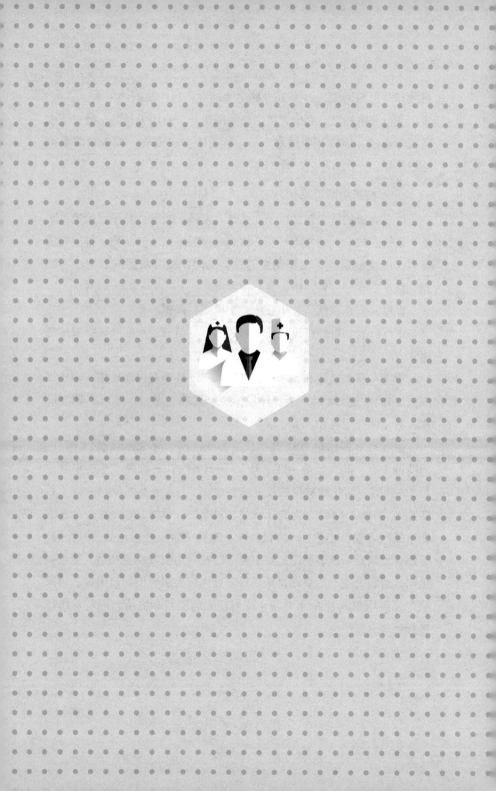

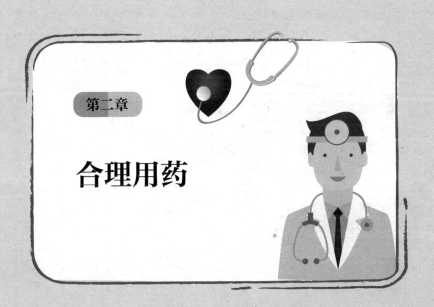

第二章

合理用药

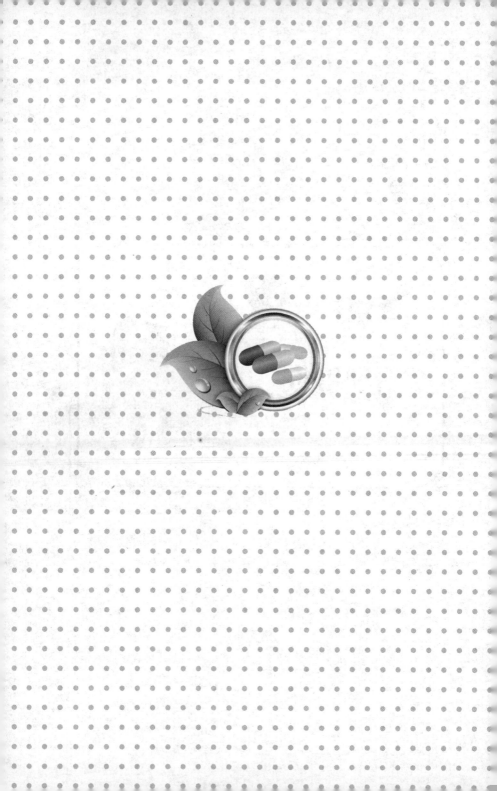

第一节　按"时"用药

临床研究证实，很多药品的作用、疗效、毒性、不良反应与人体的生物节律（生物钟）有着极其密切的关系。同一结构与活性药品的同等剂量可因给药时间不同，作用、疗效和不良反应也不一样。因此，依据人体生物节律和时辰药理学，选择最适宜的服药时间，可达到以下效果：①顺应人体生物节律的变化，充分调动人体积极的免疫和抗病因素；②增强药物疗效，或提高药物的生物利用度；③减少和规避药品不良反应；④降低给药剂量和节约医药资源；⑤提高患者的用药依从性。

哪些药适宜在清晨服用？

晨起服用指起床后约30分钟，间隔早餐30分钟前服用，适宜的药品有：

（1）**糖皮质激素**　如泼尼松（强的松）、泼尼松龙（强的松龙）、倍他米松、地塞米松（氟美松）等，因为人体内激素的分泌高峰出现在晨7~8时，此时服用外源性皮质激素可避免药品对体内激素分泌的反射性抑制作用，对下丘脑－垂体－肾上腺皮质轴的抑制较轻，减轻体内皮质功能萎缩程度，可减少不良反应（皮肤黏膜色素沉着、食欲减退、倦怠、体重减轻、低血压、晕厥等）。

（2）**抗高血压药**　杓型高血压者的血压约在清晨9~10时（晨峰）和下午3~4时（午峰）各出现1次高峰，因此，为有效控制血压晨峰，一日仅服1次的长效抗高血压药，如氨氯地平（络活喜）、左氨氯地平（施慧达）、依那普利（悦宁定）、贝那普利（洛丁新）、拉西地平（乐息平）、氯沙坦（科素亚）、缬沙坦（代文）、厄贝沙坦（苏适、安博维）、索他洛尔（施泰可）、利血平/氨苯蝶啶（北京降压

0号）宜在晨起后7～8时服用，有下午高峰者（次峰）宜在下午2～3时再补充1次中效抗高血压药（如可乐定、双肼曲嗪、普萘洛尔等）。

（3）抗抑郁药　抑郁症状如忧郁、焦虑、猜疑等常常表现为晨重晚轻，因此氟西汀（百忧解）、帕罗西汀（赛乐特）、瑞波西汀、氟伏沙明宜于晨服。

（4）利尿剂　为避免夜间多次起夜，影响睡眠和休息。如呋塞米（速尿）、螺内酯（安体舒通）等利尿剂适宜在早晨服用。

（5）抗寄生虫药　四氯乙烯、甲硝唑、槟榔、南瓜子宜空腹晨服，以迅速进入肠道，并保持较高浓度。阿苯达唑（史克肠虫清）、甲苯咪唑（安乐士）、哌嗪（驱蛔灵）、双羟萘酸噻嘧啶（抗虫灵）宜空腹服用，可减少人体对药物的吸收，增加药物与虫体的直接接触，增强疗效。

（6）泻药　硫酸镁盐类泻药在晨服可迅速在肠道发挥作用，服后5小时致泻。

🔲 哪些药适宜在餐前服用？

餐前与隔夜空腹（至少8～10小时未进任何食物，饮水除外）有所区别。餐前系指进餐前约30分钟服用，部分药品可提前约60分钟，适宜的药品如下。

（1）胃黏膜保护药　氢氧化铝或复方制剂（胃舒平）、复方三硅酸镁（盖胃平）、复方铝酸铋（胃必治）等餐前吃可充分地附着于胃壁，形成一层保护屏障；鞣酸蛋白餐前服可迅速通过胃进入小肠，遇碱性小肠液而分解出鞣酸，起到止泻作用。

（2）健胃药　如中药龙胆、大黄宜于餐前10分钟服用，可促进食欲和胃液分泌。

（3）促胃肠动力药　甲氧氯普胺（胃复安）、多潘立酮（吗丁啉）、西沙必利（普瑞博思）、莫沙比利（加斯清、快力）宜于餐前服用，以利于促进胃蠕动和食物向下排空，帮助消化。

（4）抗骨质疏松药　为便于吸收，避免对食管和胃的刺激，口服双膦酸盐如阿仑膦酸钠（福善美）、帕屈膦酸钠（雅利达、博宁）、氯屈膦酸钠（骨膦）应空腹给药，并建议用足量水送服，服后30分钟内不宜进食。

（5）**抗生素** 头孢拉定（泛捷复、克必力）与食物或牛乳同服可延迟吸收；头孢克洛（希刻劳）与食物同服所达血浆峰值浓度仅为空腹服用的50%～75%；食物可使头孢地尼的吸收达峰速度和药－时曲线下面积分别减小16%和10%。另氨苄西林（安比林）、阿莫西林（阿莫仙）、阿奇霉素（泰力特）、克拉霉素（克拉仙）的吸收受食物影响。麦迪霉素适宜餐前服用，以利于吸收和获得最佳血浆浓度。进食服用阿奇霉素胶囊可其使生物利用度减少约50%，同时也降低罗红霉素的吸收，延缓克拉霉素、交沙霉素的吸收，宜于餐前60分钟服用。

（6）**抗高血压药** 培哚普利的降压效果更为缓和，但食物可改变其活性代谢物培哚普利拉的转化数量和生物利用度；卡托普利于进食服用，可使吸收和生物利用度减少，适于餐前服用。肾素抑制剂阿利克仑与高脂肪食物同服，可使血浆峰浓度和药－时曲线下面积分别下降85%和71%，进食时服用较空腹时服用可使血药峰浓度和药－时曲线下面积下降81%和62%。因此，适宜于餐前服用。

（7）**磺酰脲类促胰岛素分泌药** 格列本脲、格列吡嗪、格列喹酮、格列齐特等药品的降糖作用不依赖于血糖水平，需服后30分钟起效，约2小时达到降糖高峰，进食时正好是药物起效的时间，伴随食物的消化吸收，药物的作用也同时增强，在餐后2小时左右达到降糖峰值，以利于餐后血糖的控制。此外，磺酰脲类促胰岛素分泌剂的降糖作用迅猛，易出现低血糖反应，餐前服后不久进餐，也可延缓此不良反应（安全）。

（8）**滋补药** 人参、鹿茸等滋补类药物于餐前服用吸收快。

（9）**微生态制剂** 部分活菌不耐酸，宜在餐前30分钟服用，如双歧杆菌活菌（丽珠肠乐）。

（10）**肠溶衣制剂** 鉴于餐后胃酸分泌明显增多，胃最大酸分泌量可达20～25mmol/h，胃部pH在正常饮食后达到3.0～5.0，十二指肠达到4.0～5.0，回肠和空肠达6.0～7.0，餐后服用可能在较高的酸环境下溶解和释药，使药物直接刺激肠黏膜，易导致不良反应。

➕ 适宜餐中或进食时服用的药品有哪些？

餐中是指随餐服用，或放在汤粥、餐饭中服用，适宜的药品有：

（1）抗糖尿病药　二甲双胍可全面兼顾空腹、餐后血糖，作用与进餐时间无关，但其不良反应主要是刺激胃肠而引发不适（包括恶心、呕吐、腹泻、腹痛、腹胀等），发生率大约为32%。为减少上述反应，可随餐服用（部分患者可在餐后，但肠溶制剂、缓释制剂宜在餐前30分钟服用）。

阿卡波糖、伏格列波糖应在就餐时随第1～2口饭吞服，以增强降糖效果（餐中有双糖的靶标），并减少对胃肠道刺激（腹痛、腹胀、肠鸣音亢进），减少不良反应，增加患者依从性。中国人食谱中以碳水化合物（馒头、米饭、面条、包子）为主，由多糖、双糖转化为葡萄糖（单糖）数量较多，阿卡波糖等主要抑制小肠的 α-葡萄糖苷酶，延缓食物中多糖、双糖转化可吸收的葡萄糖（单糖），餐后服用其糖转化过程已近结束，错过最佳的作用时间，疗效减弱。

格列美脲的降糖活性突出，与磺酰脲受体结合速度较格列本脲快2～3倍，解离快8～9倍，胰外作用最强，适于第一次就餐时服。瑞格列奈和那格列奈与磺酰脲受体的结合与解离的速度较为迅速，促进胰岛素分泌的作用快而短，降糖起效迅速，服后起效时间分别为30分钟和15分钟，既可降低空腹血糖，又可降低餐时和餐后血糖，宜于进餐时服用。

（2）抗麻风病药　氯法齐明与食物和牛奶同服，可增加吸收。

（3）抗真菌药　灰黄霉素难溶于水，与脂肪餐同服后，可促进胆汁的分泌，促使微粒型粉末的溶解，便于人体吸收，可提高血浆浓度近2倍。进食时服用酮康唑、依曲康唑、卡泊芬净，可促进吸收，提高生物利用度，减少恶心、呕吐等不良反应；进食时服用泊沙康唑，可使其血浆峰浓度和药-时曲线下面积较禁食状态下提高3倍。

（4）抗病毒药　更昔洛韦、伐昔洛韦、依非韦伦应于进餐时服用，以利于吸收；食物可使更昔洛韦血浆峰浓度增加14%，药–时曲线下面积增加30%。

（5）助消化药 乳霉生、酵母、胰酶、淀粉酶宜在餐中服用，一是与食物混在一起以发挥酶的助消化作用，二是避免被胃液中的酸破坏。

（6）下丘脑垂体激素 甲磺酸溴隐亭于进餐中或餐后服用，可减少不良反应。

（7）非甾体抗炎药 舒林酸与食物同服，可使镇痛的作用持久。吡罗昔康、依索昔康、氯诺昔康、美洛昔康、奥沙普嗪与餐同服，可减少胃黏膜出血。吲哚美辛、阿西美辛、依托度酸等于餐后或与食物同服，可减少发生不良反应的发生概率。

（8）抗骨性关节炎药 硫酸氨基葡萄糖（萄力）最好于进餐时服用，可减少短暂的胃肠不适和腹胀。

（9）利胆药 熊脱氧胆酸于早、晚进餐时服用，可减少胆汁胆固醇的分泌，有利于结石中胆固醇的溶解。

（10）抗血小板药 噻氯匹定进餐时服用，可提高生物利用度并减轻胃肠道不良反应。

（11）抗心力衰竭药 卡维地洛对充血性心力衰竭者需餐时服用，以减缓吸收，降低体位性低血压的发生。

（12）抗高血压药 食物可增加依普罗沙坦的吸收，使血浆峰浓度和药–时曲线下面积分别增加80%和55%；美托洛尔进食时服用，可增加血浆浓度和药–时曲线下面积；喷布洛尔与食物一起服用可显著减少胃肠道症状。

（13）减重药 奥利司他可减少食物中脂肪的吸收，随进餐时服用，可减少脂肪的吸收率。治疗震颤麻痹药司来吉兰应在进早餐、午餐服用，以减轻可能出现的恶心、失眠等不良反应。

（14）生物靶向抗肿瘤药 依马替尼与餐和大量水同服可减少对消化道刺激。

适宜两餐中间服用的药品有哪些?

所谓两餐中服用系指在两餐之间,约间隔120～180分钟服用,适宜的药品有:

(1)**促胃肠动力药** 甲氧氯普胺(灭吐灵)可加快胃蠕动,酚酞可促进肠蠕动,使胃肠内食物的排空速度增速,不利于营养的吸收,宜放于两餐中服用。

(2)**铁剂** 习惯性常主张铁剂在餐后服用较好,餐后服铁固然可减少不良反应,但食物中的植物酸、磷酸盐、草酸盐等影响铁的吸收。因此,宜在或两餐间服用,但最佳时间是空腹。

(3)**胃黏膜保护剂** 双八面体蒙脱石(思密达)的成分为八面体蒙脱石微粒,其作用是覆盖消化道,与黏膜蛋白结合加强消化道黏液的韧性以对抗攻击因子,增强黏液屏障,防止酸、胃蛋白酶、非甾体抗炎药、酒精及病毒、细菌和毒素对消化道黏膜的侵害。应用治疗急性腹泻时,首次剂量加倍。将其溶于约50毫升水中服用,但食道炎者宜于餐后服用,其他患者于两餐之间服用。硫糖铝、米索前列醇、甘珀酸钠或麦滋林–S宜餐间服用,此期间胃内缺少内容物,易于形成药物–蛋白膜层,或与胃蛋白酶结合抑制其活性,借以保护胃肠道黏膜。

适宜餐后服用的药品有哪些?

所谓餐后系指进餐后大约30分钟,适宜的药品有:

(1)**非甾体抗炎药** 包括阿司匹林、二氟尼柳、贝诺酯、对乙酰氨基酚(百服宁)、吲哚美辛(消炎痛)、布洛芬(芬必得)、吡罗昔康等。为减少对胃肠的刺激,大多数应于餐后服,只有塞来昔布(西乐葆)和罗非昔布(万络)除外,食物可延缓其吸收。

(2)**维生素** 维生素 B_2 伴随食物缓慢进入小肠,以利于吸收。

(3)**抑酸剂** 西咪替丁(泰胃美)、雷尼替丁(善胃得)等于餐后服比餐前服效果为佳,这是因为餐后胃排空延迟,有更多的抗酸和缓冲作用时间。

(4)**利尿剂** 氢氯噻嗪(双氢克尿塞)、螺内酯(安体舒通)与食物包裹在一起，可增加生物利用度。

（5）**抗菌药物** 头孢呋辛酯于餐后服用，可提高血药浓度，减少不良反应；头孢泊肟酯、头孢托仑匹酯与食物同服或餐后服用，使血浆峰浓度和药-时曲线下面积均增加；头孢沙定宜于餐后服用，可减少腹痛、腹泻等不良反应。四环素类的米诺环素、多西环素宜与食物同服，以避免胃肠道反应，且宜多饮水，以免药物滞留于食管并崩解引起食管溃疡和刺激，四环素适于餐后服用，以减少不良反应。硝基咪唑类的呋喃妥因宜于食物同服，以利于吸收也减少不良反应。

: **适宜睡前服用的药品有哪些？**

所谓睡前系指上床睡眠前的30~40分钟，沐浴或洗漱后，适宜的药品有：

（1）**催眠药** 各种催眠药的起效时间有快、慢之分，水合氯醛、咪哒唑仑（速眠安）、司可巴比妥（速可眠）、艾司唑仑（舒乐安定）、异戊巴比妥（阿米妥）、地西泮（安定）、硝西泮（硝基安定）分别约在服后10分钟、15分钟、20分钟、25分钟、30分钟、40分钟、45分钟起效，再次佐匹克隆（忆梦返）、唑吡坦（思诺思）、雷美替胺（瑞美替昂）均为15~30分钟后起效，艾司佐匹克隆（鲁尼斯塔）为10~25分钟，失眠者可择时选用，服后安然入睡。

（2）**平喘药** 哮喘多在凌晨发作，睡前服用沙丁胺醇、氨茶碱、二羟丙茶碱（喘定），止喘效果更好。

（3）**调节血脂药** 包括洛伐他汀（美降脂）、辛伐他汀（舒降之）、普伐他汀（普拉固）、氟伐他汀（来适可）、阿妥伐他汀（立普妥）、瑞舒伐他汀（可定）在内的药物提倡睡前服，缘于肝脏合成脂肪峰期多在夜间，帮助合成胆固醇的限速酶羟甲基戊二酰辅酶A还原酶活性极高，晚餐后服药有助于提高疗效（降低胆固醇、三酰甘油）。

（4）**抗过敏药** 苯海拉明、异丙嗪、氯苯那敏（扑尔敏）、特非那定（敏迪）、赛庚啶、酮替芬等服后由于对中枢神经的抑制作用，易出现嗜睡、困倦、疲乏和注意力不集中等，睡前服安全并有助睡眠，尤其对司机、高空作业、精密仪器操作者。

（5）钙磷代谢调节药　降钙素（依降钙素、鲑鱼降钙素）于睡前应用（鼻喷、肌内或皮下注射）有助于降低不良反应。

（6）缓泻药　酚酞（果导）、比沙可啶、液体石蜡等大约服后12小时排便，间隔一夜于次日晨起泻下。

第二节　饮水与用药

人体每天正常进食液体2000~3000毫升，加上体内分泌的唾液、胃液、胆汁、胰液及小肠液，总计约9000毫升。通常在体内由空肠吸收水分4000~5000毫升，回肠吸收2000~4000毫升，进入结肠的水约1000~2000毫升，后者再由结肠吸收大部分。每天进补水的排泄有两个渠道（肾和消化道），最终由尿液排出1000~2000毫升（平均1500毫升）；由粪便带出的水分只不过100~150毫升和少量的电解质。人体每天的粪便量为250~350克，水分过多则形成稀便或腹泻。

喝水本是人每天要做的事情，不需格外地关注。但在服用某些药时，宜多饮或不宜饮水，因为此时的饮水已不单纯是满足生理的需要，而是对身体健康和治疗效果有益。因此作为配合治疗的一部分，喝水这个问题应引起足够的重视。

💊 服用哪些药时需足量喝水？

鉴于必须减弱部分药物的毒性，避免药物对器官所致的损伤，或出于治疗的需求，临床采用一种保护治疗即"水化疗法"，要求服用下列药品期间每日需饮水在2000毫升以上。

（1）蛋白酶抑制剂　联合治疗（鸡尾酒疗法）为人类制服艾滋病毒感染带来了一丝曙光。但多数HIV蛋白酶抑制剂（沙喹那韦、雷托那韦、英地那韦、安普那韦、奈非那韦、阿扎那韦）可形成尿道或肾结石，在治疗期间应确保足够的水化疗法，避免尿结石发生，宜增加每日进水量。

（2）双膦酸盐 阿仑膦酸钠（福善美）、帕米膦酸钠（雅利达、博宁）、氯屈膦酸钠（骨磷）、依替膦酸钠（洛迪）在用于治疗高钙血症时，因可致电解质紊乱和水丢失，故应注意补充液体。

（3）抗痛风药 应用排尿酸药如苯溴马隆（痛风利仙）、丙磺舒（羧苯磺胺）或别嘌醇的过程中，应多饮水，为减少痛风患者尿酸结石形成的危险，摄入液体量不宜小于2000毫升，并补充碳酸氢钠维持尿液呈碱性，或补充枸橼酸钾，预防肾结石。

（4）抗尿结石药 服用中成药排石汤、排石冲剂，或优克龙（日本消石素）后，都宜多饮水，保持1日尿量在2500～3000毫升，以冲洗尿道，并稀释尿液，降低尿液中盐类的浓度，减少尿盐沉淀的机会。

（5）电解质 口服补液盐（ORS）粉、补液盐2号粉，每袋加500～1000毫升凉开水冲溶后服下。

服用哪些药时应该多喝水？

有些药品不能干吞，缘于药性干涩，或带有刺激性，干吞犹如旱河行船，损伤食道；有些药品对食道黏膜的刺激性较严重，如氯化钾、吲哚美辛、泼尼松、氯霉素、甲磺酸依马替尼，服用时宜立即饮用200毫升的水送服。

（1）平喘药 应用茶碱或茶碱控释片（舒弗美）、氨茶碱、胆茶碱、二羟基茶碱（喘定）等，由于其可提高肾血流量，具有利尿作用，使尿量增加多而易致人脱水，出现口干、多尿或心悸；同时哮喘者又往往伴有血容量较低。因此，宜注意适量补充液体，多喝白开水。

（2）利胆药 利胆药能促进胆汁分泌和排出，机械地冲洗胆道，有助于排出胆道内的泥沙样结石和胆结石术后少量的残留结石。但利胆药中苯丙醇（利胆醇）、曲匹布通（舒胆通）、羟甲香豆素（胆通）、去氢胆酸和熊去氧胆酸服后可引起胆汁的过度分泌和腹泻。因此，服用期应尽量多喝水，以避免过度腹泻而脱水。

（3）磺胺药 主要由肾排泄，在尿液中的浓度高，可形成结晶性沉淀，易发生尿路刺激和阻塞现象，出现结晶尿、血尿、疼痛和尿闭。在服用磺胺嘧啶、磺胺甲噁唑（新诺明）和复方磺胺甲噁唑（复方新诺明）后宜大量饮水，以用尿液冲走结晶，有条件的话，可加服碳酸氢钠（小苏打）以碱化尿液，促使结晶的溶解度提高一些。

（4）**抗心律失常药**　服用硫酸奎尼丁、普鲁卡因胺、丙吡胺宜多次饮水，以加快药物的吸收。

（5）**抗菌药物**　氨基糖苷类的链霉素、庆大霉素、卡那霉素、奈替米星、阿米卡星对肾的毒性大，浓度越高，对肾小管的损害越大，宜多喝水以稀释并加快药的排泄。

（6）**缓泻药**　纤维素、聚乙二醇宜在服后多饮水，否则反其道而行之，导致便秘或肠梗阻。

📇 服用哪些药时最好不要喝太多水？

与上述相反，有些药品在服用时却不宜多饮水，因为饮水会破坏和降低药效。

（1）**胃黏膜保护剂**　氢氧化铝凝胶、硫糖铝、次水杨酸铋、枸橼酸铋钾、胶体果胶铋等服用前、后0.5小时内不宜饮水、乳汁、碳酸型饮料和进食，以便使药品在食道、胃、肠道形成一层保护膜，增加保护和抗溃疡作用，否则影响疗效。

（2）**外周镇咳药**　如复方甘草合剂、止咳糖浆、枇杷露等，主要是在发炎的呼吸道黏膜上覆盖，形成保护层，减少感觉神经末梢所受到的刺激，降低咳嗽发生的频率，于服后不宜马上进水，以免稀释药品，破坏保护层。

（3）**苦味健胃剂**　龙胆酊、龙胆大黄酊，主要通过刺激舌头的味觉感受器，反射性促进胃液的分泌来增进食欲，服用后也不宜立即进水，以免冲淡苦味而降低健胃效果。

（4）**抗利尿剂**　应用加压素、去氨加压素时应限制进水，否则引起水钠潴留、抽搐、水肿、体重增加。

📇 服用哪些药时不要用热水送服？

依据水温，我们一般将水分为开水（100℃）、热水（50℃~90℃）、温水（20℃~50℃）、凉开水（10℃~20℃）和冷水（2℃~10℃）。西医学研究认为，服用如下6类药不宜以热水送服。

（1）助消化药　如胃蛋白酶合剂、胰蛋白酶、淀粉酶、多酶片、乳酶生、酵母片等，此类药中多是酶、活性蛋白质或益生细菌，受热后即凝固变性而失去作用，达不到助消化的目的。

（2）微生态活菌制剂　多数微生态制剂为活菌制剂并不耐热，包括地衣芽孢杆菌（整肠生）、酪酸菌（米雅BM）、蜡样芽孢杆菌（源首、乐复康）、双歧杆菌（丽珠肠乐）、肠球菌活菌（佳士康）、枯草杆菌（美常安）、双歧三联活菌（培菲康）、复方乳酸菌（商品名为聚克，含乳酸杆菌、嗜酸乳杆菌、乳酸链球菌）、长双歧杆菌三联菌（商品名金双歧，含长双歧杆菌、保加利亚乳杆菌、嗜热链球菌活菌）、双歧杆菌四联菌（商品名普尔拜尔、思连康，含婴儿双歧杆菌、嗜酸乳杆菌、粪链球菌、蜡状芽孢杆菌）等，服用时不宜以热水送服，宜选用20℃~50℃温水。

（3）活疫苗制剂　小儿麻痹症糖丸，含脊髓灰质炎减毒活疫苗，服用时应用凉开水送服，否则疫苗被灭活，不能起到增强免疫作用、预防传染病的作用。

（4）抗疟药　氯喹、伯氨喹和甲氟喹性质不稳定，遇热极易变质，不宜应用热水送服。

（5）维生素　维生素B_1、维生素B_2和维生素C性质不稳定，前两者受热易分解失去药效，而后者受热（70℃）易还原被破坏。维生素C泡腾片中有枸橼酸、碳酸氢钠，加水后两者发生反应生成二氧化碳（冒出气泡以改善口感），但碳酸氢钠易溶于水，同时维生素C不稳定，在碱性溶液中遇光、热、氧化剂、金属（铁、铜）时则更易变质，为了保持维C的稳定，不宜应用热水冲服。

（6）抗菌药物　阿莫西林遇热不稳定，容易形成高分子聚合物，引起类似青霉素的过敏症状。冲服阿莫西林颗粒时应控制好水温，最好在40℃以下或用凉开水冲服，冲后最好马上服用，不宜久置。

此外，具有清热解毒功效的中药也不宜用热水冲服，此类中药常带有芳香挥发油，如金银花、菊花、栀子、荆芥、柴胡、薄荷、藿香、苏子、香附、川芎等，应用热水冲后易加速挥发油挥发，因此最好用凉开水送服。

第三节　正确应用化学药品

药品与手术、放射、康复、营养、心理等均作为主流的治疗手段，且药品的地位尤为重要。几乎每一个人在疾病中均要接触药品，尤其对大部分慢病如高血压、糖尿病、痛风、脑卒中患者都需要长期乃至终身用药，即意味着几乎在一生中的每一天都在用药。世界卫生组织在2010年指出："全世界约有半数人不能正确用药，而缺乏知识是不正确用药的首要原因。"因此，为提高疗效、减少药品不良反应，就需要补充合理用药的知识和技巧，选择正确的方法用药。

为什么不能把肠溶片嚼碎了服？

常用的肠溶片剂是指在胃液中不崩解，而在肠液中能够崩解和吸收的一种片剂。因为许多药品在胃液的酸性条件下不稳定，易于分解失效或对胃黏膜有刺激性，还有的药品仅在小肠中吸收。此外，还有缓慢释放药效的需求。因此，在片剂的外层包裹一些明胶、虫胶、苯二甲酸醋酸纤维素、树脂等肠溶衣，等于给片剂穿了一身衣服而保护起来，使得在胃液中2小时不会发生崩解或溶解。

肠溶衣片（胶囊）应整片（粒）吞服，绝不可咀嚼。肠溶衣片（胶囊）可使制剂在胃液中2小时不会发生崩解或溶解，其目的为满足药物性质及临床需要，如：①减少药品对胃黏膜的刺激性；②提高部分药品在小肠中的吸收速率和利用度；③掩盖药品不良臭味；④保护药品效价，避免部分药品在胃液酸性条件下不稳定，易分解失效，提高药物的稳定性。若嚼碎后服用，将失去上述作用。

🔵 除肠溶片外，还有哪些药物在服用时不能嚼碎？

（1）缓、控释制剂　在制剂工艺具有特殊的渗透膜、骨架、泵、储库、传递孔道等结构，一般不可掰开或咀嚼应用（有刻痕制剂除外），以免破坏剂型的缓控释放系统而失去其缓、控释作用。如硝苯地平控释片是通过膜调控的推拉渗透泵原理制成的，需整粒服用；氯化钾控释片采用膜控法制成，也不可掰断服用。只有基质控制法（骨架控制法）的少数品种，如曲马多缓释片采用特殊缓释技术使其可使用半粒，有划痕的琥珀酸美托洛尔缓释片可以掰碎。

（2）抗心律失常药　普罗帕酮片有一定局部麻醉作用，嚼碎后会造成患者不适、口唇麻木、便秘，不宜嚼碎。

（3）镇咳药　苯丙哌林服用后，可对口腔、咽喉黏膜产生麻醉作用，服用时需整粒吞服，切勿嚼碎，以免引起口腔麻木感。

（4）助消化药　胰酶、米曲菌胰酶片（康彼申）服用时不可嚼碎，应整片吞下，以免药粉残留在口腔内，腐蚀消化口腔黏膜而引起严重的口腔溃疡。

（5）缓泻药　比沙可啶对黏膜有较强的刺激性，为避免对胃刺激可服用肠溶片，不能咀嚼，且服药前2小时不宜服用抗酸药、乳汁、牛奶或进食。

（6）质子泵抑制剂　奥美拉唑、兰索拉唑、泮托拉唑、埃索美拉唑等具有相同的硫酸酰基苯并咪唑结构，其稳定性受到酸度、光线、金属离子、温度等多因素的影响，其中亚磺酰基为弱酸性化合物，其水溶液不稳定，易溶于碱，微溶于水，在酸性溶液中不稳定，极快分解化学结构发生变化而出现聚合、变色，分解产物为砜化合物、硫醚化合物。为此，常须制成肠溶制剂（片或胶囊），至小肠内溶解再吸收，以规避酸性的破坏作用，因此在临床应用中必须注意，服用时应以整片（粒）吞服，不得咀嚼和压碎，并至少在餐前1小时服用。

🔵 哪些药品要嚼碎了服用？

在普通人看来，药片需整片吞咽，勿须多此一举嚼碎它。然而，确有一部分药片依其所对疾病的作用非嚼碎不可。

（1）**抗酸药**　氢氧化铝、复方氢氧化铝（复方胃舒平）、碳酸镁、胶体次枸橼酸铋嚼碎后进入胃中很快地在胃壁上形成一层保护膜，从而减轻胃内容物对胃壁溃疡的刺激，同时嚼碎后扩大与胃酸接触的面积，使抗酸作用发挥得更为完全；如酵母片，因其含有黏性物质较多，不嚼碎在胃内形成黏性团块，会影响药物的作用。

（2）**抗心绞痛药**　心绞痛可随时发作时，硝酸甘油片嚼碎含于舌下，才能迅速缓解心绞痛；高血压者在血压突然增高，低压达13.33kPa（100mmHg）以上时，立即取一片硝酸苯地平（心痛定）嚼碎舌下含化，则能起到速效降压作用，从而免除了血压过高可能带来的危险。

（3）**平喘药**　异丙上腺素治疗支气管哮喘、心源性休克和房室传导阻滞等急症时，需将药片嚼碎含于舌下，扩大与黏膜接触的面积和吸收（舌下静脉）速度，迅速缓解支气管平滑肌和冠状动脉平滑肌痉挛，否则达不到速效。

（4）**抗过敏药**　色羟丙钠为过敏反应介质阻滞剂，性质稳定，用于过敏性鼻炎、结膜炎、过敏性哮喘、口光性皮炎及其他过敏性反应，宜在餐前30分钟嚼碎后服用，以尽快吸收。治疗急性过敏病症时，宜将药片嚼碎服，以尽快发挥作用。

（5）**咀嚼片**　剂型为咀嚼片的药品有铝碳酸镁咀嚼片、头孢克肟咀嚼片、碳酸钙维生素天（钙尔奇天）咀嚼片等。嚼碎有利于这些药物药效更快、更好地发挥。

不可掰碎服用的缓释制剂有哪些？

缓释片剂或胶囊其外观与普通片剂或胶囊剂相似，但在药片外部包有一层半透膜。口服后，胃液可通过半透膜进入片内溶解部分药物，形成一定渗透压，使饱和药物溶液通过膜上的微孔，在一定时间内（如24小时）非恒速地缓慢排出。一等到药物释放完毕，外壳即被排出体外。其特点是释放速度不受胃肠蠕动和pH变化的影响，药物易被人体吸收，并可减少对胃肠黏膜的刺激和损伤，因而可减少药品的不良反应。

鉴于控、缓释制剂的制剂工艺和释放药物的装置（单层膜溶蚀系统、渗透泵系统等），原则上服用时不可掰碎、嚼碎和研磨的。

不可掰碎的缓释制剂有：硝苯地平控释片（拜新同）、吲哒帕胺缓释片（纳催离）、非洛地平缓释片（波依定）、甲磺酸多沙唑嗪控释片（可多华）、格列齐特缓释片（达美康缓释片）、格列吡嗪缓释片（秦苏）、格列吡嗪控释片（瑞易宁）、双氯芬酸钠缓释片（扶他林）、克拉霉素缓释片（诺邦）、丙戊酸钠缓释片（典泰）、吡贝地尔缓释片（泰舒达）、硫酸吗啡缓释片（美施康定）、氯化钾缓释片（补达秀）。

🄲 可以掰碎服用的缓释制剂有哪些？

缓释、控释制剂能使血浆药物浓度平稳、峰谷现象减小，平滑指数提高，可以减少服药次数、降低不良反应、提高患者服药的依从性。缓、控释制剂释药速度缓慢，起效时间也较普通剂型慢，为了改善这一点，现在常包裹不同厚度衣膜的药制成片剂或制成胶囊，使同一制剂即有缓释也有速释部分达到即速效又长效的目的。缓控释制剂制成片剂的较多，缓释胶囊较少，缓释胶囊不能掰开、去胶囊或者半粒服用。缓释片或控释控是否可以掰开服用主要取决于制备控缓释制剂的过程及应用原理，能否掰开服用应由工艺类型而定。

目前，绝大多数已上市的缓、控释片是通过单层膜溶蚀系统、渗透泵系统实现缓释作用的，是不可以掰开、咀嚼或碾碎服用的，否则易造成用药过量甚至中毒，引起严重不良反应。其次，部分企业的缓、控释制剂，是通过多单元、独特的微囊技术实现缓释效果的，这些制剂可掰开服用，但同样不可咀嚼或碾碎服用。临床上可以掰开服用的缓释制剂有：

（1）单硝酸异山梨酯缓释片（依姆多、索尼特、欣康） 薄膜衣片，30毫克为粉红色，60毫克为黄色。口服，用于血管痉挛型和混合型心绞痛，也用于心肌梗死后的治疗及慢性心力衰竭的长期治疗，剂量宜个体化，并依据临床症状做相应调整，晨起服用。为避免头痛，初始2~4天期间一次30毫克，正常剂量60毫克，必要时可增至

120毫克/天，一日1次，晨起服用。片剂可沿刻槽掰开，服用半片。整片或半片服用前应保持完整，用大约100毫升水吞服，不可咀嚼或碾碎服用。

（2）琥珀酸美托洛尔缓释片（倍他乐克） 有两种规格47.5毫克（相当于酒石酸美托洛尔50毫克）和95毫克（相当于酒石酸美托洛尔100毫克）。口服，用于高血压一次47.5~95毫克；用于心绞痛一次95~190毫克；用于心功能Ⅱ级的稳定性心力衰竭一次23.75毫克，2周后可增至47.5毫克，心功能Ⅲ~Ⅳ级的稳定性心力衰竭一次11.875毫克，一日1次，晨起服用，可掰开服用，但不能咀嚼或压碎，服用时应用至少100毫升的水和其他液体送服，同时摄入食物不影响其生物利用度。

（3）丙戊酸钠缓释片（德巴金） 每片含333毫克丙戊酸钠及145毫克丙戊酸（相当于500毫克丙戊酸钠）。口服，用于抗癫痫，成人一日20~30毫克/千克体重；儿童一日30毫克/千克体重。用于抗躁狂，成人初始500毫克/天，分2次服用，早、晚各1次，一周增至1500毫克/天。维持剂量1000~2000毫克/天，一日1~2次。在癫痫已得到良好控制的情况下，可考虑一日服药1次。本品应整片吞服，可以对半掰开服用，但不能研碎或咀嚼。

（4）盐酸奥昔布宁缓释片（依静） 口服，用于治疗合并有急（紧）迫性尿失禁、尿急、尿频等症状的膀胱过度活动症，初始剂量一次5毫克（半片），然后根据疗效和耐受性渐增剂量，每次增加5毫克，最大剂量30毫克/天，一日1次。需随液体吞服，不能嚼碎或压碎，但可根据制剂上标注的半片线线掰开半片服用。

（5）卡左双多巴控释片息宁（息宁） 本品卡比多巴与左旋多巴的比例为1:4，有两种规格：卡比多巴50毫克和左旋多巴200毫克、25毫克/100毫克。口服，用于原发性、脑炎后震颤麻痹综合征、症状性震颤麻痹综合征（一氧化碳或锰中毒）。服药间隔为4~12小时。本品50毫克/200毫克可整片或半片服用，但不能咀嚼和碾碎药片。本品25毫克/100毫克是特别为从未接受过左旋多巴治疗的早期患者而设计的，只可整片服用（某些患者早晨服用第一剂本品后的起效时间比普通片常延迟1小时）。

（6）**咪唑斯汀缓释片（皿治林）** 每片10毫克。用于12岁以上儿童及成人所患的荨麻疹、季节性过敏性鼻炎（花粉症）及常年性过敏疾病，推荐剂量为一次10毫克（1片），一日1次。

为什么医生、药师要求按时服药？

药品在一天里给药几次？每次间隔多长时间？是药学家依据几个参数制订的，大家应当按时服用。

（1）给药次数是根据药品在人体内代谢和排泄的时间快慢（血浆半衰期）而定。大多数药品是一日3次给药，在体内代谢和排泄较慢的药品，可一日2次，在体内代谢和排泄更慢的药品，可一日1次；而在体内代谢和排泄较快的药品，可一日4~6次或每隔4~6小时给药1次。

（2）各种剂型最适宜的服用时间，主要是考虑药品的最佳吸收和发挥作用的时间；其次是避免或减少药品对人体产生不良反应。

（3）药品的血浆半衰期，半衰期是指药物自体内通过各种途径消除一半量所需的时间，即每间隔1个半衰期，血浆中药物浓度下降50%。半衰期是一个常数，但长短因药而异，在一般情况下，代谢和排泄快的药品，其生物半衰期短；而代谢和排泄慢者的药半衰期较长。一般约经过5~7个半衰期，血浆中药物几乎被全部清除。临床上可根据各药的半衰期来确定适当的给药间隔时间（或每日给药次数），以维持有效的血药浓度并避免蓄积性中毒。

如青霉素的血浆半衰期为40分钟，按在体内消除殆尽来算，需经7个半衰期，也就是4.8个小时，血浆浓度为零。但青霉素对繁殖期的细菌作用显著，但对静止期细菌影响极小。因此，在高渗环境中，如没有药物浓度，细菌的胞壁损伤但仍继续生存，虽无致病力，但停药后可迅速修补与合成细胞壁，恢复强大的致病力。因此，就不能给细菌的苟延残喘的时间，必须一天内N次给药（每间隔6小时1次），如不按时给药，杀菌效果就前功尽弃，使细菌继续致病，所以必须按时给药（服用）。

万一漏服药品，需要在下次找补回来吗？

有些上了年纪的人、工作繁忙的人、出差的人常常忘记了按时服药，这时要记住，不能随意补服，并视情况而定：

（1）每天需要服用多次（3～4次）的药品，如漏服时间不超过2次服药间隔的半数时间（2～3小时），可以补服；如果超过2次服药间隔的半数时间（4～6小时）不宜补服，仅服用下次的剂量。

（2）每天需要服用2次的药品，如漏服时间不超过2次服药间隔的半数时间（4～6小时），可以补服；如超过2次服药间隔的半数时间（6～8小时）不宜补服，仅服用下次的剂量。

（3）每天仅需服用1次的药品，如漏服时间不超过1天，可以补服；如超过1天，仅服用第2天的剂量。千万不要追加剂量，以免发生意外（低血糖、低血压、休克、晕厥等）。

如何帮助老年人按时服药？

老年人比较爱忘事、记忆力差、部分人又有些痴呆症、抑郁症、糖尿病神经损伤、脑卒中后遗症等。因此，服药的依从性差，不按时、不坚持、漏服、不服、拒服药品的现象非常严重。因此，家属和医务人员必须帮助他们。

（1）督导用药，按时提醒或帮助他们喂药。

（2）把药品装入服药盒7日的数量，一天1格，按周期（一个星期7天），把药品平均装好，每天按时服用。

（3）就餐时，把该吃的药放于餐桌上，以示提醒。

（4）在床头或书桌贴上提示单。

能把胶囊剂中的药粉倒出来服用吗？

胶囊剂是将药粉装填于硬胶囊或软胶囊中而制成的固体制剂。有些人或儿童嫌弃胶囊剂的个头大，不宜吞服，愿意把其中的药粉倒出来服用，其实这是不可取的。

（1）部分药品有恶臭、苦味、异味，装入胶囊剂可以掩盖，但如倒出来则失去保护作用，减弱了服药的舒适度。

（2）部分胶囊剂具有肠溶性质，肠溶胶囊可以避免药品被胃酸的破坏，并减轻药品对胃黏膜的刺激，使药品到达小肠后在崩解和吸收，如果抛弃了胶囊壳，则失去了肠溶作用。

（3）部分药品装入胶囊，还可保护药品免受光线、潮湿、温度和氧气的影响，增加药品的稳定性，如果将药粉倒出来则失去了保护作用。总之，在没有特殊说明和需要的前体下，一定不要把胶囊剂中的药粉倒出来服用，一是避免影响药效，二是防止增加药品不良反应。

您服用泡腾片的方法正确吗？

泡腾片指药物与辅料（包含有机酸与碳酸氢盐）制成，溶于水中产生大量二氧化碳而呈泡腾状的片剂。其溶解后口感酸甜而清凉，易于服用，多用于可溶性药物的片剂，例如泡腾维生素 C 片、泡腾钙片等。

泡腾片应用时宜注意：

（1）泡腾片一般宜用100～150毫升凉开水或温水浸泡，可迅速崩解和释放药物，应待完全溶解或气泡消失后再饮用。

（2）不应让幼儿自行服用，严禁直接服用或口含。

（3）药液中如果有不溶物、沉淀、絮状物不宜服用。

（4）泡腾片应密闭储存，避免受热、受潮。

如何正确地服用胃蛋白酶和胰酶？

胃蛋白酶是从猪、牛、羊等动物的胃黏膜上提取的一种水解酶，可使食物中的蛋白质转化成蛋白胨，促进蛋白类食物如肉类、鱼虾、禽蛋和豆类的消化，在酸性环境中作用活性高而且稳定，但遇碱性则失效。因此，常与稀盐酸配成合剂服用，但不能与碳酸氢钠（小苏打）或其他碱性药同服。另外，胃蛋白酶本身又是胃壁细胞防御系统的攻击因子，具有腐蚀性，过多或长期服用可诱发胃黏膜溃疡，因此胃、十二指肠溃疡者或肥厚性胃炎者不宜服用。胰酶与胃蛋白酶一样也是从猪、牛、羊的胰脏上提取的一种水解酶，可促进食物中脂肪、蛋白和糖类的消化，但遇酸则失效。因此，不宜与稀盐酸同服。

如何正确服用复方乳酸菌胶囊？

乳酸菌胶囊每粒含乳酸菌 0.33 克。在肠内抑制腐败菌的生长繁殖，并防止肠内蛋白质发酵，减少产气，促进消化和止泻。适用于治疗肠内异常发酵引起的消化不良、腹胀，儿童饮食失调引起的腹泻、绿便、肠炎等。口服成人一次 1 ~ 2 粒，儿童一次 1 粒，一日 3 次。

（1）不宜与抗酸药、抑菌剂、抗生素合用，如必须合用至少应间隔 3 小时。铋剂、鞣酸、活性碳、酊剂等能抑制、吸附或杀灭乳酸杆菌，因此不可合用。

（2）乳制品过敏者不宜服用。

（3）不宜用热水送服，并置于冷暗处保存。

如何正确使用补液盐？

补液盐的成分含氯化钠、氯化钾、碳酸氢钠（或枸橼酸钠）、无水葡萄糖。其中钠离子、钾离子是维持体内恒定的渗透压所必需的物质，而维持恒定的渗透压则是维持生命所必需的。本品可补充钠、钾离子及体液，调节体内水及电解质平衡，防治急性腹泻或大量水分丢失所致的体内脱水和出现电解质紊乱。

补液盐有两种包装，口服补液盐（ORS）粉每袋 29.5 克，含氯化钠 3.5 克、氯化钾 1.5 克、碳酸氢钠 2.5 克、无水葡萄糖 20 克，每袋加 1000 毫升温开水溶解后服，以每千克体重 50 毫升于 4 ~ 6 小时内服完。

口服补液盐 2 号（奥尔舒）粉每袋 13.95 克，含氯化钠 1.75 克、氯化钾 1.5 克、枸橼酸钠 1.45 克、无水葡萄糖 10 克，每袋加 500 毫升温开水溶解后服，儿童 50 ~ 100 毫升 / 千克体重，成人总量一日不超过 3000 毫升，分 4 次于 4 ~ 6 小时内服完。

（1）补液盐宜以足量的温开水溶解，否则达不到补充体液的目的。

（2）脱水得到纠正和腹泻停止后，立即停服，以防发生高钠血症。

（3）心、脑、肾功能不全者慎用或少用。

如何正确地服用硫酸氨基葡萄糖（维骨力、葡力）？

硫酸氨基葡萄糖为一氨基单糖，是构成关节软骨基质中聚氨基葡萄糖（GS）和蛋白多糖的最重要的单糖，俗称为关节的"润滑油"。在正常情况下，人体通过葡萄糖的氨基化来合成 GS，但在骨关节炎者的软骨细胞内 GS 合成受阻或不足，导致软骨基质软化并失去弹性，胶原纤维结构破坏，软骨表面腔隙增多使骨磨损及结构破坏。本品可阻断骨关节炎的发病，促使软骨细胞合成具有正常结构的蛋白多糖，并抑制损伤组织和软骨的酶（胶原酶、磷脂酶 A_2）的产生，预防软骨细胞的损坏，改善关节活动，缓解关节疼痛。适用于骨关节炎（膝、肩、脊椎、髋、手、腕、踝关节）。口服一次 250~500 毫克，一日 3 次，就餐时或餐后服用，可以减少胃肠不适（尤其是胃溃疡患者），连续 4~12 周，时间长了效果更好，每年可重复 2~3 次，重复治疗应间隔 1~2 个月。

但服用时应注意下列几个问题：

①偶见有恶心、呕吐、头痛、便秘、皮疹、瘙痒、血压升高、过敏等反应，发生率约 10%，但在就餐时服用可减缓上述不良反应；②对过敏者禁用；③患有急性感染性关节病暂时禁用；④症状在连续 2 个疗程后未见改善，应及时停药。

如何正确地服用雌激素？

（1）严格掌握雌激素适应证，剂量应个体化，初始剂量应小，初始期 1~3 月视症状和不良反应调节到有效应的最低量。

（2）定期监测血浆雌激素水平，使血浆中雌二醇达到滤泡早期水平，雌二醇与雌醇之比大于 1。从预防骨质疏松和冠心病的角度考虑，雌激素替代疗法至少要应用 5~10 年，甚至终生，若症状缓解后立即停药容易复发。

（3）尽量采用联合用药，雌激素与钙、维生素 D、孕激素、雄激素联合用药的疗效会优于单一用药，也会减少雌激素的用量。如与维生素 D 和钙剂并用，可减少尼尔雌醇的用量，而疗效相同；雌激素与雄激素联合用药，对乳房肿痛、性欲减退和抑郁症者效果良好，可考虑加服甲睾素5毫克／日。

（4）给药途径常为口服、涂敷、皮下植入和经皮给药。但各给药法优劣并存，口服简单方便，对血脂改善明显，但血浆药物浓度波动大，不符合人体的生理规律；涂敷给药方便，适用于泌尿生殖器官的疾患，但药物吸收不稳定；皮下植入可避免肝脏首过效应直接到达靶器官，并能稳定的释放，但需手术，且剂量不能随意控制；经皮给药的凝胶和贴片，药物吸收较均匀，但长期给药需口服孕激素。

（5）定期检查盆腔、乳房、血脂、骨密度等指标。雌激素长期应用可致内膜的癌变。国外报道，应用雌激素5～8年者子宫内膜癌变的危险性为非用药者的4～8倍。且与服法、剂量、时间长短、停药间隔和并用孕激素与雄激素有关。如服用混合雌激素0.625毫克／日，导致癌变的危险度为非用药者的1.8倍，1.25毫克／日，危险度为12.7倍。用药5年以下者，致癌变的危险度为0，用药5～9年致癌变的危险度增加4.1倍，连续用药10年以上，危险度增加11.6倍。近年报道，绝经期后服用雌激素10～15年者发生乳腺癌的概率比非用药者增加25%。

（6）严格控制雌激素的禁忌证，对患有雌激素性高血压病、乳腺癌、进展性乳腺纤维囊性病、子宫肌瘤者应禁用；对患有肥胖症、糖尿病、胰腺炎、胆石症、胶原纤维病、乳腺癌、高脂血、心肌梗死、肺栓塞、深部血栓静脉炎者应慎用。

第四节　正确使用外用药

鉴于治疗目的和给药途径的不同，同一种药物可制成各种不同的剂型。仅是外用给药，就包括了溶液剂、洗剂、酊剂、软膏剂、乳膏剂、糊剂、硬膏剂、滴眼剂、眼膏剂、气雾剂、凝胶剂等剂型。给药方法分别为滴眼、滴耳、滴鼻、涂敷、撒布、喷雾等，其作用直接、药效直观、应用方便。因此，正确应用更为重要。

如何正确地使用滴眼剂？

滴眼剂是将药物（含中药提取物）制成供滴眼用的灭菌澄明溶液或混悬液。

（1）准备工作 ①备齐用物，核对无误后携至患者处，向患者解释，以取得合作；②帮助患者取仰卧位或坐位，头略后仰，用干棉球拭去眼分泌物、眼泪；③嘱患者眼向上视，左手取一干棉球置于下眼睑处，并轻轻拉下，以露出下穹隆部，右手滴一滴眼药于下穹隆部结膜囊内后，轻提上眼睑覆盖眼球，使药液充满整个结膜囊内；④以干棉球拭去溢出的眼药水，嘱患者闭眼 1~2 分钟。

（2）注意事项 ①用药前清洁并擦干双手，以免引起继发感染，后用干净纱布块或棉签，轻轻拭去病眼的分泌物，并吸干眼泪，以免冲淡药品浓度；②滴用前先核对药品名称、浓度，尤其对散瞳、缩瞳及腐蚀性药品更应谨慎；继而检查药液澄明度、色泽，如发现有异物或沉淀应予丢弃。未开封的塑料瓶装滴眼剂，瓶头要用经乙醇棉球擦过的剪刀开一小口，防止污染瓶口。为防止滴瓶口受污染，已开封的滴眼剂在滴药前应先挤出 1~2 滴。如滴眼液是混悬剂，则滴前需摇匀；③不要应用使用过的滴眼剂或开封过久（2 周以上）的残留滴眼剂，以免发生交叉感染及药物失效；④了解每日的用药次数、间隔时间、疗程；⑤正常结膜囊容量为 0.02 毫升，眼剂药每次滴用 1 滴即可，不宜太多，以免药液外溢。只有滴用甘油或局麻药才有必要略增次数。药液不可直接滴在角膜上，并在滴药后切勿用力闭眼，以防药液外溢；⑥若用滴管吸药，每次吸入不可太多，也不可倒置，滴药时不可距眼太近，应距眼睑 2~3 厘米。不要使滴管口碰及眼睑或睫毛，以免污染；⑦若滴入阿托品、氢溴酸毒扁豆碱、硝酸毛果云香碱等有毒性的药液，滴入后应用棉球压迫泪囊区 2~3 分钟，以免药液经泪道流入泪囊和鼻腔，被吸收后引起中毒反应，对儿童用药时尤应注意；⑧一般先滴右眼后左眼，以免用错药，如左眼病较轻，应先左后右，以免交叉感染。角膜有溃疡或眼部有外伤或眼球手术后，滴药后不可压迫眼球，也不可拉高上眼睑。如数种药品同用，前后间需稍有间歇，不可同时滴入，如滴眼剂与眼膏剂同时用，应先滴药水，后涂眼膏；⑨洗眼剂使用前应适当加温，以减轻对眼的刺激。

🔹 如何正确地使用眼膏剂？

眼膏剂是药物与眼膏基质混合制成的一种半固体的无菌制剂，在眼部保持作用的时间较长，一般适于睡前使用。使用时，宜按下列步骤操作：

（1）清洁双手，用消毒剪刀剪开眼膏管口。

（2）将头部后仰，眼往上望，用食指轻轻将下眼睑拉开成一袋状。

（3）压挤眼膏剂尾部，使眼膏成线状溢出，将约1厘米长的眼膏挤进下眼袋内（如眼膏为盒装，将药膏抹在玻璃棒上涂敷下眼睑内），轻轻按摩2~3分钟以增加疗效，但注意不要使眼膏管口直接接触眼或眼睑。

（4）眨眼数次，力使眼膏分布均匀，后闭眼休息2分钟。

（5）用脱脂棉擦去眼外多余药膏，盖好管帽。

🔹 已经开启的滴眼剂、眼膏可以用多久？

已经开启（拆开包装，打开滴用）的滴眼剂，用后应严密盖好，一般15天后不宜再用，除非有特殊说明。应妥善保管滴眼剂，切勿与滴鼻剂等混放，以免造成误用。夏季暂不使用的滴眼剂应置于冷藏室冷藏。如滴眼剂出现变色或异常混浊则不可再用。多次开管及连续使用超过1个月的眼膏不要再用。

🔹 如何正确地使用滴耳剂？

滴耳剂主要用于耳道感染或疾患。如果耳聋或耳部不通，不宜应用。耳膜穿孔者也不要使用滴耳剂。

（1）将滴耳剂的温度捂热以接近体温。

（2）使头部微向一侧，患耳朝上，抓住耳垂轻轻拉向后上方使耳道变直，一般一次滴入5~10滴，一日2次或参阅药品说明书的剂量。

（3）滴入后稍事休息5分钟，更换另耳。

（4）滴耳后用少许药棉塞住耳道。

（5）注意观察滴耳后是否有刺痛或烧灼感。

（6）连续用药3天患耳仍然疼痛，应停止用药，并向医生或药师咨询。

如何正确地使用滴鼻剂？

鼻子除其外部为皮肤所覆盖外，鼻腔和鼻窦内部均为黏膜覆盖，鼻腔又深又窄，所以滴鼻时应头往后仰，适当吸气，使药液尽量达到较深部位。另外，鼻黏膜比较娇嫩，滴鼻剂必须对黏膜没有或仅有较小的刺激。

（1）滴鼻前先呼气。头部向后仰依靠椅背，或仰卧于床上，肩部放一枕头，使头部后仰。

（2）对准鼻孔，瓶壁不要接触到鼻黏膜，一次滴入2~3滴，儿童1~2滴，一日3~4次或每次间隔4~6小时。

（3）滴后保持仰位1分钟，后坐直。如果滴鼻液流入口腔，可将其吐出。

（4）过度频繁或延长使用时间可引起鼻塞症状的反复。连续用药3天以上，症状未好应向医生咨询。

（5）含毒剧药的滴鼻剂尤应注意不得过量，以免引起中毒。

如何正确地使用喷鼻剂？

喷鼻剂是专供鼻腔使用的气雾剂，其包装带有阀门，使用时挤压阀门，药液以雾状喷射出来，供鼻腔外用。

（1）喷鼻前先呼气。头部稍向前倾斜，保持坐位。

（2）用力振摇气雾剂并将尖端塞入一个鼻孔，同时用手堵住另一个鼻孔并闭上嘴。

（3）挤压气雾剂的阀门喷药，一次喷入1~2掀或参阅说明书的剂量，儿童1掀，一日3~4次，同时慢慢地用鼻子吸气。

（4）喷药后将头尽力向前倾，置于两膝之间，10秒后坐直，使药液流入咽部，用嘴呼吸。

（5）更换另1个鼻孔重复前一过程，用完后可用凉开水冲洗喷头。

如何正确地使用肛门栓？

直肠为大肠的末端，长约12~15厘米，位置于盆腔内下端穿过盆膈终于肛门。当栓剂直肠塞入直肠距离肛门口约2厘米，药不经肝脏门静脉而直接吸收率近50%~75%，而塞入直肠距离肛门口约6厘米，则60%~80%的药经肝脏而被代谢。肛门栓又称直肠栓，它是一种外观似圆锥形或鱼雷形供塞入肛门的固体。栓重一般成人用为2克，儿童用1克，不用时保持一定的硬度和韧性，需较坚实以便塞入腔道。肛周的温度为36.9℃（36.2℃~37.6℃），栓剂的熔点与体温接近，塞入后能迅速熔化、软化或溶解，药物溶出后产生局部和全身的治疗作用。用栓时要依次进行：

（1）栓剂基质的硬度易受气候的影响而改变，在夏季炎热的天气条件下会使栓变的松软而不易使用，用前宜将其置入冰水或冰箱中10~20分钟，待其基质变硬。

（2）剥去栓剂外裹的铝箔或聚乙烯膜，在栓剂的顶端蘸少许液体石蜡、凡士林、植物油或润滑油。

（3）尽量排空大便，并用温水清洗肛门内外。塞入时，患者取侧卧位，小腿伸直，大腿向前屈曲，贴着腹部；儿童可趴伏在大人的腿上。

（4）放松肛门，把栓的尖端向肛门插入，并用手指缓缓推进，深度距肛门口幼儿约2厘米，成人约3厘米，合拢双腿并保持侧卧姿势15分钟，以防栓被压出。

（5）尽力憋住大便，力争在用药后1~2小时不解大便。因为栓剂在直肠的停留时间越长，吸收越完全。

（6）有条件的话，在肛门外塞一点脱脂棉或纸巾，以防基质熔化漏出而污染被褥。

（7）腹泻患者暂不宜使用。

如何正确地使用阴道栓？

女性的阴道为前后扁的肌性管道，上端连于子宫，下端以阴道口开口于阴道前庭，长约18～24厘米，极易受到病原微生物的侵袭，常见的阴道炎症有真菌性、滴虫性、细菌性和老年性阴道炎症4种。前3种的致病微生物分别是真菌（霉菌）、滴虫或厌氧菌，而老年性阴道炎主要是由于体内雌激素分泌不足所致。阴道栓类似于肛门栓，是一种外观似球形卵形或鸭嘴形供塞入阴道的固体，栓重一般为3～5克，熔点与体温接近。塞在阴道的下端可绕开肝门系统，免于药物被破坏。

（1）清洗双手和外阴，冲洗液的酸碱性应与阴道炎种类相适宜，滴虫性阴道炎宜用酸性溶液，真菌性阴道炎宜用碱性溶液。一般栓剂于睡前置入，唯有壬苯醇醚栓（爱侣栓）于行房事前10分钟置入阴道。

（2）剥去栓剂外裹的铝箔或聚乙烯膜，在栓剂的顶端蘸少许液体石蜡、凡士林、植物油或润滑油。

（3）患者取仰卧位于床上，屈起双膝向外展。

（4）把栓的尖端向阴道插入，并用手指轻轻推进，深度距阴道口约5～6厘米，合拢双腿，并保持仰卧姿势30分钟。

（5）尽力憋住小便，力争在用药后2小时不解小便。

（6）当月经期间不宜应用。

如何正确地使用透皮贴剂？

（1）透皮贴剂用前将所要贴敷部位的皮肤清洗干净，并稍稍晾干。

（2）从包装内取出贴片，揭去附着的薄膜，但不要触及含药部位。

（3）贴于皮肤上，轻轻按压使之边缘与皮肤贴紧。

（4）不要贴敷于皮肤有破损、溃烂、渗出、红肿的部位。

（5）不要贴在皮肤的皱折处、四肢下端或紧身衣服底下。

（6）一日更换一次，或遵医嘱。

🏥 如何正确地使用硝酸甘油敷贴膜（帖保咛、贴保宁）？

硝酸甘油敷贴膜是将硝酸甘油贮存在封闭的半透膜，药可经由皮肤进入人体血浆内，药物浓度在用药 2 小时内达到恒定，并在 24 小时内平均可释放硝酸甘油 5 毫克，使药恒速进入血流，在 1 天内有效血药浓度维持在恒定的水平。可预防心绞痛的发作，或与利尿剂合用治疗慢性心力衰竭。

敷贴膜用时一次 1 片，一日 1 次，用前先将左胸部洗净，干燥后贴敷（四肢末梢忌贴），并用手按摩 3~5 分钟，24 小时后更换。但注意在急性心绞痛和心肌梗死时勿用，对妊娠初始 3 个月的妇女不宜使用，对急性高血压者勿用；同时注意可能出现的皮肤过敏、低血压、恶心、呕吐、眩晕、反射性心动过速的不良反应，应用期间应忌酒。

🏥 如何正确地使用气雾剂？

使用气雾剂时，宜按下列步骤进行：

（1）尽量将痰液咳出，口腔内的食物咽下。

（2）用前将气雾剂摇匀，按药品说明书的建议手持气雾剂，通常是倒转位置拿。

（3）将双唇紧贴近喷嘴，头稍微后倾，缓缓呼气尽量让肺部的气体排尽。

（4）于深呼吸的同时揿压气雾剂阀头，使舌头向下；准确掌握剂量，明确一次给药揿压几下。

（5）屏住呼吸约 10~15 秒，后用鼻子呼气。

（6）用温水清洗口腔或用 0.9% 氯化钠溶液漱口，喷雾后及时擦洗喷嘴。

🏥 使用丙酸倍氯米松气雾剂后为什么要漱口和洗脸？

丙酸倍氯米松气雾剂是一种含有糖皮质激素以喷雾给药的剂型，每瓶含倍氯米松双丙酸盐 10 毫克，每揿 50 微克。其有解除支气管痉挛的作用，可控制哮喘的发作，且对肺部有较高的特异性。起效迅速，作用持久，吸入后能从肺组织迅速吸收，缓解支气管哮喘。喷雾吸入一次量后有 10% ~ 25% 进入肺、气管，其余通过吞咽进入体内，其中 90% 的药物自胃肠道吸收。使用时，将喷嘴对准口腔之前，先将肺部的气体吐干净，在喷药时同时吸气，再屏气 10 秒，然后呼出来，喷完一次后再漱口。

为什么要让您漱口呢？因为皮质激素长期应用，可发生口腔、咽喉、面部的念珠菌感染或全身性不良反应，如免疫力下降、骨质疏松、面部黑斑、真菌二重感染等。所以在喷雾后，一定要漱口和洗脸，以避免残留在口腔的药物经消化道进入人体。另外，用于哮喘吸入治疗时，偶可感觉有声音嘶哑，一经发现这种表现宜立即停用。同时，使用剂量也不宜过大，1 天内不要大于 0.8 毫克（16 次掀压）。

如何正确地使用含漱剂？

含漱剂多为水溶液，使用时宜注意：

（1）含漱剂中的成分多为消毒防腐药，含漱时不宜咽下或吞下。

（2）对婴幼儿、恶心、呕吐者暂时不宜含漱。

（3）按说明书的要求稀释浓溶液，如 3% 过氧化氢溶液一般稀释 1 倍、复方硼酸钠溶液一般稀释 10 倍。

（4）含漱后宜保持口腔内药浓度 20 分钟，不宜马上饮水和进食。

女性的外用避孕药应当怎样使用？

专供女性外用的避孕药剂型有以下 6 种：薄膜剂、膜剂、栓剂、冻胶剂、海绵剂和外用片剂。

（1）薄膜剂和膜剂在放入阴道深处后约 5 分钟可以溶解成凝胶体，作用保持 2 小时，于房事前取药膜 1 张对折 2 次或揉成松软的小团，以食指轻轻地推入阴道深处，10 分钟后（不超过 30 分钟）行房事，如男性用将药膜贴于阴茎头推入阴道深处，房事时间与女用相同。

（2）栓剂放入阴道后经 10 分钟生效，作用维持 2 ~ 10 小时，于房事前取避孕栓 1 枚，除去包装，仰卧用中指将栓剂缓缓推入阴道深处，放入后，需等 10 分钟方可房事；需重复房事者，必需再一次放栓。

（3）胶冻剂在房事前将药挤压进入注入器中，仰卧，将注入器推入阴道深处，然后缓缓推入药物。海绵剂取出1块于使用时用清水浸湿，挤去过量的水，深置于阴道中，房事后留放6小时，但不超过30小时，也不能重复使用。

（4）外用片在房事前用手指将片剂放入阴道深处，约5分钟后，待药片溶解后方可进行房事。

如何正确地使用雌二醇凝胶（爱斯妥）？

雌二醇是一种天然活性最强的雌激素，能促进女性性器官及性征的正常发育，促进子宫内膜增生，促进乳腺导管发育，降低血中胆固醇并能增加钙在骨中的沉着。因口服后易被破坏，因此多采用注射和外用给药。经皮吸收安全性高，吸收迅速，效果确实，用药后激素比值水平接近停经前比值。可用于更年期综合征，阴道干燥和萎缩。

雌二醇凝胶剂浓度为0.06%，每支80克，含17β-雌二醇48毫克。在月经周期14~25天外涂，一次2.5克，早、晚各1次，于沐浴后涂敷，涂于前臂和肩的最大面积处。使用时将凝胶挤到塑料尺中心槽测算一日量，后用手指从槽内移出涂到适当部位，涂后2分钟穿衣。

（1）如2分钟后皮肤尚未干透，说明涂药面积不够，下次涂时应增加面积。

（2）避免用到乳房、外阴和阴道黏膜处，由于含乙醇，接触黏膜会有轻微的刺激。

（3）不宜长期超量使用。

如何正确地使用雌二醇贴剂（松奇）？

雌二醇贴剂使用方便，用后可使更年期症状明显改善，对卵巢功能低下引起的潮热、多汗、头痛、失眠等症状得以好转，上市的贴剂有5种规格，用前宜看好剂量和用法：

（1）康美华　控释贴膜剂，每片12.5平方厘米含雌二醇3.9毫克、加强型每片25平方厘米含7.8毫克。外用1周一次，贴于下躯干皮肤上。连续使用3周后停药1周，在连续使用周期的最后10～12天联用一定量的孕激素。

（2）更乐 控释贴膜剂，每片含雌二醇4毫克，外用一次1片，贴于下腹或臀部皮肤，每3～4天换药1次，连续3周停药1周。在贴第6片时，应加用甲羟孕酮（安宫黄体酮），一日4毫克，连续5天，但贴敷的部位宜常更换。

（3）伊司乐 每片含雌二醇1.25毫克，外用一次1片，贴于背部或大腿皮肤上，每3～4天换药1次，连续28天为1个周期，在周期后10～12天时，应加用安宫黄体酮，一日4毫克，连续5天，贴敷的部位宜常更换。

（4）伊尔贴片 每贴含雌二醇$E_2$2.5毫克，一日释放50微克，贴于下腹或臀部，每7天使用1贴，每月3贴，停用7天。

（5）松奇 每片含雌二醇1.5毫克，每盒4片，外用每7天应用1片，7天后更换另一贴片，贴于腰部以下的髋、臀或大腿皮肤上，注意不宜贴于乳房周围。

🔲 如何正确地使用口含片？

咽壁长有很丰富的淋巴组织，是保护呼吸和消化系统的"门卫"。咽喉部无覆盖和纤毛，易于暴露，便于在直视下用药。所以可用涂敷、喷雾、含服或含漱等方法。口含片中多含有抗炎、消毒防腐的成分，常用的有溶菌酶、度米芬、地喹氯铵（利林、克菌定）、复方地喹氯铵（得益）、西地碘（华素）和复方草珊瑚含片。

（1）含服时把药片放于舌根部，尽量贴近咽喉，一般每隔1～2小时1次，或一次1片，一日4～6次。

（2）含服的时间愈长，局部药物浓度保持的时间就愈长，其疗效愈好。

（3）不要咀嚼或吞咽药物，保持宁静，不宜多说话。

（4）含后30分钟内不宜吃东西或饮水。

（5）含后偶见有过敏、皮疹、瘙痒等，一旦发现宜及时停药。

西地碘片含后有轻度刺激感，偶见有口干、头晕和耳鸣，发生率约2%，曾对碘有过敏者不要使用。

（6）5岁以下儿童最好选用圈式中空的含片，并在成人监护下使用，以防止呛咳和阻塞气管。

如何正确地使用软膏剂？

软膏剂是药物（或中药材提取物）加适宜基质（凡士林、羊毛脂、半合成脂肪酸）制成的半固体制剂。主要发挥局部作用，多用于皮肤、黏膜或创面，对病变皮肤起到防腐、杀菌、消炎、收敛等作用，促进肉芽生长和伤口的愈合。

（1）涂敷前将皮肤清洗干净。

（2）有破损、溃烂、渗出的部位不要涂敷。如急性湿疹，在渗出期采用湿敷方法可收到显著的疗效，若用软膏反可使炎症加剧、渗出增加。相反对急性无渗出性糜烂则宜用粉剂或软膏。

（3）涂布部位有烧灼或瘙痒、发红、肿胀、出疹等反应，应即停药，并将局部药物洗净。

（4）一些药涂后采用封包（即用塑料膜、胶布包裹皮肤）可显著地提高角质层的含水量，封包条件下的角质层含水量可由15%增至50%，增加药的吸收，也可提高疗效。

（5）涂敷后轻轻按摩可提高疗效。不宜涂敷于口腔、眼结膜等处。

如何正确地应用阴道乳膏或凝胶剂？

供阴道用的乳膏、凝胶剂多在包装盒内配有持药器，请按下列步骤进行：

（1）洗净双手，除去含药软管的盖（帽）。

（2）将持药器旋入管中。挤压软管至足够量药进入持药器，并从软管中拔出持药器（手持持药器管体）。

（3）在持药器外周涂上少量乳膏。仰卧、双膝向上屈起并分开。

（4）轻轻将持药器尽可能深地塞入阴道（不要用力过大）。

（5）一手持管体，另一手推内杆使药进入阴道，再从阴道取出持药器。

（6）若为一次性的，则弃去此持药器，否则进行彻底清洗（开水），再次洗净双手。

如何正确地使用硝酸甘油软膏？

硝酸甘油软膏把硝酸甘油与软膏基质混合后的半固体，浓度为2%，每盒30克含硝酸甘油600毫克。涂布于胸部和前臂皮肤上，作用可持续4～8小时。可预防夜间的心绞痛发作、冠脉痉挛引起的心绞痛。软膏于临睡前用1次，将软膏涂布于左胸或前臂皮肤上，涂布面积2～5平方厘米，涂后以软薄膜覆盖。

如何正确地使用阿达帕林凝胶（达芙文）？

阿达帕林第3代维A酸类药，具有强大的抗炎作用，可缓解由细胞介导的炎性反应，调节毛囊、皮脂腺上皮肤细胞的分化，减少粉刺的产生，并缩小囊肿的数量，抑制痤疮的形成，适用于寻常痤疮。于睡前清洗患部，取适量涂敷，一日1次，连续8～12周为1个疗程。

（1）严禁用于眼、鼻、口腔或其他黏膜部位，若不慎涂后宜即用温水洗涤。

（2）为防止幼儿吸收，对哺乳妇女不宜用于胸部。

（3）对皮肤破损处不宜应用，用后偶见皮肤出现红斑、水肿、干燥、脱屑、烧灼感、瘙痒，一旦发生应即停用。

（4）使用后宜避免日光或紫外线照射，对日光过敏者禁用。

（5）用药期间严禁使用可产生痤疮或对皮肤有收缩性的化妆品。

如何正确地使用他扎罗汀（乙炔维A酸）软膏？

他扎罗汀为第3代维A酸类药，可发挥抗增生和抗炎作用，抑制银屑病皮损中的炎症，故对银屑病有效，在治疗中与肾上腺糖皮质激素、钙泊三醇作为局部治疗银屑病的一线药。适用于寻常型银屑病、寻常痤疮、鱼鳞病。

外用时宜先清洗患部，取凝胶剂适量涂敷，一日 1 次，连续 4～12 周为 1 个疗程。或与糖皮质激素联合应用，早间应用糖皮质激素凝胶或乳膏剂，晚间应用本品 0.05%～0.1% 凝胶剂。或与窄谱紫外线（311 纳米）联合治疗，先用 0.1% 凝胶剂，一周 3 次，连续 2 周；后行紫外线光疗。

（1）严禁用于眼、鼻、口腔、外阴和其他黏膜组织，若不慎涂后宜即用温水洗涤。

（2）为防止幼儿吸收，哺乳妇女不宜用于胸部。

（3）用后偶见皮肤出现红斑、水肿、干燥、皮炎、溃疡、脱屑、刺痛、烧灼感、瘙痒，一旦发生应即停用，对皮肤有破损处不宜应用。

（4）妊娠期及哺乳期妇女慎用。

如何正确地使用过氧化苯酰软膏（班赛、酰舒）？

过氧化苯酰为强氧化剂，极易分解，遇有机物分解出新生态氧而发挥杀菌除臭作用。对治疗厌氧菌和痤疮杆菌感染有效，还具有角质剥脱和角质溶解的作用，可降低皮肤脂肪酸数量和皮肤脱屑。适用于治疗皮脂腺分泌过多所致的寻常性痤疮，夏季可防治疖肿、痱子、慢性皮肤溃疡。外用以 5%～10% 乳膏或凝胶剂涂敷，一日 2～3 次。使用时注意以下几个问题：

（1）对本品过敏者禁用。

（2）涂敷时不宜用于眼和黏膜处，用后应洗手，以防手上的药沾染面部。

（3）初始用量宜少，如出现严重的刺激症后应即停药，待症状消退后可再次使用。

（4）本品易燃，故要远离火源。

（5）本品可刺激眼、鼻、咽喉和皮肤，可致过敏反应，出现刺痛、发红、过敏、皮肤干燥等反应，通常 1～2 分钟后即自行消退。

如何正确地使用卤米松软膏（适确得）？

卤米松为具高度活性的局部用糖皮质激素类药，有快速且显著的抗炎、抗过敏、抗渗出、止痒和收缩血管的作用，能迅速缓解和消除各种炎症皮肤病症状。霜剂适用于各种原因的急性湿疹、阴部白癜风；软膏用于慢性湿疹、银屑病。复方适确得霜每支含 0.05% 的卤米松和 1% 的三氯生，用于各种感染或伴感染的急性湿疹性皮肤病、脓皮病的早期治疗。

外用以适量涂敷，一日 2 次，并轻轻按摩，如疗效不佳可用敷料覆盖以增效。

（1）使用时勿接触眼结膜，也不宜长期地在面、皮肤皱褶区或糜烂部使用。

（2）妊娠及哺乳期妇女不应长期使用，儿童连续使用不宜超过 2 周，2 岁以下儿童不宜超过 7 天。

（3）长期应用可能会产生糖皮质激素类药一样的不良反应，如少数人出现有刺激、皮肤过度干燥、瘙痒、刺痛和毛囊炎时，应即停药。

（4）患有皮肤结核病、梅毒性皮肤病、病毒引起的皮肤感染者禁用。

（5）预防接种后的皮肤反应、脓皮病及真菌性感染者禁用，对本品过敏者忌用。

如何正确地使用莫匹罗星软膏（百多邦）？

莫匹罗星是局部用的抗生素，通过竞争性抑制细菌的一种叫作异亮氨酸转移核糖核酸合成酶而抑制细菌生长，对革兰阳性的金黄色葡萄球菌、耐药金黄色葡萄球菌、表皮葡萄球菌、化脓性链球菌有强大抗菌活性，对大多数革兰阴性菌也有一定的抗菌作用。其软膏可透过皮肤达角质层下，但吸收量少，局部吸收量低于 1% 以下，故对人体几无毒性。适用于各种细菌性皮肤感染，如脓疱疮、疖肿、毛囊炎及湿疹合并感染、溃疡合并感染、创伤或烧伤合并感染等。

外用涂敷，必要时可用敷料覆盖，一日 2~3 次，连续 5 天为 1 个疗程。

（1）对本品或其他含聚乙二醇软膏过敏者禁用；用后偶见烧灼感、蜇刺感、瘙痒等。国内用过本品的103例人中有2例在用药后出现局部刺激，一般不需停药。

（2）虽在动物试验中尚未发现有致畸作用，但妊娠及哺乳期妇女慎用。

（3）本品不可口服，忌用于眼、鼻内，若误入眼内宜及时用水冲洗。

（4）有中度或严重肾功不全者慎用。

🔲 如何正确地使用硫黄软膏？

硫黄软膏长期大量的外用，具有刺激性，可引起接触性皮炎；与其他外用治疗痤疮制剂及含汞制剂共用时，在用药数日内可能出现皮肤发红和脱屑。

（1）使用硫黄膏时不宜接触眼、口腔和其他部位的黏膜，以防刺激。硫黄膏能污染衣物，气味也不佳，因此不宜弄到衣物上。

（2）硫黄与药用肥皂或清洁剂，其他含药的酒精制剂（如修面后擦洗剂、化妆品、修面霜）共用后，可增加对皮肤的刺激而有干燥感，当病变部位用肥皂等洗涤后，应揩干后再涂药。

（3）用于疥疮的治疗成人用10%，儿童用5%，4岁以下儿童最好用2.5%软膏。睡前先用温水和肥皂清洗皮肤，待干后涂敷软膏，搽药时先将少量软膏放于手掌内，从指间开始，沿前臂内侧、肘窝、腋前后、乳房下、腰围、臀及阴股部等有皮疹处，顺次将药膏涂敷1遍。然后再从颈部开始，用力把药膏薄涂全身，背部可由他人代涂。每晚1次，可在一次涂药前洗澡，也可只在第一次时洗，最后一次涂药后24小时再沐浴，连续7天为1个疗程，需要时停用3天，再重复第2个疗程。对顽固者须3个疗程才能根治。

🔲 如何正确地使用磺胺嘧啶银乳膏（烧伤宁）？

磺胺嘧啶银能抑制大多数细菌的生长，尤其对绿脓杆菌和大肠杆菌具有高效。同时银盐可凝固细菌蛋白，并可收敛创面，促进炎症的吸收和创面的愈合，也促使创面干燥结痂。烧伤创面应用后不易感染，无黏液。适用于1~2度烧伤创面的继发感染。外用涂敷于烧伤创面，一日1~2次。

（1）涂敷后偶见轻微的刺激性或过敏，在换药时可能有一过性疼痛，过敏多发生在用药后一日；皮疹多发生在2~4天，常伴有发热、皮疹、荨麻疹或皮炎。

（2）对有磺胺药过敏者禁用。

（3）对过敏体质和哮喘者慎用。有白细胞计数减少症、血小板计数减少症和肝硬化者，避免使用。孕妇及哺乳妇女、早产儿及新生儿不宜用。

如何正确地使用前列腺素E乳膏（比法尔）？

前列腺素E_1乳膏可松弛阴茎和尿道的海绵体，增加阴茎的动脉血流，有助于男性勃起功能障碍者的阴茎勃起。于性交前5~20分钟使用，用左手食、拇指轻压龟头，使尿道口张开，将药管嘴对准尿道口，右手食指轻轻推压药管推管（拇、中指夹住给药管），将乳膏缓缓挤入尿道中，由尿道溢出的乳膏涂敷于龟头表面。一次1支，于给药后20分钟后行房事。

如何正确地使用二硫化硒洗液（潇洒）？

二硫化硒具有抗皮脂溢出、抑制皮屑、杀灭真菌和寄生虫的作用，可抑制表皮脂肪中不饱和酸及酸过氧化，降低皮脂中的脂肪酸含量，抑制表皮细胞的生长，同时对毛癣菌有杀灭作用。适用于头皮脂溢性皮炎、汗斑、头癣、花斑癣等。

外用治疗头皮过多及脂溢性皮炎时，先用水洗湿头皮及头发，后将洗液洒于头部，用手轻轻按摩形成肥皂样泡沫，后用清水冲洗干净，可重复1~2遍，一周2次；治疗汗斑时，先用肥皂清洗全身，后用足量药液涂擦全身，患处可多涂些，保留5~10分钟，后用清水洗净，上、下午各洗1次，一周用2天，连续2~4周为1个疗程。

（1）以水彻底冲洗用药后的头发和头皮，以尽可能减少不良反应。

（2）头皮有水疱、破损、糜烂或渗出时禁用；皮肤患有急性炎症时慎用。

（3）对婴幼儿的用药安全性尚未确定，应用时宜慎重。

（4）避免药液直接接触眼、结膜及生殖器，以免引起不必要的刺激。

（5）本品有剧毒，不可接触口和误服。

如何正确地使用聚维酮碘溶液（碘附、强力碘）？

聚维酮碘具有杀菌作用，是碘与聚维酮结合而形成的松散络合物，聚维酮起到载体和助溶的作用，由其逐渐分解出游离碘而起作用，可使细菌的蛋白质变性或沉淀，以致死亡，从而达到高效的消毒杀菌。其特点是杀菌力强、毒性低、抗病原微生物谱广，对病毒（乙型肝炎病毒、艾滋病毒）、细菌、芽孢、真菌、原虫、衣原体、支原体、梅毒螺旋体、阴道滴虫等都有较强的杀灭作用。

聚维酮碘溶液性质稳定，气味小，毒性低，对黏膜无刺激性。可用于外伤皮肤黏膜的消毒、慢性咽喉炎、牙周炎、口腔溃疡等。凝胶和栓剂用于真菌性阴道炎、细菌性阴道炎、混合性阴道感染和老年性阴道炎。

用于皮肤与黏膜感染的防治以 0.025% ~ 0.5% 溶液外涂或喷雾；用于外科手术消毒，以 0.5% 溶液洗刷 5 分钟；用于注射部位的皮肤消毒，以 0.5% 溶液涂敷 30 秒；用於术野皮肤消毒，以 0.5% 溶液均匀涂擦 2 次；用于黏膜与创伤感染，以 0.025% ~ 0.1% 溶液冲洗或涂敷；用于皮肤感染，以 0.5% 溶液均匀涂擦。凝胶剂阴道给药，一次 5 克，一日 1 次，连续 7 ~ 10 天为 1 个疗程；栓剂以直肠或阴道给药，一次 1 枚，一日 1 次；软膏涂敷患部，一日 1 ~ 2 次。使用时应注意下列几个问题：

（1）对碘过敏者慎用，偶见引起皮肤过敏反应，有刺激性和疼痛、皮炎、皮疹、瘙痒。

（2）大面积皮肤使用可引发全身不良反应，如代谢性酸中毒、高钠血症和肾功能损伤，对烧伤面积大于20%者，不宜局部应用。

（3）妊娠期妇女和新生儿大面积使用时应谨慎，不推荐4岁以下儿童使用。

（4）有机物可降低其作用。

如何正确地使用氯己定溶液（洗必泰）？

氯己定溶液为具有表面活性的杀菌剂，有相当强的广谱抑菌或杀菌作用，对革兰阳性、阴性菌均有效。因带阳电荷，在口腔含漱时可吸附在带阴性电荷的齿、斑块，并对细菌产生持续的抑制作用，直至24小时后在唾液中浓度降低。低浓度呈抑菌作用，高浓度时呈杀菌作用。

适用于消毒手、皮肤、黏膜和创口冲洗；含漱剂用于口腔炎、牙龈炎、冠周炎、口腔黏膜炎和口腔溃疡；栓剂用于细菌性阴道炎或痔疮。但应用的浓度略有不同，手消毒用0.5%溶液，冲洗创面或伤口用0.05%，冲洗阴道用0.05%，含漱用0.02%，器械消毒用0.01%，房间和家具消毒用0.05%。细菌性阴道炎应用栓剂，每枚20毫克睡前塞入阴道内。痔疮用直肠栓，每枚20毫克，一日1~2次，塞入肛门约2厘米处。

（1）用后可能引起接触性皮炎，误用高浓度液作膀胱灌洗可引起血尿；含漱可使牙齿着色，味觉失调，儿童和青年口腔可发生无痛性浅表脱屑损害。

（2）偶见有过敏反应，发生时间多为用药后5~40分钟，可出现局限性或全身性荨麻疹，或咳嗽、哮喘、呼吸困难、腹痛、睑结膜水肿、休克等。

（3）本品有刺激性，避免直接使用于眼部，因其可吸附在晶体上造成眼部刺激。

如何正确地使用过氧乙酸溶液（过醋酸）消毒？

过氧乙酸为强氧化剂，遇到有机物可释放出新生态氧而有消毒作用，可杀灭细菌、病毒、支原体，其含量一般为20%，又有含量为30%和40%的，目前以20%浓度为准。

对空气消毒和体温表消毒可用0.1%溶液（稀释200倍）；食具、毛巾、洗手的消毒用0.04%溶液（稀释500倍）；水果、蔬菜的浸泡用0.04%溶液（稀释500倍）；地面、墙壁、家具、浴盆、运输车可用0.04%溶液（稀释500倍）喷雾或擦洗；结核患者的器皿、物品消毒用0.2%溶液（稀释100倍）；衣服、被单、玩具用0.02%溶液（稀释1000倍）喷洗；垃圾消毒用0.04%溶液（稀释500倍）；禽蛋的消毒0.1%溶液（稀释200倍）；对传染病患者居住过的房间，可用20%的过氧乙酸和3%过氧化氢溶液熏蒸（1毫升/平方米）2小时。

（1）过氧乙酸有腐蚀性，对金属、皮肤、黏膜均有刺激性，注意避免与眼、口、皮肤与黏膜长时间地接触。

（2）室温低于10℃时，其消毒力迟缓，可适当延长消毒的时间。

（3）过氧乙酸遇热不稳定，稀溶液宜随时稀释，不要久储，加热时可发生爆炸。

🔣 如何正确地使用酮康唑洗剂？

酮康唑可抑制和杀伤真菌细胞，对多种皮肤癣病、酵母菌和其他各种真菌均有良好的活性。用于治疗表浅性真菌病，包括局部花斑癣、脂溢性皮炎、头皮糠疹（头皮屑过多）和指甲癣（局部治疗无效者）。

外用于体癣、股癣、花斑癣及皮肤念珠菌病，应用酮康唑洗剂（采乐），每瓶20毫升或每袋5毫升，涂敷在皮肤或头发上，待3~5分钟，脂溢性皮炎一日2次，甲沟炎、须癣、头癣和足癣一日3次，脂溢性皮炎和头皮糠疹，一周2次，连续2~4周，体癣、股癣、花斑癣连用5天，头癣和足癣连续10天。

（1）外用偶见过敏或轻微刺激感，妊娠及哺乳期妇女禁用。过敏者禁用。如果口服应用，有肝病史者必须应用洗剂时，治疗初期应监测肝酶水平，当出现恶心、疲乏，伴灰白色粪便、棕色尿或黄疸等肝反应症状时，应即停药。

（2）不宜接触眼、口腔和其他部位的黏膜，以防刺激。

如何正确地使用碘酊？

碘酊俗称"碘酒"，其中成分含有碘、碘化钾和乙醇，浓度以碘计有0.1%、2%、5%和10%四种。0.1%用于手术者的手部浸泡消毒；2%用于注射药物前的皮肤、皮肤咬伤、擦伤、挫伤、疖疮的消毒和消肿；5%用于手术区域皮肤消毒；10%用于指甲癣和甲沟炎。碘可卤化细菌蛋白，杀灭细菌和防止腐烂，其杀菌和腐蚀力与浓度呈正比。

（1）使用2%碘酊于注射的皮肤区域涂敷消毒后，可即以70%的乙醇（酒精）脱碘，以减少对皮肤的刺激。

（2）用于疖肿、水肿、脓疱和扁平疣时，以2%碘酊直接涂敷，不需脱碘。

（3）碘酊不宜与红汞溶液（红药水）同时应用，以免两者反应生成碘化汞钾，具有强烈的毒性而损伤皮肤，引起溃烂。

（4）对破损的皮肤、溃疡的黏膜、开放创面不宜直接应用碘酊，以免导致强烈的刺激和疼痛。

（5）部分人群对碘过敏，严重者可休克或致死，对极度敏感的人宜给予注意。

（6）碘可以自行挥散，用后一定要拧紧瓶盖，放置时间不宜超过2年。如果儿童误服，可立即喝米糊、米汤或稀粥，使淀粉和碘结合成蓝色的结合物，而减少刺激。

如何正确地使用乙醇？

乙醇俗称"酒精"，其浓度以乙醇计有95%、70%、50%和30%四种。95%乙醇用于医用燃料和配制各种浓度的酒精；70%用于注射前皮肤、皮肤咬伤、擦伤、挫伤、疖疮的消毒和消肿；50%可促进皮肤局部的血液循环，涂拭可防止长期受压和卧床而生成褥疮，或外伤、挫伤引起的肿胀；30%外涂可挥散，涂敷于颈部、腋下、腹股沟、前额部，可带去一定的体表热量，用于散热降温。

95%的乙醇不可用于皮肤消毒，其可使细菌表面凝固成膜，妨碍乙醇穿透进入细胞，消减杀菌能力；只有70%的乙醇可渗透进入细菌细胞内，使蛋白质变性，凝固而杀灭细菌；低于此浓度，其渗透力脱水减弱，杀菌力不强。

（1）注射药物前使用70%的乙醇脱碘后，稍微晾干片刻，以减少对皮肤的刺激。

（2）用于皮肤和组织肿胀部位，可点燃50%的乙醇，立即用手搓拭，但不宜在局部停留过长。

（3）乙醇易燃烧，用时宜注意防火，万一出现火情立即用湿布盖压。

（4）对破损的皮肤、溃疡的黏膜、渗出的水肿、开放的创面不宜直接应用乙醇，以免导致强烈的刺激和疼痛。

（5）部分人群对乙醇过敏，极度敏感的人使用时需注意。

（6）乙醇可以自行挥散，用后要拧紧瓶盖。

如何正确地使用开塞露？

开塞露成分含有硫酸镁、山梨醇液（45%～50%）或甘油。直肠给约后能刺激肠壁，引起便意，导致排便，并有润滑作用。适用于治疗各种便秘，但对大便干燥结成块状者效果不佳。或用于手术前、肠道检查前的肠道清洁。灌肠成人一次20～110毫升，儿童一次5～30毫升，一日1～3次。

（1）肛门插入的深度宜适宜，距离肛门口的距离成人为6～10厘米，儿童3～6厘米。

（2）取下盖帽，使用时将容器顶端剪开成钝口，涂上少许油或稍挤出少许药液，以润滑管口，徐徐插入肛门，将药液挤入。在冬季使用时可先将包装用热水预热。

（3）灌肠的速度不宜太猛，灌后以棉花按住肛门，一般于10～15分钟后可排便。

（4）剧烈腹痛、恶心、呕吐者及新生儿、幼儿禁用。

如何正确地使用创可贴？

苯扎溴胺贴剂俗称"创可贴"，其中主要成分为苯扎溴胺，为一种阳离子表面活性剂，可乳化细菌壁的脂肪层，杀灭细菌。用于体积小、较表浅、不需缝合的切割伤、擦伤、挫伤、划伤、扎伤的封包。

（1）在使用前宜检查创面是否遗留有污物、铁钉、玻璃屑、泥土等，如有污物，需以清水或 0.9%氯化钠溶液（生理盐水）冲洗干净，再贴敷创可贴。

（2）定期每日更换 1 次，以防化脓，若发现创面有疼痛加重、跳痛、红肿、渗出等现象，应立即停止使用。

（3）贴后注意创面不要沾水，避免污染，不宜以手捏、挤撞，以防伤口裂开。

（4）对破损较深，有神经、肌腱损伤，有溃疡、化脓的创面不宜立即包裹创可贴，应到医院进行缝合或抗感染治疗。对动物咬伤、异物扎伤较深的创面立即注射破伤风抗毒素。

如何正确地使用高锰酸钾粉（灰锰氧）？

高锰酸钾为强氧化剂，遇到有机物即放出新生态氧而有杀灭细菌的作用，杀菌力极强，但极易为有机物所减弱，故作用表浅而不持久。高锰酸钾在发生氧化的同时，还原生成二氧化锰，后者与蛋白质结合而形成蛋白盐类复合物，此复合物和高锰离子都具收敛作用。

水溶液用于冲洗溃疡、鹅口疮、脓肿、创面及水果等食物的消毒，或冲洗阴道或坐浴，治疗白带过多或痔疮；溶液漱口用于去除口臭及口腔消毒。

（1）本品结晶有腐蚀性，不可直接与皮肤接触，否则可使皮肤变成棕褐色。

（2）宜临用前配制新鲜溶液，久置变为棕色而失效，不宜久储。

（3）注意溶液各种用途的不同浓度，用于皮肤真菌感染应用 1%，冲洗阴道或坐浴用 0.125%，冲洗创面用 0.1%，水果和蔬菜消毒用 0.1%，漱口用 0.05%，洗胃用 0.01% ~ 0.02%。

如何选择冷湿敷或热湿敷？

皮肤病尤其是过敏、炎症，一般在急性期局部有红肿、水疱、糜烂时，多选用溶液剂（3% 硼酸溶液、0.1% 依沙丫啶溶液、1% 醋酸溶液、0.9% 氯化钠溶液）进行冷湿敷（5℃~20℃），可起到消炎作用；有渗液者，先用溶液剂湿敷，后用油剂。皮损处于亚急性期时，红肿减轻，渗液减少，可酌情选用糊剂、粉剂和洗剂，以发挥其消炎、止痒、收敛、保护作用。慢性期皮损增厚，呈苔藓样变时，多用软膏和乳膏剂，其穿透力强，作用持久，且有润滑及护肤作用。

冷湿敷是皮肤科常用的一种治疗急性炎症性，过敏性疾病的一种方法。可有效地起到收敛、抗过敏、抗炎作用。方法是：准备 6~8 层干净纯棉纱布，用 3% 的硼酸洗液或 0.9% 氯化钠溶液浸湿至饱和，以不滴水为度，敷在红肿区域，3~5 分钟重新浸湿，保持纱布冷湿状态，敷在红肿区，一次 30~60 分钟，一日 2~3 次。连续湿敷几天后，通常局部会干燥不适，可以用橄榄油 + 纯净水，1∶1 比例混匀后外涂于干燥区。

热湿敷（45℃~60℃）可以促进浅表炎症、红肿消散和局限、解痉、镇痛、活血化瘀，适于外科、骨科等疼痛、肿胀性疾病和浸润性炎症（疖肿、蜂窝织炎、丹毒、结节性红斑、封闭性外伤肿胀），将含药敷垫或药袋（中药）放入蒸锅内加热后，备齐用物携至床旁。暴露治疗部位，下垫橡胶单及治疗巾，局部皮肤涂凡士林（范围应较热敷部位大一些），盖上 1 层纱布。持敷料或药袋钳拧干敷垫，至无水滴下为度，并在掌侧腕部试温以不感烫手为宜，折成适当大小，放置患部，盖上棉垫或大毛巾。热敷时间一次 20~30 分钟，每隔 3~5 分钟更换敷垫或药袋 1 次，保持一定的温度，一日 1~2 次，还可用热水袋放于湿敷垫上，然后盖上棉垫。热敷完毕，擦去凡士林。

有急性炎症或细菌感染时，也可先冷湿敷 2~3 天，再热湿敷 2~3 天。有痈肿时可先用药液熏洗，后再湿敷，以增强疗效。

第五节　正确使用注射药

注射剂是指经注射给药注入体内的药物无菌制剂，包括无菌溶液、乳浊液或混悬液，以及临用前配制的无菌粉末（粉针）或模压片。小容量的注射剂俗称针剂，每支容量0.5～20毫升，大容量每瓶超过50毫升者又称输液剂。提供临床以皮下、皮内、肌内、静脉、动脉、心内、穴内、瘤内、鞘内、眼球后、胸腔、腹腔、关节腔内和静脉滴注。

注射给药为临床常用的给药途径。其中，静脉滴注给药最为常用，对于急性病、危重病、儿童或老年病者，或在抢救治疗中常作为首选。我国研制和生产的注射药物（输液剂）在不断上市，尤其是中药注射剂更是迅速发展，临床上同时以一种输液器中添加各种药物的概率逐渐增多，因而出现选择适宜的溶媒、溶解和稀释浓度、滴注速度、不良反应、药物合并应用中的相互作用和配伍禁忌的各种问题在所难免，为临床在实际工作中所关注和必须解决的问题。虽家庭里很少使用注射剂，但也应了解一下基本常识。

为什么重视静脉滴注给药的稀释体积？

注射药品的溶剂或溶后稀释的容积十分重要，不仅直接关系到药品的稳定性，还与疗效和不良反应密切相关。

如地诺前列素静脉滴注2毫克与碳酸钠1毫克溶于0.9%氯化钠注射液10毫升中，摇匀后稀释于5%葡萄糖注射液500毫升中；静脉滴注速度因适应证而不同，中期引产滴速为4～8微克/分钟，足月引产滴速1微克/分钟。氢化可的松琥珀酸钠肌内注射宜将100毫克溶于注射用水、0.9%氯化钠注射液2毫升中；静脉注射时100～500毫克溶于注射用水或0.9%氯化钠注射液10～20毫升中；静脉滴注时100～500毫克先溶于注射用水2毫升中，再稀释于5%～10%葡萄糖或0.9%氯化钠注射液100～500毫升中；静脉注射速度为3～5分钟；

静脉滴注时间宜控制在 0.4 ~ 2 小时。

氯化钾注射液切忌直接静脉推注，于临用前稀释，否则不仅会引起剧痛，还会导致心脏停搏。静脉滴注时氯化钾的浓度不宜过高，一般不宜超过 0.2% ~ 0.4% 浓度，心律失常可用 0.6% ~ 0.7%。

头孢曲松钠肌内注射时，1 克溶于注射用水或 1% 利多卡因注射液 3.6 毫升作深部肌内注射；静脉注射时溶于注射用水或 0.9% 氯化钠注射液，1 克稀释成 10 毫升，缓缓推注。静脉滴注时 1 克溶于 5% 葡萄糖注射液、0.9% 氯化钠或右旋糖酐注射液 40 ~ 100 毫升中；静脉注射速度 2 ~ 4 分钟；静脉滴注时间宜控制在 0.4 ~ 0.5 小时。

➕ 滴注速度能影响药物疗效和安全吗？

静脉滴速不仅关系到患者心脏负荷，且也与下列问题相关：①关系到药物的疗效；②关系到药物的稳定性；③部分药品滴速过快可致过敏反应和毒性（死亡）；④关系到静脉内膜的平滑性（静脉内膜不平滑和损伤可为血栓形成带来温床）。

如万古霉素不宜肌内或直接静脉注射，滴速过快因可致由组胺引起的非免疫性与剂量相关反应（出现红人综合征），与其所含杂质有关，突击性大量注射不当，可致严重低血压，滴速应控制宜慢。每 1 克至少加入 200 毫升液体，静滴时间在 2 小时以上。红霉素即使以常规浓度和 20 ~ 30 滴 / 分钟速度缓慢静滴，胃肠道反应也较常见，若滴速过快，可加重其胃肠道的反应。氟哇诺酮类抗菌药物滴速快时会有不同程度的恶心、呕吐、胃肠不适、面部潮红等反应，故静脉滴注时间不能少于 1 小时。两性霉素 B 应避光缓慢静滴 6 小时以上，滴注速度过快时有可能引起心室颤动或心脏骤停。抑酸剂雷尼替丁静脉注射速度过快可引起心动过缓，必须控制速度。维生素 K 静脉注射速度过快，可见面部潮红、出汗、胸闷、腹痛、心动过速、心律失常、血压下降，甚至虚脱，提示应予注意，并尽量选择肌内注射。

但青霉素类仅在细胞分裂后期细胞壁形成的短时间有效，杀菌效果强弱取决于血浆浓度的高低，在短时间以较高血浆浓度对治疗有利。若采用静滴，宜将 1 次剂量溶于50～100 毫升溶剂中（0.9% 氯化钠注射液）于0.5～1 小时滴毕，既可在短时间内形成血浆高浓度，又可减少因药物分解而致敏。

（1）滴速应控制在 1 小时内的药物：苯唑西林钠、氯唑西林钠、氨苄西林、阿莫西林、羧苄西林、呋苄西林、美洛西林、哌拉西林、美西林、头孢噻吩、头孢唑林、头孢拉定、头孢乙腈、头孢替安、头孢呋辛、头孢噻肟、头孢曲松、头孢哌酮钠、头孢磺啶、头孢他啶、头孢匹胺、头孢地嗪、头孢吡肟、头孢美唑、头孢西丁、头孢米诺、亚胺培南、帕尼培南、美罗培南、比阿培南、厄他培南、亚胺培南/西司他丁、拉氧头孢、氨曲南、阿莫西林/克拉维酸钾、替卡西林钠/克拉维酸钾、氨苄西林/舒巴坦、他唑巴坦等。

（2）滴速应控制在 1 小时以上的药物：红霉素、四环素、米诺环素、林可霉素、万古霉素、去甲万古霉素、多黏菌素 B、黏菌素、氯霉素、甲砜霉素、磷霉素、新生霉素、异烟肼、对氨基水杨酸（避光，输液瓶包裹黑纸）、诺氟沙星、氧氟沙星、左氧氟沙星、氟罗沙星、加替沙星、两性霉素 B（避光）、卡泊芬净、氟康唑、球红霉素去氧胆酸钠、阿昔洛韦等。

❸ 静滴速度以每分钟多少药液最为适宜？

静脉滴注简称"打滴溜"或"打点滴"，有人认为静脉滴注时药液的滴速每分钟快慢几乎没什么关系，只要把药液输进血管就行。有的患者在医护人员不在场时，随意加快或减慢药液的滴速，这是很危险的，要知道药液的滴速里大有学问。

（1）儿童和老年人、心肾功能较差的人必须慢滴，否则会因短时内输入大量液体，使心脏负担过重，甚至导致心力衰竭。

（2）因腹泻、呕吐、出血、烧伤等引起人体严重脱水而出现休克者，静滴的速度要快。如有必要甚至可在手、足同时静滴（多通道输液），以尽快增加血容量，促使病情好转。

（3）患严重心、肺疾病和肾功能不良者，尽量不宜静滴，以免加重心肺的负担。非用不可时应谨慎，使药液呈小滴，滴速要慢，同时密切观察心、肺、肾功能。

（4）不同药的滴速也不一样，如高渗氯化钠注射液、钾剂、升压药的滴速宜慢。治疗脑出血、颅内压增高的疾病时，滴速应快，一般要求在 15 ~ 30 分钟滴毕 20% 甘露醇注射液 250 毫升，否则起不到降低颅压的作用。β- 内酰胺类浓度依赖性杀菌类抗生素（青霉素类、头孢菌素类、氧头霉烯、碳青霉烯类）也宜快速静滴，以迅速杀菌和避免效价降低。

（5）治疗脑卒中常用药的渗透压较高，输入体内后，会在短时间内使患者的血容量快速增多，导致心脏负担过重，甚至发生心力衰竭、肺水肿等症。因此，滴速每分钟多少滴为宜，是一个比较复杂的问题。一般来说，成人以 40 ~ 60 滴 / 分钟的滴速较安全，但最佳滴速应由医护人员根据用药者的年龄、病情和药物性质来控制，患者不宜随意自行调整滴速。

静脉滴注给药就比口服给药效果好吗？

有些人形容国内的临床治疗惯用"三素一汤"。"三素"即抗生素、激素、维生素，所谓的"汤"就是输液，即打点滴（挂水、打滴流）。难道输液就一定比口服好吗？这个问题需要辩证地看待。

静脉滴注与口服（片剂、胶囊剂、颗粒剂）的给药途径不同，在药物的吸收率、生物利用度、血浆达峰时间、血浆峰浓度、血浆半衰期上相比，必须依照具体药品辩证分析，有些品种差距很大，但大多数品种则十分接近，没有较大的差异。所以除了急性疾病、抢救濒危、昏迷、不能进食者或必须静脉给药的药品（没有口服制剂的），可以静脉滴注外，大多数给药应以口服为主。

如阿奇霉素服后较易吸收，生物利用度为 37% ~ 40%，静脉注射生物利用度为 91.02%。非甾体抗炎药美洛昔康（莫比克）口服吸收良好，生物利用度为 89%，进食对药物吸收几无影响，肌内注射吸收迅速和完全，生物利用度平均为 99% ~ 102%，3 ~ 5 天均达稳态血浆浓度。因此，临床上无必须应用注射剂指征。

对于慢性病、常见病、可以进食者或适宜口服给药者没有必要也无须注射。口服与注射给药在生物等效性近似的（见表2-1），常见病或适宜口服给药者没有必要也无须注射。口服与注射给药在生物等效性近似的，凡是口服可收到疗效的无须注射，或在病情稳定后采用序贯治疗，尤其是感染性疾病（医院获得性肺炎、社区获得性肺炎、急性肾炎、急性肾盂肾炎、慢阻肺急性发作、阑尾炎等），尽快由静脉滴注改为口服给药。

我国的输液剂年总产量超过百亿瓶，按13亿人口算人年均8瓶，远超世界水平（平均2.5~3.3瓶），成为不合理用药的重灾区和社会公害。其所带来的感染、创伤、炎症、血栓、异物、微粒、热源和热源样反应、过敏反应乃至死亡事件和医疗费用的浪费十分震惊（静脉滴注与口服的价格比大约为10:1）。在历年全国严重不良反应/事件报告中，占据总量的七成，排序第一位。其中70%是由医师强加于患者应用的，同时注射剂的溶剂选择、容积、滴速、配伍相容性也极不规范、极不合理。

表2-1 生物等效性近似的药物

药品	生物利用度/%		血浆达峰时间/小时		血浆峰浓度/（微克/毫升）		价格比
	口服	静脉滴注	口服	静脉滴注	口服	静脉滴注	口服:静脉滴注
氧氟沙星	95~100	98~99	0.7~1.0	1	1.33~5.6	3.35~6.12	1:12
左氧氟沙星	99~100	99	0.9~2.4	1	0.6~2.0	2.8~4.0	1:8

续表

药品	生物利用度/%		血浆达峰时间/小时		血浆峰浓度/（微克/毫升）		价格比
	口服	静脉滴注	口服	静脉滴注	口服	静脉滴注	口服：静脉滴注
环丙沙星	52～70	98	1～1.4	0.9～1	2.5～2.7	2.1～4.6	1：34
培氟沙星	90～92	99	1.2～1.5	1	2.5～4.5	5.8	1：20
洛美沙星	90～99	—	1～1.5		1.4～5.2		—
司帕沙星	77～79		4.0～4.7		0.25～1.14		
加替沙星	96～97	96	1～2	0.9～1	4.0	4.6	1：5
莫西沙星	75～86	—	1.5～4	1	1.16～2.5	—	—

因此，不能盲目地输液，过度输液会带来很多的麻烦，给病人带来了感染、热源、血管内膜损伤等风险，同时也浪费了许多医药成本，得不偿失。因此要坚持"能口服的不注射，能注射的不输液"的原则。

哪些注射剂用前须做皮肤敏感试验？

有些药，如抗生素中 β- 内酰胺类的青霉素、头孢菌素等，氨基糖苷类抗生素的链霉素、庆大霉素，维生素、碘剂、局麻药、免疫调节剂、生物药品（酶、抗毒素、类毒素、血清、菌苗、疫苗）等在给药后极易引起过敏反应，甚至出现过敏性休克。为安全起见，需在注射给药前进行皮肤敏感试验，皮试后观察 15 ~ 20 分钟，以确定阳性或阴性反应。

鉴于头孢菌素类抗生素可引起过敏性反应或过敏性休克，同时与青霉素类抗生素存在有交叉过敏性，概率在 3% ~ 15%。但目前头孢菌素应用前是否作皮肤试验的临床意义尚有极大争议，《中国药典临床用药须知》等相关著作尚无定论。国外文献证实：若患者以前发生过青霉素过敏性休克者，应禁用头孢菌素，若过敏反应轻微，必要时可在严密监护下，给予头孢菌素类抗生素。但近年来有多例报道，头孢菌素可致过敏性休克甚至死亡，为慎重起见和对患者的安全用药负责，建议在应用前作皮肤试验，并提示应用所注射的药品品种进行皮试。《中国药典用药须知》中必须做皮肤敏感试验的药物见表 2-2。

表2-2 常用药物皮肤敏感试验的药液浓度与给药方法

药物名称	皮试药液浓度/毫升	给药方法与剂量
细胞色素C	0.03毫克（皮内），5毫克（滴眼）	皮内0.03 ~ 0.05毫升；划痕1滴；滴眼1滴
降纤酶注射剂	0.1BU	皮内0.1毫升
门冬酰胺酶	20U	皮内0.02毫升
玻璃酸酶	150IU	皮内0.02毫升
青霉素钾注射剂	500U	皮内0.1毫升
青霉素钠注射剂	500U	皮内0.1毫升；划痕1滴
青霉素V钾片	500U	皮内0.1毫升
普鲁卡因青霉素注射剂-青霉素	500U	皮内0.1毫升

续表

药物名称	皮试药液浓度/毫升	给药方法与剂量
普鲁卡因青霉素注射剂-普鲁卡因	2.5毫克	皮内0.1毫升
苄星青霉素注射剂	500U	皮内0.1毫升
胸腺素注射剂	25微克	皮内0.1毫升
白喉抗毒素注射剂	50～400IU（稀释20倍）	皮内0.1毫升
破伤风抗毒素注射剂	75IU（稀释20倍）	皮内0.1毫升
多价气性坏疽抗毒素注射剂	250U（稀释20倍）	皮内0.1毫升
抗蛇毒血清注射剂	50～200U（稀释20倍）	皮内0.1毫升
抗炭疽血清注射剂	稀释20倍	皮内0.1毫升
抗狂犬病血清注射剂	20U（稀释20倍）	皮内0.1毫升
肉毒抗毒素注射剂	稀释10倍	皮内0.05毫升
玻璃酸酶注射剂	15U	皮内0.02毫升
α-糜蛋白酶注射剂	500微克	皮内0.1毫升
鱼肝油酸钠注射剂	1毫克	皮内0.1～0.2毫升

注：苯唑西林钠、氯唑西林钠、氨苄西林钠、阿莫西林、羧苄西林钠、哌拉西林钠、磺苄西林钠注射剂和青霉胺片剂等皮试药液浓度和给药剂量同青霉素。

哪些注射剂最好使用前做皮肤敏感试验？

部分常用药品最好使用前做皮肤敏感试验，在此也列表 2-3 提示。

表2-3 部分提示应做皮肤试验的药品

药物名称	皮试药液浓度	给药方法与剂量
链霉素注射剂	1毫克	皮内0.1毫升
头孢菌素类注射剂	300微克	皮内0.1毫升
庆大霉素注射剂	400IU	皮内20~40IU，儿童5~10IU
甲氧西林钠注射剂	250微克	皮内0.1毫升
氯唑西林钠注射剂	250微克	皮内0.1毫升
苯唑西林钠注射剂	500微克	皮内0.1毫升
萘夫西林钠注射剂	250微克	皮内0.1毫升
氨氯西林钠注射剂	250微克	皮内0.1毫升
氟氯西林钠注射剂	500微克	皮内0.1毫升
磷酸组胺注射剂	0.1毫克	皮内0.1毫升
右旋糖酐注射剂	原液	皮内0.1毫升
维生素B_1注射剂	5毫克	皮内0.1毫升
复合维生素注射剂	5毫克（以维生素B_1注计）	皮内0.1毫升
普鲁卡因注射剂	2.5毫克	皮内0.1毫升
促皮质素注射剂	1U	皮内0.1毫升
绒促性素注射剂	500U	皮内0.1毫升
胰蛋白酶	0.5毫克	皮内0.1毫升
胸腺喷丁	0.1毫克	皮内0.1毫升
胸腺肽α_1	1.6毫克	皮内0.05~0.1毫升
胸腺素生成素	0.1毫克	皮下0.1毫升（0.01毫克）
甘露聚糖肽	2.5毫克	皮内0.1毫升

续表

药物名称	皮试药液浓度	给药方法与剂量
蕲蛇酶	0.75U	皮内0.1毫升
鲑降钙素注射剂	10IU	皮内0.1毫升
天花粉蛋白	0.5微克	皮内0.1毫升
有机碘造影剂	30%溶液	静注1毫升，皮内0.1毫升

注：所有抗毒素、血清、半合成青霉素、青霉素-β内酰胺酶抑制剂的复方制剂均应按说明书要求做皮肤试验；除上述药品外，宜根据各单位具体要求，对皮试做具体规定。

第六节　正确服用中药

服用中药（饮片、中成药）的时间、方法与疗效密切相关，时间、方法要根据病情和不同方药、剂型而定。

如何正确地服用中药大蜜丸？

丸剂是中药材细粉或提取物加适宜的黏合剂而制成球形的内服制剂，分为水丸、水蜜丸、蜜丸、糊丸、蜡丸、浓缩丸和微丸等7类。丸剂是中成药主要传统剂型之一，列为"丸散膏丹"之首。

大蜜丸以蜂蜜为黏合剂，具有味甜、滋润、作用和缓等特点，适用于慢性病及需滋补者服用，每丸重3克、6克或9克。

（1）服用前剥去外壳（蜡壳、塑料壳、纸壳），取出蜜丸放于洁净的白纸上。

（2）洗净双手，用小刀切块成黄豆大小，用手搓圆。

（3）以温开水或芦根水、姜水、红糖水送咽，或将蜜丸直接放入口内嚼细，用温开水送服。

（4）胃肠吸收功能不良者先将大蜜丸加入适量水研碎，化为药糊状，将汤渣一起服下。

（5）大蜜丸在贮藏中由于温度过高或过分干燥会引起皱皮，甚至干裂；或受潮发霉或虫蛀鼠咬，一旦发生上述情况就不要再服。

如何正确地服用中药小蜜丸？

小蜜丸也是以蜂蜜为黏合剂，具有味甜、滋润、作用和缓等特点，服用方便、适于慢性病及需滋补者服用。一般每100丸重9克。

（1）服用剂量常以克表示，服前宜仔细算好服用量，不要散失或出错。

（2）以温开水或芦根水、姜水送咽；不宜以茶水、咖啡或奶制品送服。

（3）小蜜丸在贮藏中由于温度过高会干裂；或受潮发霉成团，一旦发生上述情况不要再服用。

如何正确地应用滴丸？

滴丸是指中药与基质（常用聚乙二醇6000、明胶和硬脂酸等）加热熔化混匀后，滴入不相混溶的冷凝液（常用的有液状石蜡、植物油、二甲硅油和水等）中，由于表面张力的作用，使液滴收缩成球状并冷却凝固而成的丸状。

滴丸剂制备简单，生产周期短，药物受热时间短，含量较准确。常用有口服、眼用、耳用等几种类型。滴丸多用于病情急重者，如冠心病、心绞痛、咳嗽、急慢性支气管炎等。服用中药滴丸时：

（1）仔细看好药物的服法，剂量不能过大。

（2）服用滴丸时，宜以少量温开水送服，或直接含于舌下。

（3）服后宜休息片刻，一般以10分钟为宜。

（4）滴丸剂多对温度和湿度敏感，滴丸在保存中不宜受热、吸湿。

（5）外用滴丸应用前应先清除相应腔道的分泌物或脓性分泌物后，再放入滴丸，耳用滴丸最好用棉球堵塞外耳道10分钟。

如何正确地服用茶剂？

茶剂用时以沸水泡服或煎汁服，宜按下列步骤进行：

（1）茶块　可直接放于饮水杯中，用煮沸的水泡开，待温度降至40℃左右时服下。

（2）袋装茶　袋装茶有两种包装，一种是将药材制成的茶剂装入包（袋）中，服用时倒在杯中用沸水泡服；另一种是将茶剂装在饮用袋中，服用时不必打包装，整袋放在杯中用沸水泡服。

（3）煎煮茶　此类茶剂需煎煮后服用，可按通常煎药的方法单独煎服，煎的时间不必很长，10分钟左右即可。药材粗制成的煎煮茶又称煮散剂，煮后应放置片刻，使粗粉稍沉淀，将上清液倒在另一杯中服用。

如何正确地服用颗粒剂？

中药颗粒剂是指中药提取物与适宜辅料或饮片细粉制成具有一定粒度的颗粒状制剂。吸收较快、显效迅速、质量稳定、携带和服用方便。但应注意：

（1）不同类型的颗粒剂宜用不同的服用方法：①可溶型颗粒剂宜用温开水冲服；②混悬型颗粒剂用水冲开后，如有部分药物不溶解，也应一并服用，以免影响药效；③泡腾型颗粒加水泡腾溶解后服用，切忌放入口中直接服用；④肠溶颗粒、缓释颗粒、控释颗粒宜直接吞服，切不可嚼服，以免破坏制剂的释放药物结构，不能发挥药物缓、控释效果。

（2）服用中药颗粒剂所溶药的容器最好为搪瓷、玻璃、陶瓷或不锈钢等用具，不宜应用铁器或铝制品等容器，以免影响疗效。

（3）不宜加糖服用，部分中药颗粒剂味苦，患者习惯加糖送服，以冲淡苦味，这种做法不利于疾病的治疗。原因如下：①中药化学成分复杂，其中的蛋白质、鞣质等成分能与糖，特别是与含铁、钙等无机元素和其他杂质较多的红糖发生化学反应，使药液中的某些成分凝固变性，进而混浊、沉淀，不但能影响药效，甚至危害健康；②糖可抑制某些退热药的疗效，干扰药液中矿物质元素和维生素的吸收；③糖能降解某些药物（如马钱子）的有效成分，使疗效降低；④某些健胃的中药，其之所以能健胃，就是利用其苦味或其他异味来刺激消化腺的分泌而发挥疗效的，加入糖后势必会消除这一作用。

（4）颗粒剂易于吸湿，应置干燥处保存。

🔲 如何正确地服用膏滋剂和糖浆剂？

膏滋剂为药材提取物加入炼蜜或蔗糖制成的稠厚半流动的液体制剂。服用量以"克"为单位，可用计量杯按规定用量服用，服后用温开水涮洗计量杯，并将涮洗液服下。如无计量杯时，可按一平汤匙为10克计量服用，并将涮洗汤匙的温开水一并服下。如膏滋陈放日久，表面可能有黑或绿色的苔藓物生长，提示可能霉变，不宜再服。

糖浆剂可用计量杯按规定用量量取后服用，或以汤匙作计量容器（按一汤匙为10毫升计）。

🔲 如何正确地服用煎膏剂？

煎膏剂是指中药饮片用水煎煮，取出煎煮液浓缩，加炼蜜或糖（或转化糖）制成的半流体制剂。由于经浓缩并含较多的糖或蜂蜜等辅料而制成，具有浓度高、体积小、易吸收、甘甜悦口、易于保存和便于服用等特点。其可滋补、强身、抗衰、延年益寿，所用药物及其赋型剂糖、蜂蜜多具补益作用，可提高人体的免疫功能。如枇杷膏、益母草膏、夏枯草膏、十全大补膏等。

（1）煎膏剂多以补药作为君药，滋补为主，不宜在服药期间饮茶。此外，在服用煎膏剂期间，避免服用生冷、辛辣、黏腻、腥臭等不易消化及有特殊刺激性的食物。

（2）自立冬之日起至立春约3个月时间，为进补煎膏剂的最佳时间。以餐前空腹为佳，如空腹服用引起腹部不适、食欲减退、腹胀，可把服药时间改在餐后1小时。用少量开水烊化或以温热黄酒冲服。

（3）服用煎膏剂前，医生经诊断后进行辨证分析，先开好汤剂服用1至3周，即为开路药，目的是为患者对煎膏剂的消化吸收创造有利条件。如患者不存在服用煎膏剂的障碍，则可直接服用煎膏剂。

（4）存放煎膏剂的容器以搪瓷、瓷瓶为主，不可用铝锅、铁锅等。必须先洗净，用开水烫后烘干方可盛放煎膏剂。煎膏剂应放在阴凉处，放在冰箱内更佳。

🔲 如何正确地服用口服液？

口服液多为 10 支 1 盒的包装，服用时宜按下列步骤进行：

（1）小心撕开口服液的金属瓶盖口处的金属小条（撕时如金属条断裂，可用小钳子撕下）。

（2）启开瓶盖后，注意瓶口是否有破口（防止细碎玻璃屑入口）。

（3）或将吸管透过瓶盖插入瓶子底，用吸管吸取药液，但用力不宜过猛，以免呛肺。

（4）如无吸管，可把药液倒至容器内服。

（5）有些药品在储存过程中会产生浑浊或沉淀，如果是正常现象（非絮状物、黑色沉淀），服前应摇匀。

🔲 如何正确地应用散剂？

散剂是指饮片或提取物经粉碎、均匀混合制成的粉末状制剂，分为内服散剂和外用散剂，而后者又可分为：撒布散剂，吹入散剂，牙用散剂。内服散剂为细粉，适于老年人和婴幼儿服用；外用散剂对创面有一定的机械性保护作用，适宜溃疡、烧伤、外伤等治疗。

（1）散剂一般宜用温开水送服，服后 30 分钟内切勿进食，同时切忌饮水过多，药物被过度稀释，以免影响药效。

（2）如服用剂量较大，应少量多次送服，以免引起呛咳、吞咽困难。当引起患者呛咳、咽部不适时，可使患者取座位，仰头含少量温开水，轻拍其背部，排出可能吸入的少量药粉。

（3）中药散剂如果服用不便，可用蜂蜜加以调和送服，或药汁送服，也可装入胶囊中吞服，避免直接吞服，刺激咽喉。但对于温胃止痛的散剂，如胃活散，则不须用水送服，直接舔服即可，以便药物在胃中多停留一些时间发挥治疗作用，一般服后 1 小时再饮水为宜。

（4）外用散剂时应根据不同药物性质，采用不同的方法：①撒敷法：将药粉直接均匀地撒布于患处，再用消毒纱布或贴膏固定，达到解毒消肿、提腐拔脓、生肌敛疮的功效，如生肌散、珍珠散等；②调敷法：用茶、黄酒、香油等液体将药粉调成或研成糊状敷于患处。如用茶水调敷如意金黄散，取茶叶解毒消肿之效；用黄酒调敷七厘散、九分散等。

如何正确地煎煮中药？

煎中药是为了使中药材里的有效成分溶解入水中，便于饮用和治疗疾病。煎中药的过程的各个环节，必须规范操作，否则药材的成分不但不能充分利用，还可能使药性发生改变，对人造成危害。煎中药宜按以下环节进行：

（1）煎药容器　最好使用砂锅和陶罐；玻璃烧杯、搪瓷杯（瓷面完好，不露铁）次之；铁锅、铜锅、铝锅、锡锅不宜使用。因为中药里含有鞣酸、有机酸成分，与金属可发生反应，生成沉淀，对人体不利。

（2）水质　自来水最好，如以河水、湖水、泉水、井水、池塘水，应沉淀1小时再用。

（3）加水量　水量要适宜，一次加足，水多则使药液淡而量大，尤其对水肿者可加重病情；水少煎药易干焦，有效成分提取不完全。首次煎煮的加水量，以药材重量计首剂每10克药加水100毫升，次剂每10克药加水60毫升。同时要视药性而定，解表药首次加水400~600毫升，次剂280~300毫升；一般药分别加水500~700毫升、300~350毫升；滋补药分别加水700~900毫升、400~450毫升。

（4）煎煮次数　通常1剂药可煎煮2次，混合后平均为2份，煎后药液的适宜容量成人为100~150毫升，儿童为50~75毫升。

（5）火候　煎煮一般药先用武火（大火）、煮沸后改用文火（小火）；对解表药，始终用武火，以取其芳香之气。

（6）时间　解表药首次煎煮15~20分钟，次煎10~15分钟；一般药首煎20~25分钟，次煎15~20分钟；滋补药首煎30~35分钟，次煎 20 ~ 25 分钟。

煎煮中药饮片前需要先用温水浸泡吗？

（1）煎煮中药是把中药的有效成分从植物、动物、矿物的固体中提取出来，溶解于药汁中。煎煮前先用水浸泡，目的是尽可能有利于更多的成分溶解于水中。

（2）中药材大多是干燥的组织，细胞干枯而萎缩，有效成分以沉淀或结晶存在于细胞内，组织外表面十分紧密，水分不易渗透，药物不易溶出，而以水浸泡一段时间后，中药材会变得柔软，细胞开始膨胀，细胞膜的间隙变大，水分易进入药材组织内，成分溶解于水中，在组织内形成高浓度的药物溶液，随着水温的增高，组织内的高浓度药液会逐渐向组织外扩散，有效成分就会溶解于水中。

（3）有些药材含有淀粉、蛋白质，如果不浸泡就立即煎煮，会导致淀粉糊化、蛋白质凝固，堵塞在药材表面的毛细孔道，水分进不去，有效成分溶不出来。

（4）浸泡后可节约煎煮的时间，达到沸点后，一般 20 ~ 30 分钟即可。

（5）水温宜在 25℃ ~ 50℃，浸泡的时间宜掌握在 30 ~ 90 分钟，并依据冬、夏季节的变化可适当延长、缩短时间，以达到完全浸透为准。或以中药材的性质而定，一般以花、草、叶、茎的中药以浸泡 30 分钟为宜，以根、根茎、果实、动物脏器、矿物质的中药应浸泡 60 ~ 90 分钟。

（6）浸泡的水量以高出药材表面 1 ~ 2 厘米为宜。

（7）部分需要特殊处理的药物，如麝香、阿胶等，不宜浸泡。

煎煮中药饮片前需要先用清水洗吗？

有的人在煎煮中药之前嫌其"脏""味"，为了除去上面的污垢、尘土等物，用清水来清洗，其实这是极不妥当的。中药材经过加工炮制后才能作为中药饮片，其炮制的目的作用有：改变药物性能，增强药物疗效；除和降低药物的毒性和副作用；矫味、矫臭；便于制剂、煎服和贮存；清除杂质和非药用部分。如果用水清洗，清除或改变其中的有效物质，必然会改变药效。例如某些中药里含有易溶于水的有效成分，枸杞子中的酸、麻黄中的碱、甘草中的糖、杏仁中的苷等，水溶解度就很大，如果煎煮前用水清洗，有效成分也会大量损失，的确没有必要。

特殊的中药饮片应该怎么煮？

煎中药时对一般的药材可混合煎煮，但对特殊的中药材需要特殊操作。

（1）先煎　对贝壳、矿石药（磁石、石膏、珍珠母、石决明、牡蛎、玳瑁、鳖甲、龟甲等），最好以武火煮沸，继续煎煮 15～20 分钟，然后放入其他药材同煎。另外，川乌、天南星、附子等有毒饮片，也宜先煎 30 分钟以上，以缓解其毒性。

（2）后下　含有挥发油、芳香油的药材（丁香、大茴、陈皮、薄荷、砂仁、沉香等），在其他一般药已煎煮 10～15 分钟后放入，同时煎煮 5～15 分钟即可停火。

（3）包煎　黏性大、有细毛的种子药材，如车前子、山药、蒲黄、葶苈子、海金沙等，可以纱布包好与其他药材共煎，目的是减少其黏糊锅底，同时防止其毛刺激咽喉。

（4）另煎　某些贵重药材（如人参、西洋参、鹿茸、天麻）最好单煮，煎煮好后与其他药液混合服用。

（5）烊化　黏性大的胶类，如鹿角胶、龟甲胶、阿胶，不宜与其他一般药共煎，另放入容器内隔水炖化，或以少量水煮化，再兑入其他药物同服。

（6）冲服　对剂量微小而贵重的药材，如鹿角粉、西洋参粉、珍珠粉、三七粉等，宜研磨成细末后以水冲服，或加入药液的表面冲服。

用铁锅煎煮中药好吗？

煎煮中药以砂锅最好，也可以使用搪瓷锅（瓷面完好，不露铁锈）、不锈钢锅、玻璃器皿煎煮，但不能使用铁锅、铜锅、铝锅。因为后三种锅分别含有铁、铜、铝离子，会与饮片中的酸、碱、蛋白、鞣酸、皂苷等起化学反应，一是破坏了中药材中的有效成分，二是产生毒性。

能用微波炉煎煮中药吗？

煎煮中药的时很多人为图方便会选择微波炉，炉腔内的微波颗粒会使物体内的水分子、脂肪分子等活跃分子高速振荡摩擦，使物体本身产生热量，使物体本身加热的。微波炉的加热原理是通过微波作用于食物，使其内部分子产生震动而产热的。

（1）采用微波炉煎煮中药，药材内部分子震动产热的过程中，易使药材分子发生破坏变质，失去原有效能。

（2）中药饮片的质地、功效、性质往往有显著差异，方法或煎煮时间常常不同，有先煎、后下、包煎等，采用微波炉煎煮不易做到。

（3）煎煮中药的容器通常宜加盖，如采用微波炉很难确切知道中药什么时候煮沸了，加入的水是否足够。

（4）煎煮中药需要不时地搅拌，利于把有效成分提取出来，但采用微波炉不方便搅拌。

（5）煎药讲究火候，采用微波炉煎药，火候和煎煮时间难以掌握，煎中药要先用武火（大火）煮沸 5 ~ 10 分钟，后改为文火（慢火）继续煎煮 15 ~ 20 分钟。不同的药煎服时间不同。因为中药是用慢火煮的，微波炉加热的原理是快速由内至外，中药的药用效果就体现不出来了。鉴于此，煎煮中药时，最好采用砂锅煎煮，不要采用微波炉煎煮。

偏方、秘方可以相信吗？

俗话说："偏方治大病。"部分患者认为偏方、秘方是灵丹妙药，可以药到病除，便盲目饮用，其实有些风险，也不太严谨。所谓的偏方、秘方，成千上万，鱼目混珠、真假难辨，其中有些是游医神汉杜撰的，有的以讹传讹，错误百出，如果盲目服用，轻者上吐下泻，重者要了性命。所以对待偏方、秘方要格外慎重，最好请执业医师或药师审核一下，看看是否对症。再看看组方是否合理，有否剧毒。当然，有些偏方流传许久，也有良好效果，但并非放之四海而皆准，单靠偏方、秘方治病，危险性较大，成功率较低。

🔲 煎煮煳了的中药汤剂还能服吗？

煎煮中药时往往因为加水过少、火力过猛或忘记了煎煮时间，使药汁煎干，甚至煎煳。于是有人在第2次煎煮时多加些水，以为可以把头煎的药量熬出来。其实这种做法是极为错误的。

对于煎干尚未煎煳的药物，重新加水适量，稍煮片刻，仍可服用。但是煎煳的药物成分遭到了破坏，疗效也因此降低。药物煎煳后，产生了其他功效，如荆芥是解表药，煎煳以后变成了荆芥炭，失去了解表作用，反而产生了止血效能。还有蒲黄用于活血，而煎煳后蒲黄炭则止血，作用恰恰相反。

因此，煎煮中药时应当注意水量、火候、时间，以免煎干，甚至煎煳。一旦煎煳的中药，千万不要服用，干脆倒掉重新买一剂。如继续服用失去药效的药物，不仅不能治病，且还会耽误病情。至于服用了药性改变的药物，药不对症，则会加重病情，可能会造成严重的不良后果。

🔲 病症不同，服药方法也不同？

（1）风寒外感表证所用的辛温发表药，应趁热服下。

（2）高热、口渴、喜冷饮的热性病所用的清热药，宜稍冷后再服。

（3）病情特殊宜不同的处理，如热性病反而表现为手足发凉的为真热假寒证，需寒药热服；寒证反见燥热的为真寒假热证，需热药冷服。

（4）药物中毒，以冷服解救的药为宜。

（5）中成药常用白开水送服，但为了提高疗效，还可采用以下服法：①白酒或黄酒送服：治疗气血虚弱、机体虚寒、气滞血瘀、风湿痹痛、中风（脑血管意外）、四肢活动不便等病的中成药，以酒送服疗效更好；②生姜汤送服：治疗风寒表证、肺寒、脾胃虚寒等证，可用姜汤送服；③淡盐水送服：治疗肾虚的中药，淡盐水送服（中医学认为咸入肾，淡盐水有助于药更好地发挥对肾病的疗效）；④米汤送服：补气、健脾、养胃、利胆、止渴、利便的中成药，都可用米汤送服；⑤稀粥送服：贝壳等矿物质类的药难以消化，选用稀粥送服，以减少对胃肠的刺激。

如何自制药酒？

药酒被称为"百药之长"，将强身健体的中药与酒"溶于一体"，配制方便、药性稳定、安全有效，且酒精是一种良好的半极性有机溶剂，各种有效成分都易溶于其中，药借酒力、酒助药势而充分发挥其效力，借以提高疗效。中药酒分为内服、外用或兼之，但外用药酒不可内服。药酒一般分两大类：一类为以治疗疾病为主，作用是祛风散寒止痛，舒筋活血通络；另一类是以补虚强体为主。家庭泡酒更多的是注重保健作用，用于治疗的药酒不主张家里自己泡。

（1）泡酒宜选用高度酒（50°~70°白酒），20度以下的酒水分太多，易生细菌和微生物。为了更适于饮用，建议选择50°的酒。

（2）酒非越陈越好，往往从前1年就开始泡今年的药酒。其实，如室温在20℃左右，药材浸泡的时间多应15~30天，炎热的夏季一般5~7天即可。如果泡制时间太长，酒精挥发后抑菌作用会降低，泡太久的药材也可能霉变。

（3）饮片在泡酒前再筛选一次，挑出杂质并清洗干净，晾干，但不宜粉碎。

（4）建议采用冷浸法，将比例约为1:10或1:20的药材与酒浸泡。有些药材可在浸泡2个月后将药酒倒出，再加入新的酒重新泡制，这样反复浸泡数次的酒可倒在一起储存或饮用。

（5）宜用玻璃瓶、瓷瓶、瓦罐等容器，不要用金属容器。

（6）动物类的药材，如海马、蛤蚧等，泡制时间需要更长，但由于其带菌更多，泡好后应尽快喝完。

（7）蛇不能随意用来泡酒，要经严格处理后才可浸泡，否则易致中毒。

（8）剧毒成分的矿物药，如含汞、砷、铬、铅等的矿物药均不应浸酒。

养生药酒常用的中草药有哪些？

补气药可选择人参、白术、山药、黄芪、党参、西洋参，具有补脾益肺的作用；活血化瘀药可选丹参、益母草、牛膝、红花、川芎、郁金、田七、桑寄生，有疏通血脉、化消瘀血、促进血行的功效；助阳药可选择鹿茸、仙茅、蛤蚧、淫羊藿、巴戟天、紫河车、杜仲，有温补肾阳的作用；养血药可选当归、桑椹、桂圆、何首乌、熟地黄、鸡血藤、枸杞子，有补心益肝的作用，主治血虚。

中药酒能想喝多少喝多少吗？

服用药酒需注意安全，不可随意。

（1）治疗性药酒需有明确的适应证、应用范围、服法、剂量和禁忌证等规定，一般应在医生指导下服用。

（2）服用药酒要根据人体的耐受力，一般一次饮用 10～30 毫升，于早、晚各饮用 1 次。或根据病情及所用药物的性质和浓度而调整。总之，中药酒饮用不宜过多，按要求而定。不习惯饮酒的人服用药酒时则应从小量开始，逐步过渡到需要服用的量，也可以用冷开水稀释后服用。

（3）药酒宜在餐前或睡前服用，一般佐膳饮用，以使药性迅速吸收，较快地发挥治疗作用。同时，药酒以温饮为佳，以便更好地发挥药性的温通补益作用，迅速发挥药效。

（4）妊娠及哺乳期妇女不宜饮用。在行经期间，如果月经正常也不宜服用活血功能较强的药酒。

（5）鉴于酒精对儿童脑组织的损害更为明显，可使记忆力减退，智力发育迟缓，因为儿童不宜服用药酒。

（6）患有高血压、肝硬化、消化道溃疡、肺结核、癫痫、心功能不全、心肌梗死、痛风、肾功能不全者，均不宜服用药酒，以免加重病情，对酒精过敏者则禁用。

（7）酒精可以加重非甾体抗炎药、抗高血压药、抗癫痫药、抗过敏药、降糖药、利尿药、催眠药的毒性，不宜联合应用。此外，部分抗菌药物（甲硝唑、替硝唑、呋喃唑酮、巴氯西林、氯霉素、灰黄霉素，及具甲硫四氮唑侧链结构的头孢哌酮、头孢曲松、头孢替安、头孢尼西、头孢西丁、头孢替坦、头孢甲肟、头孢美唑、头孢他啶、头孢唑肟、头孢地尼、头孢匹胺、头孢替坦、头孢拉宗、头孢米诺、头孢孟多酯、头孢呋辛、拉氧头孢等抗生素）可抑制乙醛脱氢酶活性，使乙醛代谢路径受阻，导致体内蓄积，出现嗜睡、幻觉、全身潮红、头痛、血压下降、呼吸抑制、惊厥，甚至死亡。这称为"戒酒硫样"或"双硫仑样反应"，多在酒后1小时。为避免双硫仑样反应，宜告诫患者在应用上述药时及停药5天内禁服药酒。

（8）酒后切忌沐浴，饮酒后体内葡萄糖在洗澡时大量消耗，使血糖下降，导致体温降低，或造成低血糖休克可能危及生命。另在饥饿、呕吐或有失血症状时也不要服用药酒，以免对身体造成损伤，使病状加重。使用药酒，还应注意根据处方要求忌口、禁房事等。

（9）服用药酒后不要服用葛花、绿豆、枳椇子等解酒之类的中草药，以免降低或消除药酒的药力。

🈳 空腹饮用中药汤剂好吗？

有些人空腹服用中药之后就会出现胃痛、恶心、呕吐、腹胀、拉肚子等副作用，所以这个时候应建议换成餐后服用，以利于保护身体健康。但有的汤剂可以放在餐前30分钟服用：

（1）治疗胃溃疡及胃黏膜糜烂的汤剂，一般都是会带有白及、海螵蛸这些中药，这些药会有效的抑制患儿的胃酸分泌，且在肠胃的内壁黏膜上可形成一道保护膜，这种中药最好在餐前空腹服用。

（2）一些泻下药、开胃药也不能在餐后服用，因为这类型的中药都是治疗一些便秘的情况，所以这些方子中都含有大黄这些中药，所以应在餐前饮用。

（3）滋补类的中药，也最好在空腹时候服用，这样效果更好。但汤剂的温度宜适中，不宜过凉。

🏥 中药汤剂太苦，怎么喝才好？

大多数中药汤剂或丸剂的味道苦涩，难于入口。有时患者不得不连服多剂，有些人真的是皱着眉头吞服。怎样服药才好呢？

（1）掌握服药时间：在一天 24 小时内，人体有两个吸收药物的"黄金时期"，一个在上午 8 ~ 10 时，一个在下午 2 ~ 3 时。苦味中药可在餐后上述时间内服用。

（2）掌握药液温度，中药的服用讲究"寒者热之，热者寒之"。但苦味中药的服用可不拘泥此道。研究证实，舌头对 37℃ 以上的温度更为敏感，因此苦味中药汤液的温度应控制在 15℃ ~ 37℃，既可防止烫嘴，又可纠苦味艰涩之偏。

（3）人的苦味感受器主要集中在舌头的前半部，以舌尖最为突出。因此，药液入口后，最好迅速含贮于舌根部，自然咽下，也可用汤匙直接将药液送至舌根顺势咽下。

（4）掌握服药速度：药液在口中停留的时间越长，感觉味道越苦，因此服用苦味中药力求干净利落，转瞬即逝。

（5）服药后首先漱口，再适量饮水，尤其是温开水，既有利于胃肠道对药液吸收，又在一定程度上缓解药液的苦味。

（6）将一块冰含在舌头上，一直到舌头有点麻麻的感觉以后再喝，使感觉消失。

🏥 中药汤剂里可以加糖吗？

中药有寒、热、温、凉四气和辛、甘、酸、苦、咸五味。对于部分儿童来说，仅凭甘草的甜味，根本无法让他们接受中药那种呛鼻和苦涩味。这时，家长往药汤里加入一些蜂蜜，让中药汤的味道能够顺口些，其实是不错的选择。蜂蜜的主要成分是果糖和葡萄糖，易被孩子的肠胃吸收，且营养丰富，具有润肺、润肠等药用价值。但也要注意的是蜂蜜中的多种微量元素有可能改变药效。另外，往中药汤里添加白糖，那就另当别论了。不同口感的中药具有不同的药效。白糖性偏热，因此有些汤剂加入白糖，会改变药性而影响疗效。即使往中药里加糖类调味，也要注意量，如果把一碗中药弄得太甜，实在是没有必要。倒是可以给孩子或老年人在饮服汤剂后，含一块水果糖。

服用中药有哪些忌口？

服用中药时尤其是汤剂需对一些食品忌口的，通常应注意的有以下几点：

（1）忌辛辣　辛辣食物多辛热，有通阳健胃之功效，若过多食用则易生痰动火，散气耗血，辛辣饮食仅适合于寒证疾病者，不适于阴虚阳亢之体及血证、温病、痔瘘、痈疖患者等。此类食物包括葱、蒜、韭菜、生姜、酒、辣椒等。辣椒属热性，若有发热、便秘、尿短赤、口干渴、唇燥、咽喉肿痛、鼻衄、舌质红等热象者食用，必然会加重"上火"症状，从而抵消清热凉血及滋阴药物的功效，故热证病人服用中药时不可同食辣椒。

（2）忌鱼腥　腥膻食物多为咸寒而腥之品，含有异性蛋白，易引起过敏反应，多食易伤脾胃并诱发疾病，因此脾胃有病者不宜多吃，尤其是过敏体质者更不可食之。此类食物有黄鱼、鲤鱼、带鱼、蚌肉、虾、螃蟹等，而鲤鱼、沙丁鱼、鲇鱼、黄鱼、螃蟹、黄泥螺最易引起过敏。

（3）忌发物　发物均为动风生痰助火之品，有促进疾病之嫌。由于疾病对食物选择程度的大小不同，其"发"也不同。此类食物有蘑菇、香蕈、笋、芥菜、南瓜、公鸡肉、猪头肉、母猪肉等。如肝阳上亢、肝风内动患者当禁吃公鸡肉、猪头肉；疔疖、疮痈等疾患者，当禁食香蕈、蘑菇、笋、公鸡肉、猪头肉、母猪肉，否则会加速红肿、生脓；有肠胃病者禁吃南瓜，南瓜含有糖分，多吃会产生较多的酸，对胃肠有刺激。

（4）忌生冷　生冷食物性多寒凉，作用为清热解渴，故适合热证疾病。但易影响胃肠功能，因此虚寒体质者及胃肠病患者，当有禁忌。如白萝卜性寒，具有消食、化痰、理气之功效，若体质虚寒及胃肠病患者食之，相当于寒上加寒，胃肠功能更差。另外，在同时服用人参和其他滋补药时，由于药性相恶，可降低或消除补药之效力，胡萝卜与人参、黄芪不宜同服。

（5）忌油腻　油腻食物包括动物的油脂及油煎、油炸的硬固食物。油腻有损脾胃健运，故凡外感疾病、黄疸、泄泻者当禁忌。油煎、油炸之食物质硬、燥热，不易消化，胃肠有病及"上火"者忌食。

（6）忌酸涩　酸过多则对胃肠黏膜有刺激，故胃酸过多、胃肠溃疡者禁食。涩者大多含鞣质，如茶叶含有鞣质，而浓茶水含量更高，与中草药同服时，可与中草药中某些蛋白质、生物碱、重金属盐结合产生沉淀，影响药物有效成分的吸收，同时对蛋白质等营养物质的吸收也有影响。因此，在服用中草药时，一般不宜与浓茶水同服。

妊娠期妇女服用中药有禁忌吗？

妊娠期妇女服用部分中药可能对胎儿、母体产程不利，多属于剧毒或药性峻猛的药品，有所禁忌。所谓的"禁"就是禁止，不能服用；所谓的"忌"就是规避，尽量不用，找其他药替代。

（1）禁用药　马钱子、水银、砒霜、雄黄、轻粉、斑蝥、马钱子、蟾酥、川乌、草乌、藜芦、胆矾、瓜蒂、巴豆、甘遂、大戟、芫花、牵牛子、商陆、麝香、干漆、水蛭、虻虫、三棱、莪术等。

（2）忌用药　天仙子、轻粉、斑蝥、雄黄、三棱、莪术、水蛭、关木通、土鳖虫、川牛膝、千金子、千金子霜、巴豆、巴豆霜、甘遂、芫花、京大戟、牵牛子、商陆、丁公藤、芒硝、玄明粉、阿魏、猪牙皂、益母草、麝香、附子、虻虫、天山雪莲花、鳖甲胶、陆英。

（3）慎用药　蟾酥、华山参、硫黄、干漆片、姜黄、急性子、瞿麦、制川乌、制草乌、番泻叶、白附子、枳实、枳壳、三七、大黄、王不留行、西红花、红花、肉桂、苏木、虎杖、卷柏、漏芦、禹州漏芦、穿山甲、桃仁、凌霄花、牛膝、蒲黄、郁李仁、天南星、冰片、草乌叶、禹余粮、常山、赭石、关白附、干蟾、菊川芎、姜黄、牡丹皮、芦荟、芒硝、附子、肉桂等。

我国古代医家将孕妇禁、慎用的40种中草药，编成了一首歌诀，叫《妊娠禁忌歌》：芫斑水蛭与虻虫，乌头附子及天雄，野葛水银及巴豆，牛膝薏苡并蜈蚣，棱莪赭石芫花麝，大戟蝉蜕黄雌雄，砒石硝黄牡丹桂，槐花牵牛皂角同，半夏南星兼通草，瞿麦干姜桃木通，硇砂干漆鳖爪甲，地胆茅根与䗪虫。

这首歌所总结的禁忌药分为三类：①绝对禁用的剧毒药：芫菁（青娘虫）、斑蝥、天雄、乌头、附子、野葛、水银、巴豆、芫花、大戟、硇砂、地胆、红砒、白砒；②禁用的有毒药：水蛭、虻虫、蜈蚣、雄黄、雌黄、牵牛子、干漆、鳖爪甲、麝香；③慎用药：茅根、木通、瞿麦、通草、薏苡仁、代赭石、芒硝、牙硝、朴硝、桃仁、牡丹皮、三棱、牛膝、干姜、肉桂、生半夏、皂角、生南星、槐花、蝉蜕等。

此外，人们在实践中还发现下列中药也是妊娠期妇女慎用（少用、谨慎地用）的：瓜蒂、藜芦、胆矾、郁李仁、蜂蜜、甘遂、赤芍、全蝎、枳实、红花、五灵脂、没药、雪上一枝蒿、莪术、商陆、当归、川芎、丹参、益母草、桃红、血竭、穿山甲、泽兰、乳香、毛冬草、吴茱萸、砂仁、豆蔻、厚朴、木香、枳壳、金铃子、黄连、栀子、龙胆草、山豆根、大青叶、板蓝根、苦参、丹皮、生地、玄参、紫草、犀角、茅根、槐花、川乌、草乌、延胡索、细辛、白白芍、白芷、甘草、酸枣仁、海龙、海马、芦苇、洋金花、天南星、太子参、王不留行、硫黄、樟脑、玄明粉、蟾酥、蜣螂、土鳖虫、红娘云、阿魏、猪牙皂、路路通、八月札、柴胡、天仙子、马鞭草、白附子、麻黄、冬葵子、蓖麻油、番泻叶等。

🈶 容易导致过敏反应的中药有哪些？

部分中药饮片、中成药也能引起过敏反应，如穿心莲、双黄连、鱼腥草、紫珠草、乌贼骨、羚翅解毒丸和云南白药等，都可引起过敏性休克。中药材分为植物、动物和矿物药，其中虫类药最常引起过敏。

资料表明，可致过敏的中药有 100 多种，其中植物类中鱼腥草、穿心莲、板蓝根、丹参、苍耳子、熟地黄、柴胡等易引起过敏；动物类中水蛭、蟾蜍等较易引起过敏反应；矿物类中冰片、雄黄、石膏等也可引起过敏反应。还有一类中药具有光敏性，如补骨脂、白芷、天竺黄、荆芥、防风、沙参等，患者服用后可对光敏感性增加，出现日光性皮炎等。

中药引起的过敏反应与西药过敏反应类似，一般包括以下几种过敏现象。皮肤过敏反应：主要表现为荨麻疹、猩红热样皮疹、麻疹样皮疹、多形红斑、湿疹样皮疹。常见的致敏中药如下：煎服蒲公英、熟地、木香、砂仁、金钱草、瓦楞子、天竺黄等；冲服的有生蜈蚣粉；口服的有复方丹参片、牛黄解毒丸（片）、犀黄丸、回天再造丸、六味地黄丸、小活络丹等；外敷的有五虎丹或石膏粉；肌内注射的有板蓝根、柴胡注射液等。

发生过敏反应时先应让患者平卧，头部处于低位。严重者立即皮内注射肾上腺素 0.3 ~ 1.0 毫克，必要时可在 10 ~ 15 分钟重复注射肾上腺素，病情危重者可静脉注射 10% 葡萄糖酸钙注射液 10 毫升，口服氯苯那敏、特非那定、西替利嗪、赛庚啶等。

经常含服润喉片好吗？

在生活中很多人嗓子不舒服时，常会拿起润喉片含下去，其实润喉片因其所含的中西药成分不同，原料各异，对症的情况也不尽相同，因此为了自身健康，不管服用什么药最好还是先咨询医生或药师，以免带来不必要的麻烦。润喉片有化学药或中药成分，化学药如西地碘（华素）、碘含片、氯己定含片、度米芬、溶菌酶、地喹氯铵含片、薄荷喉片。中药包括金嗓子喉片、复方草珊瑚、西瓜霜润喉片、银黄含片、六神丸、京都念慈庵枇杷糖、亮嗓胖大海清咽糖、咽立爽、慢严舒柠青橄榄等。

但长期含服润喉片的危害很多：

（1）加重炎症　润喉片以中药成分为主，比如西瓜霜润喉片、金嗓子喉宝、复方草珊瑚含片、六神丸等，主要是通过刺激黏膜，达到生津止渴的效果。但不适合病毒感染性咽喉炎，因为病毒本身会刺激局部黏膜分泌，引起流涕、咳嗽等症状，而使用润喉片治疗病毒性咽喉炎，只会加重这些症状，不仅会使有害菌乘虚而入，而且还会使本来不致病的细菌也乘机兴风作浪，引起合并感染。

（2）诱发口腔溃疡　化学药成分的润喉片，主要成分是碘或季铵盐类表面活性剂，这类药含有碘，虽然抗菌活性大、杀菌力强，但是对口腔黏膜的刺激性也很大。长期使用会抑制口腔及咽喉内部的正常菌群生长，扰乱口腔内环境，造成局部菌群失调，从而诱发口腔溃疡等发生，或引发过敏。对碘过敏的人如服用含碘喉片或对溶菌酶过敏者，会发生过敏反应，表现为呼吸急促、面色苍白、口唇青紫、全身湿冷等症状。哺乳期的妇女服用含碘的润喉片，会影响幼儿的生长发育；甲状腺功能亢进者含服会加重病情。

（3）导致腹泻　含冰片类润喉片经常与麝香等一起起作用，本身就有清热、通便的效果，而脾胃虚寒者长期服用，极易引起腹泻。因此长期滥用润喉片也会对健康造成不良影响。所以，润喉片不可随便吃。如果一定要用，最好先咨询医生，以免滥用给自己带来不必要的危害。

补品和补药是一回事儿吗？

补药的概念源于传统中医学理论，严格地讲，"补药"有补药和补品之分。补药指可以滋补气血、滋补阴阳、增强正气、治疗虚证的药品；而补品是有一定药疗作用的营养保健食品，泛指食品当中的补益之品。如鸡鸭、鱼虾、肉类、蛋奶、海鲜、香菇、木耳等以及蜂胶、鹿骨钙、鱼油等。补品只需依据各人的经济和身体状况选择享受就可以了，基本上无禁忌。鉴于药食同源，人参、鹿茸、海参、蜂乳、蜂蜜、蛤士蟆、龙眼肉、阿胶、银耳、燕窝、西洋参、鳖也算补品，以补充人体所缺乏的营养物质，提高人体抗病能力，消除虚弱之物品。

补药具有滋补气血、扶住正气、滋补阴阳和健身强体的药理作用，包括以下几个类别：

（1）补气药 人参、西洋参、太子参、党参、黄芪、山药、白术、五味子等。如黄芪发现其多糖具有广泛的药理作用（促进白细胞及巨噬细胞功能；促进干扰素诱生；增强细胞的生命力及抵抗力及肾上腺皮质功能；还具有抗炎抗感染作用）。中成药有补中益气丸、十全大补丸、人参归脾丸、参芪膏、陈半六君丸、人参养荣丸等。

（2）补血药 当归、熟地、何首乌、阿胶、白芍、枸杞子等。如何首乌研究证明有促进干细胞增生、增强或调节免疫功能、兴奋肾上腺皮质及皮质样作用。又如白芍具有免疫调节、抗衰老、抗疲劳作用。中成药有乌鸡白凤丸、八珍益母丸、补血丸、定坤丸、当归养血丸。

（3）补阴药 北沙参、玉竹、麦冬、天冬、冬虫夏草、黄精、灵芝、石斛、女贞子、百合、柏子仁、龟甲等。如女贞子可促进骨髓造血红细胞生成，促进抗体产生，抗炎抗变态反应，还有改善冠脉流量及降血脂作用。中成药有六味地黄丸、知柏地黄丸、大补阴丸、柏子仁丸等。

（4）补阳药 鹿茸、鹿角胶、狗鞭、海马、蛤蚧、紫河车、锁阳、淫羊藿、狗肾、杜仲、补骨脂、肉苁蓉等。如淫羊藿对肾上腺皮质功能及雄性功能有兴奋作用，抗炎、抗过敏作用，促进骨髓造血细胞的生成及外周白细胞和巨噬细胞数量及增强其功能，增强免疫，诱生干扰素等作用。中成药有金鹿丸、金匮肾气丸、多鞭精、鹿茸片等。

术前不能应用哪些中药？

（1）麻黄中的麻黄碱可能引起心动过速、血管收缩、血压升高、心肌梗死、卒中风险联，与氟烷、地氟烷并用有引起室性心律失常的风险，长期应用可能降低内源儿茶酚胺水平，可致术间血流动力学不稳定。麻黄也可能与单胺氧化酶抑制剂相互作用，后果可能是致命的。应在手术前24小时停用。

（2）大蒜可抑制血小板聚集，因而增加出血的潜在危险，尤其是与其他抑制血小板聚集的药物并用时，患者应在手术前 7 天停用。

（3）银杏叶提取物可抑制血小板激活因子，有增加手中出血的潜能，尤其是与其他抑制血小板聚集的药物并用时。病人应在术前 36 小时停用。

（4）三七、丹参、红花、益母草、虻虫、水蛭等活血化瘀药可抑制血小板聚集和凝血功能（凝血酶），导致术中出血，宜在术前 7 天停用。

（5）人参包括花旗参、亚洲参、中国人参、韩国人参，它能引起血糖过低，也抑制血小板聚集，并有可能增加出血的风险和减弱华法林诱导的抗凝作用。病人应在手术前 7 天停用。

（6）金丝桃可通过诱导肝药酶 CYP 同功酶与许多药品有相互作用，病人应在手术前 5 天内停用。

所有男性都可以吃壮阳药吗？

壮阳药能带来美满的性生活，但长期服用速效的壮阳药也有危害性，同时出现不良反应，如面部潮红、头晕、头痛、烦躁、鼻塞、牙龈出血、心悸、心绞痛、消化不良等。实际上，在众多的不良反应中，很多症状都与性高潮时出现的性反应相类似。也有一些人说壮阳药对生命安全有危险，其实这是与自身健康能否承受性生活需要的精力和体力有关系。就壮阳药本身来说，有相当一部分含有性激素，虽然服用后短期内可暂时性增强性功能，但非常容易扰乱人体的内分泌功能，反而适得其反，终比原来越发不行。有些壮阳药夸大其词，实际上没有那么良效和速度。鹿茸、鹿血、鹿鞭、狗鞭、牛鞭、野山参等性热的药就不好多吃，易出鼻血；高血压者的要尽量少吃，易患脑出血。一些壮阳药含有化学药西地那非，与硝酸酯类（硝酸甘油，亚硝酸异戊酯、亚硝酸山梨酯等）联合会致血压急剧下降、甚至死亡。无论是规律服用或间断服用硝酸酯的病人，都绝对禁止同时使用壮阳药。因此，身体不健康的人、青少年、妇女都不要随意服用壮阳药为好。极少数人服用壮阳药会出现阴茎异常勃起，若勃起超过 4 小时，请立刻去找医生就诊。

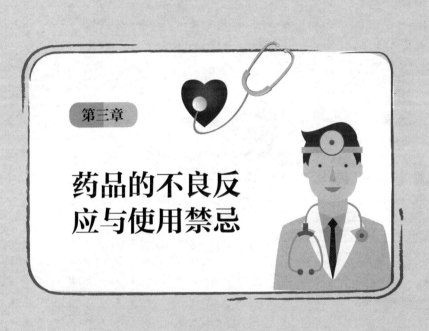

第三章

药品的不良反应与使用禁忌

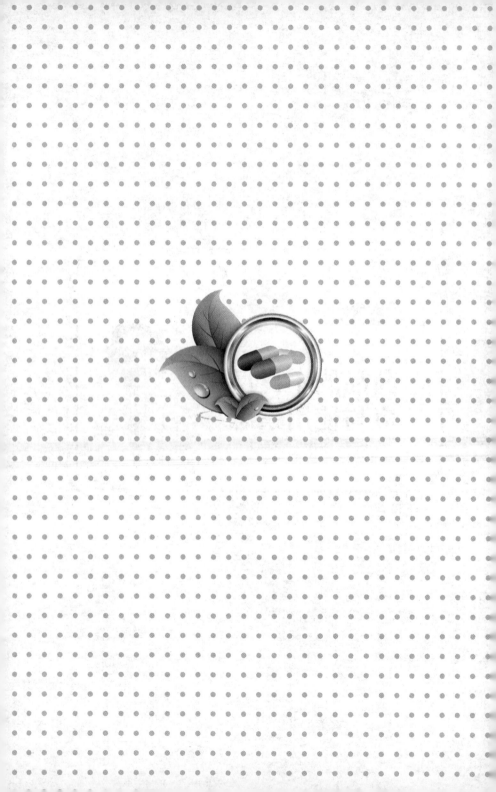

药品是把双刃剑，疗效与不良反应并存，其盘根错节，利弊相依。疗效是人们所追求的理想结果，而不良反应（ADR）包括毒副作用、后遗作用、三致反应，是指合格的药品，在正常用法、用量（适应证、剂量、给药途径、疗程）下，出现的与用药目的无关的或意外的有害反应。药品不良反应是人类在与疾病搏击征途中所必然要付出的代价。其危害严重、潜伏隐蔽、出没无常，防不胜防。

第一节　规避药品不良反应

缘于药品的双重性，因此，对药品要一分为二，既要看到有利的一面，又要看到不利的一面，大多数药品均有或多或少的不良反应。由于不同的人种、基因、性别、年龄、体质和疾病对药物的疗效、不良反应的表现都不尽相同。因此，我们必须从本质上认识药品，既不恐惧，也不麻痹，要熟悉药品的有效性和安全性，时刻保持高度警惕，认真观察，以规避和减少药品对人类的危害。

🔌 药品不良反应可能隔代遗传吗？

隔代反应属于 C 型不良反应，一般在长期用药后出现，潜伏期较长，没有明确的时间关系，难以预测。其发病机制：有些与致癌、致畸以及长期用药后心血管疾患、纤溶系统变化等有关，有些机制不清，尚在探讨之中。其特点有：①背景发生率高；②非特异性（指药物）；③没有明确的时间关系；④潜伏期较长（隔代）；⑤不可重现；⑥发生机制尚不清楚。

远在 20 世纪 40 年代初，英国人用化学合成的方法合成了人类第一个雌激素——己烯雌酚，50 年代初用于妊娠初期妇女的保胎。但到了 1967 年春天，美国波士顿市妇科医院的妇产科医生在近半年时间内连续发现 8 例患有阴道癌的少女，年龄在 14～21 岁之间，数量比 21 世纪以来报道总数还多，他们十分惊讶，开始关注此事并向全球的同行发出启事。此后，其他医院的陆续也有相关报道，直至1972年，全球各地总计报告91名8~25岁的阴道癌病历，其中确认49名少女的母亲在怀孕期间服用过己烯雌酚。药物学家为此专门做了动物试验，发现己烯雌酚组可致子代雌性阴道癌的危险比空白组增加132倍，铁证如山。

己烯雌酚自药品上市到禁用，前后时间经历了30多年，少女阴道癌者总数达到317人，1971年禁用于孕妇。但纠纷迄今未尽，2004年，一位加拿大47岁妇女获赔270万欧元，缘于药品所致的阴道癌困扰了她30年。案例说明，己烯雌酚的这种致癌不良反应要在十几年甚至二十年后在下一代身上才能暴露出来，正多谓："妈咪服药，女儿受过"。这就是药品的毒性和不良反应可能隔代反映。

🔲 药品不良反应就是副作用吗？

不良反应中有一种叫作A型（量变型异常）反应，其由药品的作用增强所致，特点可以预测，与剂量有关，停药或减量后症状很快减轻或消失，发生率高但死亡率低。包括副作用、毒性反应、继发反应、后遗效应、首剂效应和撤药反应等。如细胞毒抗肿瘤药能干扰肿瘤细胞，也影响正常组织尤其是生长最快的上皮组织，导致口腔黏膜反应如咽炎、胃炎、口腔溃疡等。其特点为：①常见；②与剂量密切相关；③时间关系较为明确；④可重复性；⑤在上市前研究中常可发现。

产生副作用的原因是药物选择性低，作用范围广，治疗时所用一个作用，其他作用就成为副作用。如阿托品用于解除胃肠平滑肌痉挛性疼痛（胃痛、胆绞痛）时，常引起口干舌燥（抑制腺体分泌）、心悸（加速心率）、尿潴留（松弛排尿肌）等副作用。在口服药中，脂溶性越强的药品就越易在消化道内吸收，更易出现治疗效果，也更易出现不良反应。氯喹对黑色素的亲和力大，易在含黑色素的眼组织内蓄积，引起视网膜变性。

🔲 为什么已经上市的药品还会有不良反应？

药品在上市前需要进行十分复杂的研究，包括药理学、药效学、病理学、毒理学、药代动力学、稳定性和临床疗效等研究，但临床受到多种因素制约（样本量、年龄、病种、病情、时间、经费等），只有上市后逐渐发现、有一个量变过程，短则数月，长则数年，甚至隔代。就说试验的样本量，最多也就300例，因此，许多少见（发生率为千分之一）、罕见（发生率为万分之一）的不良反应，不可能观察出来，需要等上市后再大量的人群中应用，才可能逐渐的发现、发生和体现出来。由此说明，被批准上市的药品在应用中仍可以发生许多不良反应，包括严重的、罕见的、新发的不良反应。

此外，为了观察受试药品的疗效和安全性，临床研究必须采取单一用药，以排除干扰，且有时间限制。但上市后临床在治疗上却经常提倡联合用药，合并用药后出现变幻莫测的药物相互作用。药物相互作用是指两种或两种以上的药物合并或先后序贯使用时，所引起的药物作用和效应的变化。即一种药品受另一种药品的影响，或由于其间与人体的作用，改变了药品原有性质、体内过程和组织对药品的敏感性，改变药品的效应和毒性。

⊞ **防范药品不良反应，我们能做些什么？**

（1）避免滥用药，减少合并用药的数量。

（2）选择适宜的给药方法，严格控制给药间隔和持续时间和疗程，防止蓄积性中毒。注意年龄、性别、妊娠及哺乳期妇女和个体差异，注意药物相互作用和配伍禁忌。

（3）用药前仔细通读药品的不良反应谱，对新药尤应如此。在吃药前要仔细阅读药品说明书，弄不懂时宜咨询医生或药师。

（4）对既往有药品过敏史、家族过敏史和特异质的人群，对曾发生或可疑发生不良反应的药应尽力防范，方法是"避、忌、替、移"，即为躲避、禁忌、替代和迁移。对易致过敏的药在用前宜进行皮肤敏感试验（皮试）。

（5）一旦发生不良反应，宜立即去医院对症治疗，并酌情采用停用、减量或继续治疗。

（6）使用抗过敏药应及时，以较快地抑制组胺和一系列反应。值得注意的是，抗组胺药可抑制皮肤对组胺的反应，故在皮试过敏原试验时（如青霉素、链霉素、血清制品等皮试）时，应在停药48小时后进行。

吃中药也会有不良反应吗？

不少人都认为"中药没有副作用"或"中药是纯天然的，比西药安全"，其实这里有不少的误区。生活上应用不当而造成过敏及中毒事件屡有发生。据有关统计，仅在20世纪80年代，有据可查的由中药所致的不良反应有2217例，90年代有10321例。如牛黄抱龙丸可致腹泻；舒筋活血丸、舒筋活络丹引起肢体和全身麻木；大舒络丹出现胃出血；壮骨关节丸造成肝损害和肝酶增高；牛黄解毒丸诱发心慌、胸闷、过敏；追风透骨丸服后有呕吐、腹痛、麻木的危险。

云南白药是一种名优的中成药，治疗内、外出血和血瘀肿痛有极好的疗效，成人1次剂量为0.2～0.3克，如1次服量超过0.5克，就有可能引起头晕、恶心、呕吐、面色苍白、四肢厥冷，甚至导致肾衰竭。六神丸、六应丸等中成药常用于治疗咽喉肿痛、扁桃体炎等，但因内含蟾酥，具有一定毒性，若服用过多，可出现头晕、胸闷、心悸、气短、恶心、呕吐、腹痛、腹泻、口周及四肢麻木、大汗淋漓等中毒症状。

中成药的品种繁多，成分十分复杂，如植物药材麻黄含有麻黄素，马钱子中有马兜铃酸，乌头含有乌头碱，巴豆中含巴豆油；动物药材中如蛇毒、斑蝥等有毒蛋白；矿物药中含有砷、汞、铅等有害元素。同时我们也清醒地看到，中药制剂工艺仍有待完善，许多杂质、色素远未去除。尤其是中药注射剂，其微粒杂质多，极易造成过敏、血栓、动脉血管内皮的异物沉着而诱发血管硬化。

追溯悠久的中医药史，先人早就总结出"十八反""十九畏""是药三分毒"等理论。虽有许多疗效好的中成药用于临床，但不等于中药就无不良反应。

🎯 哪些药品可引起贫血？

贫血包括缺铁性贫血又称"良性贫血"，以及巨幼红细胞贫血俗称"恶性贫血"。前者由于缺铁，使血红蛋白合成减少，后者是缺乏叶酸和维生素 B_{12} 等造血因子，使幼稚红细胞在发育中的脱氧核糖核酸合成出现障碍，细胞的分裂受阻，形成畸形的巨幼红细胞，并伴有神经症状（神经炎、神经萎缩）。其次，是再生障碍性贫血。过度用药也可引起贫血。

（1）**抗菌药物**　在引起贫血的抗菌药物中，氯霉素占第一位，其可引起 3 种贫血：①红细胞生成抑制所致的贫血为可逆性贫血，与药品剂量有关，为毒性反应所致；②再生障碍性贫血，其发病与氯霉素剂量无关，可能与过敏有关；③溶血性贫血，由于红细胞内缺乏葡萄糖 –6– 磷酸脱氢酶所致。

（2）**抗肿瘤药**　甲氨蝶呤、硫唑嘌呤、尼莫司汀、奥沙利铂、吡柔比星、柔红霉素、阿糖胞苷、吉西他滨、氟达拉滨、阿柔比星 A、替尼泊苷、长春新碱、长春瑞滨、紫杉醇、多西他赛等有严重毒性，可致贫血或由叶酸缺乏所致的巨幼细胞贫血，口服叶酸拮抗药（具有拮抗二氢叶酸合成酶，使四氢叶酸合成发生障碍的药，如乙氨嘧啶、甲氨蝶呤、甲氧苄啶）所致巨幼细胞贫血。

（3）**抗肺动脉高压症药**　应用波生坦和司他生坦后常见有血红蛋白计数显著减少、头痛、颈痛、面部潮红、下肢水肿和贫血。

（4）**抗癫痫药**　扑米酮可引起巨幼红细胞贫血。

（5）**抗糖尿病药**　格列吡嗪、格列齐特、格列美脲、罗格列酮、吡格列酮可引起溶血性贫血或贫血。

（6）**非甾体抗炎药**　萘丁美酮、对乙酰氨基酚、洛索洛芬、阿司匹林可引起贫血。

（7）**其他**　利尿剂氨苯蝶啶可引起巨幼细胞性贫血。

哪些药品可致再生障碍性贫血？

再生障碍性贫血简称"再障"，是以骨髓造血衰竭、外周血液全血细胞减少为特征的一组综合征，分为原发、继发两种类型，临床上以贫血、出血、感染为三大主要表现。引起继发性再障的因素有接触化学物质、药物、放射线、病毒感染、妊娠等。其中服用后可引起再障的药品有：

（1）**抗疟药** 磷酸氯喹、磷酸羟氯喹、磷酸伯氨喹、乙胺嘧啶、阿的平可致再障，并引起可逆性粒细胞缺乏，血小板计数减少。

（2）**抗菌药物** 甲砜霉素有骨髓抑制作用，约有10%～20%患者每天应用1500毫克或750毫克后可发生早期毒性反应，主要表现为红细胞生成受到抑制，红细胞和网织细胞减少。还会出现白细胞、血小板计数、血红蛋白减少，血清铁增加和再障，停药后均可恢复。氯霉素有骨髓抑制毒性，发生再障极为罕见且为不可逆性，发生率0.002%，但死亡率高，以12岁以下的儿童较多见，女性发病率较男性高2倍。主要影响红细胞、白细胞和血小板计数的形成，并有发热、褐色尿、脾肿大、皮肤黄染等症状。

（3）**抗肿瘤药** 盐酸氮芥、丝裂霉素、甲氨蝶呤、巯嘌呤、环磷酰胺、异环磷酰胺、吡柔比星等可抑制骨髓造血功能，导致再障。

（4）**非甾体抗炎药** 阿司匹林、水杨酸钠、保泰松、双氯芬酸（扶他林）、吲哚美辛、氨基比林、安乃近通过抑制造血功能和二磷酸腺苷受体对血象产生影响。

（5）**镇静催眠药** 氯氮卓、甲丙氨酯可严重抑制造血功能，引起白细胞计数减少、血小板减少性紫癜和再障。

（6）**其他** 三甲双酮、氯丙嗪、甲苯磺丁脲、苯妥英钠、卡马西平偶可引起再生障碍性贫血。

救治措施：对发生再障者应及时停药，对慢性再障者首选雄激素治疗，常用有肌内注射丙酸睾酮50～100毫克/天，或混合睾酮酯一次250毫克，一周2次肌内注射；口服可选司坦唑醇6～12毫克/日、十一酸睾酮120～160毫克/日，疗程至少6个月以上。对年龄大于40岁或无合适供髓者的严重型再障者，常用抗胸腺球蛋白（ATG）和抗淋巴细胞球蛋白（ALG），剂量因来源不同而异。严重型再障者可选环孢素，剂量一日10～12毫克/千克体重，多数病例需长期维持治疗，维持量为一日2～5毫克/千克体重。对急性型和重症再障可用左旋咪唑一次50毫克，一日3次，一周服用1、2或3天，连续治疗，或应用环磷酰胺、硫唑嘌呤等免疫抑制剂。对重型再障免疫抑制剂治疗时可采用造血细胞因子和联合治疗，再障是造血干细胞疾病引起的贫血，内源性血浆促红素水平均在500U/L以上，采用重组人促红素治疗再障须大剂量才能有效，一般剂量不会取得任何效果。重组人集落刺激因子包括沙格司亭、非格司亭、莫拉司亭、培非格司治疗再障对提高中性粒细胞，减少感染可能有效，但对改善贫血和血小板减少症的效果不佳，除非大剂量应用。

哪些药品可使血白细胞计数减少？

白细胞是无色有核细胞，正常外周血液中常见有中性、嗜酸性、嗜碱性、淋巴和单核细胞。各种白细胞的功能不同，主要通过吞噬和免疫功能防御感染，消灭病原体，消除过敏原和参加免疫反应、产生抗体，从而保证人体健康。白细胞计数是计算在一定的范围内的白细胞数量，计数明显增减的原因可由多种疾病所引起，但用药也可引起计数减少：

（1）抗菌药物　氨苄西林、阿莫西林、磺苄西林、苯唑西林、头孢替安、头孢噻肟钠、头孢曲松、头孢唑肟、头孢克肟、头孢泊肟酯、头孢吡肟、哌拉西林/三唑巴坦、氯霉素、阿奇霉素、甲砜霉素、林可霉素、多黏菌素、磷霉素、二性霉素B、磺胺嘧啶、磺胺二甲嘧啶、磺胺多辛、磺胺甲噁唑、复方磺胺甲噁唑。

（2）抗结核药　链霉素、异烟肼、利福平、对氨基水杨酸钠等。

（3）抗疟药　阿的平、奎宁、扑疟喹啉、氯化喹啉、乙胺嘧啶等。

（4）抗甲状腺药　甲巯咪唑、卡比马唑、丙硫氧嘧啶、甲硫氧嘧啶。

（5）抗高血压药　卡托普利、培哚普利、依那普利、贝那普利、赖诺普利、肼苯哒嗪、甲基多巴。

（6）抗肿瘤药　阿糖胞苷、环磷酰胺、白消安、甲氨蝶呤、巯嘌呤、羟基脲、氟脲嘧啶、柔红霉素、表阿霉素、长春新碱。

（7）免疫抑制药　来氟米特、硫唑嘌呤、雷公藤多苷、环孢素、麦考酚吗乙酯、咪唑立宾、他克莫司。

（8）非甾体抗炎药　对乙酰氨基酚、布洛芬、阿司匹林、双氯芬酸、吲哚美辛、非诺洛芬钙、芬布芬、酮洛芬、洛索洛芬、氯诺昔康、金诺芬、保泰松、青霉胺。

（9）抑酸剂　西咪替丁、雷尼替丁、法莫替丁、罗沙替丁乙酸酯、兰索拉唑、泮托拉唑、雷贝拉唑。

（10）利尿剂　双氢噻嗪、利尿酸钠、呋塞米（速尿）等。

（11）降糖药　格列齐特（达美康）、甲苯磺丁脲。

（12）抗心律失常药　普萘洛尔（心得安）、奎尼丁、普鲁卡因酰胺等。

（13）抗癫痫药和镇静药　卡马西平、苯巴比妥、二甲双酮、地西泮（安定）、氯氮卓（利眠宁）、眠尔通、丙咪臻、氯丙嗪、苯妥英钠、三环类抗抑郁药、苯巴比妥等。

救治措施：对白细胞减少患者，在用药前要仔细阅读说明书，对不良反应不太明确时，宜每隔2～3周监测1次血象，连续2次如无白细胞减少，则可继续使用。如服用上述药物引起白细胞减少时，应及时停用，更换非引起白细胞减少的药物，并按医嘱服用促白细胞增生药（茜草双酯、小檗胺、茴香烯、鲨肝醇、利血生、白血生、肌苷、氨肽素、维生素 B_4），或注射苦参总碱、粒细胞集落刺激因子等。

哪些药品可引起出血？

出血是血液自心脏、动静脉血管腔外出，流出的血液逸入体腔或组织内者，称为内出血，血液流出体外称为外出血。药物的作用和不良反应也可造成出血，出血部位可表现在胃肠、大脑、肝脏、口腔、牙龈、鼻腔、眼底、阴道、尿道、皮下等。

（1）抗凝血药　通过影响凝血过程中的不同环节以阻滞血液凝固，用于防止血栓形成的药物。常用的抗凝血药包括阻止纤维蛋白形成的药物（肝素、低分子肝素和口服抗凝血药），维生素 K 拮抗剂华法林，促进纤维蛋白溶解而使血栓溶解药如链激酶、尿激酶、阿替普酶、降纤酶、腹蛇抗栓酶、蚓激酶、巴曲酶（东菱抗栓酶）等，应用过量或应用中均可导致出血。直接凝血酶抑制剂达比加群酯所致血栓栓塞与主要出血事件较华法林大。抗血小板药噻氯吡啶、氯吡格雷、双嘧达莫、阿昔单抗、替罗非班、拉米非班、依替巴肽、前列环素、依洛前列素等可以对抗血小板聚集，也有引起出血的风险。

（2）抗菌药物　大剂量青霉素类（青霉素、羧苄西林、美洛西林、哌拉西林、阿洛西林、替卡西林、磺苄西林、替卡西林 / 克拉维酸钾）应用时偶可出现凝血机制异常。头孢菌素类（头孢匹胺、头孢替坦、头孢孟多、头孢唑林、头孢孟多酯、头孢美唑、头孢特仑匹酯、头孢泊肟匹酯、头孢曲松、头孢噻肟、头孢哌酮、头孢甲肟、头孢布烯、头孢唑肟、头孢克肟等），可抑制肠道正常菌群，减少维生素 K 的合成，减弱凝血功能。头孢霉素类的头孢西丁、头孢米诺，碳青霉烯和氧头霉烯的拉氧头孢、氟氧头孢、美罗培南、氨曲南、亚胺培南 / 西司他丁、厄他培南、氯霉素、甲砜霉素均可使凝血酶原时间延长，引起出血和术中出血显著，且与肾功能密切相关。

（3）非甾体抗炎药　几乎所有的非甾体抗炎药均可引起出血，其抑制环氧酶和抑制前列腺素合成，使胃肠黏膜失去前列腺素的保护作用，导致黏膜 - 碳酸氢盐屏障功能减退，使黏膜更易受到传统危险因素（酸、酶、胆盐）的侵害而出现溃疡或出血；或破坏黏膜屏障，直接损伤胃黏膜，并减少内皮细胞增生，减少溃疡床血管形成，出现溃疡或出血；抑制血栓烷 A_2，抑制血小板聚集，抑制肝脏凝血酶原合成，导致出血。

（4）抗癫痫药　苯妥英钠、色甘酸钠、氯苯那敏可引起鼻出血和尿出血。

（5）**避孕药**　避孕尤其是紧急避孕后，一般在停止药后 1 周内可出现阴道内出血，被称为"撤退性出血"，米非司酮一般在口服后 30 小时开始阴道出血，持续 1～16 天不等。

（6）**促进阴茎勃起功能药**　西地那非、伐地那非和他达拉非可致脑出血和尿出血。

（7）**抗肿瘤药**　环磷酰胺、异环磷酰胺、塞替派、博来霉素、甲氨蝶呤、阿柔比星 A、羟喜树碱、门冬酰胺酶可引起出血性膀胱炎；来曲唑、阿那曲唑可导致阴道出血，在接受贝伐单抗治疗的患者中，出现两种不同的出血情况，最常见的是轻微的出血，主要表现为鼻出血；另一种是严重的肺出血，有时是致命的。

（8）**其他**　祛痰药羧甲司坦，免疫抑制剂环孢素、黄酮哌酯、多沙唑嗪可致鼻出血，抗偏头痛药舒马普坦，中枢兴奋药哌甲酯，也可以引起出血反应。

救治措施：①用药期间宜注意监测血象、凝血功能（凝血酶原、出凝血时间）。②连续应用抗菌药物，尤其是头孢菌素类 10 天以上注意补充维生素 K_3 和维生素 B 族。③止血：轻微出血者可应用促凝血药，如酚磺乙胺（止血敏）、氨甲苯酸（止血芳酸）、氨甲环酸（止血环酸），对有凝血功能障碍者可应用血凝酶（巴曲亭、立芷雪），可有助于止血。服用华法林后出血者可应用维生素 K 防治出血。④对肝素引起的出血倾向及凝血酶原时间延长，应用维生素 K 治疗无效，可应用鱼精蛋白，每 1 毫克可中和肝素 125IU。

哪些药品可致血尿？

人的尿液经过肾盂、输尿管、膀胱、尿道排出体外，凡是上述器官有病，发生出血，都可以引起血尿。常见引起血尿的疾病有各种肾炎（急慢性肾炎、局灶性肾炎、良性急性出血性肾炎）、泌尿系统感染、出血性膀胱炎、泌尿系结石（肾、输尿管、膀胱或尿道）、肾结核、肾及尿道损伤、泌尿生殖系肿瘤（肾、输尿管、膀胱、前列腺肿瘤）、其他泌尿系疾病（如肾下垂、游走肾、先天性多囊肾等）。但有些药物对肾脏有损害，服用后可引起血尿。

（1）**抗菌药物** 青霉素、头孢菌素、庆大霉素、卡那霉素、妥布霉素、四环素、麦迪霉素、多黏菌素，尤其是头孢拉定，静脉滴注后数分钟、数小时或数日可出现血尿；氟喹诺酮类药如诺氟沙星、环丙沙星、洛美沙星、司帕沙星；磺胺类药如磺胺甲噁唑、磺胺嘧啶、磺胺多辛、磺胺甲噁唑/甲氧苄啶、柳氮磺吡啶等；抗结核药异烟肼、对氨基水杨酸钠等；氨基糖苷类抗生素异帕米星也可引起血尿。

（2）**免疫抑制剂** 环孢素。

（3）**抑酸剂** 西咪替丁、雷尼替丁、雷尼替丁枸橼酸铋、法莫替丁等。

（4）**非甾体抗炎药** 阿司匹林、吲哚美辛。

（5）**抗血小板药** 西洛他唑、噻氯匹定、氯吡格雷可引起血尿。此外，卡托普利、阿普唑仑、环磷酰胺、盐酸多奈哌齐、甲苯达唑等也可引起血尿。

救治措施：一旦发现血尿，应及时去医院检查，确立原因，停用导致血尿的药品，并对症服用促凝血药（氨甲苯酸、氨甲环酸、酚磺乙胺、卡巴克络等），维生素C、氯化铵和抗生素。

哪些药品可致尿潴留？

尿潴留是指在膀胱内充满的尿液不能排出体外，常由排尿困难所致，多因膀胱颈部以下梗阻，或肛门手术后。另外，排尿受到中枢神经、自主神经调节。部分药品可产生抗胆碱、抗利尿作用，出现尿潴留和排尿困难等症状。

（1）**镇痛药** 吗啡、阿片、哌替啶、可待因、罗通定可抑制中枢神经和产生抗利尿作用，表现为便秘、口干、缩瞳、少尿、尿急、尿潴留和排尿困难。

（2）**抗胆碱药** 阿托品、颠茄、山莨菪碱、丁溴酸东莨菪碱、溴丙胺太林、苯海索、樟柳碱等可抑制胆碱能神经，抑制腺体分泌，出现尿潴留和排尿困难。

（3）**抗过敏药** 异丙嗪、苯海拉明、氯苯那敏、赛庚定、羟嗪、西替利嗪、阿司咪唑、黄酮哌酯等抗过敏药具有抗胆碱作用，抑制腺体分泌，表现为口干、舌燥、眼压升高，同时阻滞乙酰胆碱活性，使膀胱逼尿肌收缩力下降，对患有良性前列腺增生者可引起尿潴留。

（4）**抗精神病药** 氯丙嗪、奋乃静、氟哌啶醇、多塞平、三氟拉嗪、丙米嗪、氯米帕明等具有外周抗胆碱作用，表现为口干、便秘、眼压升高、尿潴留。

（5）**镇咳药** 可待因、喷托维林、右美沙芬、苯丙哌林、盐酸那可丁等单独服用或与抗胆碱药联合应用，可引起便秘、尿潴留。

（6）**抗高血压药** 尼群地平、硝苯地平、二氮嗪、胍乙啶、米诺地尔、硝酸甘油、氟桂利嗪在降低血压后，促使肾素活性增加，发生尿潴留。

救治措施：对尿潴留者宜及时去医院检查，采取针灸、热敷、按摩和中药治疗，严重者可行导尿，或肌内注射新斯的明0.5毫克，促进膀胱收缩而排尿；对水肿严重者可服用利尿剂（呋塞米、布美他尼、阿佐塞米、氢氯噻嗪等）。

哪些药品可致排尿困难？

排尿困难系是指排尿不畅、排尿费力，轻者表现为排尿延迟、射程短；重者表现为尿线变细、尿流滴沥且不成线，排尿时甚至需要屏气用力，乃至需要用手压迫下腹部才能把尿排出。严重的排尿困难可发展为尿潴留。导致排尿困难的药品有：

（1）**抗滴虫药** 甲硝唑（灭滴灵）、替硝唑（服净）偶可引起排尿困难。

（2）**抗心律失常药** 丙吡胺（异搏定）可抑制心脏兴奋的传导，同时也抑制腺体的分泌，可致排尿困难、口干等反应。

（3）**抗菌药物** 美罗培南（美平、倍能）可致排尿困难。

（4）**β-受体阻滞剂** 卡维洛尔（瑞欣乐）可致排尿困难。

（5）抗高血压药 乌拉地尔（压宁定）可致尿频、尿失禁。

（6）抗胆碱药 颠茄、阿托品、丙胺太林（普鲁苯辛）、溴甲阿托品（胃疡平）、甲溴贝那替嗪（服止宁）等服后可抑制腺体的分泌，出现口干、排尿困难、尿潴留、便秘等反应，如反应较大可减量服用。

（7）抗过敏药 氯苯那敏、苯海拉明、异丙嗪、氯马斯汀、氯雷他定、赛庚啶、茶苯海明（乘晕宁）等可阻滞乙酰胆碱活性，促使膀胱平滑肌收缩力下降，引起尿潴留、排尿困难。

救治措施：排尿困难者宜及时去医院检查，停用导致排尿困难的药品，采取针灸、热敷、按摩和中药治疗，严重者可行导尿，或肌内注射新斯的明 0.5 毫克，促进膀胱收缩而排尿；或服用钙通道阻滞剂硝酸苯地平，水肿严重者可服用利尿剂（呋塞米、布美他尼、阿佐塞米、氢氯噻嗪等）。

哪些药品可引起泌尿道结石？

人体的泌尿系统由肾、输尿管、膀胱和尿道组成，当人体中某些物质中的成分不能继续分解而被吸收时，便由体液中析出，形成晶体结晶，则称为结石，发生在肾脏的为肾结石，发生在胆囊内为胆汁结石，在输尿管、膀胱、尿道的为尿道结石，统称为"尿石症"。

尿道结石与环境、社会、个体和遗传因素有关。夏天，由于天气炎热，人体出汗增多、体内水分蒸发快，小便减少，尿液中的电解质和矿物质浓度大为增加，由于没有及时补充水分，不仅使一些原有结石的患者易复发或症状加重，而且因突发结石而出现肾绞痛。但有些药品可致尿道结石。常见的有：

（1）钙剂 葡萄糖酸钙、乳酸钙、碳酸钙等常见的不良反应是胃肠道刺激，如恶心、胃痛、便秘等。长期大量服用可能发生高钙血症、尿钙增高、肾结石、异位钙化、动脉粥样硬化等不良反应。

（2）利尿剂 呋塞米见于大剂量快速静注时（剂量大于 4~15 毫克/分钟），多为暂时性，少数为不可逆性，尤其当与其他有耳毒性药同时应用时，另在高钙血症时，可引起肾结石。乙酰唑胺有一定的肾毒性，可致肾绞痛、结石、磺胺尿结晶、肾病综合征。

（3）**磺胺类药** 磺胺药由肾脏排出，其乙酰化产物在尿液中浓度较高，可形成结晶沉淀或结石。

（4）**维生素** 维生素 D 和维生素 A 可促进小肠吸收钙离子，使尿钙增高和排钙增多，尿内结石物质易产生结晶，从而形成结石。大量维生素 C（4~6 克 / 日）在体内可转变为草酸而析出结晶。

（5）**非甾体抗炎药** 阿司匹林可影响其他排酸药的作用，引起尿酸滞留、结石等。

（6）**抗结核药** 对氨基水杨酸钠可发生高尿钙尿而导致结石。

另外，服用过量抗酸药（磷酸钙及三硅酸镁等）、丙磺舒、甲氨蝶呤大剂量给药、糖皮质激素也可诱发尿结石。

救治措施：尿结石者宜及时去医院检查，采取饮水（3000 毫升 / 日）、针灸和中药治疗，同时碱化尿液（服用碳酸氢钠 6/ 日或枸橼酸钾 30 克 / 日）；结石直径小于 0.5 厘米者可采用排石（应用抗胆碱药和钙通道阻滞剂以松弛泌尿道平滑肌，联合利尿剂和排石剂、中药）治疗，直径小于 2 厘米者可行体外冲击波治疗，严重者可施手术。

哪些药品可致精神失常？

精神失常又称"精神病"，是人体在内外各种致病因素影响下，大脑机能发生紊乱，导致感知、情感、注意、记忆、行为、意识和智能发生紊乱，使精神活动出现异常。可分为器质性、功能性精神病，有些药品可致精神失常：

（1）**抗菌药物** 大剂量青霉素易透过血脑屏障，刺激脑膜和中枢神经，引起头痛、呕吐、呼吸困难、肌肉震颤、惊厥、癫痫发作、弛缓性瘫痪、昏迷、精神错乱等，严重者可死亡。其属于毒性反应，称为"青霉素脑病"，常与剂量和血药浓度直接相关，尤以儿童、老年人、肾功能不全者更易发生。应用普鲁卡因青霉素的少数患者可出现焦虑、发热、呼吸急促、心率加快、幻觉、抽搐和昏迷等。另亚胺培南 / 西司他汀钠可引起精神失常，严重者可致命。碳青霉烯抗生素的亚胺培南、帕尼培南、美罗培南、比阿培南、艾他培南等超剂量使用可出现神经毒性，表现有头痛、耳鸣、听觉暂时丧失、肌肉阵挛、精神紊乱、癫痫等症，尤其是肾功不全伴癫痫者。对有中枢神经疾病、肾功不全或其他癫痫诱发因素者，可引发癫痫。氟喹诺酮类抗菌药物的环丙沙星、氧氟沙星、依诺沙星、左氧氟沙星、加替沙星在体内分布广泛，可透过血脑屏障而进入脑组织，并抑制氨基丁酸受体，提高中枢神经的兴奋性，引起精神失常，导致不同程度的精神错乱、兴奋亢进、幻觉、幻视、疑虑，甚至自杀和伤人。

（2）**抗抑郁药** 丙咪嗪有诱发癫痫发作倾向；马普替林可诱发躁狂症；米安色林在用药后可出现精神错乱；长期服用氟西汀、帕罗西汀、瑞波西汀等可出现戒断反应，并可使抑郁恶化，出现自杀倾向。产生原因主要是长期服药使脑内5-羟色胺受体敏感性下调，当突然停服时就会使突触间隙中5-羟色胺浓度下降，神经信息传递低下引起头晕、睡眠、精神错乱、梦境鲜明、神经敏感性增强、抑郁、恶心等，尤其是在血浆半衰期较短的帕罗西汀中最易出现。左旋多巴可引起精神行为改变，表现为焦虑、幻觉、抑郁、躁狂、妄想。

（3）**抑酸剂** 西咪替丁、雷尼替丁在用药后5～44小时出现语言杂乱、躁动不安、幻觉伴定向力丧失等症状。

救治措施：①一旦发生药源性精神失常，及时停药，并去医院诊断和治疗；②精神失常者可联合服用小剂量奥氮平、氯氮平抗精神病药；③注意用药个体化，不同的病人对不同药物的疗效反应会有不同，所产生的不良反应也有差异，因此，在品种众多的抗精神病药物中，应注意选药，如对兴奋型患者应尽量选用镇静作用较强的药物，如氯丙嗪、氟哌啶醇；对淡漠退缩的患者应尽量选用振奋作用较强的药物，如奋乃静、氟奋乃静、三氯拉嗪；对木僵型或紧张症状群患者应选用舒必利；对易出现较严重锥体外系反应者应选用氯氮平。

哪些药品可能诱发癫痫？
癫痫为一种反复性突然发作的脑功能短暂异常疾病，其治疗最终目标是完全控制发作而无副作用，达到最理想的生活质量。但一部分药品可能引起癫痫发作：

（1）抗精神病药　癫痫病患者若使用抗精神病药易使癫痫复发。其中以氯丙嗪、泰尔登最为多见，其次氟哌啶醇、奋乃静、氯氮平、三氟拉嗪等也能诱发癫痫病，但较为少见。抗精神病药是否诱发癫痫与使用剂量有关，如氯氮平日用量超过 500 毫克时，即可引起癫痫发作。注射氯丙嗪往往会诱发癫痫病大发作。

（2）抗狂躁药　癫痫患者若使用抗狂躁药碳酸锂过量或蓄积中毒，会致癫痫发作。

（3）抗焦虑药　地西泮、氯氮草、阿普唑仑等，皆可加剧癫痫病的发作。若此类药物与抗精神失常药长期合用，一旦突然停用或急剧减量时，均可引起癫痫发作。

（4）抗抑郁药　癫痫病患者使用抗抑郁药多虑平、丙米嗪、阿米替林等，均可使其旧病复发。服用抗抑郁药麦普替林与米安色林等也会有类似情况的发生。

（5）抗菌药物　癫痫者若应用两性霉素 B、氟喹诺酮类抗菌药物可诱发癫痫，也使癫痫病情加重。对代谢慢的癫痫患者，若服用异烟肼，一次用量超过 5 毫克 /k 克时，也会造成癫痫复发。

（6）抗疟药　如氯喹、乙胺嘧啶、奎宁。

（7）抑酸药　西咪替丁易通过血脑屏障（血液与脑细胞、血液与脑脊液间、脑脊液与脑细胞间的三种隔膜的总称）。癫痫患者使用西咪替丁时，当药物在脑细胞内或脑脊液内达到一定浓度时，会引起癫痫发作。而雷尼替丁、法莫替丁则不易进入脑脊液，使用后较为安全。

（8）抗肿瘤药　阿霉素、甲氨蝶呤、长春新碱等，均易引起局限性或全身性的癫痫发作。还有一些抗癌药会影响抗癫痫药的吸收，降低抗癫痫药的疗效，当抗癌药与抗癫痫药两者合用时，需调整用药剂量，来维持药效。如抗癌药卡氮芥加

（9）中枢神经兴奋药　哌醋甲酯、茶碱、咖啡因、安非他明、可卡因等。

（10）**抗心律失常药** 利多卡因、美西律可诱发癫痫。

救治措施：

（1）局限性发作：单纯和复杂性发作可首选卡马西平、丙戊酸钠、苯妥英钠、扑米酮，或选用拉莫三嗪、苯巴比妥、托吡酯、左乙拉西坦、加巴喷丁、唑尼沙胺、奥卡西平。有继发全面发作者可选择噻加宾、氨己烯酸。其中左乙拉西坦起始剂量一次500毫克，一日2次，最大推荐剂量为一次1500毫克，一日2次。在患者停用本品时，应每1~2周渐减1000毫克，以避免引起停药后癫痫发作。

（2）各种类型的全面性发作：可首选丙戊酸钠、托吡酯、拉莫三嗪、左乙拉西坦。

（3）全面性强直阵挛性发作：可选用卡马西平、苯巴比妥、苯妥英钠、奥卡西平；失神性发作可选择丙戊酸钠、非胺酯；肌阵挛性发作、失张力发作首选丙戊酸钠。

（4）综合性发作：有良性外侧裂癫痫者可首选促进肾上腺皮质激素、丙戊酸钠、托吡酯；青少年肌阵挛癫痫者可选丙戊酸钠、拉莫三嗪、氯巴占；婴儿痉挛型者选用丙戊酸钠、托吡酯。

哪些药品可引起幻觉？

幻觉是在没有相应的现实刺激作用于感觉器官而体验到感觉刺激的状态，即在意识清醒的状态下出现大量而持久的一种精神病理状态，主要表现有幻视、幻听、幻嗅。部分药品可致人体出现幻觉，常用的药品有：

（1）**抗震颤麻痹药** 溴隐亭、苯海索、左旋多巴可引起精神行为改变，表现为焦虑、幻觉、抑郁、躁狂、妄想。

（2）**抗病毒药** 金刚烷胺由于具有抗胆碱作用，并刺激大脑与精神有关的多巴胺受体，可出现幻觉、精神错乱、视物模糊，尤其是老年患者。

（3）**抗心功能不全药** 地高辛、甲地高辛、洋地黄毒苷、卡维地洛可刺激神经系统，出现幻觉、精神抑郁、错乱、黄视。

（4）**镇静催眠药** 苯二氮䓬类的地西泮、硝酸西泮、奥沙西泮、劳拉西泮、艾司唑仑等少见引起幻觉、情绪抑郁、精神错乱。

（5）非甾体抗炎药 吲哚美辛服后可出现焦虑、幻觉、头痛、失眠等精神症状；三环类抗抑郁药均可引起幻觉。

救治措施：

（1）对短暂性或一过性幻觉，进行心理调节和治疗。

（2）对严重和经常性幻觉者给予小剂量的镇静药，辅助维生素B_1、谷维素治疗，停用导致幻觉的药品。

☯ 哪些药品可引起精神抑郁？

抑郁症的病因较多，有遗传因素、精神因素、年龄因素、环境因素等。药源性抑郁有一定隐匿性，极易被忽略，可引起抑郁前期症状和抑郁症的药品有：

（1）抗精神病药 依次为氟哌啶醇、氯丙嗪、奋乃静和三氟拉嗪等，氯丙嗪可致弱型抑郁，氟哌啶醇可致激励性抑郁。

（2）抗高血压药 某些老年患者长期服用利血平、复方利血平片后出现情绪焦虑性抑郁，即使小剂量利血平也可致抑郁。其他抗高血压药胍乙啶、肼苯哒嗪、肼屈嗪、可乐定、美加明、甲基多巴、卡托普利、贝那普利、雷米普利、赖诺普利等亦可引起抑郁。

（3）抗肿瘤药 来曲唑、阿那曲唑、依西美坦。

（4）抗心律失常药 丙吡胺、双异丙吡胺、普罗帕酮、利多卡因、左布比卡因。

（5）抗癫痫药 卡马西平、苯妥英钠。

（6）抗帕金森病药 左旋多巴、金刚烷胺等。

（7）抗抑郁药 氟西汀（百忧解）、帕罗西汀、瑞波西汀。

（8）抗菌药物 哌拉西林钠他唑巴坦、巴罗沙星、环丙沙星、诺氟沙星、氧氟沙星、左氧氟沙星、依诺沙星、甲硝唑、异烟肼等可引起精神错乱和抑郁等症状。

（9）孕激素 黄体酮、左炔诺孕酮、甲羟孕酮、地屈孕酮。少数妇女服用避孕药后会产生心理不适、急躁，甚至发生抑郁，应即停药，选用小剂量雌激素及孕激素制剂，或改用其他避孕方法，同时服

用维生素 B_6 20 毫克 / 日及其他药物治疗。

（10）5-HT$_3$ 受体阻滞剂　昂丹司琼、格拉司琼、托烷司琼、阿扎司琼、雷莫司琼、多拉司琼、阿洛司琼、帕洛诺司琼、吲地司琼。

（11）催眠药　地西泮（安定）、扎来普隆、雷美替胺、多奈哌齐、利斯的明。

（12）β- 受体阻滞剂　普萘洛尔、美托洛尔、阿替洛尔、噻吗洛尔、吲哚洛尔、喷布洛尔、塞利洛尔、奈必洛尔、拉贝洛尔、卡维地洛、艾司洛尔。

（13）下丘脑垂体激素和生长素释放抑制激素类似物　亮丙瑞林、戈舍瑞林、曲普瑞林。

（14）非甾体抗炎药　布洛芬、醋氯芬酸、氟比洛芬、依托度酸、吲哚美辛、托美丁钠。

（15）其他　西咪替丁、洋地黄、甲氧氯普胺（胃复安）、匹伐他汀、可的松等，一般以老年患者较多见。

救治措施：若出现抑郁症状，应注意监测并及时停药（或减量），及时到医院就诊，以缓解症状，避免发生意外。鉴于药源性抑郁并非为抑郁的直接临床病因，可能是加重抑郁症状的诱因。应在医师指导下应用抗胆碱能制剂（苯海索、阿托品、山莨菪碱等），或肌内注射地西泮。

哪些药品可致发热？

发热，俗称发烧，当直肠温度超过 37.6℃、口腔温度超过 37.3℃、腋下温度超过 37.0℃，昼夜间波动超过 1℃ 时即为发热，超过 39℃ 时即为高热。发热是人体对致病因子的一种全身性防御反应，是患病时要表现的一种症状。但用药也可以引起发热（药物热），药物热一般多在第 2 次用药后 8～9 天产生，但也可在第 1 次用药后出现，追其原因可能有：①药品过敏反应，药品作为抗原或半抗原与体内蛋白结合而产生抗体，抗原 – 抗体复合物被吞噬细胞吞噬后释放内源性致热源；②引起溶血性贫血或恶性高热；③药品中混有热源；④细菌、螺旋体和病毒被抗感染药物杀灭后释放异性蛋白和毒素；

⑤药品直接刺激体温中枢，或增加人体代谢导致周围血管收缩，减少出汗。可致发热的药品有：

（1）**抗菌药物** 青霉素、氨苄西林、阿莫西林、苯唑西林、哌拉西林、哌拉西林/他唑巴坦、头孢呋辛、头孢拉定、头孢孟多、头孢哌酮、头孢曲松、头孢哌酮/舒巴坦钠、头孢噻肟、头孢他啶、头孢唑林、亚胺培南/西司他丁钠、红霉素、阿奇霉素、琥乙红霉素、罗红霉素、链霉素、阿米卡星、奈替米星、妥布霉素、庆大霉素、四环素、氯霉素、克林霉素、林可霉素、磷霉素、万古霉素、去甲万古霉素、替考拉宁、环丙沙星、加替沙星、芦氟沙星、氧氟沙星、左氧氟沙星、复方磺胺甲噁唑、甲硝唑、替硝唑、利福平、异烟肼、乙胺丁醇、卷曲霉素、吡嗪酰胺、两性霉素B、制霉菌素、氟康唑、呋喃妥因、磺胺。

（2）**抗肿瘤药** 顺铂、卡铂、奥沙利铂、奈达铂、多西他赛、门冬酰胺酶、阿柔比星、表柔比星、依达比星、吡柔比星、伊马替尼、舒尼替尼、达沙替尼、长春瑞滨、长春地辛、米托蒽醌、博来霉素、丝裂霉素、平阳霉素、柔红霉素、放线菌素天、高三尖衫酯碱、环磷酰胺、丙卡巴肼、尼莫司汀、利妥昔单抗、曲妥珠单抗、西妥昔单抗、替伊莫单抗、帕尼单抗、阿立必利。

（3）**抗凝血药** 链激酶、葡激酶、尿激酶、阿替普酶、东菱抗激酶、瑞替普酶、阿加曲班、磺达肝癸钠、肝素。

（4）**抗癫痫药** 苯巴比妥、苯妥英钠。

（5）**抗胆碱药** 阿托品。

（6）**调节血脂药** 阿托伐他汀、辛伐他汀、洛伐他汀、烟酸、菸酰胺。

（7）**垂体激素** 胰岛素、甲状腺素、促皮质激素、重组人生长激素、戈舍瑞林、亮丙瑞林、曲普瑞林、戈那瑞林。

（8）**镇痛药** 瑞芬太尼。

（9）**免疫调节药** 胸腺肽、胸腺喷丁、干扰素、阿地白介素、硫唑嘌呤。

（10）血浆代用品 羟乙基淀粉、右旋糖酐、人血白蛋白、聚明胶肽、琥珀酰明胶。

此外，尚有青霉胺、苯海拉明、甲基多巴、奎尼丁、肾上腺素、西咪替丁、可待因、肼苯哒嗪、硫氧嘧啶、保泰松、利眠灵、鲨肝醇、吡罗昔康、酚噻嗪类抗谨慎药也可致热。

救治措施：一旦出现药物热，首选物理降温，停用可疑药品，并进行抗过敏、解热降温治疗，必要时联合应用糖皮质激素。

哪些药品可致头痛？

药源性头痛常由用药引起，由于药物的作用剧烈扩张动脉血管或外周血管，增进血流量和速度，引起紧张性疼痛和反射性疼痛；或药品的过敏或超敏反应，刺激体温中枢，引起发热后所伴随的疼痛。

（1）抗心绞痛药 硝酸甘油、硝酸异山梨酯、单硝酸异山梨酯、曲匹地尔、雷诺嗪、曲美他嗪等，可以引起血管紧张性头痛。

（2）抗高血压药 硝苯地平、尼群地平、氨氯地平、左氨氯地平、乐卡地平、尼卡地平、尼索地平、非洛地平、西尼地平、巴尼地平、拉西地平、维拉帕米、哌唑嗪、地尔硫䓬、可乐宁、卡托普利、赖诺普利、依那普利、喹那普利、贝那普利、雷米普利、福辛普利、西拉普利、培哚普利、地拉普利、莫昔普利、螺普利等也可引起头痛，但比抗心绞痛药硝酸甘油较小，因为此类药主要作用于无痛觉感受器部位的血管。

（3）促脑血流和血管扩张药 氟桂利嗪、桂利嗪、吗多明、丁咯地尔、吡硫醇、利斯的明、阿米三嗪、双氢麦角毒碱、尼莫地平、倍他司汀、多奈哌齐、曲克芦丁、美金刚、胞磷胆碱。

（4）抗痛风药 别嘌醇、丙磺舒、奥昔嘌醇。

（5）抗肿瘤药 塞替派、尼莫司汀、奥沙利铂、博来霉素、甲氨蝶呤；尿嘧啶替加氟、替加氟、去氧氟脲苷、卡培他滨、阿糖胞苷、吉西他滨、阿柔比星A、拓扑替康、替尼泊苷、长春碱、长春新碱、托瑞米芬、阿那曲唑、依西美坦、索拉非尼、舒尼替尼、伊马替尼、利妥昔单抗、曲妥珠单抗、贝伐单抗，尤其单抗类药为大分子蛋白质，静脉滴注后蛋白可致患者发生过敏样反应或其他超敏反应。轻 - 中度过敏反应表现为发热、寒战、头痛等，少数患者可发生严重过敏反应，出现血压下降、气管痉挛、呼吸困难等症状。

（6）骨骼肌松弛药　氯唑沙宗、乙哌立松。

（7）平喘药　茶碱、氨茶碱、多索茶碱、二羟丙茶碱、甘氨茶碱钠、沙丁胺醇、特布他林、克仑特罗、非诺特罗、吡布特罗、福莫特罗、丙卡特罗、沙美特罗、妥布特罗、异丙托溴胺等可扩张外周血管，长期服用可致头痛。

（8）其他　四环素类抗菌药物，抗癫痫药苯妥英钠，维生素 A 和免疫调节剂乌苯美司也可引起头痛。

救治措施：

（1）药物性头痛可与头痛、紧张性头痛、偏头痛等鉴别诊断，一般可停药休息。

（2）剧烈头痛者可首选对乙酰氨基酚，口服成人一次 0.3 ~ 0.6 克，6 ~ 12 岁儿童一次 300 ~ 500 毫克或 10 ~ 15 毫克 / 千克体重，头痛发作时服，成人一日不宜超过 2.0 克。布洛芬镇痛作用较强，口服成人一次 0.2 ~ 0.4 克，每隔 4 ~ 6 小时给予 1 次，一日最大剂量 2.4 克；儿童一次 5 ~ 10 毫克 / 千克。阿司匹林可减少炎症部位具有痛觉增敏作用的物质 - 前列腺素的生成，故有明显的镇痛作用，成人一次 0.3 ~ 0.6 克，一日 3 次或疼痛时服。

（3）精神紧张者可合并应用谷维素、维生素 B_1。

（4）颅脑内压升高者和头痛症状明显者，可服用 50% 甘油氯化钠溶液，或静脉滴注 50% 葡萄糖注射液一次 40 ~ 60 毫升；严重者可静脉滴注 20% 甘露醇注射液（每次按 1 ~ 2 克 / 千克体重），或应用山梨醇注射液静脉滴注，剂量同甘露醇。

哪些药品可引起耳鸣?

药物性耳鸣是指某些药品或化学制剂引起的人耳感音神经系统的损害，导致耳聋，称为药物性耳鸣。耳鸣呈双侧对称性感音神经性，多由高频向中、低频发展。症状多在用药中始发，更多在用药后出现，停药并不一定能制止其进行。一般为暂时性，少数为永久性耳鸣。

（1）抗菌药物　链霉素、庆大霉素、卡那霉素、新霉素、妥布霉素、阿米卡星、西索米星、小诺米星、依替米星、达地米星等。由链霉素、庆大霉素等引起的听力损害，首先发生在内耳的高频率区，使高音听力下降，一般不易察觉，待用药数周、数月或1年后，毒性扩展至低频率区，患者听话发生困难，叫作"迟发性耳毒反应"，尤以婴幼儿和老年人中多见。其他抗菌药物如氯霉素、林可霉素、克林霉素、紫霉素、红霉素、万古霉素、卷曲霉素、春雷霉素、巴龙霉素、头孢氨苄、头孢唑林、头孢噻肟、头孢地尼、头孢磺啶、头孢克肟、头孢他美酯、头孢泊肟酯、亚胺培南、多黏菌素B等也可引起耳鸣。

（2）非甾体抗炎药　水杨酸钠、阿司匹林、贝诺酯、吲哚美辛、阿西美辛、非那西汀、舒林酸、酮洛芬、布洛芬、萘普生、吡罗昔康、伊索昔康、氯诺昔康、美洛昔康、奥沙普嗪、保泰松等。

（3）抗肿瘤药　顺铂、卡铂、奥沙利铂、氮芥、博来霉素、氨甲蝶呤、长春碱、长春新碱、去氧氟脲苷等。

（4）利尿剂　利尿酸钠、呋塞米、依他尼酸。

（5）麻醉药　乙醚、氟烷、氯胺酮、硫喷妥钠、普鲁卡因、左布比卡因、布比卡因。

（6）抗疟药　氯喹、羟氯喹、奎宁、奎尼丁、甲氟喹、哌喹等均可引起耳鸣。

（7）中枢神经兴奋药　二苯美仑、士的宁、苯丙胺、戊四氮、银杏叶提取物。

（8）中枢神经抑制药　苯巴比妥、水合氯醛、地西泮、劳拉西泮、氯氮卓、佐匹克隆。

（9）麻醉性镇痛药　可待因、吗啡、哌替啶、美沙酮。

（10）自主神经用药　毒扁豆碱、烟碱、琥珀胆碱、肾上腺素、去甲肾上腺素、普萘洛尔。

解救措施：对于多数原因不明的耳鸣者，可以接受一些治疗，以减轻耳鸣或减轻耳鸣对患者的影响。

（1）及时停用导致耳鸣药品，但未必有效，耳毒性可能在用药后出现，停药后并不一定能制止其进行。

（2）进行耳鸣咨询、声音治疗、助听器、心理治疗或按摩或针灸。

（3）药物治疗缓解耳鸣，治疗可选择扩张血管药物，促进脑、耳血流或营养神经的药物，如培他司汀一次 4~8 毫克，一日 2~4 次；尼莫地平一日 40~60 毫克，分 3 次服用，连续 20 日；或服用氟桂利嗪一次 10 毫克，一日 1 次，睡前服用，以及烟酸、烟酸肌醇酯、维生素 B_1、维生素 B_{12} 等。

✛ 哪些药品可引起困倦？

药物性困倦主要是应用镇静催眠药、抗抑郁药、抗过敏药、抗精神病药、抑酸药的副作用。上述药品对中枢神经有镇静作用，催眠药作用时间比较长，另外若老年人有慢性肾衰竭或低蛋白血症，易出现安眠药的后作用，后作用表现为第二天起床后精神不佳、困倦、嗜睡。

（1）**抗感冒药制剂** 多采用复方制剂，组方有非甾体抗炎药、减鼻黏膜充血药或抗过敏药，后两者可缓解感冒后的鼻塞、打喷嚏、流鼻涕和流泪等症状，但服药后易使人困倦。

（2）**抗过敏药** 可拮抗致敏物，同时也有不同程度的中枢神经抑制作用，尤其是第一代的抗组胺药，包括苯海拉明、异丙嗪、氯苯那敏、去氯羟嗪、氯马斯汀、美喹他敏、曲吡那敏等。但抑制强度因个体敏感性、药物的品种和剂量而异。

（3）**镇静催眠药** 所有的镇静催眠药对中枢神经均有抑制作用，包括苯巴比妥、戊巴比妥、异戊巴比妥、司可巴比妥、地西泮、劳拉西泮、硝西泮、氯硝西泮、氟西泮、三唑仑、艾司唑仑、阿普唑仑、恶唑仑、佐匹克隆、阿吡坦、唑吡坦而诱导睡眠和导致困倦。

（4）**抗抑郁药** 舍曲林、丙米嗪、氟伏沙明、艾司西酞普兰、阿米替林等可引起困倦。

（5）抗偏头痛药　苯噻啶服后可表现有嗜睡、困倦和疲乏。

（6）抑酸剂　西咪替丁（泰胃美）、奥美拉唑（洛赛克）、兰索拉唑（达克普隆）、泮托拉唑（泰美尼克）服后偶见有疲乏、困倦的反应。

救治措施：

（1）对白天困倦或过多睡意可以用好几种方式来治疗，如服用小剂量兴奋剂，喝浓茶、饮咖啡，或服用安钠咖一次300毫克，一日4次，以及白天有规律地进行小睡。

（2）经常开门窗换气，使室内空气流畅，起居方面也要注意保证一定的睡眠时间，足够的睡眠有助消除疲劳。

（3）多走出户外活动，进行一些适量的健身锻炼，可有效地改善身体功能，使身体呼吸代谢功能增大，加速体内循环，提高大脑的供氧量，嗜睡就会缓解。如清晨散步、做操、打太极拳对于振奋精神十分有益。

哪些药品可使人麻木？

麻木是指肌肤、肢体、感觉器官和周围神经发麻，甚或全然不知痛痒的一类疾患，使身体某部分感觉发麻或丧失感觉，犹如脚在冰冷的水里，不多时便麻木。

（1）抗菌药物　链霉素肌内注射后可引起四唇周围及手足麻木，可能与所含杂质（链霉素胍、链霉胺）有关，杂质含量多，色泽深，毒性反应的发生率也较高。但精纯的链霉素制剂（含杂质量在0.5%以下）也可引起麻木、头晕等，故链霉素亦可能因与钙离子螯合而致以上症状。

（2）抗滴虫药　甲硝唑（灭滴灵）、替硝唑可引起周围神经炎、四肢麻木。

（3）β–受体阻滞剂　倍他洛尔（卡尔仑）偶可致肢体麻木。

（4）抗高血压药　阿米三嗪（都可喜）可引起下肢感觉异常、麻木。

（5）抑酸剂　奥美拉唑（洛赛克）服后可致肢端麻木、有针样的刺激感。

（6）**钙通道阻滞剂** 尼卡地平（佩尔地平）对极少数人可致周身和四肢麻木。

（7）**非甾体抗炎药** 乙哌立松（妙纳）可引起四肢麻木或步态不稳。

救治措施：

（1）一旦确立由用药所引起的麻木，可权衡利弊是否停药。

（2）麻木不能对症治疗，宜要对病因治疗，首先必须到医院神经内科进行检查，判断有无神经损伤。若是神经方面的问题，还需要作肌电图检查，进一步确认神经受损程度、范围、性质等。麻木通常由药物配合针灸、理疗同时进行，促使其尽快恢复。

（3）急性发作期尽量卧床休息，疼痛期缓解后也要.注意适当休息，不要过于劳累，以免加重疼痛。

（4）辅助应用天麻素、硫酸软骨素、维生素 B_1、谷维素等，可有帮助于缓解麻木症状。

哪些药品可使人步履蹒跚？

步履蹒跚以形容人的腿脚不便、行路艰难、歪歪倒倒，甚至跌倒。多见于老年人群。人到中、老年后人体的骨骼肌松弛、关节和韧带（膝关节的盘状半月板、髌骨、滑膜；踝关节的软骨、滑膜囊、胫前唇和距骨颈、游离体）退化和僵硬、神经冲动传导变慢，加之平衡功能较差，因此走路就会步履蹒跚，速度缓慢，身体重心前移，常处于前倾姿势，若走路速度过快极易摔倒。

药源性的步履蹒跚是用药后导致人体的平衡功能失调，步履蹒跚，尤其是老年人对作用于中枢系统疾病的药物反应较为敏感，服用镇静催眠药、抗焦虑药、抗精神病药后，可产生过度镇静、肌肉松弛，觉醒后可发生震颤、颤抖、思维迟缓、运动障碍、认知功能障碍、步履蹒跚、肌无力等"宿醉"现象，极易跌倒和受伤。因此，必须认真关注。

（1）镇静催眠药 地西泮、劳拉西泮、替马西泮、奥沙西泮、硝西泮、氯硝西泮、氟西泮（氟安定）、夸西泮、溴西泮、三唑仑、艾司唑仑、氯普唑仑、咪达唑仑、阿普唑仑、恶唑仑、佐匹克隆、阿吡坦、唑吡坦。

（2）抗精神病药 氟哌啶醇、氯丙嗪、奋乃静、氟奋乃静、三氟拉嗪、硫利达嗪、氯哌噻吨、珠氯噻醇、替沃噻吨、氟哌利多、舒必利、左舒必利、硫必利、舒托必利、奈莫必利等。

（3）抗高血压药 坎地沙坦酯、咪达普利、巴尼地平。

（4）抗偏头痛药 洛美利嗪。

（5）抗肿瘤药 去氧氟尿苷、氟脲嘧啶、氟尿苷、替加氟、氨鲁米特、卡培他滨。

救治措施：

（1）对服用镇静催眠药的老年人，告之晨起时宜小心，避免跌倒。

（2）为避免关节受伤，经常参加体育锻炼，以增强肌肉韧带力量，利于关节稳固性的增强，提高关节的灵活性。

（3）遇到摔倒、冲撞等情况下，顺势缓冲是一种很有效而合理的自我保护动作。当不慎摔倒时，不要用手去撑地，应主动降低身体重心，尽量先用臀部着地，身体作团状缓冲。

（4）注意避免关节受凉，尤其在气候变换季节，及出汗、酒后、睡眠时，风寒潮湿最易侵袭致病，膝关节遇到寒冷，血管收缩，血液循环变差，往往使疼痛加重，故在寒冷时应注意保暖，必要时可戴上护膝。

哪些药品可使人面部潮红？

面部潮红是面颊、颈部充血，眼睛和鼻腔充血，外观红赤、发热，多为血管扩张所致。

（1）抗勃起功能障碍药 西地那非、他达那非、伐地那非可引起面部潮红、眼睛和鼻腔充血。

（2）**抗心绞痛药**　硝酸甘油、硝酸异山梨酯、单硝酸异山梨酯、硝苯地平由于扩张动脉血管，导致低血压而引起面部、面颊、颈部潮红。

（3）**抗高血压药**　直接扩张小动脉和松弛血管平滑肌的抗高血压药盐酸肼曲嗪、二氮嗪、米诺地尔可引起面部潮红、皮肤潮红。

（4）**维生素**　烟酸、烟酰胺可急剧扩张血管，使皮肤发红、感觉温热，尤其在面、颈、头部。

救治措施：

（1）及时停用致病药品，并采用冷湿敷，一次20分钟。

（2）面部潮红的人肌肤相对敏感，特别是潮红部位，应忌食辛辣、酒精等刺激性食物，以免引发内热、毛细胞血管扩张。

（3）增加皮肤的耐受力，经常按摩面部红血丝部位，促进血液流动，增强毛细血管的弹性。

哪些药品可引起嗜睡？

嗜睡的病因不明，但用药后的不良反应是肯定的，如应用抗抑郁药、抗癫痫药、抗焦虑药、抗精神病药、镇静催眠药、抗过敏药等的副作用，其他由于部分抗高血压、抗心功能不全药和扩张血管药对全身动、静脉平滑肌的扩张和松弛作用，导致脑血流部分下降，引起嗜睡。

（1）**抗抑郁药**　丙米嗪、氯米帕明、曲米帕明、阿米替林、马普替林、米那普林、阿莫沙平、吗氯贝胺、氟西汀、帕罗西汀、瑞波西汀、西酞普兰、舍曲林、氟伏沙明、曲唑酮。

（2）**抗癫痫药**　苯妥英钠、卡马西平、奥卡西平、苯琥胺、乙琥胺、氯硝西泮、丙戊酸钠、丙戊酸镁、伊来西胺、拉莫三嗪、加巴喷丁、扑米酮、托吡酯、非尔氨酯、三甲双酮、氯巴占、唑尼沙胺。

（3）**抗精神病药**　氯丙嗪、奋乃静、硫利达嗪、三氟拉嗪、氟哌啶醇、哌泊噻嗪、吗茚酮、舒托必利、硫必利、舒必利、莫必利、奈莫必利、佐替平、氯卡帕明、奥氮平、喹硫平、氯氮平、洛沙平、利培酮、文拉法辛、阿立哌唑、五氟利多。

（4）镇静催眠药 苯巴比妥、异戊巴比妥、司可巴比妥、甲喹酮、地西泮、劳拉西泮、硝西泮、氯硝西泮、氟西泮、三唑仑、艾司唑仑、阿普唑仑、恶唑仑、佐匹克隆、阿吡坦、唑吡坦。

（5）抗过敏药等 氯苯那敏、苯海拉明、异丙嗪、阿司咪唑、特非那定、西替利嗪、左卡巴斯丁、依美司汀酯、氯雷他定、氯马斯汀、阿伐斯汀、美喹他嗪、安他唑啉、赛庚啶、非索那定、酮色林。

（6）抗震颤麻痹药 多巴丝肼、卡比多巴–左旋多巴、吡贝地尔、司来吉兰、溴隐亭、恩他卡朋。

（7）抗心功不全药 地高辛、洋地黄毒苷、毛花丙苷、毒毛花苷 K、腺苷、奈西立肽、普萘洛尔、噻吗洛尔、比索洛尔、喷布洛尔、塞利洛尔、吲哚洛尔、奈必洛尔、纳多洛尔、美托洛尔、拉贝洛尔。

（8）抗高血压药 哌唑嗪、布那唑嗪、多沙唑嗪、酚苄明、可乐定、莫索尼定、依那普利、咪达普利、喹那普利、贝那普利、西拉普利、阿拉普利、雷米普利、赖诺普利、培哚普利、福辛普利、佐芬普利、尼卡地平、拉西地平、非洛地平、氨氯地平、左氨氯地平、尼伐地平、伊拉地平、巴尼地平、乐卡地平、福辛普利、氯沙坦、奥美沙坦、坎地沙坦酯、替米沙坦等。

（9）抗老年期痴呆药 利斯的明、美金刚、尼莫地平、多奈哌齐。

（10）促脑血流药 桂利嗪、氟桂利嗪、桂哌齐特、洛美利嗪、莫雷西嗪、尼麦角林、罂粟碱、吡拉西坦、茴拉西坦、奥拉西坦。

（11）骨骼肌松弛剂 巴氯芬、地芬尼多、乙哌立松、利鲁唑、替扎尼定。

（12）利尿剂 乙酰唑胺、吲达帕胺、阿米洛利、山梨醇等。

（13）抗肿瘤药 紫衫醇、门冬酰胺酶、培门冬酶、阿那曲唑、福美坦、氨鲁米特、阿糖胞苷、羟基脲、吉西他宾、去氧氟尿苷等。

救治措施：

（1）及时停用导致嗜睡药品。

（2）严格作息时间，对患者进行健康教育，白天有意识地让患者小睡，养成良好的有规律的生活习惯。

（3）心理调节，制定好生活学习计划，认真努力完成等。对于因自尊、感情支持相关而产生的问题进行心理咨询是很重要的，尤其对那些嗜睡患者来说，因为他们不能完全发挥自己的潜能，可能被家人和同龄人认为懒惰、不愿意活动。这种情况多采用心理治疗，去除与发病有关的不良心理因素，避免精神刺激，帮助患者建立正常的生活规律。

（4）控制患者的症状，采用小剂量中枢兴奋药，如哌甲酯、苯丙胺、谷维素等治疗。

哪些药品可引起失眠？

短暂性失眠多与突发症态有关，如遇到突然的打击或刺激，或外出和旅游改变生活环境；短期失眠与外界环境引起的紧张状态（工作、学习、考试）有关，一般持续2～3周；长期失眠多由精神障碍所致，如严重的抑郁症、精神分裂症或药物成瘾，持续时间更长。失眠的表现形式有入睡困难、过早觉醒，或睡眠不实，或夜间觉醒的次数过多。多数人表现为第1种，即从清醒状态进入睡眠的潜伏期过长，易表现出烦躁不安。应用药物、饮用咖啡均可兴奋中枢神经系统或增加糖皮质激素水平，导致激动、烦躁、失眠等不良反应。

（1）**抗菌药物**　氟喹诺酮类药可透过血脑屏障，与阻滞大脑中 γ - 氨基丁酸 A 而致中枢神经系统的过度兴奋，表现为头痛、头晕、疲倦、眩晕或失眠。

（2）**抗肿瘤药**　达沙替尼、帕拉替尼、厄洛替尼、依马替尼、伊立替康、来曲唑、阿那曲唑、依美西坦等均可引起失眠

（3）**平喘药**　麻黄碱、伪麻黄碱及茶碱、复方茶碱、胆茶碱、氨茶碱等磷酸二酯酶激动剂，可兴奋大脑皮质和中枢神经系统，引起兴奋、失眠。

（4）**糖皮质激素**　地塞米松、泼尼松、泼尼松龙、甲泼尼松龙、

氯培米松、曲安西龙、曲安奈德等糖皮质激素水平升高可诱发精神失常、情绪不稳定、欣快感、失眠、抑郁，均为可的松分泌增加所致。

（5）抗高血压药 甲基多巴、可乐宁等不但可引起失眠，还可以产生抑郁综合征，造成严重失眠；抗高血压药给药时间不适或用量不当，可能造成夜间低血压，可以引起失眠。

（6）中枢兴奋药 咖啡因、安钠咖、甲氯芬酯、尼可刹米、多沙普仑、胞磷胆碱、多沙普仑、贝美格可兴奋大脑皮层或延髓呼吸中枢神经，引起失眠。

（7）抗抑郁药 阿米替林、丙米嗪、氟西汀、帕罗西汀、瑞波西汀、多塞平、氟伏沙明、舍曲林、西酞普兰、吗氯贝胺、阿莫沙平、文拉法辛、托莫西汀、安非他酮、度洛西汀、去甲替林、地昔帕明等。

（8）利尿剂 氢氯噻嗪、呋塞米、阿米洛利、布美他尼、依他尼酸，可增加夜尿次数，影响睡眠质量，引起失眠。

（9）促脑血流药 桂利嗪、氟桂利嗪、桂哌齐特、洛美利嗪、莫雷西嗪、尼麦角林、罂粟碱、吡拉西坦、茴拉西坦、奥拉西坦、利斯的明、美金刚、尼莫地平、多奈哌齐。

（10）抗癫痫药 托吡酯、拉莫三嗪、苯妥英钠、丙戊酸钠、丙戊酰胺、噻加宾。

（11）抗精神病药 氟哌啶醇、哌泊噻嗪、三氟拉嗪、氟哌噻吨、珠氯噻醇、舒托必利、氨磺必利、舒托必利、奈莫必利、利培酮、氟哌啶醇、氯氮平、奥氮平、喹硫平、佐替平、佐替平、齐拉西酮、阿拉哌唑、舍吲哚等。

救治措施：

（1）及时停用导致失眠的药品。

（2）对入睡困难者首选艾司唑仑（舒乐安定）或扎来普隆（曲宁），其起效快，作用时间长，保持近似生理睡眠，醒后无不适感，艾司唑仑一次1～2毫克，扎来普隆一次5～10毫克，临睡前服用；硝西泮（硝基安定）作用也较迅速，2小时后在血浆中达峰值，一次5～10

毫克。地西泮（安定）虽较安全，但肌肉松弛的作用明显，醒后有时感觉下肢无力，容易跌倒，口服一次 5 ~ 10 毫克，临睡前服用。

（3）对焦虑型、夜间醒来次数较多或早醒者可选用氟西泮（氟安定）一次 15 ~ 30 毫克，其起效快，作用时间长，近似生理睡眠，醒后无不适感；或选用夸西泮、三唑仑。

（4）对由精神紧张、情绪恐惧或肌肉疼痛所致的失眠，可选氯美扎酮（芬那露），在睡前服 0.2 克；对由于自主神经功能紊乱，内分泌平衡障碍及精神神经失调所致的失眠，可选用谷维素，一次 20 毫克，一日 3 次，但需连续服用数日至数月。

（5）调节心理障碍，平衡膳食结构，临睡前保持宁静，养成睡眠节律和习惯。

哪些药品可致肝毒性？

肝脏是体内最大的实质性腺体，具有十分重要的生理功能，首先是人体各种物质代谢和加工的中枢，并把多余的物质加以贮存，如糖、蛋白质、脂肪；其次，肝脏还有生物转化和解毒功能，对所有进入人体的药物过毒物等，都会在肝脏发生氧化、还原、水解、结合等化学反应，不同程度地被代谢，最后以代谢物的形式排出体外。由于肝细胞不断地从血液中吸取原料，难以避免遭受有毒物质或病毒、毒素、药物和寄生虫的感染或损害，轻者丧失一定的功能，重者造成肝细胞坏死，最后发展为肝硬化、肝癌及功能衰竭，甚至发生肝昏迷。

（1）**抗菌药物**　四环素、利福平、异烟肼、红霉素酯化物均可引起肝脏损害。红霉素类的酯化物可致肝毒性，常在用药后 10 ~ 12 天出现肝肿大、黄疸、腹痛、发热、皮疹、嗜酸粒细胞增多和肝脏转氨酶 AST 及 ALT 升高等胆汁淤积的表现。其中依托红霉素对肝脏的损害比红霉素大，主要表现为胆汁淤积和胆汁淤积肝炎。

（2）**抗真菌药**　氟康唑、伊曲康唑等均有不同程度的肝毒性，可致 AST 一过性升高，偶可致严重肝损害。灰黄霉素大剂量时有肝毒性、可见 AST 或 ALT 升高、个别人出现胆汁郁积性黄疸。酮康唑偶可发生肝毒性，表现为乏力、黄疸、深色尿、粪色白、疲乏，亦有引起急性肝萎缩而致死的报道。

（3）调节血脂药　应用他汀类药连续1年以上者约有2%~5%的人会观察到无症状的肝脏转氨酶AST、ALT异常，其与剂量有关，也与降血脂药的作用本身相关。

（4）磺胺类药　可能发生局部或弥漫性坏死及胆汁淤积性黄疸，肝脏功能不良者，对磺胺药的结合效能降低，故虽给予常规用量亦可致中毒反应。

救治措施：对肝功能不全而肾功能正常的患者应尽可能选用对肝毒性小，且从肾脏排泄的药物。同时初始剂量宜小，做到给药方案个体化；对有肝毒性的药品在应用期间，应定期监测肝功能（AST、ALT、γ-GT、ALP），对肝功能异常者，及时应用保护肝脏药，对肝转氨酶较高者可应用联苯双酯、齐墩果酸、异甘草酸镁（天晴甘美）一次100毫克，一日1次；对黄疸指数较高的患者，可应用门冬氨酸钾镁、原卟啉钠；对胆汁淤积者可应用利胆药；对肝性脑病者可选用谷氨酸钠、支链氨基酸。

哪些药品可引起黄疸？

黄疸为临床常见的症状，其中部分可由药物引起，迄今为止，已知约有200种药物可引起黄疸。黄疸的发生机制十分复杂，包括：

（1）肝细胞损害　异烟肼、水杨酸钠、巯嘌呤等可致肝细胞受损，使肝细胞对非结合胆红素的摄取与结合发生障碍（肝细胞膜Na^+-K^+-ATP酶活性降低，内质网中葡萄糖醛酸转移酶活性降低），促使血清中非结合胆红素浓度升高。此外，由于肝细胞坏死，毛细血管破裂，使结合胆红素反流入血，也致血清结合胆红素浓度升高。

（2）干扰血清胆红素的转运　磺胺、水杨酸钠能在血清中与非结合胆红素竞争性结合白蛋白，从而取代非结合胆红素，致使血清中非结合胆红素水平增高而发生黄疸。

（3）干扰肝细胞摄取胆红素　胆影葡胺与携带胆红素的特殊蛋白

Y、Z发生竞争，血浆中非结合胆红素浓度随之升高而发生黄疸。

（4）**干扰细胞内胆红素结合**　在正常情况下，运送至肝细胞内质网微粒体中的非结合胆红素，经微粒体葡萄糖醛酸转移酶的作用后，转变成结合胆红素。新生霉素、利福平、氯霉素、雌二醇等可抑制葡萄糖醛酸转移酶的活性或干扰胆红素代谢而引起黄疸。

（5）**干扰肝细胞分泌胆红素**　甲睾酮、利福平、氯丙嗪、红霉素、呋喃唑酮、保泰松、青霉胺、华法林、硫脲嘧啶、口服避孕药等可干扰结合胆红素向毛细胆管、胆小管的排泌而致胆汁淤积引起黄疸。

（6）**溶血反应**　磺胺、氯奎可致溶血，溶血后血清非结合胆红素升高可引起黄疸；如溶血严重，则会引起肝脏缺血、缺氧，继而发生肝功能损害，则进一步加重化黄疸。

救治措施：一旦出现黄疸，及时停用致病药物之外，中药以清热解毒、利湿退黄为主，可选用茵陈蒿汤、茵栀黄汤、五味消毒饮、茵虎汤等，必要时可加车前草、赤芍、红花、丹参等利尿、活血药。化学药可选原卟啉钠、齐墩果酸，以帮助黄疸消退。

哪些药品可引起胰腺炎？

急性胰腺炎多由于胰腺管梗阻，以致管内压力增高，胰液外溢，其胰腺消化酶对胰腺自身消化引起的化学性炎症，分为水肿型和出血坏死型，其中后者病情危险，是猝死病因之一。胰腺炎的病因甚多，如胆道感染、胆石症、胆道蛔虫等胆道疾病；其次，酗酒、暴饮暴食、十二指肠憩室炎、流行性腮炎、伤寒、病毒性肝炎、腹部手术及外伤、内窥镜逆行胆囊胰腺造形术检查时注射造影剂压力过高等均为病因。但服药有时可诱发胰腺炎：

（1）**调节血脂药**　洛伐他汀、辛伐他汀、普伐他汀、氟伐他汀等可诱发胰腺炎，尤其见于用药最初3个月内。

（2）**生长素释放抑制激素类似物**　奥曲肽、醋酸兰瑞肽偶见引起急性胰腺炎，通常在用药初始数小时或几日内，但停药而逐渐消失；

长期服用且发生胆结石者也可能出现胰腺炎。

（3）利尿剂 氢氯噻嗪类偶致胰腺炎或胆囊炎。

（4）抑酸剂 西咪替丁偶致胰腺炎。

（5）抗菌药物 甲硝唑罕见引起胰腺炎。

（6）抗艾滋病毒药 齐多夫定、地丹诺辛、司他夫定、拉米夫定可诱发胰腺炎或周围神经炎，治疗中宜密切观察体征（腹痛、腹泻、恶心、呕吐、发热）。

救治措施：一旦确立由药物所引起的胰腺炎，可采用4种措施。

（1）停用致病药物。

（2）抑制胰腺分泌：①对重型急性胰腺炎，应用奥曲肽，一次0.1毫克，每隔6小时给药1次，连续3～7天；②急性轻型（水肿型）胰腺炎或急性出血坏死性胰腺炎可选用加贝酯于治疗初始3天内一日300毫克，症状减轻后一日100毫克静脉滴注，溶于5%葡萄糖注射液500毫升中，滴速控制为每小时1毫克/千克体重，连续6～10天；③对出血、坏死型胰脉炎可使用抑肽酶，于发病第1～2天给予8万～12万U，溶于0.9%氯化钠或25%葡萄糖注射液20毫升中，缓慢静脉注射，滴速2毫升/分钟，维持量一日2万～4万U，分4次给予。

（3）镇痛、解痉：可用哌替啶50～100毫克与阿托品0.5毫克合并肌内注射，或普鲁卡因0.5～1.0克溶于5%～10%葡萄糖注射液500～1000毫升中静脉滴注。

（4）对严重者应用氢化可的松一日200～500毫克静脉滴注，连续2～3天，待好转后逐渐减量停药。并选用甲硝唑、氟喹诺酮类、严重时可应用亚胺培南、西司他丁等抗菌药物控制感染。

哪些药品可引起便血？

便血是血液由肛门排出，大便带血或全为血便，颜色呈鲜红、暗红或柏油样便均称为便血。药物可直接或间接损伤消化道黏膜，引起黏膜糜烂、溃疡或血管破裂导致呕血与便血，少数患者可表现为消化道大出血。

（1）**抗血小板药**　阿司匹林、氯吡格雷、噻氯匹定、西洛他唑、阿昔单抗、替罗非班、依替非巴肽、拉米非班、双嘧达莫、奥扎格雷等。阿司匹林等可抑制环氧酶，抑制前列腺素合成，使胃肠黏膜失去屏障保护作用导致黏膜－碳酸氢盐屏障功能减退，使其易受到传统危险因素（酸、酶、胆盐）的侵害，造成消化性溃疡和出血、黑便；阿司匹林也破坏黏膜屏障，直接损伤胃黏膜，同时减少内皮细胞增生，减少溃疡床血管形成，抑制血栓烷 A_2，抑制凝血 X 因子的血小板聚集，而致出血。氯吡格雷等可抑制二磷酸腺苷，抑制血小板聚集，抑制血小板释放血管内皮生长因子，减少血管增生，减缓溃疡愈合，而致出血、溃疡和黑便。

（2）**抗精神病药**　阿立哌唑、齐拉西酮可致出血、黑便。

（3）**抗抑郁药**　度洛西汀、雷沙吉兰可致大肠出血。

（4）**抗高血压药**　服用利血平后可见柏油样大便。

（5）**非甾体抗炎药**　罗非昔布、舒林酸（硫茚酸）、酮洛酸、萘普生、甲氯芬那酸、吡丙芬、氟比洛芬、双氯芬酸、酮洛芬、非诺洛芬、萘丁美酮、吡罗昔康、美洛昔康、尼美舒利、二氟尼柳（双氟尼酸）、阿司匹林、赖氨酸阿司匹林可直接损伤胃肠黏膜，影响凝血机制，导致便血。

救治措施：

（1）治疗便血首先考虑到止血，及时停用导致出血的药品，但止血并不是盲目地使用促凝血药，临床上要根据出血原因、部位、出血量及速度，采取不同的止血措施。

（2）烟酒或辛辣刺激性食品可加重肠黏膜充血水肿，使便血加重，故便血者治疗期间应禁忌烟酒，宜食清淡易消化食品。对出血量大者要卧床休息，吃流食或少渣饮食，必要时应禁食，以减少对消化道的刺激。

（3）便血患者在治疗过程中应避免使用活血化瘀药，以免造成出血不止的现象。另外，高血压、动脉粥样硬化、脑栓塞者常年服用抗血小板药、抗凝血药、活血化瘀药，如丹参片、阿司匹林、氯吡格雷等，当出现便血时应暂缓使用中药活血剂及抗凝血药。

哪些药品可有肾毒性？

由于肾是药物排泄的主要器官，故也极易受到某些药的作用而出现毒性反应。肾毒性的表现有轻度的肾小球、肾小管损伤，肾衰竭，临床可见蛋白尿、管型尿、血肌酐、尿素氮值升高，严重时可引起少尿、无尿或肾衰竭。磺胺药除引起血尿外，还可发生结晶尿。

（1）抗菌药物 氨基糖苷类抗生素有直接肾毒性，进入人体后药物98%～99%通过肾小球滤过，并由尿液中排出体外，其具有高度肾脏亲和性，在肾皮质中浓度高，残留时间长，药物在肾组织蓄积使肾单位功能广泛紊乱，肾小球滤过率下降，肾浓缩功能下降，肾近曲小管呈退行性变化，使膜质结构改变将影响膜的通透性及其功能。临床表现为尿浓缩功能减退及轻度蛋白尿、血尿；后期出现肾小球滤过率降低，引起非少尿型急性肾衰竭，个别也可呈重症少尿型急性肾衰。另外，万古霉素主要损害肾小管，轻者出现蛋白尿、血尿、管型尿、氮血质症，重者肾衰竭，发生率约5%。应用四环素类也可加重氮质血症及尿毒症，地美霉素能引起肾原性尿崩症，表现为多尿、烦渴、虚弱，但停药后可恢复；而多西环素较少引起肾损害。

（2）抗病毒药 阿昔洛韦在高浓度快速滴注或口服大剂量的失水患者，水溶性极差，易在体内析出结晶而阻塞肾小管、肾小球，造成肾衰竭，使肾小管阻塞而引起急性肾衰竭。

（3）非甾体抗炎药 布洛芬、吲哚美辛、羟基保泰松、阿司匹林可抑制肾脏的环氧酶，使前列腺素合成产生障碍，失去对肾脏内膜的保护作用，引起肾损害，如肾小球滤过率下降、急性肾衰竭、钠潴留或尿潴留等。

（4）血管收缩药 去甲肾上腺素、甲氧胺、苯肾上腺素等，可产生肾血管痉挛而致急性肾衰竭、少尿或无尿。

（5）免疫抑制剂 环孢素（山地明）可改变肾脏内花生四烯酸的代谢，使血栓素 A_2 合成增加，肾血流减少，肾小动脉收缩，引起肾间质纤维化和肾单元损害，长期使用可出现慢性肾衰、高血压。

（6）血管紧张素转换酶抑制剂　卡托普利（开搏通）可引起蛋白尿或肾衰竭，发生率约2%。

（7）抗肿瘤药　顺铂主要于近端小管的S-3段上被浓缩，使远端小管集合管受到损伤。甲氨蝶呤以原形药从肾中排泄，在近曲小管重吸收，并在此蓄积，可致肾小管发生病变。

（8）马兜铃酸　含马兜铃酸的中药（广防己、天和藤、关木通、马钱子、青木香、寻骨风、白金果榄等）引致肾损害的主要特点是肾间质纤维化，从而可引起急、慢性肾小管间质性病变。表现为急性、慢性肾衰竭。慢性肾衰竭时可伴或不伴肾小管性酸中毒。在马兜铃酸引致的肾损害中以慢性肾衰竭最为多见，急性肾衰竭相对较少，而且部分急性肾衰竭可演变为慢性肾衰竭。

其他可引起肾损伤的药有含汞剂、白消安、利福平、糖皮质激素、促皮质激素、甲睾酮、苯丙酸诺龙、丙酸睾酮等。

救治措施：对肾功能不全者尽量规避有肾毒性药品，对肾功能不全而肝功能正常者可选用双通道（肝肾）排泄的药物。根据肾功能的情况调整用药剂量和给药间隔时间，必要时设计个体化给药方案，同时用药期间多饮水，定期监测肾功能（肌酐、尿素氮、尿蛋白）。

哪些药品可有光敏反应？

光敏反应属于一种光毒作用，是由药物汇集于皮内所致，表现为日晒斑加重，早期以手足、口鼻的刺麻等感觉异常为主，继之在裸漏的皮肤部位出现红斑、色素沉着，偶见大疱，数日或数周后可消失，少数病例出现丘疹性皮疹和荨麻疹，约25%发生光敏反应者出现指（趾）甲松动。

（1）抗菌药物　氟喹诺酮类吸收后能使紫外线能量大部分在皮肤中释放，由光激发而致皮肤细胞的损伤，表现有红斑、水肿、疼痛、脱屑、褪皮、皮疹、水疱和色素沉积，严重者可能灼伤。其以司帕沙星、氟罗沙星、克林沙星所致的反应为最重，起产生光毒性的原因与阳光照射和自身的敏感性有关，药物氧化生成活性氧，激活皮肤的成纤维细胞中蛋白激酶 C 和酪氨酸激酶，两种酶又激活环氧合酶，促使前列腺素合成，引起皮肤的炎症。故对敏感体质者宜服后注意采取遮光措施（避免强光照射、穿防护服、涂敷防护膏）或变换给药时间（睡前服药）。氯霉素服后少见有日光性皮炎、剥脱性皮炎、皮疹、血管神经性水肿、凝血酶原时间延长。四环素类抗生素系由服药后药品汇集于皮肤真皮内层所致，表现为日晒斑加重，早期以手足、口鼻的刺麻等感觉异常为主，继之在裸漏的部位出现红斑、皮肤色素沉着、偶见有大疱，数日或数周后可消失，少数病例出现丘疹性皮疹和荨麻疹，约 25% 发生光敏反应者出现指（趾）甲松动。其包括多西环素（强力霉素）、米诺环素（美满霉素）、美他环素（佐本能、飞梭霉素）、地美环素（去甲金霉素），其中以后者为四环素类抗生素中最易发生光敏反应的一种药。

（2）磺胺类药　药热多发生在服药后 5～10 天；皮疹多发生在 7～9 天，常伴有发热。皮疹有麻疹样疹、瘀斑、猩红热样疹、荨麻疹或巨疱型皮炎；也有产生剥脱性皮炎致死者。严重皮炎常伴有其他器官病变如肝炎和哮喘。也可引起光敏性皮炎。

（3）保肝药　原卟啉钠在夏季服药时，可出现色素沉着、日光性皮炎，宜避免暴晒和加服核黄素以减轻症状。

（4）皮肤科用药　甲氧沙林（敏白灵、制斑素）为植物中提取的色素形成剂，具有强烈的光敏活性，易被紫外线激活而产生光毒作用，再经照射紫外线，在皮肤上可产生红斑反应，增加黑色素，并加速黑色素形成。

（5）抗肿瘤药　柔红霉素用药后易出现光敏性皮炎。

救治措施：一旦出现光敏反应，及时查找并停用光敏药物，并对症应用抗过敏药、维生素，对有红斑、水肿伴明显和瘙痒者，选用炉甘石洗剂或用 2.5% 吲哚美辛溶液外搽，一日 3～4 次。若有渗出、糜烂、结痂者，应用 3% 硼酸溶液或 5% 醋酸铝溶液湿敷，一次 15 分钟，一日 3～4 次。同时口服泼尼松，一次 10 毫克，一日 3 次，服用

3 天后停药。

💠 哪些药品可引起咳嗽？

咳嗽是人体一种保护性呼吸道反射，还是呼吸道疾病（感冒、流感、肺炎、肺结核、支气管炎、哮喘、鼻窦炎）所伴发的症状。但有 20% 左右的咳嗽是由用药所引起的，如血管紧张素转换酶抑制剂可使升压物质血管紧张素 II 合成减少，同时又促进血管舒缓素 – 激肽 – 前列腺素系统，刺激激肽释放酶 – 激肽系统，使降压物质缓激肽增多，血压下降。但缓激肽增多可引起缓激肽效应，发生咳嗽、血管性水肿等，此时应用镇咳药并无疗效。另有些药品可发生过敏反应（速发型变态反应），出现咳嗽、哮喘、呼吸困难、胸闷等症状。

（1）抗高血压药　血管紧张素转换酶抑制剂（卡托普利、依那普利、贝那普利、福辛普利、赖诺普利、喹那普利、雷米普利、西拉普利、培哚普利、地拉普利、螺普利、莫昔普利、佐芬普利、阿拉普利、伊达普利、特莫普利）、多沙唑嗪、可引起非特异性气道超反应性、呼吸困难、咳嗽、支气管痉挛和哮喘。

（2）抗心律失常药　胺碘酮可直接损伤肺实质细胞并引起肺纤维化和炎性细胞浸润（胺碘酮肺炎），表现为呼吸困难、剧烈干咳、体重减轻、低热、纤维性肺泡炎、成人呼吸窘迫综合征、呼吸衰竭、死亡。

（3）抗凝血药　肝素、华法林，可出现胸腔或肺实质出血而引起咳嗽。

（4）利尿剂　氢氯噻嗪可致间质性肺炎急性发作、非心源性肺水肿，表现为用药后数小时出现哮喘、咳嗽、哮鸣音和低热。

（5）非甾体抗炎药　塞来昔布、萘丁美酮、齐可诺肽可引起咳嗽；金诺芬可致弥漫性间质性肺炎和纤维化。表现为持续数周的亚急性渐进性呼吸困难和干咳，可有发热、哮鸣音。

（6）抗过敏药　色甘酸钠可致一过性超敏性。表现为鼻塞、咳嗽、哮鸣音、支气管痉挛、加重已有的哮喘、肺水肿、肺嗜酸性粒细胞渗出、过敏反应，严重者可致死。

（7）**抗菌药物** 呋喃妥因可致肺炎（急性、慢性、间质性），表现为呼吸困难、干咳、皮疹、乏力、关节痛、胸痛、发热、肺部湿啰音、胸腔积液、紫绀、高血压、哮鸣音。

（8）**抗结核药** 对氨水杨酸钠可致超敏样反应，表现为发热、皮疹、头痛、干咳、哮鸣音、血管神经性水肿、嗜酸性粒细胞升高、肺泡浸润、淋巴结肿大、胸腔积液、肝肿大。

（9）**抗溃疡性结肠炎药** 柳氮磺吡啶可引起咳嗽、呼吸困难、肺浸润、外周血嗜酸性粒细胞升高、发热、闭塞性细支气管炎、纤维化肺泡炎。

（10）**抗肿瘤药** 博来霉素可引起干咳、呼吸困难、发热，常发生于老年（超过70岁）患者；环磷酰胺可致环磷酰胺性肺炎；甲氨蝶呤、靛玉红、利妥昔单抗、曲妥珠单抗、平阳霉素、厄洛替尼的不良反应表现为咳嗽、呼吸困难、低热；依西美坦、阿那曲唑、来曲坦也可引起咳嗽。

（11）**其他** 退乳药溴隐停主要引起咳嗽、呼吸困难、胸膜增厚、胸腔积液；镇静药咪达唑仑可引起咳嗽。

救治措施：由于药品的直接刺激性、损害性、致敏性，或作为抗原－抗体，引发速发型过敏反应，诱发咳嗽、哮喘、胸闷、胸痛、呼吸困难。

（1）上述药品一旦引起咳嗽，宜即停药，咳嗽可能终止。

（2）对顽固的咳嗽者，可服用糖皮质激素和抗过敏药以缓解症状，而单纯服用镇咳药未必显效。

（3）对由血管紧张素转换酶抑制剂所致的干咳者给予硫酸亚铁一次0.3克，一日3次；或给予色甘酸钠雾化吸入，严重时以血管紧张素Ⅱ受体阻滞剂的洛沙坦、缬沙坦、厄贝沙坦替代治疗。

（4）右美沙芬和福尔可定的镇咳作用较强，且不良反应较小，可用于久咳不止者。

哪些药品可诱发哮喘？

哮喘又称为支气管哮喘，是由多种细胞及细胞组分参与的慢性气道炎症，炎症常伴随引起气道反应性增高，导致反复发作的喘息、气促、胸闷、咳嗽等症状，多在夜间和（或）凌晨发生，常伴有广泛而多变的气流阻塞，可以自行或通过治疗而逆转。诱发哮喘的因素有遗传因素、变应原（吸入变应原）和促发因素。此外，服用或接触药品也可诱发哮喘。

（1）神经氨酸酶抑制剂　扎米那韦、奥司他韦对有慢性阻塞性肺疾病和哮喘者应用后出现支气管痉挛、哮喘和肺功能降低，因此，对老年人、患有哮喘、慢性呼吸道疾病者、不稳定性慢性疾病者、免疫功能不全者、阻塞性肺病者慎用。

（2）非甾体抗炎药　阿司匹林、萘丁美酮、依托度酸、美洛昔康、塞来昔布、洛索洛芬、吲哚美辛、依托考昔、酮洛酸氨丁三醇可抑制环氧酶，减少前列腺素的合成，使具有舒张支气管平滑肌作用的前列腺素减少，同时由脂氧酶所介导的白三烯占优势，刺激支气管壁收缩发生痉挛而引起哮喘。

（3）维生素　维生素 K 在引起过敏反应时常伴随哮喘、支气管痉挛。

（4）血浆代用品　右旋糖酐对少数患者可引起皮肤瘙痒、哮喘发作。

（5）抗菌药物　青霉素、青霉素 V、苄星青霉素、阿莫西林、四环素、多西环素、多黏菌素等可致过敏反应，诱发哮喘发作。

（6）抗肿瘤药　丝裂霉素、西妥昔单抗、曲妥珠单抗。

（7）β- 受体阻滞剂　拉贝洛尔、阿罗洛尔、索他洛尔。

救治措施：

（1）上述药品一旦引起哮喘，应即停药，以消除诱因。

（2）哮喘急性发作的治疗取决于发作的严重程度以及对治疗的反应。治疗的目的在于尽快缓解症状，解除气流受限和改善低氧血症。

（3）可重复吸入速效 β_2 受体激动药（储雾器给药或射流雾化装置），或联合使用 β_2 受体激动药和抗胆碱能复方制剂，尽早使用全身性糖皮质激素口服，严重者静脉注射或静脉滴注，如口服泼尼松龙 30 ~ 50 毫克，静注或滴注甲泼尼龙 80 ~ 160 毫克，氢化可的松 400 ~ 1000 毫克（分次）或抗过敏药以缓解症状，而单纯服用平喘药未必显效。

（4）急性重症哮喘可以致命，因此必须及时全力治疗。应给予氧疗，通过大容量储雾罐或溶液雾化器吸入沙丁胺醇或特布他林及异丙托溴铵（在出现威胁生命特征时应使用溶液雾化器），并给予全身性糖皮质激素。成人可给予口服泼尼松龙 40 ~ 50mg 或静脉注射泼尼松龙磷酸钠 40 毫克，亦可静脉注射氢化可的松 100 毫克（氢化可的松琥珀酸钠更好）。对于儿童患者，则给予口服泼尼松龙 1 ~ 2 毫克 / 千克体重（1 ~ 4 岁患者最大剂量 20 毫克、5 ~ 15 岁患者最大剂量 40 毫克），或静脉注射氢化可的松（氢化可的松琥珀酸钠更好）（1 岁以下 25 毫克，1 ~ 5 岁 50 毫克，6 ~ 12 岁 100 毫克）。

（5）同时给予吸氧，体内水、酸碱、电解质平衡和支持治疗。

🔷 哪些药品可引起急性喉头水肿？

急性喉头水肿是一种喉部黏膜下组织液侵润所形成的水肿，能引起呼吸道堵塞、引起窒息、休克或死亡等严重后果，其病因有感染性和非感染性两类。药源性喉头水肿主要由于药品的致敏性引起，使过敏体质者发生急性、速发型过敏反应，出现喉头组织液侵润和水肿、严重者发生窒息，甚至死亡。目前发现可引起喉头水肿的药物极多。

（1）**抗菌药物** 如注射青霉素或青霉素类（普鲁卡因青霉素、苄星青霉素、苯唑西林钠、氯唑西林、双氯西林、氟氯西林、甲氧西林、氨苄西林、阿莫西林、羧苄西林、磺苄西林、呋苄西林、匹氨西林、美洛西林、哌拉西林、美西林、替卡西林、氧哌嗪青霉素）、部分头孢菌素（头孢唑林、头孢拉定、头孢羟氨苄、头孢硫脒、头孢替安、头孢呋肟、头孢克洛、头孢尼西、头孢噻肟、头孢曲松、头孢哌酮、头孢哌酮舒巴坦钠、头孢地尼、头孢磺啶、头孢唑肟、头孢克肟、头孢吡肟、头孢甲肟、头孢泊肟酯）、氟喹诺酮类（氧氟沙星、左氧氟沙星、诺氟沙星、培氟沙星、洛美沙星、加替沙星、莫西沙星）、克林霉素、利福平、庆大霉素、对氨水杨酸钠等，常发生于注射后 1 ~ 72 小时内，可有全身不适、发热、荨麻疹、皮肤潮红、血管性水肿、喉头水肿、哮喘等症状，属于快速过敏反应之一。

（2）磺胺类和抗病毒药　磺胺嘧啶、磺胺二甲嘧啶、磺胺多辛、磺胺醋酰钠、磺胺甲噁唑、复方磺胺甲噁唑、利巴韦林。

（3）抗寄生虫药　乙胺嗪（海群生）、呋喃嘧酮。

（4）非甾体抗炎药　阿司匹林、贝诺酯、赖氨酸阿司匹林、吲哚美辛、布洛芬、酮洛芬。

（5）抗高血压药　阿利克仑、血管紧张素转换酶抑制剂可致过敏反应，严重可出现血管神经性水肿，表现为喉头和皮下水肿，喉头痉挛，呼吸困难。

（6）抗肿瘤药　环磷酰胺、顺铂、卡铂、奥沙利铂、紫杉醇、多西他赛。

（7）局部麻醉药　利多卡因、普鲁卡因、布比卡因、罗哌卡因、丁卡因、异丙酚、氯胺酮。

（8）抑酸剂　西咪替丁、雷尼替丁、奥美拉唑、兰索拉唑、泮托拉唑。

（9）对比剂　泛影葡胺、钆喷酸葡胺、钆贝葡胺、碘海醇、碘曲仑、碘帕醇。

（10）中药及中药注射剂　六神丸、痰热清及注射剂（刺五加、七叶皂苷、丹参、茵栀黄、香丹、双黄连、黄芪、苦黄、穿琥宁、天麻、清开灵、鱼腥草、红花、参麦、葛根）。

（11）其他　碘化钾、胞磷胆碱、氯氮平、吗啡、山莨菪碱、聚维酮碘、人血白蛋白、血清、抗毒素等治疗期间可出现胸闷、喉头水肿、呼吸困难、心动过速。

救治措施：

（1）一旦发生喉头水肿，应即采取抢救措施，及时吸氧，皮下注射肾上腺素0.5~1毫克或应用异丙肾上腺素雾化吸入。

（2）口服或静脉滴注地塞米松一次3毫克或5毫克，或注射抗过敏药，并调节水、电解质平衡。

（3）必要时可行气管切开。

哪些药品可使血压升高？

血压在正常情况下，血压通过心排出量、外周血管阻力的瞬时调节来维持，其发生在小动脉、毛细血管后静脉、心脏、肾脏，通过血容量来调控血压。可使血压升高的药品有：

（1）**非甾体抗炎药** 长期或大量服用布洛芬、吲哚美辛、吡罗昔康、美洛昔康、氯诺昔康等，可引起水钠滞留、血容量增加、血压升高或高血压危象。目前认为肾素－血管紧张素－醛固酮系统是体内升压系统，而激肽－前列腺系统是体内降压系统，两者相互制约，共同调节机体的血压平衡。当长期大量应用非甾体抗炎药，抑制环氧酶，导致使前列腺素合成受阻时，人体血压平衡便会失调，引起血压升高。

（2）**糖皮质激素** 长期大量使用泼尼松、地塞米松等，可使血压升高，甚至导致高血压危象。这主要是由于糖皮质激素类药可引起水、钠、糖、蛋白质和脂肪代谢紊乱，水钠潴留使肾素－血管紧张素－醛固酮系统的升压效应增强，使血管平滑肌对缩血管物质的敏感性提高促使血压增高。

（3）**避孕药** 长期服用避孕药使血压呈不同程度的升高。其主要成分—雌激素可提高交感神经系统的兴奋性，增强肾素－血管紧张素－醛固酮系统活性。长期大剂量使用时能升高血清三酰甘油和磷脂，引起水钠潴留，促使外周阻力增大，血压升高。

（4）**人促红素** 部分患者使用后出现血压升高，与红细胞生长过快、血黏度增加，末梢循环阻力增大有关。

（5）**减轻鼻充血剂** 盐酸麻黄素、伪麻黄碱、萘甲唑啉（鼻眼净）、羟甲唑啉（滴通）、赛洛唑啉（诺通）、抗感冒药（丽珠感乐、联邦伤风素、新康泰克、服克、银得菲、代尔卡、诺诺感冒片等含伪麻黄碱），可促使鼻黏膜血管收缩，缓解鼻塞，但在滴鼻时过量，易发生心动过速、血压升高、甚至出血。

（6）**免疫抑制剂**　环孢素、左旋咪唑等可致血压短暂升高。发生机制主要与水钠潴留、交感神经的兴奋性增强有关。长期服用甘草制剂也会出现轻度血压升高。

（7）**抗菌药物**　红霉素、利福平、异烟肼、妥布霉素、阿米卡星和呋喃唑酮等虽不直接引起血压升高，但可抑制单胺氧化酶的活性，若与香蕉、牛肝、柑橘、菠萝、腊肉、红葡萄酒、啤酒等富含酪胺的食品同服，使酪胺难以水解和灭活，蓄积以致刺激血管，使血压升高。

（8）**抗肿瘤药**　索拉替尼、舒尼替尼均可引起高血压，发生率为17%和15%。血压升高可能与药物减少血管形成的数量、破坏内皮细胞功能、改变一氧化氮的代谢有关。

有些抗生素如红霉素、利福平、妥布霉素、阿米卡星、利奈唑胺、呋喃唑酮等，虽不直接引起血压升高，但可抑制一种专门水解酪胺的单胺氧化酶的活性，若与香蕉、牛肝、柑橘、菠萝、腊肉、红葡萄酒、啤酒等富含酪胺的食品同服，使酪胺难以水解和灭活，以致刺激血管，使血压升高。

救治措施：如需长期使用以上药物时，要注意监测血压，当出现血压升高时，立即停药或调整药物，大多数人的血压可于停药后恢复正常，有严重高血压者或高血压危象者可应用硝普钠、硝酸甘油、利血平等静脉滴注，或口服钙通道阻滞剂。

🈺 哪些药品可引起体位性低血压？

体位性低血压可因身体位置变化，如突然从卧位站立或坐起、站立过久或高温、体力劳累等诱发体位性低血压。其发生机制是在日常情况下，体位发生变化时交感神经可及时地使腹腔内脏及其他部位的血管收缩，维持血压不致出现低血压。当应用抗高血压药后由于阻滞交感神经功能，使血管无法立即收缩，直立时血液伴随重力作用而淤积在腹腔内脏及下肢血管，使血液不易到达大脑，引起暂时性脑部缺血而易跌到、眩晕或晕厥，十分危险，对老年人尤应注意。可引起体位性低血压的抗高血压药有：

（1）神经节阻断剂　美卡拉明、美加明、喷托铵吩咪、六甲溴铵。

（2）α-受体阻滞剂　哌唑嗪、布那唑嗪、多沙唑嗪、妥拉唑林、乌拉地尔、萘哌地尔、酚妥拉明（注射）可出现首剂现象，尤其在服后 0.5 ~ 2 小时最易发生，表现为严重体位性低血压、眩晕、晕厥等。β-受体阻滞剂的阿替洛尔、拉贝洛尔、卡维地洛、拉贝洛尔、拉贝洛尔也可引起体位性低血压。

（3）单胺氧化酶抑制剂　帕吉林。

（4）交感神经递质耗竭剂　利血平可使神经末梢囊泡内神经递质逐渐减少或耗竭，引起直立性低血压。

（5）血管扩张剂　甲基多巴、硝普钠。

（6）血管紧张素转换酶抑制剂　福辛普利、赖诺普利、雷米普利、阿拉普利、西拉普利、咪达普利偶见体位性低血压、步履蹒跚、眩晕等。

（7）利尿剂　由于利尿、血容量减少，直接松弛血管平滑肌而减弱血管收缩作用，诱发体位性低血压。

救治措施：为避免发生体位性低血压，告诫患者在起床时宜缓慢，避免突然站立、站立后行走不宜过久，同时在服药后注意休息，尤其是初始用药阶段。

哪些药品可致心悸？

所谓心悸就是自觉心跳快而加强，并伴有心前区不适感，且不能自主的一类症状。引起心悸的原因很多，大体见于心血管疾病、心脏病、贫血、低血糖、大量失血、高热、甲状腺功能亢进症等及胸腔积液、气胸、肺部炎症、肺不张、腹水、肠梗阻、肠胀气。同时，用药也可致心悸的发生：

（1）**抗寄生虫药**　甲苯达唑（安乐士）在驱除肠虫时偶可致心悸。

（2）**维生素**　阿法骨化醇服后偶可引起心悸。

（3）**平喘药**　肾上腺素、异丙肾上腺素、氨茶碱、特布他林（博利康尼）、沙丁胺醇（舒喘灵）、克仑特罗（氨喘素）、福莫特罗（安通克）可兴奋心肌，增快心率，偶可引起心悸，对有心功不全者禁用。

（4）**抗高血压药**　酚苄明（竹林胺）可致心率加快、心悸；钙通道阻滞剂硝苯地平（心痛定）、拉西地平（乐息平、司乐平）、尼索地平（易立）、非洛地平（波依定）、伊拉地平（导脉顺）等可减弱心脏肌力、心率和传导，偶有引起心悸的可能。抗心绞痛药单硝酸异山梨酯（异乐定、长效心痛治）也可引起心悸，发生率约2%。

（5）**利尿剂**　黄酮哌酯（泌尿灵）偶可引起心悸、口干、排尿困难等不良反应。

（6）**抗胆碱药**　应用阿托品等药可出现的心悸。

（7）**非甾体抗炎药**　酮洛芬（优洛芬）、酮洛酸（痛力克）、罗非昔布（万络）、氯诺昔康（可塞风）偶可引起心悸等不良反应。

救治措施：

（1）当出现心悸症状时应及时停药。

（2）针对症状可应用β-受体阻滞剂如美托洛尔、比索洛尔、阿替洛尔、艾司洛尔等；对情绪紧张者可服用地西泮等镇静药。

（3）注意调节情志，防止喜怒哀乐等七情过极。适当注意休息，少进咸、辣、脂肪食物和酒烟、浓茶、咖啡等；适当参加运动和锻炼，注意预防感冒；控制情绪，少生闷气。

（4）尝试服用解郁抗焦虑胶囊，一次1粒，一日2次，餐前餐后均可。

哪些药品可致胸闷？

胸闷是一种主观感觉，即呼吸费力或气不够用。轻者若无其事，重者则感觉得十分难受，似乎被石头压住胸膛，甚至发生呼吸困难。

其可能是身体器官的功能性表现，也可能是人体发生疾病的最早症状之一（肺心病、冠心病、慢性阻塞性肺疾病、哮喘、胃肠道疾病）。但药物也可导致胸闷：

（1）双膦酸盐　帕米膦酸钠（博宁）、阿仑膦酸钠（福善美）、依班膦酸钠（艾本）、依替膦酸钠（洛迪）在用后偶可引起类似流感样症状，表现为发热、胸闷、寒战。

（2）抗寄生虫药　甲苯达唑（安乐士）在驱除肠虫时偶可致胸闷。

（3）β-受体阻滞剂　比索洛尔（康可）、维拉帕米（异博定）可抑制心肌，偶致胸闷。

（4）血管紧张素转换酶抑制剂　依那普利（悦宁定）、喹那普利服用后个别人可致胸闷。

（5）止吐剂　舒必利（止呕灵）服后个别人有胸闷感。

救治措施：发生胸闷时，注意与病理性胸闷的鉴别，进行心电图、胸片检查，及时停用所致胸闷的药物，对有心悸、胸闷、易出汗、喜长出气等β受体高敏症状者，可服用地西泮一次 2.5 毫克，一日 2 次；或应用受体阻滞剂（普萘洛尔、倍他洛尔、阿替洛尔等）。

哪些药品可引起尖端扭转性心律失常？

尖端扭转性心律失常为较为严重的一种室性心律失常，发作时呈室性心动过速特征，QRS 波的尖端围绕基线扭转，典型者多伴有 Q-T 间期延长。其发生机制与折返有关，因心肌细胞传导缓慢、心室复极不一致引起。常反复发作，易致昏厥，可发展为室颤致死。常见病因为各种原因所致的 Q-T 间期延长综合征、严重的心肌缺血或其他心肌病变、应用延长心肌复极药物（奎尼丁等）及电解质紊乱（低钾、低镁）等。

（1）抗过敏药　阿司米唑、特非那丁、氯雷他定在较大剂量时可引起心电图 QT 间期延长、尖端扭转性心律失常，尤其与肝药酶 CYP3A4 抑制剂（依曲康唑、氟康唑、酮康唑、伊曲康唑、咪康唑、红霉素、克拉霉素、罗红霉素、克林霉素、环丙沙星、西咪替丁、环孢素、氯丙嗪、奈韦拉平、利托那韦、舍曲林等）可能抑制心脏钾离子慢通道，有引起尖端扭转型心律失常或心电图 Q-T 间期延长的危险，宜减少相应剂量。

（2）促胃肠动力药　西沙必利可使心电图 Q-T 间期延长，尤其与肝酶 CYP3A4 抑制剂联合应用，使代谢受阻而导致血药浓度升高产生尖端扭转性心律失常，严重者可致命。

（3）抗心律失常药　如奎尼丁、双氢奎尼丁、普鲁卡因胺、普罗帕酮、胺碘酮、美西律、腺苷等。

（4）抗菌药物　氟喹诺酮类抗菌药物中环丙沙星、氧氟沙星、左氧氟沙星、加替沙星、莫西沙星可致心电图 Q-T 延长，其中格帕沙星因发生严重尖端扭转型心律失常已被撤出市场。

救治措施：可静脉补钾和补镁，应用 Ib 类抗心律失常药物如利多卡因、苯妥英钠，但禁用 Ia、Ic 和 III 类抗心律失常药。心动过缓者在提高基础心率（＞110 次 / 分钟）上应用异丙肾上腺素，由小剂量开始，一般用 0.5～1 毫克加入 5% 葡萄糖注射液 500 毫升中，以 5～6 滴 / 分钟静脉滴注。

哪些药品可使血糖升高？

血糖主要成分为葡萄糖，来源是食物中的淀粉、牛奶中乳糖、蔗糖及麦芽糖，其供应生命活动的能量。在正常情况下血糖保持着稳定，在胰岛素、胰高血糖素等激素的参与下，糖的分解、合成、代谢处于动态平衡。但服用一些影响糖代谢的药物，可引起一过性的血糖升高，停药后血糖会很快恢复正常。

（1）糖皮质激素　泼尼松、泼尼松龙、甲泼尼松、去炎松、氢化可的松、地塞米松可调节糖代谢，在中、长程应用时，可出现多种代谢异常，包括高血糖。

（2）甲状腺激素　促进人体分解代谢，使胰岛素水平下降，药品有左甲状腺素钠、碘塞罗宁钠，糖尿病者服用甲状腺激素类药后宜适当增加胰岛素和口服降糖药的剂量。

（3）利尿剂 可抑制胰岛素释放，使糖耐量降低，血糖升高或尿糖阳性反应，如呋塞米、依他尼酸、氢氯噻嗪。

（4）抗菌药物 加替沙星（天坤）可致严重或致死性低血糖或高血糖，迄今已有至少388例血糖失控，其中159例因此而住院，20例死亡。

（5）非甾体抗炎药 阿司匹林、吲哚美辛、阿西美辛等可引起高血糖。

（6）抗精神病药和镇静药 非经典抗精神病药可引起葡萄糖调节功能异常，包括诱发糖尿病、加重原有糖尿病和导致糖尿病酮症酸中毒，其中有氯氮平、奥氮平、喹硫平、阿立哌唑、利培酮、齐拉西酮、氯丙嗪、奋乃进、三氟拉嗪等。

另外，口服降糖药（尤其磺酰脲类促胰岛素分泌药）或胰岛素过量，引起低血糖后的高血糖反应（苏木杰反应）。重症糖尿病者停用胰岛素后，或药物剂量不足，由于高血糖引起高渗性利尿及脱水，血容量减少，刺激肾上腺分泌，产生反应性高血糖。

救治措施：对上述药品用于糖尿病患者时应密切监测血糖水平，一旦发生血糖异常，应及时停药，并注射胰岛素或非磺酰脲类促胰岛素分泌药（瑞格列奈、那格列奈）以迅速降低血糖。

哪些药品可引起水肿？

体液过多积聚于人体组织间隙，则称为水肿，可发生于局部和全身。水肿产生的机制大致可分为：①水钠潴留；②毛细血管滤过压升高；③毛细血管通透性增高；④血浆胶体渗透压降低；⑤淋巴液回流受阻。引起组织水肿的常见病因有心源性水肿（心力衰竭、缩窄性心包炎）、肾原性水肿（急、慢性肾炎、肾病综合征）、肝原性水肿（肝硬化、肝坏死）、营养不良性水肿（贫血、癌症、创伤、烧伤）、内分泌疾病、妊娠水肿和局限性水肿等。但药物性水肿也不少见，可引起水肿的药品有：

（1）糖皮质激素 中短程应用时，由于造成肾上腺皮质功能亢进，出现水、电解质代谢异常、下肢水肿。如泼尼松、甲泼尼松、泼尼松龙、地塞米松等。

（2）血管紧张素转换酶抑制剂　在对血管紧张素转换酶产生抑制的同时，也抑制缓激肽的降解，引起水钠潴留，如卡托普利可引起面部和手足部水肿；贝那普利、赖诺普利、福辛普利、雷米普利、培哚普利、西拉普利、喹那普利、咪达普利可引起外周水肿，罕见有血管神经性水肿。

（3）血管紧张素Ⅱ受体阻滞剂　氯沙坦钾、替米沙坦等可引起水肿和血管神经性水肿。

（4）钙通道阻滞剂　由于抑制心肌与血管平滑肌的跨膜钙离子内流而使血管扩张，尼卡地平、硝苯地平、拉西地平、氨氯地平和维拉帕米，但多发生于踝部、下肢和外周水肿。

（5）抗糖尿病药　胰岛素、罗格列酮在治疗初期可使钠潴留而发生轻度水肿，但可自行缓解；伏格列波糖可引起颜面水肿。

（6）非甾体抗炎药　由于环氧酶被抑制，其正常保持肾血流量、水和电解质平衡稳定的作用被拮抗，导致胃溃疡、出血、水肿等反应，其中酮洛芬、阿司匹林、萘丁美酮、依托度酸可引起血管神经性水肿；萘普生、布洛芬、非诺洛芬、美洛昔康、塞来昔布可引起下肢水肿，阿西美辛可引起面部水肿；双氯芬酸、吲哚美辛可引起肾水肿、血尿。

（7）免疫抑制剂　西罗莫司可引起面部水肿。生长激素偶见出现暂时性面部、周围轻中度水肿，大多发生于治疗初期。

救治措施：对水肿者应进行肾功能测试，如尿素氮及血肌酐、超声波检查肾脏大小，肾皮质的厚度或有效肾血流量，24小时尿量，肾小球过滤率等测试，如果检测正常的话，就应该积极找寻其他可能的原因。确认系由药物所引起的水肿，宜调整药物或应用小剂量利尿剂就可以改善，不必因噎废食。

🔲 哪些药品可致血管神经性水肿？

血管神经性水肿是较常见的一种变态反应，大多数情况下由青霉素引起，一般后果不严重，但波及呼吸系统及脑部时可危及生命。过敏性休克中的呼吸道阻塞也是血管神经性水肿所致。

（1）抗菌药物　青霉素类的阿莫西林、氨苄西林、苯唑西林、替卡西林、氯唑西林、双氯西林、美洛西林、萘夫西林；头孢菌素类的头孢氨苄、头孢唑林、头孢羟氨苄、头孢西丁、头孢噻肟、头孢哌酮、头孢曲松、头孢；大环内酯类红霉素、阿奇霉素；四环素类的四环素、多西环素、米诺环素；氨曲南、林可霉素、氯霉素、链霉素、万古霉素、呋喃妥因、磺胺嘧啶、磺胺甲噁唑、环丙沙星、诺氟沙星、氧氟沙星、左氧氟沙星、灰黄霉素、咪康唑、氟康唑、酮康唑等；抗菌药物引起的过敏反应而致血管神经性水肿属于免疫反应机制，为速发型变态反应。少数患者服用氟喹诺酮后可出现皮疹、荨麻疹、药疹、血管神经性水肿、红斑、瘙痒等在内的过敏反应，发生率也很低，约为0.4%~2%。服用抗艾滋病毒药雷托那韦可诱发皮疹、荨麻疹、支气管痉挛、血管神经性水肿、出血或血肿和血液化学和血液学的改变。

（2）抗肿瘤药　表柔比星、长春新碱、环磷酰胺、丝裂霉素、柔红霉素、塞替派、顺铂。

（3）抗结核药　异烟肼、对氨基水杨酸钠、乙胺丁醇。

（4）中枢镇静药　地西泮、氯硝西泮、奋乃静、氯氮卓、苯妥英钠、苯巴比妥、戊巴比妥、异戊巴比妥、水合氯醛。

（5）抗高血压药　卡托普利、贝那普利、依那普利、赖诺普利、洛沙坦、硝苯地平、倍他洛尔、卡替洛尔、噻吗洛尔、比索洛尔、拉贝洛尔、普萘洛尔、哌唑嗪、肼屈嗪、维拉帕米、吲达帕胺，其中血管紧张素转换酶抑制剂和血管紧张素Ⅱ受体抑制剂所引起的水肿多是由于抑制缓激肽-前列腺素系统有关，抑制缓激肽分解，促使前列腺素 E_2 增加。

（6）非甾体抗炎药　阿司匹林、保泰松、二氟尼柳、双氯芬酸、非诺洛芬、氟比洛芬、吡罗昔康、布洛芬、酮洛芬、金诺芬、萘普生、吲哚美辛，抑制环氧酶而促使速度发型过敏反应发生。

（7）**抑酸剂** 奥美拉唑、西咪替丁、法莫替丁、雷尼替丁等。

（8）**抗抑郁药** 氟西汀、氟伏沙明、丙咪嗪。

（9）**孕激素** 黄体酮、甲羟孕酮。

（10）**抗凝血药** 肝素、华法林钠、双嘧达莫。

（11）**抗过敏药** 塞庚啶、西替利嗪、色甘酸钠、羟嗪、氯雷他定等。

（12）**维生素** 维生素 B_1、维生素 B_2、维生素 B_{12} 以及环孢素、可待因、纳洛酮等药品。

救治措施：一旦发生血管神经性水肿宜立即停药并给予抗过敏与对症处理，治疗与荨麻疹相同，可应用抗过敏药或司坦唑醇（康力龙），一次2毫克，一日2~3次，可间隔1~3个月减量，直至一日2毫克维持，喉头水肿严重者需进行气管切开处理。

哪些药品可致视神经炎？

视神经炎或视神经乳头炎是指视神经任何部位发炎的总称，根据发病的部位不同，视神经炎分为球内和球后两种。前者指视盘炎，后者系球后视神经炎。视神经炎的病因较为复杂，包括炎性脱髓鞘、自身免疫性疾病、局部和全身的感染均可累及视神经，而致感染性视神经炎。药物毒性可引起视神经炎，各种中毒如甲醇、重金属中毒也可发生视神经炎。

（1）**抗菌药物** 链霉素、异帕米星、乙胺丁醇可致球后视神经炎、视网膜炎及视力神经萎缩，其发生率与剂量的大小有关，长期用药者可出现视敏感度降低、辨色力受损、视野缩小、视觉暗点，严重者可失明。氯霉素长期服用可引起眼球后视神经炎。

（2）**抗肿瘤药** 氟达拉滨、他莫昔芬、喷他司丁、吉非替尼、伊马替尼、丝裂霉素的毒性可致视神经炎。

（3）**抗精神病药** 三氟拉嗪、硫利达嗪、氯普噻吨。

（4）**抗疟药** 氯喹、奎宁可引起眼视网膜炎、视神经损害、视野缩小、视力丧失，急性中毒时可使视力完全丧失、视力减退。

（5）**免疫增强剂** 基因工程干扰素 -α2a、基因工程干扰素 -α1b。

（6）**其他** 抗抑郁药帕罗西汀，抗震颤麻痹药罗匹尼罗，可致球后视神经炎。

救治措施：

（1）及时甄别和停药。

（2）对急性视神经炎者，由于视神经纤维发炎肿胀，若时间过长或炎性反应过于剧烈，可使视神经纤维发生变性和坏死。因此，早期控制炎性反应，避免视神经纤维受累极为重要。可应用糖皮质激素冲击治疗，以控制炎症，减少复发，缩短病程；复发期可应用糖皮质激素冲击疗法，或酌情选择免疫抑制剂、丙种球蛋白等治疗。

（3）对恢复期者可球后注射妥拉苏林或口服妥拉苏林、烟酸等，支持疗法应用维生素 B_1 一次 100 毫克、维生素 B_{12} 一次 500 微克肌内注射，一日 1 次，尚可用三磷酸腺苷一次 20 毫克，肌内注射，一日 1 次；如有合并感染可使用抗菌药物（大环内酯类、头孢菌素类）。

哪些药品可使眼压升高？

正常人的眼压值维持在一定范围内（$10 \sim 21mmHg$）。如果房水循环通道的任何部位受到阻碍，或者房水产生过多，就会导致眼压升高。引起眼压升高的原因很多，包括青光眼、白内障、虹膜炎、糖尿病、脑血管疾病、外伤等，都能使眼压升高。另外，用眼过度、疲劳充血等，也可导致眼压高。部分药品可使眼压升高，缘于使前房房水循环通道的任何部位受到阻碍，或使房水产生过多，引起眼压升高。

（1）**抗菌药物** 伊维菌素、复方妥布霉素。

（2）**散瞳药** 托品酰胺、去氧肾上腺素、托吡卡胺、后马托品、非尼拉敏盐酸萘甲唑啉滴眼液、透明质酸钠。

（3）**镇静催眠药** 硝西泮。

（4）**抗精神病药** 氯丙嗪。

（5）**全身麻醉药** 氯胺酮。

（6）糖皮质激素　地塞米松、可的松、泼尼松、氟米龙、曲安奈德等全身用药、滴眼、结膜下注射、球后或球内注射均可引起眼压升高，研究通过对糖皮质激素性青光眼患者小梁超微结构观察，发现青光眼的小梁网细胞外可见到一种类似基底膜的指纹样排列物质堆积，且与小梁板层基底膜接触，此处无小梁细胞。这种特征性细胞外指纹样排列物主要位于角巩膜小梁外侧部和邻管组织内侧，这类细微原纤维物质明显增多，甚至可占据细胞外间质的90%，可能引起房水外流受限。另糖皮质激素可封闭前房角细胞中的溶酶体膜，阻止溶酶体释放玻璃质酸降解酶，从而使小梁组织内玻璃质酸堆集，小梁组织肿胀，房水排出困难，导致眼压升高。

救治措施：

（1）及时停用相关药品。

（2）早期可选用0.5%～4%毛果云香碱（匹鲁卡品）滴眼剂滴眼，一次1～2滴，一日3～4次，宜从低浓度开始，无效时渐增浓度，以能维持眼压正常为度；或应用0.1%地匹福林溶液滴眼，一次1～2滴，一日3～4次。

（3）眼压过高时或其他药物无效时可选用0.005%拉坦前列素（适利达）滴眼剂，一次1滴，一日1次。

（4）全身治疗首选乙酰唑胺（醋氮酰胺）口服，一次0.25～0.5克，一日3次。还可用20%甘露醇注射液100～250毫升静脉滴注或口服50%甘油合剂150～200毫升。

🔲 哪些药品可使视物模糊？

视力为视觉的敏感度，包括对中心和周边的视力，视物模糊即对物象分辨不清晰，包括形状、色泽、位置。部分药品可影响视力，使视觉模糊不清楚、辨色困难。引起视物模糊的原因有多种，可以是多种眼科疾病，也可以是屈光不正，如近视、远视、散光等。也可能是其他全身疾病引起的并发症，或者非疾病而受外界干扰导致。

（1）镇静催眠药　地西泮、氟西泮、溴西泮、夸西泮、咪达唑仑、扎来普隆、丁螺环酮可致视物模糊、视物朦胧。

（2）抗癫痫药　卡马西平、奥卡西平、托吡酯、拉莫三嗪、加巴喷丁、非尔氨酯、普瑞巴林可刺激抗利尿激素分泌而引起的水潴留、血容量增大及稀释性低钠血症，出现无力、视物模糊、复视、眼球震颤等

（3）抗心律失常药　奎尼丁可出现"金鸡纳"反应，复视、视物模糊、色觉障碍、瞳孔散大、眩晕等，丙吡胺亦有类同反应。胺碘酮服用3个月后在角膜中底层下1/3有黄棕色色素沉着，影响视力，造成模糊，但无永久性损伤。

（4）抗结核药　乙胺丁醇可致单、双侧视物模糊、视力减退、眼痛、红绿色盲、视野缩小。

（5）抗胆碱药　阿托品、氢溴酸东莨菪碱、氢溴酸山莨菪碱有轻度散瞳作用，其抗胆碱效应服后出现视物模糊、口干、便秘、面红、心率加快、排尿困难等反应。其中东莨菪碱可扩大瞳孔，持续3~5天，出现视物不清；阿托品可使眼睫状肌调节麻痹，导致视近物不清或模糊，约持续1周。

（6）抗寄生虫药　服用哌嗪、噻苯唑可出现眩晕、视物模糊、黄色视觉改变。

（7）抗精神病药　奋乃静、三氟拉嗪、氯哌噻吨、氯普噻吨、替沃噻吨、珠氯噻醇、氟哌利多、舒必利、左舒必利、佐替平、齐拉西酮、阿立哌唑、洛沙平、利培酮（维思通）服后偶见有头晕、视物模糊、注意力下降的反应。

（8）抗抑郁药　帕罗西汀、氟西汀、瑞波西汀、曲唑酮、吗氯贝胺、阿莫沙平、文拉法辛、噻奈普汀钠、度洛西汀、去甲替林。

（9）抗肿瘤药　他莫昔芬、伊立替康、环磷酰胺、顺铂、卡铂、来那度胺可引起视物模糊。

（10）质子泵抑制剂　PPI中雷米拉唑致视力障碍发生率最高，奥美拉唑次之，轻者视神经变性、视力下降、视物模糊、视野缩小等，停药可自行恢复，严重可能出现不可逆转的失明。PPI因可抑制

H^+-k^+-ATP 酶，降低细胞内 pH 值，导致视网膜血管收缩或萎缩，进而影响视力，严重者可致盲。抗癫痫药三甲双酮用药后常会出现在亮光下的视物模糊，把一切物体均看成是白色的，所有物体表面全覆盖一层白雪的"昼盲"，视物模糊。

（11）非甾体抗炎药　布洛芬服后偶见有头晕、头昏、头痛，少数人可出现视力降低和辨色困难；另吲哚美辛（消炎痛）可出现视物模糊、耳鸣、色视；吡罗昔康、美洛昔康、阿西美辛、保泰松、塞来昔布、齐可诺肽等可致视物模糊。

（12）抗心绞痛药　硝酸甘油服后可出现视物模糊。

（13）其他　强心苷地高辛可出现视物模糊和"黄视"，扩张血管药二氢麦角亭可使视物模糊，α- 受体激动剂米多君，免疫增强剂阿地白介素，可致视物模糊。

救治措施：

（1）果断停用引起视物模糊的药品。

（2）多食用有助视力的食物，富含叶黄素及玉米黄质，具有不同颜色的蔬菜及水果如深绿的花椰菜、菠菜、玉米、豌豆、柳橙、葡萄柚、草莓、木瓜或番茄等；适量的脂肪酸、富含脂肪的鱼类如鲔鱼、鲑鱼及全谷类、鸡肉或蛋。

（3）补充维生素 A、维生素 C、维生素 E 等。

哪些药品可使听力减退（下降）？

听力减退或称听力下降，即为听觉障碍。听力减退的程度有轻、重之分，轻者为重听；重者为耳聋，听力几乎全失。听力减退的发生原因常常是外因，使耳朵的听力逐渐的减退等等，给患者的生活造成十分严重的影响。听力减退与下列因素有关：①洁耳过度，破坏鼓膜所致；②五官疾病所致，如中耳炎、鼻炎等；③心脑血管疾病所致，如高血压等；④工作压力过大所致，如疲劳过度、休息不好、工作或生活周边噪音较大所致；⑤药品不良反应，应用有耳毒性的药品，损伤耳蜗神经和前庭神经，氨基糖苷类抗菌药物的耳毒性，从耳蜗底回的外毛细胞开始，渐向耳蜗顶回发展，外毛细胞的损坏也总是优先于内毛细胞，有的药品有主要损害耳蜗，有的则主要损害前庭神经，这主要是因为前庭细胞和耳蜗细胞不同，药物对细胞的选择造成的，如双氢链霉素易破坏耳蜗，而链霉素和庆大霉素等易破坏前庭神经。

（1）**抗菌药物** 卡那霉素、链霉素、新霉素、庆大霉素、妥布霉素、阿米卡星、依替米星、奈替米星、异帕米星、西索米星、小诺霉素等可引起耳前庭功能失调，卡那霉素、阿米卡星可使耳蜗神经损伤，尤其对新生儿更甚。若与红霉素、利尿剂合用，对耳毒性更强。另外，去甲万古霉素（万迅）也可诱发耳毒性，轻者耳鸣、听力丧失，重者耳聋。如及早停药可能使听力恢复，但部分人在停药后听力仍在损害而发展至耳聋，其原因与血浆浓度过高有关，持续数日即可能出现听力损害，老年患者或肾功能不全者更易发生。氨基糖苷类抗菌药物的耳毒性比较，以庆大霉素 > 妥布霉素 > 阿米卡星 > 奈替米星 > 依替米星 > 异帕米星。

（2）**抗肿瘤药** 顺铂、氮芥、博来霉素、氨甲蝶呤等。

（3）**免疫抑制剂** 环胞素（山地明）可引起耳鸣、听觉丧失。

（4）**维生素** 阿法骨化醇可致耳鸣、老年性耳聋。

（5）**利尿剂** 呋塞米（速尿）、依他尼酸（利尿酸）、天尼酸可诱发耳鸣或听力减退。若与两性霉素、头孢菌素、庆大霉素、卡那霉素、妥布霉素联合应用，对耳毒性增加。与抗组胺药合用，容易出现耳鸣、头晕、眩晕等。

（6）**钙通道阻滞剂** 尼伐地平服后可致耳鸣。

（7）**抗结核药** 卷曲霉素连续用药2~4个月时可出现耳鸣、听力减退、耳饱满感、步态不稳、眩晕，严重者可引起耳聋。

救治措施：

（1）尽量避免应用具耳毒性的药品，如庆大霉素、链霉素、卡那霉素、新霉素等药品。

（2）听力减退的进程缓慢，不能被手术或其他办法所逆转，戴助听器可使有轻、中度听力减退者受益匪浅。如确诊是耳硬化症则需要手术重新建立丧失的听力。

（3）治疗老年性耳聋的口服药很少，大多属于辅助治疗。可供选择的有硫酸软骨素（康得灵），口服一次600毫克，一日3次，连续2~3个月。或糖酐酯片，一次150~450毫克，一日3次，餐前服用。

（4）避免长时间接触机器轰鸣、车间喧闹、人声喧哗等各种噪音，否则会致内耳的微细血管经常处于痉挛状态，内耳供血减少，听力急剧减退。

（5）按摩耳垂前后的处风穴（耳垂与耳后高骨的凹陷处）和听会穴（耳屏前下方，下颌关节突后缘凹陷处），可以增加内耳的血液循环，有保护听力的作用。宜每日早、晚各按摩1次，一次5~10分钟。

哪些药品可致皮肤色泽改变？

按类型，皮肤色素沉着可分为黄褐斑、妊娠斑、蝴蝶斑、老年斑、咖啡斑和雀斑，是一种常见、多发性皮肤疾病。引起皮肤色素沉着的原因主要有人体内分泌失调、遗传、新陈代谢功能减弱、皮肤干燥、衰老、日晒、紫外线辐射、睡眠不足、身体劳累等。伴随年龄的增长，色斑增多，严重影响人们的面部美观，带来了衰老的心理压力，从而影响生活质量。药源性黑色素沉着见于长期应用抗寄生虫药氯喹或羟氯喹、抗肿瘤药氮芥、环磷酰胺或避孕药、砷剂、铋剂、铅剂等，促使色素的增生并在皮肤沉着，形成各种色斑。

（1）抗麻风药　服用氯法齐明2周后可出现皮肤和黏膜红染，呈粉红色、棕色甚至黑色，着色程度与剂量、疗程呈正比，停药后2个月色泽逐渐消失，大约1年左右才褪色结束。

（2）抗结核药　吡嗪酰胺、环丝氨酸可致色素沉着。

（3）抗肿瘤药　氟脲嘧啶（色素表现在面部、双手、指甲部位）、卡莫氟、替加氟、羟基脲、多柔比星（甲床）、博来霉素（手指、足趾、关节部位）、阿柔比星、表柔比星、吡柔比星、放线菌素D、伊马替尼。

（4）抗菌药物　四环素、土霉素、多西环素、磺胺可引起药疹，在恢复期可产生色素沉着；利福平可使巩膜、皮肤和黏膜黄染，严重者皮肤呈红人综合征，为药物沾染皮肤所致。

（5）抗寄生虫药　服用氯喹、羟氯喹、阿的平，可使皮肤色泽变为黄褐色、棕色、青灰色。

（6）消毒防腐剂　碘剂可以使皮肤变黑，硝酸银可使皮肤变为蓝黑色。

（7）镇静催眠药　苯巴比妥、地西泮、氯氮卓。

（8）其他　口服避孕药、原卟啉钠在夏季服药时，可出现色素沉着，应用砷剂、铋剂、铅剂等，也可促使色素沉着。

救治措施：

（1）皮肤色素沉着的治疗自然应从两方面入手，一是针对病因的治疗，及时停用致色素沉着的药品；二是局部对症治疗。

（2）局部治疗常用3%对苯二酚乳膏（氢醌霜）涂敷，一日3次；也可应用3%过氧氢液（双氧水）、2%维生素E乳膏涂敷，一日3次。或用0.1%维A酸霜，每日一次外用可治疗女性黄褐斑患者。

（3）全身治疗可口服维生素A、C和E、胡萝卜素、绿茶、鱼油和吲哚美辛等，有助于防御紫外线照射，坚持外用物理遮光剂或化学遮光剂（如对氨基苯甲酸）。口服维生素C，一次200~400毫克，一日3次；或维生素A一次2500IU，一日3次。

（4）生活中尽量"隔热防晒"，夏日外出打太阳伞、戴遮阳帽，做完饭后清洗面部和手臂，尤其注意清洗被热油溅到的部位，热刺激是黑色素生成的主要原因。

（5）预防皮肤色斑，可多进食富含维生素C、果胶、果酸的蔬果，维生素C不仅能够抑制黑色素的生成，且具氧化还原作用，大量的维生素C可使颜色较深的氧化型色素渐渐还原到浅色甚至无色状态。

哪些药品可致固定性红斑药疹？

固定性红斑药疹也称固定性药疹，属于轻型药疹，较为常见，也属于过敏性反应。凡用于预防、诊断和治疗的药品，通过任何给药途径进入人体后，引起的皮肤和（或）黏膜损害的不良反应，具有起病急，皮损为孤立性，或数个境界清楚的圆或椭圆形水肿性红斑的特点。它被称为固定性红斑型药疹，为皮肤科急诊中常见的病种。引起固定性红斑药疹的药品，据研究和统计主要是磺胺类药，其次是非甾体抗炎药、抗肿瘤药、抗菌药物、镇静催眠药及其复方制剂，有些复方药物含有上述 3 种药物成分，也可发生药疹，如部分复方抗感冒药制剂。其发生机制可能与免疫系统中起到重要作用，抗体、血清因子、组织因子和细胞免疫均与固定性红斑药疹有关。也有人认为血管因素与固定性红斑药疹的皮损好发于某些部位有关，血循环中的药物可作为半抗原，与表皮下方的细胞中角质蛋白或受体结合，这些细胞可以是黑色素细胞或含有不成熟小分子量质素的基底角质形成细胞。形成的药物蛋白质复合物被郎汉斯细胞以在变应性接触性皮炎中的类似方式识别、处理并呈递给真皮的淋巴细胞或所属淋巴结，刺激T 细胞和 B 细胞，产生淋巴因子和抗体，最终引起基底细胞的炎症和损伤，发生固定性红斑药疹。

（1）**抗菌药物**　青霉素、头孢拉定、链霉素、四环素、灰黄霉素、磺胺噻唑、磺胺嘧啶、磺胺二甲嘧啶、磺胺多辛、磺胺嘧啶银、磺胺米隆、柳氮磺吡啶、磺胺醋酰钠、磺胺甲噁唑、复方磺胺甲噁唑、甲氧苄啶、妥舒沙星、利福平、对氨水杨酸钠、甲硝唑、抗真菌药依曲康唑。

（2）**镇静催眠药**　苯巴比妥、戊巴比妥、异戊巴比妥、司考巴比妥、甲丙氨酯、水合氯醛、硫喷妥钠。

（3）**非甾体抗炎药**　二氟尼柳、水杨酸钠、阿司匹林、安乃近、对乙酰氨基酚、非那西丁、萘普生、吡罗昔康、美罗昔康、乙哌立松。

（4）**抗肿瘤药**　羟基脲、阿糖胞苷、甲氨蝶呤、氟达拉滨、氟法拉滨、多柔比星、放线菌素 D、紫杉醇、培门冬酶、伊马替尼、索拉非尼、白消安、丝裂霉素、博来霉素。

（5）**抗寄生虫药**　奎宁、依米丁、阿司咪唑。

（6）平喘药　茶碱、氨茶碱、胆茶碱、复方茶碱、麻黄碱。

（7）抗心律失常药　奎尼丁、胺碘酮。

（8）其他　抗高血压药尼莫地平，抗痛风药别嘌醇，抗过敏药苯海拉明，抗胆碱药颠茄，肝胆疾病辅助用药肌苷以及汞剂、铋剂、碘剂、溴剂、酚酞等也可引起固定性红色斑药疹。

救治措施：处方及用药前，详细询问缓和患者的药物过敏史，以防交叉过敏反应。对青霉素、链霉素、磺胺类药、普鲁卡因、非甾体解热镇痛药、镇静药、抗菌药物、免疫的抗毒素、疫苗等药，在应用前应严格遵照操作规程进行划痕或皮内试验。

哪些药品可引起牙周炎？

牙周炎是牙菌斑中的微生物所引起的牙周和支持牙周组织（牙龈、牙周膜、牙槽骨和牙骨质）的慢性感染性疾病，往往引发牙周支持组织的炎性破坏。通过牙周炎可反映全身疾病分别是血液疾病、遗传性疾病、糖尿病及艾滋病等。血液疾病包括血白细胞异常、白血病等。白细胞异常是导致牙周炎发生的一个重要原因，包括白细胞减少症和白细胞功能缺陷。可引起牙周炎的药品有：

（1）钙通道阻滞剂　硝苯地平、非洛地平，对有明显牙龈炎或牙周炎的患者可出现牙龈轻度肿大。

（2）抗肿瘤药　黏膜反应尤其是口腔黏膜是肿瘤化疗中常见的一种并发症，多数情况都与氟尿嘧啶、甲氨蝶呤、培美曲塞钠、贝伐单抗和蒽环类抗生素（丝裂霉素、米托蒽醌、表柔米星、多柔米星）有关。防止和处理这些并发症，应进行有效的口腔护理（经常洗漱口腔）。

（3）抗寄生虫药　乙胺嘧啶、塞克硝唑。

（4）抗病毒药　扎西他滨、金刚乙胺等。

救治措施：

（1）对轻、中度慢性牙周炎，通过良好的口腔卫生措施及去除局部菌斑滞留的因素，使炎症得以控制，预后通常较好。

（2）牙周炎应注意保持口腔清洁，局部常用氯己定、西吡氯铵溶液含漱；或进行洗牙、根面平整术、调整咬合、拔除松动牙的治疗措施，并辅以抗生素治疗（大环内酯类、四环素类抗生素、氟喹诺酮类、硝基咪唑类的甲硝唑、替硝唑或硝基咪唑类与阿莫西林联合应用），必要时可行牙龈切除术、袋壁刮治术及切除新附着术等。

哪些药品可引起牙龈增生？

牙龈增生是指牙龈组织因细胞数量增多和纤维增生的一种非炎症性变化，有些药品可促进牙龈增生，称为药物性牙龈增生，是指服药后而引起的牙龈纤维增生、体积增大和炎症，严重者可影响咀嚼功能、美观和口腔卫生。

（1）**抗癫痫药**　长期服用苯妥英钠（大仑丁）可使原有炎症的牙龈发生纤维性增生，开始常在牙龈唇，颊或舌侧的缘龈或龈乳头出现小球样膨胀突出。

（2）**免疫抑制剂**　环孢素可引起药物性牙龈增生，服用者有30%～50%发生牙龈纤维增生。

（3）**钙通道阻滞剂**　硝苯地平（心痛定）、拉西地平、尼索地平、非洛地平对高血压、冠心病患者具有扩张周围血管和冠状动脉的作用，但可引起牙龈增生和出血。

另外，口腔内的菌斑、牙石、食物嵌塞等也可促进牙龈炎的病情发展。因此，控制菌斑保持口腔卫生，积极治疗原有的龈炎，可减少牙龈增生的发生率和严重程度，可应用3%过氧化氢液冲洗龈袋，并在袋内放入药膜或2%碘甘油，并以抗菌药物含漱剂，待炎症减轻后再做进一步治疗。对牙龈增生严重者，需用手术切除并修整牙龈外形。

救治措施：

（1）建议在不影响控制全身疾病的前提下，更换引起牙龈增生的药品。

（2）控制菌斑保持口腔卫生，积极治疗原有的龈炎，可减少牙龈增生的发生率和严重程度，去除菌斑、牙石等局部刺激因素，消除导致菌斑滞留的因素，治疗后多数患者的牙龈增生可明显好转甚至消退。

（3）可应用3%过氧化氢溶液冲洗龈袋，并在袋内放入药膜或2%碘甘油，并以抗菌药物含漱剂，待炎症减轻后再做进一步治疗。

（4）经上述治疗但增生的牙龈仍不能完全消退者可接受牙龈切除加成形、也可翻瓣联合龈切的手术治疗。

哪些药品可使口腔有金属味？

口腔内感觉到金属味是口腔有没有一种特殊的味道，就像是金属一样，即便在洗漱后，金属味道也不会消除，且白天尚有加重的迹象。除外重金属（汞、铅）中毒、肝病、肿瘤外，在某种特定环境下，口腔内的部分厌氧菌开始分解蛋白质，其中包括由半胱氨酸和蛋氨酸组成的蛋白质，其含有丰富的硫，很容易被转化成浓烈的化学气味。但应用部分药品也可以感觉到金属味。

（1）抗滴虫药　甲硝唑（灭滴灵）、替硝唑或磷霉素服用后偶可引起口腔中有金属味。

（2）抗糖尿病药　格列美脲、二甲双胍、苯乙双胍（降糖灵）、瑞格列奈（诺和龙）服后少数人味觉可出现异常，感觉有金属味。瑞格列奈可引起食欲不佳、恶心、呕吐、便秘、口腔金属味等消化道症状

（3）抗心律失常药　恩卡尼也可出现异常，有金属味。

（4）血管紧张素转换酶抑制剂　卡托普利（开搏通）可使人的味觉丧失，雷米普利（瑞泰）、福辛普利（蒙诺）服后个别人口腔中有金属味。

（5）保肝药　硫普罗宁（凯西莱）在结构中含有巯基，有硫的臭气，服后可能出现味觉障碍，口腔中有金属味。

（6）抗痛风药　别嘌醇（赛来力、痛风宁）服后有手足麻木或刺痛、乏力、口腔有金属味等反应，停药后即消失。

救治措施：

（1）权衡利弊及时停药。

（2）多饮水，采用0.01%醋酸氯己定（洗比泰）含漱液、1.5%过氧化氢溶液（双氧水）漱口。

哪些药品可致脱发？

脱发即为掉头发，或称斑秃又俗称鬼剃头，是一种头部突然发生的局限性斑状秃发，是在皮脂过多的基础上发生的，但用药也可以发生脱发：

（1）抗结核药　利福平长期服用可致脱发、疲倦、蛋白尿、血尿、尿浑、排尿减少、心律失常、低血钙、肝昏迷。

（2）抗痛风药　秋水仙碱常可出现脱发、皮疹、手足麻木、无力感；同时尿道有刺激症状，如尿频、尿急、尿痛、血尿；长期应用可引起骨髓抑制，如粒细胞和血小板计数减少、再生障碍性贫血等。

（3）非甾体抗炎药　金诺芬（瑞得）服后常可出现脱发、皮疹。

（4）抗真菌药　更昔洛韦（赛美维）可抑制骨髓，出现脱发、瘙痒、荨麻疹等症状

（5）维生素　过量服用维生素A，长期服用谷维素。

（6）抗肿瘤药　甲苯肼、甲氨蝶呤、氟脲嘧啶、阿糖胞苷、平阳霉素、自力霉素、阿柔比星、福美坦、他莫昔芬、紫杉醇、依立替康、多西他赛、高三尖杉酯碱等可致脱发。酪氨酸激酶抑制剂的吉非替尼、索拉非尼可致脱发；吉非替尼也可使胡须生长缓慢，头发和毛发变卷、易断。

救治措施：轻度脱发者可口服胱氨酸和维生素 B_1，一次分别50毫克和10毫克，一日3次。局部涂敷10%辣椒酊或10%樟脑酊；中至重度脱发者，局部涂搽二硫化硒香波（潇洒洗剂），症状皆可收敛；严重的脂溢性皮炎（头皮屑过多）者可选用酮康唑洗剂（采乐洗剂），涂敷于头发上，一周2次，连续2～4周。米诺地尔（长压定）能刺激毛发生长，对斑秃和尤其是男性脱发者有高效，常用1%～5%洗剂涂敷，一日1～2次，连续3个月以上。对全秃或普秃者可口服泼尼松，一次5毫克，一日3次，开始长出新发后改为一日2次，3周后减为一日1次，

连续3个月。

哪些药品可致痤疮？

痤疮俗称"粉刺或壮疙瘩"，多自青春期发病，常冠以"青春痘"之称。痤疮是发生在毛囊皮脂腺的一种慢性炎症，感染、内分泌紊乱、各种刺激和用药均可引起：

（1）**糖皮质激素** 甲泼尼松龙长期服用可致类皮质醇增多症，表现为满月脸、痤疮、浮肿、多毛、肥胖等。

（2）**避孕药** 炔诺酮（妇康）长期服用可使皮脂增多，出现痤疮、多毛。

（3）**雄激素** 十一酸睾酮（安雄）、多庚睾酮可诱使女性男性化，出现痤疮、多毛、阴蒂肥大、闭经等性征。

（4）**免疫抑制剂** 在服用环孢素（山地明、丽珠环明）期间可引起多毛、痤疮、厌食、疲乏四肢感觉异常等不良反应。

救治措施：对药物引起的痤疮者可及时停药，口服维生素 B_6、维生素 B_2 或复合维生素 B 等；严重者可口服米诺环素（美满霉素）一次50毫克，一日2次，连续 $6 \sim 8$ 周；或维 A 酸（维甲酸）一次10毫克，一日 $2 \sim 3$ 次，连续 $2 \sim 3$ 周。

哪些药品可引起接触性皮炎？

接触性皮炎是指外用药时引起的皮炎，按发病机制分为刺激性皮炎、变应性皮炎、光敏性皮炎、系统性接触性反应和非湿疹样接触性反应。表现为急性，常在初次用药或数天内发生，皮疹表现多样，可有明显的红斑、水肿、水疱、大疱，容易继续发细菌感染而出现脓疱、溃疡、瘢痕或皮肤坏死。其中刺激性皮炎是通过刺激而非免疫机制引起的炎症反应；变应性皮炎为 T 细胞介导的迟发型变态反应；光敏性皮炎是皮肤或全身吸收药物后，再经过光照后引起的光变态反应或光毒性反应；系统性接触性反应是指对某种变应原接触致敏后，再全身吸收该变应原所引起的变态反应。引起接触性皮炎的药物有：

（1）**消毒防腐剂** 乙醇、碘酊、高锰酸钾、过氧化氢、间苯二酚、维 A 酸、硫黄、氯化氨基汞、水杨酸、氯己定、甲醛、乙醚、焦性没食子酸。

（2）抗菌药物　新霉素、氯霉素、青霉素、红霉素、庆大霉素、利福霉素、杆菌肽、林可霉素、咪康唑、磺胺类、甲硝唑等。

（3）局麻药　苯佐卡因、丁卡因、普鲁卡因。

（4）非甾体抗炎药　布洛芬、氟比洛芬、洛索洛芬、酮洛芬。

（5）皮肤科用药　卡泊三醇、地蒽酚。

（6）中药　毛冬青、连翘、白芷、斑蝥、泽漆、五虎丹。

救治措施：一旦发生接触性皮炎，应及时停用可疑药物，详细检查过敏原（斑贴试验），并及时应用抗过敏药，外用 3% 硼酸溶液、0.1% 依沙吖啶溶液冷湿敷，涂敷炉甘石洗剂。

哪些药品可引起剥脱性皮炎？

剥脱性皮炎又称红皮病，可由多种原因引发，其以全身或近全身的皮肤弥漫性发红和持续性剥脱为特点的皮肤炎症。可并发于银屑病、湿疹、异位性皮炎、脂溢性皮炎、接触性皮肤炎、淋巴肿瘤和恶性肿瘤，也可由药物造成，包括：

（1）抗菌药物　氨曲南、青霉素、氨苄西林、阿莫西林、甲氧西林、苯唑西林、萘夫西林、巴氨西林、羧苄西林、双氯西林、替卡西林、头孢西丁、地美环素、多西环素、米诺环素、环丙沙星、诺氟沙星、红霉素、链霉素、庆大霉素、妥布霉素、利福平、利福霉素、林可霉素、万古霉素、两性霉素 B、咪康唑、氟康唑、磺胺甲噁唑、磺胺异噁唑、甲氧苄啶、灰黄霉素、甲硝唑、呋喃妥因等。

（2）抗高血压药　倍他洛尔、比索洛尔、卡替洛尔、普萘洛尔、卡托普利、喹那普利、依那普利、尼索地平、硝苯地平。

（3）抗心律失常药　地尔硫草、维拉帕米、胺碘酮、美西律。

（4）抗抑郁药　丙咪嗪、阿米替林。

（5）抗精神病药　氯丙嗪、氟哌啶醇、利培酮、氯氮平、三氯拉嗪。

（6）抗结核药　异烟肼、对氨基水杨酸钠、乙胺丁醇。

（7）利尿剂　地美他尼、苄氟噻嗪、氢氯噻嗪、氯噻酮、呋塞米。

（8）非甾体抗炎药　阿司匹林、吡罗昔康、保泰松、布洛芬、金诺芬、氟比洛芬、洛索洛芬、酮洛芬、酮洛酸、舒林酸、双氯芬酸、吲哚美辛。

（9）中枢镇静药　地西泮、甲丙氨酯、苯巴比妥、司可巴比妥、异戊巴比妥。

（10）其他　阿托品、阿司咪唑、阿糖胞苷、氨苯砜、奥美拉唑、卡比多巴、酚酞、华法林、苯茚二酮、格鲁米特、氨鲁米特、别嘌醇、伪麻黄碱、西咪替丁、尼扎替丁、丝裂霉素、多柔比星、顺铂、奎宁、氯喹、奎尼丁、芬太尼、甲苯磺丁脲、氯磺丙脲、格列本脲、哌甲酯、氯贝丁酯、吉非贝齐、硝酸甘油、异山梨醇、卡马西平、扑米酮、维生素 A、青霉胺、左旋咪唑、砷剂、金剂、汞剂、锑剂等。

救治措施：一旦发生剥脱性皮炎，应及时停用可疑药物，及时调节水、电解质平衡，补充蛋白质、维生素，预防感染，并及时应用抗过敏药、糖皮质激素（泼尼松 40 毫克 / 天或氢化可的松 200 毫克 / 天），皮肤外用 3% 硼酸溶液湿敷，涂敷炉甘石洗剂和糖皮质激素乳膏等。

哪些药品可引起药物性皮疹？

药物性皮疹又称固定性皮疹，顾名思义，是由服药所引起的皮肤黏膜炎性反应，一次发作的皮疹均固定在初发部位，严重者可累积人体的多个系统和器官。

药物性皮疹的病因分为两类，属变态性的与药物作用及剂量无关，属非变态性的与作用和剂量有关。皮炎通常在首次用药后 4 ~ 20 天发作，再次用药可在 1 ~ 2 天发作。起病急促，可于用药数小时到 1 ~ 2 天内出现，常伴发热、恶心、呕吐、全身不适、肝肾损害、嗜酸粒细胞增多。皮疹分布为对称性、广泛性，但亦可局限于某些部位。

引起药物性皮疹的药品有:

（1）抗真菌药　氟康唑（大扶康）用后常有瘙痒、皮疹、疱疹、罕见剥脱性皮炎。

（2）抗菌药物　几乎每一种抗生素均可引起皮疹，但以青霉素克、半合成青霉素、头孢菌素、链霉素、新霉素等较多见。在用药过程中多数皮疹可自行消退，仅少数皮疹可发展为剥脱性皮炎等而危及生命，所以皮疹一经发现应及时停药。另外，头孢噻肟常见用药后有皮疹、瘙痒、红斑、发汗、周身不适等现象，发生率为5%。红霉素服后有皮疹、荨麻疹、瘙痒、嗜酸粒细胞增多等。

（3）磺胺类药　皮疹多发生在7~9天，常伴有发热。皮疹有麻疹样疹、瘀斑、猩红热样疹、荨麻疹或巨疱型皮炎；也有产生剥脱性皮炎而致死者。

（4）非甾体抗炎药　贝诺酯（扑炎痛）、对乙酰氨基酚（扑热息痛）、依托度酸（依特）、萘普生、双氯芬酸（扶他林）、氟比洛芬（风平）、塞来昔布（西乐葆）、乙哌立松（妙纳）、奥沙普嗪（诺松）等服后可出现荨麻疹、皮疹，大剂量可引起耳鸣、耳聋、定向障碍、血管神经性水肿和哮喘。

（5）抗艾滋病毒药　齐多夫定可致过敏症状，出现皮疹、痤疮、瘙痒、荨麻疹

救治措施：一旦出现药物性皮疹宜即寻找原因，果断停用可疑致敏药物。多饮水或果汁，静脉滴注10%葡萄糖注射液500毫升，维生素C 1000毫克，必要时给予利尿剂或泻剂，同时口服抗过敏药（苯海拉明、氯苯那敏、特非那定、阿司咪唑）；或静脉注射10%葡萄糖酸钙一次10毫升，一日1次，联合服用维生素C一次200~500毫克，一日3次。病情较重者，给予泼尼松20~40毫克/天，分3~4次服用；或氢化可的松100~300毫克/天，加入5%葡萄糖注射液500~1000毫升中静脉滴注。由重金属所致的药物性皮炎可考虑使用二巯丙醇、二巯丁二酸钠等解毒药。

哪些药品可使体重增加？

体重是人体的总重，人体通过中枢神经、内分泌、吸收、代谢、食欲等手段控制体重。可增加体重因素除了遗传、吸收、过食、营养过剩等因素外，部分药品也可引起体重增加。

（1）抗过敏药　阿司咪唑、酮替芬、特非那定、咪唑斯汀、塞庚定长期服用可抑制下丘脑的"饱食"中枢，刺激和促进食欲，增加体重。

（2）避孕药　由孕激素和雌激素组成，能够阻止人体正常激素的产生，从而抑制排卵。避孕药能够使促进女性食欲，导致体重增加。雌激素引起水钠潴留，孕激素影响合成代谢（孕激素增高会促进蛋白质同化作用），故使部分妇女体重增加。

（3）抗癫痫药　丙戊酸钠可使体重增加。

（4）抗精神病药　长期使用氯氮平、奥氮平、喹硫平、利培酮、齐拉西酮，可引起血糖和血脂增高、体重增加。其通过多种作用机制而影响体重，食欲增加可能与神经元 D_2、5-HT2c、组胺 H_1 受体同时被阻断有关；另对抗胆碱能效应可引起口渴，也导致体重增加。此外，体重调节的代谢 – 内分泌失调可能与抗精神病药引起的高催乳素血对性腺、肾上腺激素、胰岛素敏感性的影响有关。

（5）孕激素　黄体酮、甲地孕酮、甲羟孕酮、孕三烯酮可促进食欲，使体重增加。雌激素调节剂达那唑、替勃龙可增加体重，蛋白同化剂葵酸诺龙也促进蛋白质合成。

（6）胰岛素与胰岛素增敏剂　胰岛素可促进脂肪生成，长期应用可致肥胖；罗格列酮、吡格列酮因激活核过氧化物酶 – 增殖体活化受体而易并发水钠潴留，周围水肿，体重增加。磺酰脲类促胰岛素分泌药可促进胰岛素分泌，也促使体重增加。

（7）利尿剂　螺内酯具抗雄激素样作用，对内分泌系统也有影响，能促使肥胖。

救治措施：

（1）认真遴选对体重有影响的药品，一旦发生体重变化，应及时甄别和停用相关药品。

（2）限制热量的摄入和增强运动消耗是治疗体重增加的主要手段，建立正确的饮食行为，正确的饮食控制，是减重的基础。仅当由于种种原因减肥基础治疗收效不佳或难以为继时才可加以减重药，药物仅作为辅助治疗。

（3）对体重超标者，选用奥利司他一次 120 毫克，一日 3 次。于餐后 1 小时内或随餐同服。

哪些药品可使体重下降？

（1）**中枢兴奋药** 硫酸右苯丙胺、哌甲酯长期服用可抑制食欲，体重下降。

（2）**抗糖尿病药** 二甲双胍可抑制肝糖原异生，抑制胆固醇的合成和储存，降低胆固醇、三酰甘油、总胆固醇水平，减弱食欲和减轻体重。

（3）**免疫抑制剂** 环胞素（山地明）久服可减轻体重。

（4）**抗抑郁药** 氟西汀（百忧解）、瑞波西汀可抑制食欲，用于暴食症和肥胖症者，凡体重超过 20% 者长期服用后可减轻体重。

（5）**抗肿瘤药** 舒尼替尼、索拉非尼、来曲唑、吉非替尼、六甲蜜胺等可抑制食欲，减轻体重。

救治措施：

（1）排除肿瘤、甲状腺功能亢进、糖尿病等疾病，酌情减少药品剂量。

（2）增加营养，每餐进食优质蛋白质食物，如鱼、鸡、瘦肉、牛奶、豆制品等。

哪些药品可使声音嘶哑？

声音嘶哑，顾名思义是发音嘶哑，十分困难，是喉部病变或全身病变的一个症状。常见于用声过度者，如小商贩、教师、演员及"卡拉 OK"爱好者。另外，烟酒刺激，喉部肿物、炎症、内分泌失调、外伤，较紧张的发言、争论、争吵，均使体内肾上腺素分泌较多，声带紧张，易引起声音嘶哑。但某些药物也会引起声音嘶哑：

（1）维生素 阿法骨化醇服后偶可引起声音嘶哑。

（2）糖皮质激素 倍氯米松（必可酮、必酮碟、倍乐松、必可复）气雾制剂喷雾后偶可引起声音嘶哑。

（3）雄激素 甲睾酮、苯丙酸诺龙等雄性激素若用量不当对女性病的治疗会导致声音嘶哑。

（4）抗菌药物 氟喹诺酮类的芦氟沙星可致声带水肿，舌头肿大，发音嘶哑。

救治措施：

（1）学会科学用嗓，不要用嗓过度，变声期、月经期、妊娠期要注意声带休息。

（2）戒除烟酒、辛辣食物和致病药品。

（3）多食罗汉果、橄榄、萝卜、杨桃，喝胖大海代替茶饮。或选择含胖大海成分的清喉利咽的慢严舒柠颗粒，其成分中的薄荷脑可刺激气管黏膜，稀释痰液，以便利于痰液排除；而成分中的胖大海，有清热解毒、润肺、润肠通便之功效，对声音嘶哑、咽干、咳嗽等症状有明显效果，日常咽喉不适时可选用。

哪些药品可诱发红人综合征？

去甲万古霉素（万迅）、万古霉素（稳可信）、两性霉素 B、利福平等用后可致过敏反应，可出现由组胺引起的非免疫性与剂量相关反应，其表现较为特殊，如心脏骤停、药物热、皮疹、荨麻疹、瘙痒，同时在颈部、背部、上身和上肢的皮肤出现潮红，或上身、背部、臂部等处发红或有针刺感（全身发红）。同时突击性大量注射不当，可致严重低血压。

所以，万古霉素、去甲万古霉素不宜肌内注射或直接静注，且静脉滴注速度不宜过快，每 1 克至少加入 200 毫升液体，静脉滴注时间控制在 2 小时以上。两性霉素 B 的滴注时间应控制在 1 小时以上，一旦发生红人综合征，应及时给予抗过敏药、糖皮质激素静脉滴注。

⊞ 哪些药品可致过敏性休克？

药物过敏性休克是指由患者对某些药过敏，接触或使用这些药后，引起的过敏性休克，出现血压降低、呼吸困难或抑制。过敏性休克以在注射青霉素后最为多见，发生率为 0.004% ~ 0.015%，病死率5% ~ 10%。过敏性休克的发生极为迅速，有时可在注射针头尚未拔出或皮试时就发生。约半数患者的症状出现在注射后 5 分钟内，注射后20 ~ 30 分钟内发生者占 90%。但也有个别人于数小时内或在连续用药的过程中甚至 3 周后才发病。各种途径给药，如肌内注射、口服、滴眼、滴鼻、皮试、雾化吸入等均可引起，其中以注射者最多见。

（1）**抗菌药物** 除青霉素、头孢菌素和氨基糖苷类抗生素（链霉素、庆大霉素）外，磺胺、四环素、林可霉素类、大环内酯类、氯霉素、利福平、氟喹诺酮等抗感染药也偶可发生过敏性休克。

（2）**生物制品** 酶、抗毒素、血清、右旋糖酐、细胞色素 C。

（3）**含碘造影剂** 泛影葡胺、泛影酸钠、碘卡葡胺、胆影葡胺、碘酞葡胺等。

（4）**局部麻醉药** 丁卡因、利多卡因、普鲁卡因等也可诱发过敏性休克。

（5）**维生素** 维生素 B_1、维生素 K、复合维生素。

（6）**其他** 天花粉、绒促性素、促皮质素、鲑降钙素、胰蛋白酶、胸腺五肽、胸腺肽 α_1。

救治措施：为防止过敏性休克的发生，在用药前须仔细询问用药者既往有无用药过敏史、家庭过敏史，使用青霉素、头孢菌素、氨基糖苷类等抗生素，生物制品、造影剂、局部麻醉剂等前必须作皮试，注射后观察 30 分钟为宜。

发生过敏性休克时须分秒必争就地抢救，首选肾上腺素 1 毫克肌内注射，或地塞米松磷酸钠 1 次 5 ~ 20 毫克肌内注射或皮下注射，病情严重者静脉滴注扩容剂、糖皮质激素、10%葡萄糖酸钙注射液等。严重的喉头水肿易引起窒息，应考虑吸氧，及早作气管切开术。

➕ 对磺胺类药过敏者不能服用哪些药？

由磺胺药所致的过敏反应非常多见，表现为药热、药疹、瘀斑、猩红热样疹、荨麻疹或巨疱型皮炎，也有产生剥脱性皮炎而致死者；严重皮炎常伴有肝炎和哮喘，也可引起光敏性皮炎，多形性渗出性红斑甚为严重，药热多发生在服药后5~10天，皮疹多发生在7~9天，在服用长效磺胺药和儿童中多见，死亡率较高，因而过敏者禁用。但有些药品结构类似于磺酰胺，易对既往磺胺药过敏者诱发过敏反应，因此对磺胺类药过敏者不宜选用或应禁用。

（1）磺酰脲类促胰岛素分泌药 甲苯磺丁脲、氯磺丙脲、醋磺己脲、格列波脲、格列本脲、格列吡嗪、格列齐特、格列喹酮、格列美脲，对磺胺过敏者可出现过敏反应。

（2）非甾体抗炎药 对磺胺药有过敏史者应慎用塞来昔布、罗非昔布。

（3）利尿剂 氢氯噻嗪、氯噻酮、呋塞米、托拉塞米、螺内酯。

（4）碳酸酐酶抑制剂 乙唑酰胺、多佐胺、布林佐胺。

（5）抗痛风药 磺胺药过敏者慎用丙磺舒。

第二节 特殊人群用药注意

特殊的人群包括：①用药周期长，慢性病患者，或需长期或终生用药；②病情和用药复杂，患有多种疾病，需同时合并应用多种药品者；③特殊人群，如特殊体质者、肝肾功能不全者、过敏体质者、婴幼儿、儿童、老年人、妊娠及哺乳期妇女、血液透析者等；④用药效果不佳，需要重新选择药品或调整用药方案、剂量、方法者；⑤特殊职业者、如司机、高空作业者、精密仪器操作者、运动员；⑥应特殊剂型、特殊给药途径、药物治疗窗窄需作监测者。对上述人员应格外提示，防范和规避不良反应。

哪些药能终止妊娠？

可选用米非司酮片，对停经 ≤ 49 天内的健康早孕妇女，空腹或进食 2 小时后服用，一次 25 ~ 50 毫克，一日 2 次，连续服用 2 ~ 3 次，总量达到 150 毫克，每次服药后禁食 2 小时，第 3 ~ 4 日清晨，按约定的门诊时间到医院，在医生指导下，于阴道后穹窿放置卡前列甲酯栓 1 毫克（1 枚）或服用米索前列醇片。卧床休息 1 ~ 2 小时，于门诊观察 6 小时（看看有无子宫出血、皮疹、腹痛、头痛等不良反应）。

米非司酮在作为终止妊娠的治疗时，极有可能导致大出血、感染、子宫破裂等，甚至造成终身不育等意外。因此，必须在具备药物流产许可的特定医疗条件的医疗机构才能使用。米非可酮片避孕效果好，服药简单方便，且副作用少，易被育龄妇女紧急避孕时所接受，但仅作为避孕失败后的一种补救措施，绝不能当作常规的避孕药。

常规避孕可选择哪些避孕药？

（1）复方炔诺酮片（膜） 口服片剂：从月经周期第 5 天开始，一日 1 片，连服 22 天，不能间断，服完等月经来后第 5 天继续服药。阴道内给药（膜剂）：从月经周期第 5 天开始，每日取 1 片，置阴道深处，连用 22 天，不能间断，服完等月经来后第 5 天开始使用下一周期药。

（2）复方甲地孕酮片 从月经周期第 5 天开始，一日 1 片，连服 22 天。停药后 3 ~ 7 天内行经，于行经的第 5 天再服下一周期的药。

（3）复方左炔诺孕酮片（滴丸） 从月经周期第 5 天开始，一日 1 片，连服 22 天，不能间断，服完等月经来后第 5 天继续服药。

（4）去氧孕烯炔雌醇片 在月经来潮的第 1 天开始服用，一日 1 片，于每天同一时间服用，连续服 21 天，随后停药 7 天。在停药第 8 天开始服用下一周期药。

（5）复方醋酸环丙孕酮片 自月经周期第 1 天起开始服药，从标记该周星期日期的药片始用，以后每天按顺序服用，直至服完 21 片，随后 7 天不服药。即使月经未停也要在第 8 天开始服用下一盒药。

（6）复方左炔诺孕酮三相片　首次服药从月经的第 3 天开始，每晚 1 片，连续 21 天，先服黄色片 6 天，继服白色片 5 天，最后服棕色片 10 天。以后各服药周期均于停药第 8 天按上述顺序重复服用。

（7）复方炔诺孕酮二号片　于月经第 5 天服 1 片，第 25 天服第 2 片，以后每隔 28 天服 1 片。

（8）复方炔雌醚片（长效避孕片 1 号）　于月经周期第 5 天服 1 片，以后每隔 25 天服 1 片。

（9）三合一炔雌醚片　月经第 5 天服 1 片，隔 5 天加服 1 片，以后每月按第 1 次服药日期服药。

（10）复方孕二烯酮片　自月经周期第 1 日起，每日在相同时间服白色药片（含药药片）1 片，连服 21 天，随后每日在相同时间服红色药片（空白药片）1 片，连服 7 天，共服 28 片。服完最后一片红色药片后开始服用下一周期（盒）药。

血栓形成与长期服用避孕药有关联吗？

有关联。目前公认的诱发血栓形成的危险因素包括外伤史、肿瘤、炎性疾病、心房颤动、高龄、口服避孕药或雌激素替代治疗、长时间制动、久坐（如乘坐长途汽车或飞机长于 6 小时、长期卧床休息）、静脉栓塞病史或家族史、肥胖或超重、吸烟等。因此建议正在服用避孕药的女性，特别是肥胖的抽烟的女性应该谨慎选择口服避孕药，并在长期的汽车或飞行旅途中，时常起身活动一下。

2010 年，美国疾病预防中心发表"避孕药应用医疗合格标准"，为特定情况的妇女（产后妇女）应用口服避孕药提供基于循证证据的指导。建议产后的第一个 21 天内不使用复方激素类避孕药，因为此期发生静脉血栓的风险很高；在产后 21 ~ 42 天，没有静脉血栓风险因素的女性可以开始复合激素类避孕药，但具有血栓风险因素（如静脉血栓病史或新近剖宫产）者应避免使用；42 天后应用这类避孕药基本没有限制。

所以，育龄女性在开始口服避孕药时，应充分了解是否有静脉血栓形成的危险因素，权衡利弊后服用。

🔋 万一短效口服避孕药的漏服了，怎么办？

口服避孕药，目前市面上常见的短效避孕药都是 21 片装，在月经第 1 天（即出血第一天）开始第 1 片，每天 1 片，连续服用 21 天（按照包装上标注的顺序服用），然后停药 7 天，接着再服用下一盒。所谓的口服避孕药漏服，既可以是未能在正常服用时间里服药，也可以是在服药后 3~4 小时内呕吐，药物的活性成分还未被完全吸收。如果漏服未超过 12 小时，避孕效果不会降低。一旦想起立即补服即可，然后仍在常规时间服用下 1 片。

如果漏服超过 12 个小时，避孕效果可能降低，可以按以下的建议进行漏服处理：

（1）漏服发生在第 1 周，在想起时（＞12 小时）立即补服漏服的药片，即使有可能同时服用 2 片药也要补服。然后在常规时间服下一片药。随后的 7 天应同时采取屏障避孕（如避孕套），漏服的前 7 天内有性生活，则有妊娠的可能性。漏服的药片越多，距停药期（第 21 天）越近，妊娠的危险越高。

（2）漏服发生在第 2 周，在想起时（＞12 小时）立即补服，即使有可能同时服用 2 片药也要补服。然后在常规时间服下一片药。如果在漏服药片前的 7 天连续正确服药，不必采取其他避孕措施。如果在漏服药片前 7 天漏服超过一片，在接下来的 7 天应同时采用屏障法避孕。

（3）漏服发生在第 3 周，方案一是在想起时（＞12 小时）立即补服，即使有可能同时服用 2 片药也要补服。然后在常规时间服下一片药。一旦本盒药服完，无停药期，应立即开始服用下一盒。期间可能没有撤退性出血，但可能有点滴性出血或突破性出血。方案二，也可以停止服用本盒药，停药 7 天（包括漏服药片的那天）后（等待月经样出血），然后继续服用下一盒。

⚙ 如何使用紧急避孕药？

紧急避孕药也叫事后避孕药，是指在无防护性生活或避孕失败后的一段时间内，为了防止妊娠而采用的避孕方法。紧急避孕药分两种，最常见的一种是大剂量孕激素（通常是左炔诺孕酮），服用一次即可，其孕激素含量一般相当于8天的短效口服避孕药量，以此抑制和延迟排卵，抑制子宫内膜的作用来达到事后避孕的作用的，有效率仅为80%~85%。由于剂量过大，常会干扰正常的内分泌，会导致月经周期紊乱、不规则的阴道流血等症状，重复多次使用会对健康产生影响，比如月经紊乱、闭经、损害肝肾功能。

第一种是左炔诺孕酮0.75毫克（如毓婷，保仕婷），服用方法是在无防护性性生活或避孕失败72小时以内，服药越早，预防妊娠效果越好，单次口服2片，或首次服1片，间隔12小时服第2片。正确服用，避孕有效性为85%。但是，紧急避孕药副作用大。每月使用不超过1次，不宜作为常规避孕方式。一种是左炔诺孕酮1.5毫克，服用方法是在无防护性性生活或避孕失败72小时内，服药越早，预防妊娠效果越好，单次口服1片。

第二种是抗孕激素米非司酮。米非司酮与孕酮竞争孕激素受体，但是米非司酮本身没有孕激素活性，达到拮抗孕酮的作用，因此具有终止早孕（即药物流产）、抗着床、诱导月经及促进宫颈成熟等作用。一方面，米非司酮能明显增高妊娠子宫对前列腺素的敏感性。因此，小剂量米非司酮序贯合并前列腺素类药如米索前列醇片或卡前列甲酯阴道栓，可达到满意的终止早孕效果。另一方面，米非司酮通过抑制子宫内膜生长、子宫内膜分泌期改变、胚囊着床、卵泡发育和卵巢排卵从而达到避孕效果。

使用方法，在无防护性性生活或避孕失败72小时内，因为食物影响药物吸收，增加恶心的感觉，因此应空腹或进食2小时后口服25毫克（1片）。

服用避孕药"六个须知"

（1）按时服药：女性口服避孕药的避孕方式时，需按时按量服药，严禁漏服。一旦漏服，需及时采取补救措施。

（2）紧急避孕不宜过于频繁：紧急避孕仅对一次无保护性生活有效，避孕有效率明显低于常规避孕方法，且紧急避孕药激素剂量达，副作用也大，不能代替常规避孕方法。

（3）停药后可以妊娠的安全期限：研究显示，复方短效口服避孕药停药后，妊娠后并不增加胎儿畸形的发生率。由于复方短效避孕药，雌激素含量低，停药后即可妊娠，不影响子代生长与发育。长效避孕药内含激素成分及剂量，与短效避孕药有很大不同，停药后6个月妊娠较为安全。

（4）正在哺乳的妈妈不宜服用避孕药，鉴于乳汁中有避孕药的成分，会影响婴儿发育，可能出现一些异常如乳房增大、恶心呕吐、女婴阴道出血、男婴睾丸萎缩等。如果想坚持哺乳，宜改用长效避孕针，有效率达98%以上，且由于单孕激素制剂对乳汁的质和量影响较小，适于哺乳期的妇女。

（5）择期手术或长期卧床者，需在术前（大手术或需静养不动）1个月就停用避孕药。因为手术如需长期卧床，有可能增加血栓的风险。

（6）高血压、糖尿病、冠心病、甲状腺功能亢进者禁用避孕药；年龄大于35岁的吸烟妇女服用避孕药，增加心血管疾病发病率，不宜长期服用；有静脉血栓高危者也不宜长期服用避孕药（诱发血栓）。

如何应对避孕药所带来的诸多不良反应？

（1）服药初期少数妇女出现轻度类早孕反应，诸如恶心、头晕、无力、食欲减退、疲倦等。常在服药第1~2周发生。原因与雌激素水平暂时过量，引起体内水钠潴留，胃肠功能紊乱有关，一般坚持服药2~3个月后，反应可自然消失或减轻，或将服药时间安排在睡前，可使日间反应较轻。反应较重者，可加服维生素 B_6 10毫克，仍无缓解者，可考虑更换避孕药，尽量选择雌激素含量较少的药品。

（2）口服避孕药后如出现恶心、呕吐等，这是避孕药中的雌激素刺激胃黏膜所引起，是一种暂时性现象。反应比较强烈者，需要适当服用控制此类反应的药物，如维生素 B_6 及山莨菪碱类，或进食富含维生素 B_6 的食物，如瘦肉、猪肝、蛋黄等，可缩短这一不适过程。或以黄芪 10 克、枸杞子 10 克，开水冲服代茶饮。

（3）月经失调：少数人服用避孕药后，可出现月经失调现象，轻者无须治疗。一般停经 2 个月以上为重者，要改用其他避孕措施，同时要每日用氯酚胺 50 毫克，连服 5 天，至次月又服 5 天，连服 3 个月即可好转。①经量减少或闭经：服用短效避孕药后常出现此情况，是由于药物抑制排卵，卵巢分泌雌激素量少，药物内含雌激素量也较少，子宫内膜不能正常生长，内膜薄，故经量减少，甚至停经。经量减少对身体健康无影响。若服药过程中连续停经 2 个月应予以停药，改用其他措施避孕，多数可自行恢复正常；②服用长效避孕药后常出现服药期停经，此时可用孕激素类药如甲孕酮或炔诺酮，或注射黄体酮，也可用短效避孕药 2 号，每晚服 2 片，连服 5～6 天。一般在停药后一周内月经来潮；③经量增多，经期延长：常发生于服用长效口服避孕药者，出血较多时可用止血药，必要时注射丙酸睾酮。若月经量继续增多，连续出血 3 个月以上，则应停服长效口服避孕药，改服短效药。应用长效注射避孕药时，常可出现月经不规则，如经期延长、经量多、周期缩短、不规则出血或闭经，多见于用药前 3 个月者。若能坚持使用，以后会逐渐恢复正常。若发生出血可加服炔雌醇，连服 3 天。

（4）出血：避孕药因故漏服后，可能出现子宫出血。①若发生于月经周期前半期，可加服炔雌醇 0.05～0.15 毫克，直至服完 22 片为止；若发生于月经周期后半期，可于每晚再服 0.5～1 片避孕药，直至服完 22 片为止。如能配合吃些动物肝脏、血等含铁丰富的食物则更好。②突破性出血。如服药期间出血，多发生在漏服药之后。少数人虽未漏服药也能发生阴道出血。若发生在月经周期前半期，可能是雌激素不足所致，可加服炔雌醇 0.005～0.015 毫克，每日 1 次，直至服完 22 片为止。若发生在月经周期后半期，是孕激素不足所致，可加服短效避孕片 1 号或 2 号 1 片，直至服完 22 片为止。若出血量大如月经来潮，可按月经来潮处理，即刻停药，在停药的第 5 天，再开始服下个月的药。

（5）妊娠斑：有些妇女服用避孕药后会出现妊娠斑，其实这种色素沉着斑并非妊娠所特有，体内雌激素和孕激素水平增长率高时均可发生。对这种色素沉着斑，只要停用避孕药就会渐退。如能在食物中增加一些富含维生素 C、维生素 E 的新鲜果蔬，色素沉着斑就会消失得更快些。

（6）体重增加：可能是雌激素引起水钠潴留，孕激素影响合成代谢（孕激素增高会促进蛋白质同化作用），会使部分妇女体重增加。一般不需处理，可增加运动量、控制食量、口服利尿剂或予以低盐饮食，必要时停药。

（7）色素沉着：少数人前额及面部皮肤发生色素沉着，为雌、孕激素作用的结果，一般停药后多自然恢复。

（8）乳房胀痛（原因是雌激素对乳房的刺激）、头痛、头晕、乏力等也属紧急避孕药的副作用。

（9）白带增多：多由长效口服避孕药引起。此类药雌激素含量高，过多的雌激素影响宫颈内膜分泌细胞，使其分泌旺盛而引起白带量增多。

市场上的常用避孕药有哪些？

避孕药主要通过抑制排卵，并改变子宫颈黏液黏度，使精子不易穿透，或使子宫腺体减少肝糖的制造，让囊胚不易存活，或是改变子宫和输卵管的活动方式，阻碍受精卵的运送。一般来说，一个避孕药的作用是多环节和多方面的，且因其所含成分、制剂、剂量和用法的不同而各异。如雌激素和孕激素组成的复方制剂以抑制排卵为主，小剂量孕激素以阻碍受精为主，大剂量孕激素以抗着床为主。市场上的避孕药常以两种雌、孕激素组成，见表 3-1。

表3-1 我国市场上常用口服避孕药

类别	药品名称（商品名）	雌激素	孕激素	备注
短效避孕药	复方醋酸环丙孕酮片（达英-35）	炔雌醇35微克	醋酸环丙孕酮2毫克	21片/盒
	妈富隆	炔雌醇30微克	去氧孕烯150微克	21片/盒
	复方孕二烯酮片（敏定偶）	炔雌醇30微克	孕二烯酮75微克	28片/盒
	美欣乐	炔雌醇20微克	去氧孕烯150微克	21片/盒
	去氧孕烯炔雌醇	炔雌醇30微克	去氧孕烯150微克	
	优思明	炔雌醇30微克	屈螺酮3毫克	21片/盒
	复方炔诺酮（口服避孕片1号）	炔雌醇35微克	炔诺酮600微克	
短效避孕药	复方左炔诺孕酮	炔雌醇30微克	左炔诺孕酮0.15毫克	
	复方左炔诺孕酮（三相）片	黄片：炔雌醇30微克 白片：炔雌醇40微克 棕片：炔雌醇30微克	黄片：左炔诺孕酮0.05毫克 白片：左炔诺孕酮0.075毫克 棕片：左炔诺孕酮0.125毫克	
	复方醋酸甲地孕酮（口服避孕药2号）	炔雌醇35微克	甲地孕酮1毫克	
	复方18甲基炔诺酮短效片	炔雌醇30微克	18甲基炔诺酮300微克	
	口服避孕片0号	炔雌醇35微克	炔诺酮300微克 甲地孕酮500微克	

续表

类别	药品名称（商品名）	雌激素	孕激素	备注
紧急避孕药	毓婷		左炔诺孕酮0.75毫克	2/盒
	保仕婷		左炔诺孕酮0.75毫克	2/盒
	安婷		左炔诺孕酮1.5毫克	1/盒
	金毓婷		左炔诺孕酮1.5毫克	1/盒
	丹媚		左炔诺孕酮1.5毫克	1/盒
	后定诺		米非司酮25毫克	1/盒
探亲避孕药	炔诺酮探亲避孕药		炔诺酮3毫克	
	复方双炔失碳酯肠溶片（53号探亲避孕片）		双炔失碳酯7.5毫克	咖啡因20毫克，维生素B6 30毫克
	甲地孕酮探亲避孕片1号		甲地孕酮2毫克	
长效避孕药	悦可婷	炔雌醚3毫克	左炔诺孕酮6毫克	6/盒
	复方左炔诺孕酮	炔雌醚3毫克	左炔诺孕酮6毫克	
	复方炔诺孕酮二号片	炔雌醚2毫克	炔诺孕酮10毫克	
	复方炔雌醚片	炔雌醚3毫克	氯地孕酮12毫克	
	三合一炔雌醚片	炔雌醚2毫克	氯地孕酮6毫克 甲炔诺酮6毫克	

服药会影响驾驶吗?

1997 年 8 月 1 日,英国前王妃戴安娜与男友在法国巴黎黎里茨饭店共进晚餐后,乘坐一辆奔驰车飞速离去,不幸撞在市区阿尔玛桥隧道的第 13 根支柱上,戴安娜与男友、司机当场死亡,保镖受重伤,当时的车速仅为 110 公里。

据对现场的调查,车祸并非人为破坏,也非机械故障;但对司机提取血样分析,每升血液中乙醇含量为 1.8 克,超过法国交规中血含醇量不得高于 0.5 克的 3 倍。但另一说,司机在车祸前就处于酒醉样状,大概是在餐前吞服了催眠药,不然仅百公里的车速,奔驰轿车的制动是可以刹住的。

服药会影响驾驶吗? 答案是肯定的! 药物潜在的安全隐患,在用后可能出现的嗜睡、昏迷、眩晕、幻觉、视物模糊、辨色困难、多尿、平衡力下降等,都会影响人的反应能力,特别对驾车、操作机械或高空作业的人来说,可能导致反应迟缓和判断失误,一念之差将酿成大祸。

可使司机困倦的药品有哪些?

在生活中服用有些药后会出现不同程度的疲倦、嗜睡、困乏和精神不振,因此在服后宜稍事休息或小睡,不宜驾车、开拖拉机,操作机械和登高作业,以防出现危险和人身事故。可引起司机嗜睡或犯困的药品有:

(1)**抗感冒药** 多采用复方制剂,组方有解热药、鼻黏膜血管收缩药或抗过敏药,后两者可缓解鼻塞、打喷嚏、流鼻涕和流泪等症状,但吃药后易使人犯困。

(2)**抗过敏药** 可拮抗致敏物,同时也有不同程度的中枢抑制作用,尤其是第一代的抗组胺药,包括苯海拉明、异丙嗪、氯苯那敏、去氯羟嗪、曲吡那敏等。但抑制强度因个体敏感性、药物的品种和剂量而异,因此可有些医生把抗过敏药曾当作镇静助眠药来使用。

(3)**镇静催眠药** 所有的镇静催眠药对中枢神经都有抑制作用,

而诱导睡眠。

（4）**抗偏头痛药**　苯噻啶服后可表现有嗜睡、困倦和疲乏。

（5）**抑酸剂**　西咪替丁（泰胃美）、奥美拉唑（洛赛克）、兰索拉唑（达克普隆）、泮托拉唑（泰美尼克）服后偶见有疲乏、困倦的反应。

可使司机出现眩晕或幻觉的药品有哪些？

（1）**镇咳药**　右美沙芬（普西兰）、那可丁可引起嗜睡、眩晕；喷托维林（咳必清）于服后10分钟可出现头晕、眼花、全身麻木，并持续4~6小时。

（2）**非甾体抗炎药**　双氯芬酸（扶他林、戴芬）服后可出现腹痛、呕吐、眩晕，发生率约1%，极个别人可出现感觉或视觉障碍、耳鸣。布洛芬（拔怒风）服后偶见有头晕、头昏、头痛，少数人可出现视力降低和辨色困难；美洛昔康服后可出现眩晕和嗜睡。

（3）**抗病毒药**　金刚烷胺可刺激大脑与精神有关的多巴胺受体，服后有幻觉、精神错乱、眩晕、嗜睡、视物模糊。

（4）**抗心绞痛药**　双嘧达莫（潘生丁）服后约25%的人出现头痛、眩晕；氟桂嗪（西比灵）常使人有忧郁感、思睡、四肢无力、倦怠或眩晕。

可使司机的视物模糊或辨色困难的药品有哪些？

（1）**非甾体抗炎药**　布洛芬（拔怒风）服后偶见有头晕、头昏、头痛，少数人可出现视力降低和辨色困难；吲哚美辛（消炎痛）可使人出现视物模糊、耳鸣、色视。服美洛昔康之后可出现眩晕和嗜睡，应避免驾车和操作机械。

（2）**抗胆碱药**　可解除胃肠痉挛的药品东莨菪碱可扩大眼瞳孔，持续3~5天，出现视物不清；阿托品可使眼的睫状肌调节麻痹，导致司机视近物不清或模糊，约持续1周。

（3）**扩张血管药**　二氢麦角亭除偶发呕吐、头痛外，还使视物模糊而看不清路况。

（4）**抗心绞痛药**　服硝酸甘油之后可出现视物模糊。

（5）**抗精神病药**　卡马西平、苯妥英钠、丙戊酸钠在发挥抗癫痫病作用的同时，可引起视物模糊、复视或眩晕，使司机看路面或视物成为两个影子。利培酮（维思通）服后偶见有头晕、视物模糊、注意力下降的反应。

■ 可使司机的定向力出现障碍的药品有哪些？

（1）**镇痛药**　注射哌替啶（杜冷丁）后有可能出现障碍、幻觉，犹在腾云驾雾。

（2）**抑酸剂**　雷尼替丁、西咪替丁、法莫替丁可减少胃酸的分泌，但能引起幻觉、定向力障碍。

（3）**避孕药**　长期服用可使视网膜血管发生异常，出现复视、对光敏感、疲乏、精神紧张、并使定向能力发生障碍，左右不分。

■ 可致多尿或多汗的药品有哪些？

（1）**利尿剂**　阿米洛利（武都力）服后尿液排出过多，出现口渴、头晕、视力改变。

（2）**抗高血压药**　利血平氨苯蝶啶片（北京降压 0 号）、硝苯地平服后使尿量增多，常想上厕所，驾车时常会憋得慌；吲哚帕胺（寿比山）服后 3 小时产生利尿作用，4 小时后作用最强，出现多尿、多汗或尿频。哌唑嗪服后出现尿频、尿急。

■ 既要开车，又要吃药，需要注意哪些问题？

用药后出现不良反应的时间和程度不易控制，迄今在科学上也难以克服，虽说总体上药品不良反应的发生概率并不高，但对个人来讲，一旦发生，那发生率可就是 100% 了。对司机来说，生病时既要吃药，又要保证行车安全，因此，合理用药就显得格外重要。

（1）上车前 4 小时尽量不要服药，或是服后休息 6 小时再开车。

（2）对易产生嗜睡或昏迷的药，服用的最佳时间为睡前 0.5 小时，既减少对日常生活所带来的不便，也能促进睡眠。有些抗感冒药分为日片或夜片，如日夜百服宁、白加黑感冒片，日片不含抗过敏药，极少引起嗜睡，在白天宜尽量选用日片。

（3）改选替代药，例如过敏时尽量选用对中枢神经抑制作用小的抗过敏药，如咪唑斯汀（皿治林）、氯雷他定、地洛他定（地氯雷他定）。降压时可选不产生利尿的药，如卡托普利、依那普利、福辛普利、硝苯地平、氨氯地平、洛沙坦；感冒时选用不含镇静药和抗过敏药的日片或康利诺片、丽珠感乐片、代尔卡片或锌布颗粒。

（4）糖尿病患者在注射胰岛素和服用降糖药后稍事休息，如血糖过低或头昏、眼花、手颤，可吃一点食物或巧克力、水果糖。

（5）千万不要喝酒或含酒精的饮料，酒精其实是一种中枢神经抑制剂，可增强安眠药、镇静药、抗精神病药的毒性。

（6）对已知有不良反应但又必须服用的药，上车前可减半量服，等休息时再补足全量。

可导致男性阴茎勃起障碍（阳痿）的药品有哪些？

（1）**抗高血压药** 氢氯噻嗪（双氢克尿塞）、普萘洛尔（心得安）、哌唑嗪、肼曲嗪、可乐定、甲基多巴、普萘洛尔、美托洛尔、阿替洛尔、依那普利、哌唑嗪、硝苯地平、卡维地洛、肼曲嗪、胍乙啶、罗布麻可使患者性欲减退并发生阳痿；胍乙啶可抑制射精；甲基多巴长期服用可致男性乳房增大；利血平在停药后仍可出现阳痿、性欲减退。

（2）**抗精神病药** 曲唑酮可引起阴茎异常勃起，大剂量酒精、美沙酮、二醋吗啡可抑制性欲，影响阴茎勃起功能，并延迟或抑制射精。氯丙嗪、奋乃静、硫利哒嗪、阿米替林、氟哌啶醇、多虑平可发生阳痿、射精困难；氯丙嗪还能引起睾丸萎缩及男性患者乳房肥大；有30%的患者服用甲硫哒嗪后出现射精障碍，表现为精液和精子数量不足，阳痿和逆向射精等。

（3）**抗抑郁药** 服用氟西汀、丙咪嗪、阿米替林、氯丙咪嗪、舍曲林、帕罗西汀、文拉法辛可出现性功能障碍，男性发生率为23.4%，女性为13.5%。常见性高潮缺失、性欲减退、勃起障碍、射精障碍，尤以帕罗西汀最为突出。

（4）抗胆碱药　阿托品、颠茄、东莨菪碱、山莨菪碱、溴丙胺太林长期服用可抑制迷走神经，影响血管平滑肌紧张度，使阴茎不能反射性充血性勃起，导致阳痿。

（5）镇静药　氯氮卓（利眠宁）、地西泮（安定）、苯巴比妥（鲁米那）大量服用可引起阳痿。

（6）利尿剂　螺内酯（安体舒通）有抑制雄激素的作用，抑制雄激素的生物合成，使性欲减退；呋噻米（速尿）可使5％男性发生阳痿，原因是诱发低血钾症而发生性功能障碍。

（7）抑酸剂　西咪替丁、雷尼替丁、尼扎替丁等可致男性阳痿、乳房发育和泌乳症，血液中催乳素增高、性功能减退。

（8）抗真菌药　依曲康唑。

（9）抗肿瘤药　雷莫司汀、环磷酰胺、氮芥、长春新碱、阿糖胞苷等可损害性腺，发生阳痿、精子缺乏；女性出现月经紊乱、停经。

（10）非甾体抗炎药　吲哚美辛、保泰松等长期服用可引起睾丸萎缩，精子形成受抑，男性不育和前列腺疾病。

（11）抗过敏药　异丙嗪、苯海拉明、氯苯那敏、布可利嗪等可引起性欲低下、性高潮降低、射精延迟、性厌恶等异常反应。

（12）抗前列腺增生药　非那雄胺（保列治）常见可引起性欲降低、乳房增大和压痛、阳痿、精液量减少等症状。

目前临床上治疗勃起功能障碍除应用1998年上市的西地那非（万艾可）外，还有伐地那非（艾力达、利维他）和他达拉非（希爱力），橙、黄、绿色片剂形成三足鼎立，成为开启"性福"之门的金钥匙。

伐地那非为第2个上市的磷酸二酯酶–5抑制剂。阴茎的勃起是在外周和中枢神经系统联合作用下以阴茎海绵体平滑肌松弛和血管舒张为目的的血流动力学过程。在性和观感的刺激下，海绵窦神经和内皮细胞释放一氧化氮（NO），促进环磷腺苷（cGMP）增多，导致细胞内钙（Ca^{2+}）水平下降，从而导致海绵体平滑肌细胞舒张，流入阴茎的血流增多，海绵窦扩张，静脉充盈。伐地那非可使人体内cGMP水平升高，导致NO介导的刺激作用增强，阴茎海绵体内平滑肌松弛，血液充盈，有利于引发和维持阴茎勃起，服用后10分钟起效，较西地那非强10倍。他达那非对PDE-5有更好的选择性，作用维持时间长达36小时。

可使精子功能异常的药品有哪些？

（1）雄激素　中、大剂量雄激素可引起睾丸萎缩，精子生成减少，雌激素可使男性性欲减退，射精障碍，精液量减少。

（2）抗肿瘤药　秋水仙碱、环磷酰胺、甲氨蝶呤、苯丁酸氮芥可发生精子缺乏，无精或精液减少。

（3）抗结肠溃疡药　柳氮磺胺吡啶可使男性精子异常，异常率可达80%。

（4）免疫抑制剂　雷公藤多苷可使精子的活动力降低，同时精子数减少。

（5）抗抑郁药　帕罗西汀（赛乐特）能引起射精困难，且发生率较高。瑞波西汀可使排尿困难、尿潴留或阳痿。

可致男性乳房肿胀及女性化的药品有哪些？

（1）下丘脑和垂体激素　绒促性素（普罗兰）可促进睾丸下降，乳房肿大。

（2）雌激素　氯烯雌酚（泰舒）长期服用可使男性的乳房出现肿大，类似女性化。

（3）利尿剂　螺内酯（安体舒通）可致部分男性出现女性乳房，同时性欲减退。

（4）抗前列腺增生药　非那雄胺（保列治）可使乳房增大并有压痛，部分男性可出现阳痿。

（5）抗高血压药　甲基多巴长期服用可致乳房增大。

（6）抑酸剂　西咪替丁（泰胃美）有对抗雄激素的作用，在用量较大时，可引起男性乳房发育，性欲减退、阳痿和脱发。

可致女性性功能障碍的药品有哪些？

（1）抗高血压药　服用可乐定或甲基多巴常引起性欲减退，女性一日剂量大于1000毫克时，有10%～15%妇女出现性欲减退，当大于1500毫克时，有25%妇女出现。

（2）抗精神病药　氯丙嗪能引起女性出现月经异常、闭经；奋乃静、阿米替林可造成女性患者于性交时无高潮。

（3）镇静药　氯氮䓬（利眠宁）、地西泮（安定）、苯巴比妥（鲁米那）大剂量服用可引起女性月经不调和排卵障碍。

（4）抗胆碱药　阿托品可抑制性欲高潮，溴丙胺太林（普鲁苯辛）可使阴道的分泌物显著减少，增加性交困难，出现性交疼痛。

（5）避孕药　引起部分女性性欲低下、性高潮迟缓或抑制。

可使女性月经异常的药品有哪些？

（1）糖皮质激素　滥用可使妇女月经不调，甚至闭经、性欲减退等。

（2）抗肿瘤药　秋水仙碱、环磷酰胺、甲氨蝶呤、苯丁酸氮芥可发生月经紊乱、经期延迟和停经。降压药利血平可致女性闭经。

（3）雌、孕激素　妊马雌酮（倍美力）、炔诺酮（妇康）可致闭经和月经不调；孕三烯酮（内美通）可使经期缩短或延长、闭经、经量减少或引起不规则出血。

（4）抗结核药　乙硫异烟胺可使女性月经不调和闭经。

（5）抗胆碱药　阿托品、东莨菪碱、山莨菪碱、溴丙胺太林可致极少数女性闭经、月经过少、无排卵或不孕症。

（6）减重药　奥利司他（赛尼可）可使月经不调和紊乱。

（7）利尿剂　螺内酯（安体舒通）可致月经不调、子宫出血和乳房触痛。

可引起女性闭经的药品有哪些？

闭经并非是一种疾病，而是月经周期发生紊乱，年龄超过18岁少女尚未行经者为原发性闭经；而有月经初潮后连续3个周期未行经者为继发性闭经，闭经由多种因素引起，如子宫内膜炎、子宫广泛粘连、子宫卵巢疾病、神经性厌食、闭经溢出综合征等。能引起女性闭经的药物如下：

（1）**抗抑郁药** 阿米替林、丙咪嗪、舍曲林、氟伏沙明可引起闭经。

（2）**抗病毒药** 金刚烷胺由于具有抗胆碱作用，出现幻觉、闭经、精神错乱，尤其是老年患者。

（3）**雄激素** 甲睾酮、丙酸睾酮、十一酸睾酮、美雄酮、苯丙酸诺龙、司坦唑醇、达那唑等女性使用后可出现月经紊乱、月经减少、停经、闭经等。

（4）**减重药** 西布曲明含有抑制食欲的成分，如在经期应用可能导致月经紊乱、多尿或排尿困难，或出现心慌、焦虑等，严重者会出现闭经。

哪些药品可引起阴道出血？

阴道出血是女性生殖器官疾病常见的症状，出血可来自阴道、宫颈、子宫和子宫内膜，病因与妊娠、肿瘤、内分泌、感染、炎症、创伤、性交、疾病（妇科、血液）等密切相关，但有些药品也可引起出血。

（1）**雌激素** 服用雌二醇、雌三醇、普罗雌烯、尼尔雌醇、炔雌醇、炔雌醚、结合雌激素、托瑞米芬、替勃龙、氯米芬等，可见阴道不规则出血、点滴出血、突破出血、长期出血不止。雌激素可促进子宫内膜渐进性增生、增殖至高度腺囊型、腺瘤型增生过长，甚至渐进发展成为子宫内膜癌。由于缺乏孕酮的对抗和腺体分泌化，子宫内膜肥厚、腺体增多、腺腔扩大、腺上皮异常增生。内膜血运增多，螺旋小动脉迂曲缠绕。雌激素引起的酸性部多糖聚合和凝胶作用，使间质内血管通透性降低，造成局部内膜组织缺血、坏死、脱落而引起出血，而酸性部多糖的凝聚作用，同时也妨碍子宫内膜脱卸，使内膜呈非同步性剥脱，造成内膜长期不规则性出血。

（2）**孕激素** 左炔诺孕酮、甲羟孕酮、地屈孕酮。

（3）**抗凝血药** 华法林、水蛭素、瑞替普酶、葡激酶。

（4）下丘脑垂体激素和生长素释放抑制激素类似物　曲普瑞林、亮丙瑞林、曲普瑞林。

对少量出血者，应注意监测患者的精神、心率、面色，适当服用镇静药或促凝血药（维生素 K、氨甲环酸、卡巴克洛），待病情稳定去医院检查。

🔆 导致女性性冷淡的药品有哪些？

性冷淡是对性冲动、性刺激或异性表示冷淡或兴趣淡漠，约有5%～20%的女性性功能障碍是由大剂量用药或不合理长期用药而引起的。一旦停药，不需任何特别治疗，绝大多数妇女的性功能就会恢复。因此，如出现性功能障碍，应先检查自己用药史。如果性生活以前一直较规律，但突然间次数剧减，且是自己想做却力不从心，且这种不好的状态持续半年以上，就应怀疑性功能出现问题。

（1）镇静催眠药　地西泮（安定）、甲丙氨酯（安宁）、苯巴比妥、氯氮卓（利眠宁）、异戊巴比妥（阿米妥）、司可巴比妥（速可眠）等可致性欲减退、性高潮被抑制。

（2）避孕药　探亲长效避孕片、左炔诺孕酮、炔诺酮、甲地孕酮片等，可导致性欲低下、性唤起困难和性高潮抑制。

（3）抗过敏药　苯海拉明、非那根、氯苯那敏、布可利嗪（安其敏）等和多巴胺阻断剂氟奋乃静等，可致性欲减退、性兴奋降低、阴道干涩、性交疼痛、性高潮抑制。

（4）抗高血压药　甲基多巴、胍乙啶、肼苯哒嗪、利血平、可乐定、呱唑嗪等，能引起性欲减退、性兴奋降低、性高潮丧失。

（5）抗胆碱药　阿托品可抑制性高潮，西咪替丁会降低性欲，东莨菪碱能使性唤起迟缓或发生性冷淡，溴丙胺太林（普鲁本辛）会使阴道分泌物减少而增加性交困难和引起性交疼痛。

（6）抗精神病和抗抑郁药　氯丙嗪、甲硫哒嗪、苯乙肼、异卡波肼（闷可乐）、苯环丙胺、三联抗抑郁药如氟西汀、帕罗西汀、碳酸锂等，可使前庭和阴道分泌物减少，不能充分润滑而致性交困难、干扰性唤起。

（7）利尿剂　氢氯噻嗪、环戊噻嗪、氯噻酮、呋塞米、依他尼酸、螺内酯（安体舒通）等，可致性欲减退、性兴奋不足。

（8）抗心功能不全药　普萘洛尔、美托洛尔、洋地黄、毛花苷丙、毒毛花苷K、地高辛等，可引起性欲减退、性交困难。

（9）糖皮质激素和雄激素　可的松、泼尼松、地塞米松、甲睾酮、丙酸睾酮、苯丙酸诺龙等，会致性欲减退，排卵异常。

🔲 女性在经期应规避哪些药品？

女性自14岁左右开始月经来潮，至50岁左右绝经，育龄妇女生殖呈现出特征性的周期变化，最显著的表现是周期性阴道出血，即为月经。成年妇女月经周期平均为28天，每次持续3～5天。子宫内膜在月经周期中有着3期变化，即增殖期、分泌期和月经期。在月经期间，许多药品是不宜应用的。

（1）治疗阴道炎症的洗液、栓剂、泡腾片　因在经期子宫黏膜充血，宫颈口松弛，加上阴道有积血，非常适于细菌生长繁殖，此时应用局部用药，稍有不慎就会致细菌逆行侵犯子宫腔及子宫内膜。

（2）抗凝血药　可引起月经过多和大出血，经期间避免使用，如华法林钠、肝素、阿司匹林、噻氯吡定。

（3）促凝血药　卡巴克络（安洛血）、维生素K等能降低毛细血管的通透性，促使毛细血管收缩，使用后会引起经血不畅。

（4）泻药　硫酸镁、硫酸钠下泻作用较剧烈，可引起反射性盆腔充血，故经期应禁用；其他促胃肠动力药，也应慎用或忌用。

（5）孕激素　女性的性激素合成及代谢平衡与月经周期密切有关，因此不可在经期使用性激素类药物，以免造成月经紊乱。黄体酮（孕激素）能导致乳房胀痛或阴道不规则出血。

（6）甲状腺素　甲状腺素制剂可能会造成月经紊乱，经期应禁服。

经常服药会出现依赖性吗？

可能会！我们可以回顾一项调研的结果。20 世纪末，为调研城市中老年人应用镇痛药、安眠药的情况，由中国药学会组织北京积水潭、协和、友谊、同仁、安贞、天坛、朝阳、中日友好医院等 26 家三甲医院的药师采用问卷方法，调研了北京城镇居民 10877 人。前后历时 4 年的调研结果显示：老人服用安眠药的比例高于中年人，离异人群高于配偶人群，离退休人群高于在职人群。在应用过镇痛药 2170 人中，用于缓解疼痛为目的 1239 例，占用药人数的 57.1%，用于治病的 692 例，占用药人数的 31.9%，用于满足放松和舒适需求的有 239 例，占 11%。上述调研中同时显示，在使用镇痛药者中，偶尔用或经常性用药的人分别占 70.1% 和 29.9%。停药后有 652 人出现"戒断症状"，占用药者的 29.9%。

引起药品依赖性的机制有哪些？

药物依赖性不仅涉及人的身体和生理状态，同时关联社会、经济、道德、法律和治安等项重大问题，应引起医师、药师的高度警惕性。

长期服用镇痛药或吸食毒品，会导致依赖性，所谓"戒断症状"一出现，表现有打呵欠、流鼻涕、出冷汗、疼痛加重、精神紧张、关节发痒、身体不适等反应。为什么会出现"戒断症状"呢？答案由 1973 年的科学家的发现得到了解释，原来人体内有一种内源性的镇痛物质"内啡肽"，由于外来的镇痛药的反复使用使内源性的镇痛物受到了压制，一旦停药，内源性的镇痛物暂时缺乏，从而出现一系列的"戒断症状"。

药物依赖性不仅涉及个人的身体和生理状态，同时也带来社会、经济、道德、治安等重大问题。所谓"戒断症状"一出现，表现有打呵欠、流鼻涕、出冷汗、疼痛、紧张、关节发痒、身体不适等反应，类似于吸食毒品、打吗啡针、吃摇头丸。

🔲 易致药品依赖性的药品有哪些？

（1）**麻醉性镇痛药**　如阿片、吗啡、双氢吗啡、二氢埃托啡、罂粟壳、可待因、双氢可待因、可卡因、盐酸哌替啶、罂粟碱、芬太尼、氢可酮、氢考酮、美沙酮、乙基吗啡、蒂巴因、阿芬太尼、右丙氧芬、盐酸瑞芬太尼、枸橼酸舒芬太尼等。

（2）**非甾体抗炎药**　阿司匹林、卡巴匹林钙、卡巴匹林镁、阿司匹林赖氨酸盐、复方阿司匹林、贝诺酯、赖氨酸阿司匹林、舒林酸、酮洛酸、萘普生、氟比洛芬、双氯芬酸、酮洛芬、非诺洛芬、尼美舒利、二氟尼柳（双氟尼酸）。

（3）**镇静催眠药**　戊巴比妥钠、苯巴比妥、水合氯醛、佐匹克隆、甲喹酮、硝西泮（硝基安定）、氯硝西泮、三唑仑、阿普唑仑、噁唑仑。

（4）**精神药品**　第一类精神药品有丁丙诺啡、氯胺酮、马吲哚、哌醋甲酯、司可巴比妥、三唑仑、二甲基安非他明等。第二类精神药品有异戊巴比妥、布托啡诺及其注射剂、咖啡因、去甲伪麻黄碱、安钠咖、地佐辛及其注射剂、氟西泮、γ-羟基丁酸、喷他佐辛、阿普唑仑、巴比妥、氯氮卓、地西泮、艾司唑仑、劳拉西泮、甲丙氨酯、咪达唑仑、纳布啡及其注射剂、硝西泮、匹莫林、苯巴比妥、唑吡坦、扎来普隆、麦角胺咖啡因、氨酚氢可酮片、氨酚氢考酮片和胶囊等。

（5）**易制毒药品**　麻黄碱、伪麻黄碱、从麻黄草提纯的和化学合成的盐酸麻黄碱、草酸麻黄碱、麻黄浸膏、麻黄浸膏粉。

🔲 准妈妈服药对胎儿有毒吗？

众所周知一个可怕的事实是：海洛因对胎儿具有严重的毒害。如妊娠妇女吸毒，滥用药1小时后就可从胎儿的血液中检测出毒品。孕妇吸毒后，胎儿在母体内就产生毒瘾，出生后第1天即出现戒断症状，如不给予治疗，就有可能死亡。吸毒女性所生的新生儿中50%为低体重，80%会出现窒息、颅内出血、贫血等。当然，孕妇吸食毒品为滥用药，其用药目的与正常妊娠妇女用药目的截然不同，但上述事实生动地说明了药可通过孕妇对胎儿产生作用。

据报道，婴儿出生时带有严重缺陷的情况中，其中有3%是由于母亲在妊娠期有感染、放射或用药的经历而造成的。准妈妈吃药为什么会在子代出现后遗症呢？原因是有些药可以透过血液－胎盘屏障，进入胎体。

此外，鉴于人伦理学的限制，妊娠期妇女和儿童常被排除在新药的试验之外，因为谁也不敢把孕妇作为试验者，所以在人身上查出能致畸的药极为困难。目前由医生掌握的药品对胎儿影响的资料远远不能满足需求，导致医师对妊娠期妇女用药十分模糊，危险极大。

围妊娠的哪期服药最危险？

妇女的妊娠期分为4个时期，第1期为着床前期，从受精到着床约12天。第2期为器官发生期，从13天～56天。第3期占其余70%的妊娠期，是生长发育期。第4期是分娩期，大约7～14天。孕妇在哪个时期用药、剂量和维持作用时间、胎儿的遗传构成和易感性、母亲的年龄及营养状况等诸多因素决定药物对胎儿的影响。尤其是前2、3期用药最危险。

妊早期妇女应规避的药品有哪些？

妊早期（即妊娠初始3个月）是胚胎器官和脏器的分化时期，最易受外来药物的影响引起胎儿畸形。

（1）雌激素、孕激素和雄激素　常引起胎儿性发育异常。

（2）抗肿瘤药　叶酸拮抗剂如氨基蝶呤，可致颅骨和面部畸形、腭裂等；烷化剂如氮芥类药物引起泌尿生殖系异常，指趾畸形。

（3）抗癫痫药　苯妥英钠、三甲双酮、卡马西平等妊娠早期的妇女服用可致胎儿神经管缺陷，引起先天性畸形。

（4）抑酸剂　动物试验已证实可引起腭裂、腹股沟疝或泌尿系统畸形；同时受体阻滞剂的抑酸剂也由乳汁分泌，哺乳期妇女也不宜应用。

（5）减重药　动物试验观察到盐酸西布曲明有致畸胎作用，建议妊娠及哺乳期妇女不宜服用。

（6）维生素　维生素天妊娠妇女使用过量可致胎儿瓣膜上主动脉狭窄、脉管受损、甲状腺功能抑制而使新生儿长期低血糖抽搐。异维A酸可导致动物畸胎，应服用避孕药

（7）5-α还原酶抑制剂　非那雄胺、依立雄胺、度他雄胺妊娠妇女服用后可引起男性胎儿的外生殖器官异常。

（8）抗抑郁药　氟西汀、帕罗西汀、西酞普兰、舍曲林、氟扶沙明、草酸 S- 西酞普兰、文拉法辛可通过乳乳汁分泌而影响婴儿，动物试验结果表明有致畸胎的危险。

妊娠期妇女应该如何服药？

妊娠期妇女如果有病不治，其后果可能比药对胎儿的害处更大，所以在妊娠初始 3 个月中，宜按原则权宜后用药，同时在用药后应密切观察胎儿的发育情况。

（1）处于可用与不用之间的药一律不用，优先选择食疗、运动、心理治疗。

（2）选择同类药中最为安全的，即选择危险与利益比值最小的药。如果孕妇发生感染，可选用较为安全的抗感染药，如头孢菌素的头孢氨苄、头孢拉定、头孢噻吩；青霉素类的阿莫西林或氨苄西林；红霉素中的罗红霉素（罗力得）、阿奇霉素（泰力特、希舒美）、乙酰麦迪霉素（美欧卡霉素）；解热药可选对乙酰氨基酚（泰诺）、芬必得（布洛芬、芬尼康）。

（3）为防止意外，要仔细阅读药品说明书，尤其是禁忌证、注意事项、不良反应。

（4）用药后多饮水，使药物尽快排出体外。

哺乳期妇女服药对胎儿有毒吗？

曾有个正在哺乳期的母亲，因为感染而服氯霉素，结果引起胎儿全身发灰、腹胀、呕吐、呼吸不规则、紫绀和循环衰竭，医学上称之为"灰婴综合征"。

为什么乳母吃药而在孩子身上发生不良反应呢？其原因有二：一是乳汁中含药；二是新生儿体内一种葡萄糖醛酸转移酶的活性低下，对氯霉素难以灭活，加之肾排泄功能又差，使血药浓度升高，引起"灰婴综合征"，严重者可致死。

现在提倡母乳喂养，且母乳也是新生儿最理想的食物。但吃药后有些药在乳汁中分布较多，药可通过乳汁分泌进入胎体或小儿体内，发挥作用甚至引起中毒。此外，新生儿的肝、肾功能还不够健全，尤其血中血浆蛋白的含量少，没有足够的蛋白与药结合，造成血液中游离型的药物浓度较高。因此，母亲用药可影响到被哺乳的儿童。

哺乳期妇女应规避的药品有哪些？

（1）长期服用镇静催眠药，可引起小儿嗜睡和生长发育迟缓。

（2）服用抗甲状腺功能亢进药硫氧嘧啶可以引起婴儿甲状腺功能减退。

（3）服用甲苯磺丁脲可使孩子的胰岛功能下降。

（4）服用四环素后可诱发小儿过敏反应和耐药菌株的产生，同时与儿童新形成骨和牙齿中所沉积的钙相螯合，引起牙色素沉着牙釉发育不全，进而易发生龋齿。

（5）异烟肼的乙酰化代谢物对乳儿有肝毒性，磺胺药和呋喃坦啶可引起小儿溶血性贫血。如果小儿缺乏 6- 磷酸葡萄糖脱氢酶，母亲不仅口服伯氨喹可引起小儿中毒，就是吃蚕豆也能引起急性溶血。

（6）在动物实验中，发现氟喹诺酮类药能造成幼犬的承重关节损伤，所以儿童和乳母都不能服用诺氟沙星、环丙沙星、依诺沙星、氧氟沙星、左氧氟沙星等。此外，母亲在哺乳期绝对不能应用抗精神病药、抗癌药、酗酒或吸毒。

准妈妈错误服用了药品怎么办？

在日常生活中，有些女性在自己不知道怀孕的情况下用了孕妇禁用的药品，或在妊娠期间有了病症，不知道有些药品不能用而服用了，两种情况都有可能发生。遇到此种情况，首先不要着急，其次要紧急处置。主要关注的是两件事：一是妊娠的时间，二是考虑药品的性质。具体可请教妇产科医生或药师，然后再决定是否留下腹中的宝宝。

一般而言，服药时间发生在妊娠3周（停经3周）内，称为安全期。此时胎儿囊胚细胞数量较少，一旦受到有害药品的影响，细胞损伤则难以修复，不可避免地会造成自然流产，则不必为生畸形儿担忧；若无任何流产现象，一般表示药品未对其造成影响，可以继续妊娠。

在妊娠3周至8周内称为高敏期，是胚体的主要器官分化发育时期。此时胚胎对药品的影响最为敏感，致畸药可产生致畸作用，但不一定引起自然流产。此时应根据药品毒副作用（致畸性）的大小及有关症状加以判断，若出现与此有关的阴道出血，不宜盲目保胎，应考虑中止妊娠。

妊娠8周至4～5个月称为中敏期。此时为胎儿各器官进一步发育成熟时期，对于药品的毒副作用较为敏感，但多数不引起自然流产，致畸程度也难以预测。此时是否中止妊娠应根据药品的毒副作用大小、有关症状、今后生育情况以及生病儿的社会心理因素及家庭因素等全面考虑，权衡利弊后再行决定。继续妊娠者应在妊娠中、晚期做羊水、B超扫描或胎儿镜检查，若是无脑儿、脊柱裂等畸形儿，应予引产。若是染色体异常或先天性代谢异常，应视病情轻重及预后，或及早终止妊娠，或给予宫内治疗。

妊娠4～5个月以上称为低敏期。此时各脏器基本已经发育，对药品的影响敏感性较低，用药后不常出现明显畸形，但可出现程度不一的发育异常或局限性损害。

💊 对婴幼儿应禁用或慎用的药品有哪些？

通常禁用或慎用的药品有阿司匹林、吲哚美辛、氯丙嗪、奋乃静、苯巴比妥、水合氯醛、地西泮（安定）、氯氮卓（利眠宁）、利血平、二巯丙醇、维生素 K_3、亚甲蓝、甲睾酮、苯甲酸钠咖啡因、山梗菜碱、毛花苷丙、地高辛、甲苯磺丁脲、呋塞米等。尤其要注意而儿童对以下药品的禁忌：

（1）1岁以内的新生儿禁用氯霉素——灰婴综合征（体内葡萄糖醛酸基转移酶缺乏，解毒功能差）。

（2）1岁以内的新生儿慎用磺胺药——新生儿溶血（体内葡萄糖醛酸酶缺乏）。

（3）1岁以内的新生儿禁用去甲万古霉素——肾毒性（蛋白尿）。

（4）1岁以内的新生儿慎用呋喃妥因——溶血（体内葡萄糖醛酸酶缺乏）。

（5）1岁以下新生儿禁用哌嗪、噻嘧啶——头晕头痛、肝功能不全。

（6）1岁以下新生儿禁用左旋咪唑——脑炎综合征、迟发性脑病。

（7）2岁以下儿童禁用阿司匹林——出血、瑞氏综合征。

（8）2岁以下儿童禁用萘普生——出血、肾损伤。

（9）2岁以下儿童禁用地芬诺酯——中毒、早期发热、皮肤潮红、后期呼吸和中枢抑制。

（10）2岁以下儿童禁用洛哌丁胺——过敏性休克、阴茎水肿、麻痹性肠梗阻、急性肾衰竭。

（11）2岁以下儿童禁用阿苯达唑——神经肌肉毒性。

（12）8岁以下儿童禁用四环素——牙齿黄染、牙釉质发育不良（药品与牙齿中的钙产生螯合作用）。

（13）8岁以下儿童禁用氨基糖苷类——肾毒性和耳毒性、耳聋（药品导致前庭神经和耳蜗神经损伤）。

（14）12以下儿童禁用尼美舒利——肝毒性、黄疸或死亡（中枢神经损伤）。

（15）12岁以下儿童禁用可待因，这可能使胎儿和婴儿摄入吗啡过量，出现嗜睡、意识混乱、中毒，甚至致死。

（16）15岁以下儿童禁用美洛昔康——严重皮肤反应。

（17）18岁以下儿童禁用氟喹诺酮类——软骨损伤和承重关节毒性（药品导致动物的软骨损伤、水泡）。

莫因用药让孩子变成聋哑儿

2004 年的春晚，有一台舞蹈《千首观音》轰动全球。21 位青年残疾演员在手语的指挥下，以华丽、绚美、震撼的表演，征服了所有观众，但又有谁知道，其中的 17 位是由于在少儿期注射了庆大霉素等氨基糖苷类抗生素而致聋的，包括领舞的姑娘邰丽华。依据 20 世纪 90 年代统计，我国由用药而致聋、致哑的儿童多达 180 余万人。其中药物性致聋者占 60%，大约 100 万人，并每年以 2 万～4 万例递增。原因主要是应用抗菌药物致聋，氨基糖苷类（包括链霉素、庆大霉素、卡那霉素等）占 80%。占总体聋哑儿童比例高达 30%～40%，而在一些发达国家仅有 0.9%。可以说，儿童致残是抗菌药物滥用的重灾区，尤其是 8 岁以下的孩子。氨基糖苷类抗生素（链霉素、庆大霉素等）对儿童肾脏和第 8 对颅脑神经 – 听觉神经有严重损害，且体内不吸收（或极少吸收）主要通过肾脏排泄，以致在肾脏、泌尿道的药物浓度极高。婴幼儿的肾功能发育不良而对这些药品排泄越慢。因此，常造成药物性肾炎和听神经功能障碍而致耳聋，部分儿童造成永久听力下降和听力丧失，故 8 岁以下的儿童绝对不能使用，包括滴眼剂、滴耳剂、滴鼻剂等。可致儿童耳毒性的药物有：

（1）**氨基糖苷类** 链霉素、庆大霉素、卡那霉素、小诺霉素、新霉素、托布霉素、阿卡米星、奈替米星、依替米星、异帕米星等。其耳毒性比较：庆大霉素 > 妥布霉素 > 阿米卡星 > 奈替米星 > 依替米星 > 异帕米星。

（2）**非氨基糖苷类** 氯霉素、林可霉素、克林霉素、紫霉素、红霉素、万古和去甲万古霉素、卷曲霉素、春雷霉素、巴龙霉素、多黏菌素 B 等。

新生儿用药要对氯霉素说"不"

新生儿的肝、肾脏功能没有发育完全，肝脏代谢药物（解毒）的酶系统功能不足或缺乏，排尿能力也差，肾脏清除药物的功能也差，而药物在体内代谢场所主要在肝脏，如果代谢药物的酶系统不完善，由于酶系统不足或缺乏可使抗感染药物体内代谢过程发生较大变化。药物在体内灭活的速度减慢，再加上新生儿肾功能不完全，药物在体内的消除过程也延长，极易引起蓄积中毒。新生儿的葡萄糖醛酸转移酶的活性很低，服用氯霉素后药物难以灭活，使血药浓度升高，使氯霉素及毒性代谢物快速在体内聚积，进而影响新生儿心脏、呼吸、血管功能，并引起患儿全身发灰、腹胀、呕吐、呼吸不规则、紫绀、血循环障碍，引起心血管衰竭的"灰婴综合征"，严重者可发生死亡。妇女在妊娠期，尤其是妊娠末期和临产前 24 小时内或出生后 48 小时使用氯毒素，也可致出生的新生儿出现上述"灰婴综合征"症状。因为妊娠期妇女使用氯毒素，可通过胎盘屏障进入胎儿体内。在正常情况下，氯毒素与葡萄糖醛酸结合成为无活力的代谢物从肾脏排出。但是，胎儿因肝脏内某些酶系统发生不完全，使氯毒素与葡萄糖醛酸结合能力较差。因此，氯毒素便在胎儿体内蓄积，进而影响新生儿心血管功能，所以，妊娠期妇女也应尽量避免使用氯毒素。另新生儿红细胞中缺乏葡萄糖 −6− 磷酸脱氢酶，在应用磺胺药和硝基呋喃类药（呋喃西林、呋喃唑酮、呋喃坦啶）时可出现溶血现象。均应尽量避免给儿童应用。

🔹 别让氟喹诺酮类抗菌药物伤了孩子们的骨骼

氟喹诺酮类药（包括诺氟沙星、氧氟沙星、依诺沙星、环丙沙星、培氟沙星、洛美沙星、妥舒沙星、左氧氟沙星、司帕沙星、氟罗沙星、加替沙星、莫西沙星等）可对幼年动物的软骨造成损害，使承重的骨关节（髋、膝、腕、踝关节等）的细胞出现水泡和损伤、承受力下降，导致残疾；并使儿童体内骨骺线（骨骼的生长发育点）提前骨化，使孩子身高增长受抑。少数病例曾出现严重关节痛和炎症。因此，骨骼系统尚未发育完全的 18 岁以下的儿童不能应用。药学研究发现服用环丙沙星的妊娠期妇女人工流产胎儿出现与动物实验相似的关节受损改变，胎儿关节中喹诺酮类药物浓度高，软骨中药物浓度也高。近年来，中外文献陆续报道：氟喹诺酮类药可引起成人的肌腱炎、跟腱炎、跟腱断裂、重症肌无力。因此，儿童用药更要小心。

📠 新生儿为什么要远离磺胺类药？

新生儿一般在出生后 2～4 天出现生理性的血清胆红素升高，称之为生理性黄疸。有些药物能够和血清胆红素竞争白蛋白结合部位，将与白蛋白结合的胆红素置换出来成为游离的胆红素，但是新生儿血脑屏障通透性强，大量的胆红素可以进入新生儿的脑组织，发生危险的核黄疸。如将磺胺药用于早产儿，磺胺药和胆红素可竞争血浆蛋白的结合位置，磺胺药与血浆蛋白的亲和力强于胆红素，致使较多的游离胆红素进入血循环，并沉积在某些组织中；如沉积在脑组织则可引起核黄疸，这种现象反应在新生儿发生溶血现象时更易发生。另外维生素 K_3、新生霉素、头孢曲松等药物都能影响胆红素代谢，加重新生儿黄疸，新生儿必须慎用。

另外，由磺胺药所致的过敏反应非常多见，表现为药热、药疹、瘀斑、猩红热样疹、荨麻疹或巨疱型皮炎，也有产生剥脱性皮炎而致死者；严重皮炎常伴有肝炎和哮喘，也可引起光敏性皮炎，多形性渗出性红斑甚为严重，药热多发生在服药后 5～10 天，皮疹多发生在 7～9 天，在服用长效磺胺药和儿童中多见。

📠 可致体内乙醛蓄积而诱发"双硫仑样"反应的药品有哪些？

我们在日常生活中经常会饮酒，而进入体内的乙醇（酒精）需被代谢而排出，90%～98% 的乙醇在肝脏被氧化代谢，其过程约分为 3 步：

（1）接受由肾辅酶 I、肝醇脱氢酶、乙醇脱氢酶的作用和细胞色素酶两条途径在肝脏氧化为乙醛。

（2）乙醛在乙醛脱氢酶的代谢继续氧化为乙酸。

（3）乙酸进入枸橼酸循环，继续氧化为二氧化碳和水。

但有些药品可抑制乙醛脱氢酶活性，与乙醛脱氢酶的中心部分结合，使乙醛代谢路径受阻，导致在体内蓄积，乙醛与体内一些蛋白质、磷脂、核酸等呈共价键结合，破坏上述物质的失活，引起人体的多种不适，表现出"双硫仑样"反应的症状，出现眩晕、嗜睡、幻觉、全身潮红、头痛、呕吐、血压下降、呼吸抑制、惊厥、心功能异常，甚至休克和死亡。这被称为"戒酒硫样反应"或"双硫仑样反应"，多在酒后1小时出现症状。表现为胸闷、气短、喉头水肿、紫绀、呼吸困难、心率加快、血压降低、四肢乏力、面部潮红、多汗、失眠、头痛、恶心、呕吐、嗜睡、幻觉、恍惚，甚至发生过敏性休克，血压降至60～70/30～40mmHg，并伴有意识丧失，严重者可致死。属于乙醛脱氢酶抑制剂的药品有：

（1）降糖药：胰岛素、甲苯磺丁脲、醋酸己脲、妥拉磺脲。

（2）抗凝血药：华法林。

（3）抗心绞痛药：硝酸甘油、硝酸异山梨酯。

（4）抗精神病药：氯丙嗪。

（5）抗菌药物：甲硝唑、替硝唑、呋喃唑酮、氯霉素、灰黄霉素。此外，具有甲硫四氮唑侧链结构的头孢哌酮、头孢哌酮舒巴坦、头孢替安、头孢替坦、头孢甲肟、头孢美唑、头孢他啶、头孢唑肟、头孢米诺、头孢孟多、头孢呋辛、拉氧头孢等抗生素；头孢噻肟虽无此链，但有一相似的氨基噻唑侧链。

对双硫仑样反应及过敏性休克患者应采取以下护理措施：

（1）卧床休息，休克者采取"V"型体位。

（2）保持呼吸道通畅，给氧吸入4～6升/分钟，改善组织缺氧。

（3）建立静脉通道，给予地塞米松5～10毫克加入葡萄糖注射液中静脉滴注或注射，补液及利尿，并根据病情给予血管活性药治疗。

（4）对症处理。如恶心、呕吐者可给予甲氧氯普胺（胃复安）10毫克肌内注射，如嗜睡、意识不清可以给予纳洛酮对抗治疗。

（5）备齐急救器械及药品，如除颤仪、吸痰器、气管切开及静脉切开包、呼吸兴奋剂、利尿剂等其他抢救药品。

（6）密切观察患者神志、体温、脉搏、呼吸、心率、心律、血压、尿量及其他临床变化，并做好病情动态的护理记录。

为避免双硫仑样反应，宜告诫患者在应用上述药品时及停药5天内禁酒。同时对含注射剂，如氢化可的松、氯霉素、地西泮、多西他赛、环孢素、紫衫醇、他克莫司以及乙醇、藿香正气水、中药酒等也禁忌联合应用。

第三节　饮食与用药禁忌

饮酒、吸烟、进食与用药有着许多相互作用，一日三餐的进食与服药有着非常密切的关系。不同服药顺序和食物的性质对药品的吸收会有什么样的影响？这其中很有讲究。食物中的营养成分主要是碳水化合物、脂肪、蛋白质、盐、糖、氨基酸、维生素，钙、磷、铜、铁、镁微量元素等。用药后与食物同在一个胃肠系统内，肯定会影响药物的吸收、分布、代谢和排泄。食物与药物的相互作用的表现是双相的，利弊相依，大部分药品在进食后服用可影响药物的吸收，使吸收速率、血浆达峰时间延迟，使生物利用度、血浆峰浓度和药－时曲线下面积或排泄减少，但也有少部分药品呈反相。因此，应予以区别和抉择。食物可降低或延缓药品的吸收和食物可促进或增进缓药品的吸收分别见表6-1和表6-2：

吸烟对药效有影响吗？

烟草在世界流行了近500年，其中主要成分包括碳水化合物（约50%）、含氮化合物（蛋白质、氨基酸和酰胺化合物、烟草生物碱）、有机酸（枸橼酸，苹果酸和草酸）、苷及多酚、脂肪（2%～7%）、挥发油和树脂物、灰分元素（10%）。烟草中含有有毒物质20余种，除烟碱（尼古丁）外，还有吡啶、氢氰酸，糠醛、烟焦油、一氧化碳、芳香化合物等一系列有毒物质。烟草点燃后所形成的烟草雾中，含有的刺激性和细胞毒性物质可达数百种。

吸烟确能影响部分药品的吸收、分布、代谢、排泄、作用和药效。

（1）烟草中含有大量的多环芳香烃类化合物，可增加人体肝脏药酶的活性，加快对药品的代谢速度。如吸烟者服用抗焦虑药地西泮（安定）、氯氮卓（利眠宁）时，其血浆浓度和疗效均降低。另服用西咪替丁治疗胃溃疡的患者，吸烟可延缓溃疡的愈合，而加重胃出血。

（2）吸烟可破坏维生素 C 的结构，使血液中的维 C 浓度降低。

（3）烟草中的烟碱可降低呋塞米的利尿作用；并增加氨茶碱的排泄，使其平喘作用减退和药效维持时间缩短。

（4）吸烟可使人对麻醉药、镇痛药、镇静药和催眠药的敏感性降低，药效降低，需要加大剂量来维持。同时降低抗精神病药氯丙嗪（冬眠灵）的作用，使患者易出现头晕、困倦、疲乏等不良反应。

（5）吸烟可促使儿茶酚胺释放，减少皮肤对胰岛素的吸收，降低了胰岛素的作用。

一般的患者在服药前后，都知道忌食生冷、辛辣、油腻的食物，但却非熟知应当忌烟。这主要缘于吸烟者对烟草所致的环境和身体的危害性尚不完全清楚，或是掉以轻心，或吸烟与疾病的最重要的因果关联在一开始就被忽视了，弱化了对吸烟者的劝诫力度。

曾有调查显示，在实际观察和实验的 78 种不同的药物中，有 26 种药物与吸烟有相互作用，吸烟引起的药物相互作用比率为 33.3%。因此，在临床中用药时，针对吸烟的患者，应该充分考虑吸烟对药物作用的影响，及时调整用药途径及剂量。

🔋 饮酒对药效有影响吗？

严格上说，乙醇（白酒）也属于一种药品，在药理学作用分类上应列为一种镇静剂，饮用后对人体先是出现欣快和兴奋作用；继而对中枢神经产生抑制作用，并扩张血管，刺激或抑制肝脏酶代谢系统。总体上，药品与乙醇的相互作用结果有二：一是降低药效和干扰药品在体内的代谢，二是增加发生不良反应的发生率。

（1）服用抗痛风药别嘌醇同时饮酒，会降低药物抑制尿酸生成的效果。

（2）服用抗癫痫药苯妥英钠期间，饮酒会使药效迅速消失，降低药物治疗作用；另外应用卡马西平时也宜避免饮酒，因为其可降低患者对药品的耐受性。

（3）服用抗高血压药利血平、复方利血平、复方双肼屈嗪期间饮酒，非但不降压，反而可使血压急剧升高，导致高血压脑病、心肌梗死。

（4）乙醇可增强中枢镇静药、催眠药、抗抑郁药、抗精神病药对中枢神经的抑制作用，加重对中枢神经的抑制，出现嗜睡、昏迷，在服用苯巴比妥、佐匹克隆、地西泮、利培酮期间应禁酒。

（5）乙醇可使平喘药茶碱的吸收率增加，还可使茶碱缓释片中的缓释剂溶解，而失去缓释作用，使药效的持续时间缩短。

（6）白酒可刺激胃肠黏膜，引起水肿或充血，同时刺激胃酸和胃蛋白酶分泌，如同时服用非甾体抗炎药阿司匹林、吲哚美辛、布洛芬、阿西美辛等，会加重对胃肠黏膜的刺激，增加发生胃溃疡或出血的危险；与对乙酰氨基酚合用可致死。

（7）口服降糖药苯乙双胍、格列本脲、格列喹酮、甲苯磺丁脲、氯磺丙脲时忌饮白酒，因酒可降低血糖水平，同时加重对中枢神经的抑制，易出现昏迷、休克、低血糖症状。

（8）白酒可使维生素 B_1、维生素 B_2、烟酸、地高辛、甲地高辛的吸收明显减少。

另外，长期饮酒或饮酒过量，超过肝脏的解毒能力，会造成肝脏损害，形成肝硬化或脂肪肝，使对药物代谢迟缓。乙醇（白酒）可干扰药品在体内的药动学的过程、药理学作用，并增加药品不良反应。

喝茶对药效有影响吗？

茶叶中含有大量的鞣酸、咖啡因、儿茶酚、茶碱，其中鞣酸能与多种含金属离子药如钙（乳酸钙、葡萄糖酸钙）、铁（硫酸亚铁、乳酸亚铁、葡萄糖酸亚铁、琥珀酸亚铁）、钴（氯化钴、维生素 B_{12}）、铋（乐得胃、迪乐）、铝（氢氧化铝、硫糖铝）结合而发生沉淀，从而影响药品的吸收（表3-2）。

表3-2 喝茶与用药在药效学和药动学上的相互作用

作用分类	药物	作用机制与结果
抗凝血药	比伐卢丁	绿茶中含有维生素K，可降低本品的抗凝作用
抗血小板计数药	双嘧达莫	茶叶中的咖啡因可拮抗双嘧达莫作用，使疗效降低
抗生素	四环素（米诺环素、多西环素）、大环内酯类抗生素（螺旋霉素、麦迪霉素、交沙霉素、罗红霉素、阿奇霉素）	鞣酸与四环素、大环内酯类抗生素相结合而影响抗菌活性；反之四环素、大环内酯抗生素同时也可抑制茶碱的代谢，增加茶碱的毒性，常致恶心、呕吐等不良反应，不宜饮茶
抗结核药	利福平	服用抗结核药利福平时不可喝茶，以免妨碍其吸收
抗胆碱药	阿托品	茶叶中的鞣酸可与生物碱（阿托品）相互结合而形成沉淀

作用分类	药物	作用机制与结果
催眠药	苯巴比妥、司可巴比妥、佐匹克隆、地西泮、硝西泮、水合氯醛	茶叶中的咖啡因与催眠药的作用相拮抗，浓茶中的咖啡因和茶碱能兴奋中枢神经，加快心率，不但加重心脏负担，且易引起失眠
强心苷	地高辛	鞣酸也可与地高辛相互结合而形成沉淀
非甾体抗炎药	阿司匹林	茶叶中的茶碱可降低阿司匹林的镇痛作用
助消化药	胃蛋白酶、胰酶、淀粉酶、乳酶生	茶叶中的鞣酸，能与胃蛋白酶、胰酶、淀粉酶、乳酶生中的蛋白结合，使酶或益生菌失去活性，减弱助消化药效
单胺氧化酶抑制剂	呋喃唑酮、苯乙肼、司来吉兰、异卡波肼、甲基苄肼、帕吉林、异唑肼、吗氯贝胺、甲磺酸雷沙吉兰、圣约翰草提取物	单胺氧化酶抑制剂与咖啡因和茶碱均可抑制脑组织中环磷腺苷的代谢，两者协同，可使去甲肾上腺素大量增加，导致失眠和加重高血压；同时两者在外周血管也抑制去甲肾上腺素的分解，咖啡因尚可促进肾上腺素的分泌，则使血浆肾上腺素的水平增加，血压增高
铁剂	硫酸亚铁、乳酸亚铁、枸橼酸铁铵、富马酸亚铁、琥珀酸亚铁	同时饮用浓茶，易产生鞣酸铁沉淀，影响铁剂的吸收，在服用2小时内避免饮用浓茶
钙剂	乳酸钙、葡萄糖酸钙	茶叶中的鞣酸与钙结合形成沉淀，影响吸收
铋剂	枸橼酸铋钾、胶体果胶铋	与茶碱发生中和反应而降低疗效

吃药时能喝咖啡吗？

咖啡号称世界上三大饮品之一，但长期饮用咖啡也能干扰疗效：

（1）咖啡中的成分是咖啡因，可提高人体的灵敏度，加速新陈代谢，改善精神状态，促进消化功能。但咖啡因易与人体内游离的钙结合，随后结合物由尿液中排出体外，因此，长期饮用会致缺钙，诱发骨质疏松症。

（2）过量饮用咖啡，可致人体过度兴奋，出现紧张、失眠、心悸、目眩、四肢颤抖等；对长期饮用者一旦停饮，容易出现大脑高度抑制，表现为血压下降、头痛、狂躁、抑郁等。

（3）咖啡可刺激胃液和胃酸的分泌，对有胃溃疡或胃酸过多的人不宜饮用。

（4）咖啡可兴奋中枢神经，可拮抗中枢镇静药、助眠药的作用，患有失眠、烦躁、高血压者不宜长期饮用。且过量饮用咖啡，也使抗感染药的血浆药物浓度降低（表3-3）。

表3-3 喝咖啡与用药在药效学和药动学上的相互作用

作用分类	药物	作用机制与结果
抗精神病药	氟哌啶醇、氯氮平、佐替平	饮用咖啡可影响氟哌啶醇的吸收，降低疗效；咖啡因可抑制氯氮平的代谢，使血浆浓度升高，毒性增强；啡因可使佐替平的疗效降低
抗焦虑药	地西泮、硝西泮、氯硝西泮、夸西泮、替马西泮	高剂量咖啡因可干扰药物的镇静、抗焦虑作用
双膦酸盐	阿仑膦酸钠	咖啡可使本品的生物利用度降低约60%，不宜同服
抗胆碱药	盐酸哌仑西平	咖啡可减弱哌仑西平的作用
抗心律失常药	腺苷	咖啡可拮抗腺苷的作用，避免饮用咖啡
骨骼肌松弛药	利鲁唑	咖啡因与利鲁唑均由CYP1A2代谢，合用可竞争性相互抑制代谢，导致两药血浆浓度升高，中毒风险增加
抗疟药	氯喹	咖啡可加重氯喹的不良反应（腹痛、腹泻、皮疹、烦躁），避免饮用

🔵 能用好喝的葡萄柚汁送服药品吗?

葡萄柚汁（西柚汁）含有宝贵的天然维生素 P 和丰富的维生素 C 及可溶性纤维素，为含糖分较少的水果。目前，市场上常见的西柚汁（葡萄柚汁）有 3 个主要品种。其中果肉白色的马叙葡萄柚又称无核葡萄柚，是多倍体，品种内也有果肉红色的品系；果肉白色的邓肯葡萄柚，果较大，果皮较厚，种子较多，果肉略带苦味；果肉红色的汤姆逊葡萄柚。此外，还有的品种果肉为淡黄色或粉红色或近无色透明。葡萄柚汁的营养丰富、酸甜可口，不仅能预防心血管疾病，且具有抗肿瘤作用，但葡萄柚汁的成分中有些能干扰肝酶 CYP3A4 的活性，使一些主要经此酶代谢的药物正常代谢速度减缓，血浆药物浓度升高，引起毒性和不良反应。试验证实：服用血脂调节药洛伐他汀的患者同时饮用一杯 250 毫升的葡萄柚汁，会出现心悸、疲倦、肌痛、肌磷酸激酶（CK）升高、横纹肌溶解症等反应，相当多服用 12～15 片洛伐他汀所产生的降低血脂肪作用，以至药物血浆浓度急剧升高，容易发生中毒或不良反应，严重者甚至死亡，让好喝的饮料变成杀手！因此宜回避合。用目前与葡萄柚汁有相互作用的药品约近百种，其中常用的药品如下（表3-4）。

表3-4　喝葡萄柚汁与用药在药效学和药动学上的相互作用

作用分类	药物	作用机制与结果
血脂调节药	洛伐他汀、氟伐他汀、普伐他汀、阿托伐他汀、辛伐他汀、西立伐他汀	葡萄釉汁可抑制洛伐他汀、阿托伐他汀在小肠的首关代谢，增加洛伐他汀、阿托伐他汀的生物利用度，但常规饮用对普伐他汀、辛伐他汀、氟伐他汀、瑞舒伐他汀影响较小，几无临床意义，但大量饮用日超过1L，则明显提高药物血浆浓度，增加发生横纹肌溶解症的危险性

续表

作用分类	药物	作用机制与结果
钙通道阻滞剂	西尼地平、硝苯地平、尼群地平、尼卡地平、非洛地平、尼索地平、氨氯地平、乐卡地平、尼莫地平、依拉地平	葡萄釉汁的部分成分可抑制CYP3A4介导的西尼地平代谢，减少代谢，使西尼地平的血浆药物浓度升高，增加延长不良反应的风险。 葡萄釉汁中的黄酮类似物可抑制CYP酶系统而影响硝苯地平、尼群地平、尼卡地平、非洛地平等的代谢，使血浆药物浓度升高，毒性增强，导致低血压、心肌缺血或加重血管扩张所引起的不良反应风险。葡萄釉汁可提高尼索地平的生物利用度，其中的黄酮类似物可抑制CYP酶系统，而影响尼索地平代谢，使血浆药物浓度升高，毒性增强。对高血压和稳定型心绞痛患者，在服用普通片前2小时和服后3小时内，或服用缓释片前2小时和服后5小时内，不应饮用葡萄釉汁，但橙汁可饮用
抗心律失常药	地尔硫䓬、维拉帕米	葡萄釉汁可升高地尔硫䓬、维拉帕米本品的血浆浓度
抗心绞痛药	雷诺嗪	葡萄釉汁可抑制由CYP3A4介导的雷诺嗪代谢，使血浆药物浓度升高，增加延长QT间期的风险
抗癫痫药	卡马西平	葡萄釉汁可使卡马西平的血浆浓度峰值升高
抗勃起功能障碍药	他达那非、伐地那非	葡萄釉汁可抑制CYP3A4，影响抗勃起功能障碍药的代谢，使血浆浓度增高，加重所致不良反应
抗组胺药	非索非那定	葡萄釉汁可使非索非那定疗效降低，减少吸收，抑制多肽OATP对有机离子的转运

续表

作用分类	药物	作用机制与结果
抗偏头痛药	依来曲普坦	葡萄釉汁可增加依来曲普坦的血浆浓度，抑制CYP3A4对依来曲普坦的代谢，在饮用葡萄釉汁72小时后，不得应用本品
抗精神病药	曲唑酮、喹硫平、奈法唑酮、氯氮平、氟哌啶醇	葡萄釉汁可增加抗精神病药的血浆浓度，抑制CYP3A4对药物的代谢，在饮用葡萄釉汁72小时后，不得应用
抗抑郁药	舍曲林	葡萄釉汁可抑制舍曲林经CYP3A4代谢，导致血浆浓度升高，增加不良反应发生的危险
抗焦虑、镇静催眠药	丁螺环酮、三唑仑、咪唑达仑、地西泮、劳拉西泮、氯硝西泮、地西泮、唑吡坦、替马西泮、阿普唑仑、丁螺环酮	葡萄釉汁可抑制上述镇静催眠药经CYP3A4代谢，导致血浆浓度升高；服用丁螺环酮期间大量饮用葡萄釉汁，抑制CYP3A4对丁螺环酮的代谢和首关效应，使毒性增加
免疫抑制药	环孢素、他克莫司、西罗莫司	葡萄釉汁可抑制CYP3A4，影响环孢素、西罗莫司的代谢，使血浆浓度增高，加重所致不良反应如贫血、腹泻、低钾血症
子宫收缩与引产药	米非司酮	葡萄釉汁可抑制米非司酮的代谢
脑代谢与促智药	甲磺酸双氢麦角毒碱	葡萄釉汁可抑制甲磺酸双氢麦角毒碱由CYP3A4代谢，增加本品中毒的风险（恶心、呕吐、缺血性脑血管痉挛）

喝牛奶会影响用药吗？

牛奶可影响一些药物的吸收和药效，如服用泻药比沙可啶，牛奶可使其肠溶衣过早溶解，导致胃十二指肠激惹现象，在服用前后2小时不宜饮用牛奶；服用非甾体抗炎药非诺洛芬，牛奶可延迟其吸收，使血浆药物浓度降低。服用双膦酸盐阿仑膦酸钠、利塞膦酸钠时，牛奶及含钙较高食物可使他们的吸收率显著降低，在服药2小时内应避免饮用牛奶或奶制品。但对头孢呋辛来说，食物却可促进其口服制剂的吸收，牛奶可使药–时曲线下面积增高，且儿童较成人更高；但四环素族抗生素（土霉素、四环素、米诺环素、多西环素等），绝对不宜与牛奶和乳制品同服，其可与牛奶和乳制品中的钙离子结合，而影响药物的吸收。

食醋与用药有关联吗？

食醋的成分为醋酸，浓度约5%，pH在4.0以下，若与碱性药（碳酸氢钠、碳酸钙、氢氧化铝、红霉素、胰酶）及中性药同服，可发生酸碱中和反应，使药品失效。

（1）食醋不宜与磺胺药同服，后者在酸性条件下，溶解度降低，可在尿道中形成磺胺结晶，对尿路产生刺激，出现尿闭和血尿。

（2）应用氨基糖苷类抗生素（链霉素、庆大霉素、卡那霉素、奈替米星、阿米卡星）时宜使尿液呈碱性，其目的有二：一是抗生素在碱性的环境下抗菌活性增加，二是此类抗生素对肾的毒性大，在碱性中可避免解离，宜多喝水并加快药的排泄。但食醋正与此相反。

（3）服用抗痛风药时不宜多吃醋，宜同时服用碳酸氢钠，以减少药对胃肠的刺激和利于尿酸的排泄。

食盐与用药有关联吗？

食盐即氯化钠，对药效和某些疾病有一定的影响，正常人的体内总钠量为150克，维持血液的容量和渗透压，但吃菜过咸或摄入过多，既可增加体内血容量，使血压升高，又可诱发高钠血症。同时盐可影响到两类药的效果：一是由于盐的渗透压的作用可使血容量增加，促发充血性心力衰竭或高血压，其次食盐过多导致尿量增加，使利尿剂的效果降低。因此，对有肾炎、风湿病伴有心脏损害、高血压患者，要严格限制食盐的摄取，建议一日的摄入量在6克以下。另外，味精麸氨酸钠对有些药品也有禁忌，如服用呋塞米时摄入谷氨酸钠可协同排钾，导致低钠、钾血症；服用苯妥英钠时，可加快谷氨酸钠的吸收，引起疲乏、心悸、颈后麻木等不良反应。

进食脂肪或蛋白质与用药有关联吗？

油包括植物油和动物脂肪，油脂对药效有双重作用，即能降低或增加某些药的疗效。缺铁性贫血患者在服用硫酸亚铁时，如大量食用油脂性食物，会抑制胃酸的分泌，从而减少铁的吸收。

（1）口服灰黄霉素时，可适当多食脂肪，因为高脂肪食物可促进胆管的分泌，使灰黄霉素的吸收显著增加，灰黄霉素主要在十二指肠吸收，胃也能少量吸收，高脂肪食物可延缓胃排空的速度，增加药物的吸收。

（2）口服脂溶性维生素（维生素 A、D、E、K）或维 A 酸时，可适当多食脂肪性食物，其有利于促进药物的吸收，增进疗效。

（3）治疗震颤麻痹口服左旋多巴时，宜少吃高蛋白食物，因为高蛋白食物在肠内产生大量的阻碍左旋多巴吸收的氨基酸，使药效降低。

（4）服用肾上腺糖皮质激素治疗风湿或类风湿性关节炎时，宜吃高蛋白食物，因为皮质激素可加速体内蛋白质的分解，并抑制蛋白质的合成，适当补充高蛋白食物，可防止体内因蛋白质不足而继发其他病变。

（5）服用抗结核药异烟肼时，不宜进食鱼蛋白，因为前者可干扰鱼类所含蛋白质的分解，使中间产物酪胺在人体内积聚，发生中毒，出现头痛、头晕、结膜充血、皮肤潮红、心悸、面目肿胀、麻木等症状。

服用哪些抗菌药物后不宜进食？

抗菌药物的血浆液度较低，追其原因有二：一是由于吸收不良；或因菌种的不同而达不到充分的疗效。但人们还未曾所知，若与牛乳或奶酪合用，是要降低血浆浓度的。

在服用氟喹诺酮类，特别是诺氟沙星、氧氟沙星、左氧氟沙星时，与牛奶一起服用，其药物血浆浓度比起以白开水送服的浓度要低50%左右。

另外，头孢拉定（泛捷复）与食物或牛乳同服可延迟吸收；头孢克洛与食物同服所达血浆峰值浓度仅为空腹服用的50%～75%。氨苄西林、阿莫西林、阿奇霉素、红霉素、克拉霉素的吸收也受食物的影响。

但凡事总有例外，有几个抗菌药与众不同，灰黄霉素的浓度较难到达指甲（趾甲）板，故治疗手足甲癣的时间较长，为增加吸收，适宜在餐后特别是与脂肪餐服用；抗真菌的酮康唑宜在进餐时同服，不但可减少其所引起的恶心、呕吐等反应，且可促进其吸收；另罗红霉素若与牛奶同服，因脂溶性增强而使药物的吸收良好。

接受抗结核药治疗期间应禁食起司、红酒和奶酪等食物吗？

某女士身患肺结核，遵医嘱服用抗结核药异烟肼和利福平。在服药期间，一次偶然的机会进食含有起司的意大利面条和红葡萄酒，大约30分钟后，突然出现心悸、皮肤潮红、头痛、呼吸急促、出汗等症状，1小时后症状更加严重，表现为心率加快（130次/分钟）、血压升高（165/140mmHg），查其原因是由进食了起司、牛肝和红葡萄酒等所致。

起司及红葡萄酒中含有丰富的酪胺，其为一种能促进血管收缩的物质，可升高血压。进入体内后直接由胃肠道吸收，促使大脑分泌去甲肾上腺素，刺激自主神经，引起心悸、头痛、血压升高、出汗、恶心、呕吐、上腹痛等症状，在正常的情况下，酪胺会被肠壁分泌的单胺氧化酶所分解，不会被身体所吸收，除非是大量的摄取。

抗结核药异烟肼、利福平和抗菌药物红霉素、妥布霉素、阿米卡星、利奈唑胺、呋喃唑酮等，虽不直接引起血压升高，却具有抑制单胺氧化酶的作用，使酶失去作用，使酪胺不被分解。因此，引发上述的不良反应。所以，在服用上述抗菌药物期间，应避免进食起司、红葡萄酒、啤酒和富含酪胺食品（鸡肉馅饼、香肠、鱼、牛肉罐头、香蕉、牛肝、柑橘、菠萝、腊肉等）；同时应注意监测血压，当出现血压升高时，立即停药或调整药物，大多数人的血压可于停药后恢复正常。

吃纳豆可降低抗凝血药的疗效吗？

一位 37 岁的先生由于心脏瓣膜异常而接受心脏瓣膜置换手术。为防止血液块聚积在瓣膜处，给予抑制血栓形成的抗凝血药华法林，使得血栓形成的数值（血液凝固指标）维持着稳定的状态，但经过 4 年，却突然发生脑血管堵塞，因而紧急入院。

在询问饮食内容后才发现，由于夫人返乡的缘故，其单身生活的饮食非常简单，每星期约食用 4 至 5 袋的纳豆（每袋 100 克）。纳豆中含有丰富的维生素 K，并且纳豆菌还具有合成维生素 K 的作用，为所有细菌中合成维生素 K 能力的最强的一种菌，进食纳豆后，体内合成维生素 K 能力增强，血浆中的维 K 浓度明显升高。

维生素 K 的作用与抗凝血剂的作用正相反（华法林是维生素 K 的拮抗剂），是具有促进血液凝固功能的药物，常用于止血。所以，在服用华法林的治疗期间，应尽量避免食用纳豆。

进食后不宜应用的药品有多少？

（1）抗震颤麻痹药：高蛋白食物与左旋多巴合用，或先进食后服药，均可减少左旋多巴的吸收；此外，食物中的蛋白质降解为氨基酸后可与左旋多巴竞争运输进入大脑，使透过血脑屏障而进入大脑、中脑的有效剂量减少。

（2）抗勃起功能障碍药：治疗"阳痿"的西地那非不宜高脂肪食物同服，否则可使吸收率降低，血浆药物浓度达峰时间被延迟 60 分钟；同样，伐地那非也不宜，高脂肪食物不但降低其吸收、达峰时间，同时还降低其血浆浓度，使效果减弱。

（3）免疫抑制剂：用于肾移植后抗排异反应的环胞素服用时进食或服用后30分钟进食均可影响吸收。

（4）抗高血压药：培哚普利的降压效果更为缓和，但食物可改变其活性代谢物培哚普利拉的转化数量和生物利用度；卡托普利于进食服用，可使吸收和生物利用度减少，适于餐前服用。

第四节 中药与化学药

中成药中含有化学药成分，能累加服用吗？

为增强疗效，部分中成药中常含有非甾体解热镇痛药（对乙酰氨基酚、安乃近、吲哚美辛、阿司匹林）、降糖药（格列本脲）、抗组胺药（马来酸氯苯那敏、苯海拉明）、中枢兴奋药（咖啡因）、中枢镇静药（异戊巴比妥、苯巴比妥）、抗病毒药（吗啉胍、金刚烷胺）、平喘药（盐酸麻黄碱）、利尿剂（氢氯噻嗪）等，在与化学药联合应用时，一定宜先搞清成分，避免滥用和与化学药的累加应用，以防出现不良反应和严重功能和器官损害。中成药中含有化学药品种见表3-5。

表3-5 中成药中含有化学药品种表

中成药	内含主要的化学药成分	可能发生的不良反应
消渴丸	格列本脲	低血糖反应、严重者死亡、恶心、呕吐、腹泻、食欲减退、皮疹
消糖灵胶囊	格列本脲	同上

续表

中成药	内含主要的化学药成分	可能发生的不良反应
胃泰康胶囊	氢氧化铝、三硅酸镁、罗通定	便秘
扑感片	对乙酰氨基酚、马来酸氯苯那敏	出血、急性肾衰、嗜睡、少尿、贫血肾绞痛、胃痛、多汗、膀胱颈梗阻
贯防感冒片	对乙酰氨基酚、马来酸氯苯那敏	同上
速感康胶囊	对乙酰氨基酚、马来酸氯苯那敏	同上
速感宁胶囊	对乙酰氨基酚、马来酸氯苯那敏	同上
维C银翘片	对乙酰氨基酚、马来酸氯苯那敏	同上
强力感冒片	对乙酰氨基酚、马来酸氯苯那敏	同上
银菊清热片	对乙酰氨基酚、马来酸氯苯那敏	同上
感冒清片（胶囊）	对乙酰氨基酚、马来酸氯苯那敏吗啉胍	同上、食欲减退
治感佳片、胶囊	对乙酰氨基酚、马来酸氯苯那敏吗啉胍	同上
速克感冒片	阿司匹林、马来酸氯苯那敏	出血、血小板计数减少、嗜睡、胃溃疡
菊兰抗流感片	阿司匹林	虚脱、出血、胃溃疡、血小板计数减少
感冒灵胶囊、颗粒	对乙酰氨基酚、马来酸氯苯那敏、咖啡因	出血、急性肾衰竭、嗜睡、少尿、贫血、肾绞痛、胃痛、多汗、膀胱颈梗阻、紧张激动、焦虑、兴奋、失眠、头痛

续表

中成药	内含主要的化学药成分	可能发生的不良反应
感特灵胶囊	对乙酰氨基酚、马来酸氯苯那敏、咖啡因	同上
感冒安片	对乙酰氨基酚、马来酸氯苯那敏、咖啡因	同上
复方感冒灵片	对乙酰氨基酚、马来酸氯苯那敏、咖啡因	同上
重感冒灵片	马来酸氯苯那敏、安乃近	膀胱颈梗阻、昏迷、嗜睡、骨髓抑制
金羚感冒片	阿司匹林、马来酸氯苯那敏	出血、胃溃疡、嗜睡、
新复方大青叶片	对乙酰氨基酚、咖啡因、异戊巴比妥	呼吸抑制、血压下降、肝功障碍
抗感灵片	对乙酰氨基酚	出血、急性肾衰竭、贫血、多汗、胃溃疡
降压避风片	氢氯噻嗪	多尿、低钾血、血糖升高、血压过低
珍菊降压片	盐酸可乐定、氢氯噻嗪	多尿、血压过低、失眠、头痛
溃疡宁片	硫酸阿托品、氢氯噻嗪、普鲁卡因	口干、血压过低
谷海生	呋喃唑酮	恶心、呕吐、过敏、头痛、体位性低血压、低血糖反应
痢特敏片	甲氧苄啶	皮疹、瘙痒、贫血、白细胞计数减少
安嗽糖浆	盐酸麻黄碱、氯化铵	排尿困难、焦虑、头痛、心悸、恶心失眠、不安、震颤、发热、血压升高

续表

中成药	内含主要的化学药成分	可能发生的不良反应
苏菲咳糖浆	盐酸麻黄碱、氯化铵	同上
舒肺糖浆	盐酸麻黄碱、氯化铵	同上
散痰宁糖浆	盐酸麻黄碱、氯化铵	同上
痰清片	盐酸麻黄碱、氯化铵	同上
天一止咳糖浆	盐酸麻黄碱、氯化铵	同上
镇咳宁糖浆	盐酸麻黄碱	排尿困难、焦虑、头痛、心悸、失眠、不安、震颤、发热、血压升高
消咳宁片	盐酸麻黄碱、碳酸钙	同上
清咳散	盐酸溴己新	胃刺激、肝功能异常
咳喘膏	盐酸异丙嗪	嗜睡、眩晕、低血压、视物模糊、口鼻咽喉干燥、反应迟钝、白细胞计数减少
海珠喘息定片	马来酸氯苯那敏、盐酸去氯羟嗪	嗜睡、疲劳、口干、少尿、贫血、肾绞痛、胃痛、多汗、膀胱颈梗阻、失眠、激动、困倦、视物模糊、便秘
喘息灵胶囊	马来酸氯苯那敏、克仑特罗	嗜睡、疲劳、口干、少尿、贫血肾绞痛、胃痛、多汗、膀胱颈梗阻心悸、手颤
安咳片	马来酸氯苯那敏、克仑特罗	同上
咳特灵片、胶囊	马来酸氯苯那敏	嗜睡、疲劳、口干、少尿、贫血肾绞痛、胃痛、多汗、膀胱颈梗阻

续表

中成药	内含主要的化学药成分	可能发生的不良反应
鼻舒适片	马来酸氯苯那敏	同上
鼻炎康片	马来酸氯苯那敏	同上
康乐鼻炎片	马来酸氯苯那敏	同上
苍鹅鼻炎片	马来酸氯苯那敏	同上
芒果止咳片	盐酸氯苯那敏	同上
脉君安片	氢氯噻嗪	多尿、血压过低、血糖升高、高尿酸血症、皮疹、白细胞计数减少、口干烦渴
珍菊降压片	盐酸可乐定、氢氯噻嗪	多尿、血压过低、血糖升高、高尿酸血症、皮疹、白细胞计数减少、口干烦渴失眠、头痛、性功能障碍
腰息痛胶囊	对乙酰氨基酚	出血、急性肾衰竭、少尿、贫血、恶心
复方小儿退热栓	对乙酰氨基酚	虚脱、出血、恶心、多汗、胃痉挛
新癀片	吲哚美辛	恶心、呕吐、消化不良、厌食、出血、头痛、腹泻、眩晕、粒细胞计数减少、皮、疹、血小板计数减少、晕厥、肝损伤

中成药与化学药品有禁忌有哪些?

任何事物均有双重性,中成药、化学药同服也可能会发生相互作用而引起不良反应,引起严重不良后果,应注意利弊权衡,避免盲目同服。

（1）舒肝丸不宜与甲氧丙普胺合用，因舒肝丸中含有芍药，有解痉、镇痛作用，而胃复安则能加强胃肠收缩，两者合用作用相反，会相互降低药效。

（2）中成药止咳定喘膏、麻杏石甘片、防风通圣丸与化学药复方降压片、优降宁不能同服。前3种中成药均含有麻黄素，会使动脉收缩升高血压，影响降压效果。

（3）中成药蛇胆川贝液与吗啡、哌替定、可待因不能同服。因前者含有苦杏仁苷，与化学药的毒性作用一样，均抑制呼吸，同服易致呼吸衰竭。

（4）中成药益心丹、麝香保心丸、六神丸不宜与化学药心律平、奎尼丁同服，因可导致心脏骤停。

（5）中成药虎骨酒、人参酒、舒筋活络酒与苯巴比妥等镇静药同服，可加强对中枢神经的抑制作用而发生危险。

🔌 哪些化学药品与中成药有禁忌？

（1）复方氢氧化铝与丹参片不宜同用，丹参片的主要成分是丹参酮、丹参酚，与氢氧化铝形成铝结合物，不易被胃肠道吸收，降低疗效。

（2）抗结核药异烟肼不宜与昆布合用，昆布片中含碘，在胃酸条件下，与异烟肼发生氧化反应，形成异烟酸、卤化物和氮气，失去抗结核杆菌的功能。

（3）阿托品、咖啡因、氨茶碱不宜与小活络丹、香连片、贝母枇杷糖浆合用。因后者含有乌头、黄连、贝母等生物碱成分，同服易增加毒性，出现药物中毒。

（4）抗心力衰竭药地高辛不宜与麻杏止咳片、通宣理肺丸、消咳宁片合用。因后3者均含有麻黄碱，对心脏有兴奋作用，能增强地高辛对心脏的毒性，引起心律失常。

（5）非甾体抗炎药阿司匹林不宜与风湿酒、国公酒、壮骨酒、骨刺消痛液同服。因为中药酒中含乙醇，合用会增加对消化道的刺激性，引起食欲减退、恶心，严重时可致消化道出血。

（6）助消化药乳酶生不宜与黄连上清丸联合应用，因为黄连中的小檗碱（黄连素）明显抑制乳酶生的活性，使其失去消化能力。另胰酶、胃蛋白酶、多酶片不宜与麻仁丸、解暑片、牛黄解毒片同服，因为中成药中含大黄和大黄粉，可通过吸收或结合的方式，抑制胰酶、蛋白酶的帮助消化的作用。

（7）抗酸药碳酸氢钠、氢氧化铝、胃舒平、氨茶碱等不宜与山楂丸、保和丸、乌梅丸、五味子丸同用，这是因为后4种中成药含有酸性成分，与碱性化学药同服可发生中和反应，降低疗效。

哪些中西药不能一块应用？

（1）四环素类、氟喹诺酮类不能与含钙的中药，如石膏、牛黄解毒片等合用。因为钙离子能与四环素类等药结合成不溶于水的络合物。使四环素不易被吸收。

（2）含溴的西药如三溴合剂、溴化钠、溴化钙等，不能与含汞的朱砂及含朱砂的中成药合用。因为溴离子与汞离子可结合成有毒的溴化汞，它能引起恶心、呕吐、腹痛、腹泻等。

（3）磺胺药不能与山楂、乌梅、五味子及含有这些成分的中成药合用。因为这些中药呈酸性，能使尿液变酸，而磺胺类药物易在酸性环境中形成结晶，结晶可对尿道产生刺激作用，甚至引起血尿、结晶尿、尿痛、尿闭等现象。

（4）维生素 B_1 不能与大黄、五倍子、石榴皮等中药合用。因为这些中药含鞣质较多，与维生素 B_1 结合后可形成一种生物碱，其能使维生素 B_1 失去效用。

（5）阿司匹林不能与中药甘草、鹿茸等合用，因为合用后可加重阿司匹林对胃黏膜的刺激，使胃酸分泌增加，从而能加重胃溃疡患者的病情，甚至引起上消化道出血。

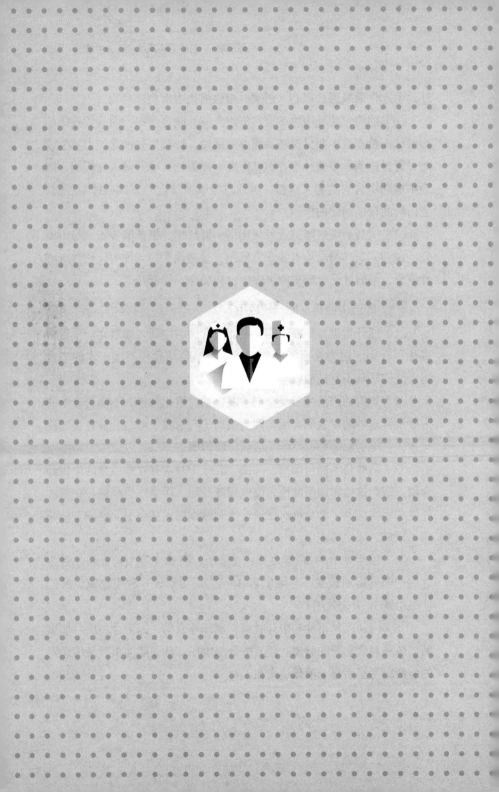

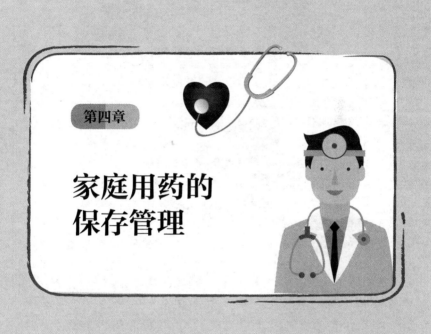

第四章

家庭用药的
保存管理

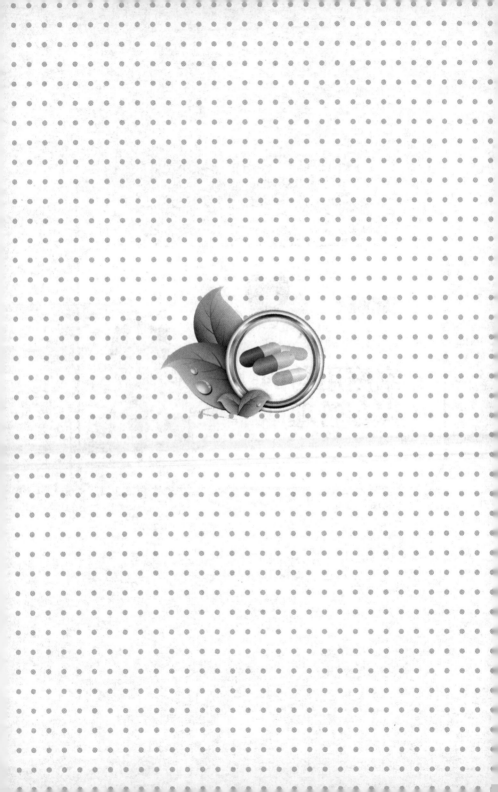

药品如弹药，是防治疾病的武器。药品按其不同性质及剂型特点在适当条件下正确保管。如果保管不当或贮存条件不好，往往会使药品变质失效，甚至产生有毒物质，不仅给个人经济带来损失，更严重的是可能危害人们的健康和安全。因此，必须了解各类药品的理化性质及外界的各种因素对药品的可能引起的不良影响，经常清理，按照药品说明书规定的储存条件和要求进行保管。

🏥 家庭应常备哪些药？

每个家庭都会自备一些药品，用以治疗一些简单的常见小病，如头痛、感冒、腹泻、胃胀等，即为家庭常备药。分为口服和外用两类：

口服药品

（1）**镇静催眠药** 地西泮（安定）、艾司唑仑（舒乐安定）具有镇静、催眠等作用。失眠者可于睡前服用，但久服易成瘾。

（2）**抗眩晕药** 茶苯海明（晕海宁）对于患晕动病者乘车、船、飞机前半小时服用，能避免眩晕、呕吐等反应。

（3）**解热镇痛药** 对乙酰氨基酚（扑热息痛）、双氯氯酸（扶他林）、布洛芬可用于感冒、发热、头痛、神经痛与关节痛等。

（4）**抗血小板药** 阿司匹林既能退热、止痛、抗炎，小剂量还可对抗血小板聚集，预防血栓和动脉不良事件大一、二级预防。最好用其肠溶片。

（5）**镇咳药** 咳必清宜用于频繁干咳，但对痰多、黏稠者禁用。必咳平能使痰液变稀容易咳出，且可维持疗效7小时左右。复方甘草合剂片（棕色合剂片）不仅止咳，且有化痰功效，用于伤风感冒与急性支气管炎初期，但2岁以下小儿忌服。

（6）**平喘药** 氨茶碱可用于多种哮喘，但对急性心肌梗死伴有血压显著降低者忌用。沙丁胺醇（舒喘灵）可防治支气管哮喘、哮喘型支气管炎和肺气肿患者的支气管痉挛。

（7）**抑酸药** 西咪替丁、雷尼替丁或奥美拉唑适用于反酸、十二指肠球部溃疡、胃溃疡及反流性食管炎等，在清晨与临睡前服。

（8）助消化药　酵母片、多酶片若消化液分泌不足，造成食物消化发生障碍，或饱餐过食，某些肠道传染病的恢复期出现功能性消化不良时，可在饭时服用多酶片。乳酶生（表飞鸣）可用于腹胀、腹泻。

（9）抗菌药物　复方磺胺甲噁唑（复方新诺明）可用于支气管炎、肺部感染、尿路感染及菌痢等。但对过敏者禁用。黄连素可治疗红眼病与菌痢、急性肠胃炎等疾病。氟哌酸、诺氟沙星可用于呼吸道、泌尿道、肠道和阴道等感染性疾病，但对胃溃疡者慎用；18岁以下儿童、妊娠及哺乳期妇女禁用。甲硝唑（灭滴灵）适用于厌氧菌感染、牙周炎及滴虫、阿米巴原虫等感染。头孢拉定胶囊可用于呼吸道、泌尿道、肠道等轻度感染。

（10）解除平滑肌痉挛药　颠茄片、山莨菪碱、阿托品片适用于胃及十二指肠溃疡及其轻度绞痛，但对青光眼患者禁用。

（11）抗过敏药　氯苯那敏（扑尔敏）、阿司咪唑（息斯敏）、氯雷他定（开瑞坦），可用于过敏、皮疹、过敏性鼻炎、结膜炎、风疹块等疾患。

（12）中成药　六神丸为消肿解毒药，可用于急性扁桃体炎、咽喉炎、痈疽疮疖等症，勿超量服用，以防中毒。牛黄解毒片可用于目赤、咽喉炎、急性扁桃体炎、口腔溃疡、齿龈炎和疖肿等症。云南白药有止血、祛瘀的功效，既可用于外伤，又能治疗胃肠、子宫等内出血。孕妇忌用。速效救心丸可用于心绞痛。

外用药品

（1）甲紫（紫药水）　用于局部未破损的皮肤，有收敛作用，但严禁涂布于口腔及黏膜或开放性的伤口上，以免带来严重危害和颜色污染。

（2）碘酒　用于治疗疖子初起、皮肤擦伤、毒虫咬伤、无名肿毒等症。若已破损的皮肤及伤口黏膜不宜使用。

（3）酒精　以75%浓度用于皮肤与体温表消毒，50%酒精涂擦皮肤，既可防治褥疮，也可作为高热患者的降温措施之一。

（4）**高锰酸钾** 0.1%溶液可用于肛裂、痔疮、妇女外阴炎症等。勿用开水溶解，因易分解，溶液变褐紫色已失效。

（5）**风油精** 能提神醒脑，可防治晕车、头痛及蚊叮虫咬等症。

（6）**创可贴** 用于小外伤、刀伤、烧烫伤或皮肤裂口。

🔧 节日期间外出应常备哪些药？

节日期间可能出去旅游、外出探亲、闲逛、聚会，如何应对这些突发事件呢？

幼儿用的退热剂、退热贴、温度计、胶布、助消化药等是必备药。

（1）**抗高血压药** 硝苯地平（心痛定）、利血平氨苯蝶啶片（北京降压0号）、氨氯地平（络合喜）等可有效降低血压，用于高血压或悲喜所致的急性高血压。

（2）**抗心绞痛药** 硝酸甘油、硝酸异山梨酯（消心痛）、硝苯地平（心痛定）等，可用于缺血、缺氧导致的心绞痛。中成药的丹参滴丸、速效救心丸也应备用。

（3）**解热镇痛药** 对乙酰氨基酚（扑热息痛、泰诺）、双氯氯酸（扶他林）、布洛芬可用于感冒、发热、头痛、神经痛与关节痛等。

（4）**抗眩晕药** 茶苯海明（晕海宁）对于患晕动病者乘车、船、飞机前半小时服用，能避免眩晕、呕吐等反应。

（5）**抗感冒药** 美扑伪麻、酚麻美敏胶囊、双扑伪麻、氨酚伪麻、伪麻那敏、氨酚曲麻等制剂。用于普通感冒的对症治疗。

（6）**抑酸药** 西咪替丁、雷尼替丁或奥美拉唑适用于反酸、十二指肠球部溃疡、胃溃疡及反流性食管炎等，在清晨与临睡前服。

（7）**助消化药** 酵母片、多酶片若消化液分泌不足，造成食物消化发生障碍，或饱餐过食，某些肠道传染病的恢复期出现功能性消化不良时，可在饭时服用多酶片。乳酶生（表飞鸣）可用于腹胀、腹泻。

哪些药品需遮蔽阳光？

遮光是指用不透光的容器包装，如棕色容器或黑纸包裹的无色透明、半透明容器。存放时受光辐照易出现变化的药品。

易受光线（日光、灯光）影响而变质药品，需要避光保存，应放在阴凉干燥和紫外线不易直射到的地方。或采用棕色瓶或用黑色纸包裹的玻璃器包装，以防止紫外线的透入。

（1）生物制剂　核糖核酸、抑肽酶注射剂、泛癸利酮（辅酶Q10）片。

（2）维生素　维生素 C、维生素 K 注射剂，维生素 B_1、B_2、B_6、B_{12} 片及注射剂，水乐维他、赖氨酸、谷氨酸钠注射剂。

（3）抗结核药　对氨基水杨酸钠、异烟肼（雷米封）片及注射剂、利福定片。

（4）平喘药　氨茶碱片或注射剂、茶碱片。

（5）促凝血药　卡巴克络（安络血）片、酚磺乙胺（止血敏）注射剂、

（6）利尿剂　呋噻米（速尿）片及注射剂、依他尼酸（利尿酸）片、布美他尼（丁尿胺）片及注射剂、氢氯噻嗪（双氢克尿塞）片、乙酰唑胺（醋唑磺胺）片、异山梨醇溶液。

（7）消毒防腐药　过氧化氢溶液（双氧水）、乳酸依沙吖啶溶液（利凡诺）、呋喃西林溶液、硝酸银溶液、聚维酮碘溶液（碘伏）、磺胺嘧啶银乳膏。

（8）滴眼剂　普罗碘胺（安妥碘）、水杨酸毒扁豆碱（依色林）、毛果云香碱（匹鲁卡品）、利巴韦林（三氮唑核苷）、盐酸乙基吗啡（狄奥宁）、硫酸阿托品、丁卡因（地卡因）、利福平。

哪些药不宜受潮湿？

（1）维生素　维生素 B_1 片、维生素 B_6 片、维生素 C 片及泡腾片、复合维生素 B 片、鱼肝油滴剂及丸剂、复方氨基酸片或胶囊（乐力胶囊）、多种维生素和微量元素片（施尔康片、小施尔康、善存

片、善存银、小善存片、21 金维他片、健老泰胶囊、微维乐胶囊）。

（2）助消化药 胰酶片、淀粉酶片、胃蛋白酶片及散剂、含糖胃蛋白酶散、多酶片、酵母片、硫糖铝片、甘珀酸钠片及胶囊（生胃酮钠）。

（3）抗贫血药 硫酸亚铁片、乳酸亚铁片、葡萄糖酸亚铁片、多糖铁丸、富马酸亚铁片。

（4）电解质及微量元素 氯化钾片、氯化铵片、氯化钙片、碘化钾片、复方碳酸钙片（钙尔奇天、凯思立天）、碳酸氢钠片。

（5）镇咳平喘药 复方甘草合剂片、苯丙哌林（咳快好）片、氯哌斯汀（咳平）片、福尔可定（福可定）片、异丙肾上腺素（喘息定）片、氨茶碱片、多索茶碱片。

（6）非甾体抗炎药 阿司匹林片、卡巴匹林钙散（速克痛）。

（7）镇静及抗癫痫药 溴化钾片、三溴片、苯妥英钠片。

（8）消毒防腐药 含碘喉片、西地碘片（华素含片）、氯己定片（洗比泰含片）。

（9）肠内营养要素 要素膳、爱伦多、氨素。

（10）含水溶性基质的栓剂 甘油栓、克霉唑栓、氯己定栓（洗比泰栓）、咪康唑栓。

哪些药品宜在冷暗处储存？

冷暗处是指遮光并温度不超过20℃的地方。包含易于受高热和光照射而变质的药品。

（1）抗过敏药 色甘酸钠胶囊。

（2）胃黏膜保护剂 胶体酒石酸铋、胃膜素、麦滋林 –S 散。

（3）止吐剂 甲氧氯普胺（胃复安）片及注射剂、昂丹司琼（枢复宁）注射剂、托烷司琼（呕必停）注射剂、格拉司琼（康泉）片及胶囊、阿扎司琼（芬罗同）注射剂。

（4）利胆药 曲匹布通（舒胆通）片、熊去氧胆酸片、鹅去氧胆酸片。

（5）脱水药 甘油果糖（布瑞得）注射剂。

（6）维生素　维生素 A 滴剂。

（7）酶类制剂　胰蛋白酶、糜蛋白酶、玻璃酸酶、三磷酸腺苷注射剂、溶菌酶片。

（8）氨基酸制剂　复方氨基酸（凡命）注射剂。

哪些药品宜在冷处储存（放在冷藏室）？

冷处是指温度在 2℃～10℃ 的地方，最适宜的位置是冰箱的冷藏室，包含易于受热而变质的药品，易燃易炸和易挥发的药品，易受热后而变形的药品。

（1）胰岛素制剂　胰岛素、胰岛素笔芯（诺和灵、优泌林、优泌乐）、低精蛋白胰岛素、珠蛋白锌胰岛素、精蛋白锌胰岛素（含锌胰岛素）、重组人胰岛素、单组分猪胰岛素、重中性胰岛素。

（2）血液制品　胎盘球蛋白、人血球蛋白、人血丙种球蛋白、乙型肝炎免疫球蛋白、破伤风免疫球蛋白、人血白蛋白、人纤维蛋白原、健康人血浆、

（3）维生素　维生素 B_2 滴剂及注射剂、降钙素（密钙息）鼻喷雾剂。

（4）子宫收缩及引产药　缩宫素、麦角新碱、地诺前列酮、脑垂体后叶素注射剂。

（5）抗凝血药　尿激酶、凝血酶、尿激酶、链激酶、东菱抗栓酶、去纤酶注射剂。

（6）微生态制剂　双歧三联活菌（培菲康）胶囊。

（7）抗心绞痛药　亚硝酸异戊酯吸入剂。

（8）抗菌与抗病毒药　氨苄西林、金霉素、氯霉素、磺胺醋酰钠滴眼剂、甘乐能（干扰能）注射剂。

（9）栓剂　甘油栓、吲哚美辛栓（消炎痛栓）、氯己定栓（洗比泰栓）、复方颠茄栓痔疮（安纳素栓）。

（10）滴眼剂　重组牛碱性成纤维细胞生长因子滴眼剂，以及外用消毒防腐药过氧化氢溶液（双氧水）。

哪些药品不宜冷冻?

冷冻是指温度在 -2℃及以下的贮藏、运输条件,使药品发生冻结。

（1）胰岛素 胰岛素、胰岛素笔芯（诺和灵、优泌灵）、低精蛋白胰岛素、珠蛋白锌胰岛素、精蛋白锌胰岛素（含锌胰岛素）。

（2）血液制品 胎盘球蛋白、人血白蛋白、人血球蛋白、人血丙种球蛋白、乙型肝炎免疫球蛋白、破伤风免疫球蛋白、人纤维蛋白原。

（3）输液剂 脂肪乳（力能、英特利匹特、力基）、甘露醇、氨基酸注射液、羟乙基淀粉氯化钠注射液（万汶）。

（4）消毒防腐药 甲醛（福尔马林）。

胰岛素可以带入托运的行李中吗?

对于未打开使用过的胰岛素和胰岛素类似物,不论是哪一种,都应储存在 2～8℃之间,即冰箱的冷藏室中。在此温度下,在有效期内,它会保持其生物效应而且无菌。有人希望把它保存更长时间,因而放到冷冻室内冻存,希望像鸡鸭鱼肉等蛋白质一样,将来要用时再解冻。这种做法是错误的。因为胰岛素冷冻后,原来透明的液体会产生晶体或微粒,不能解冻,原来是混浊的会形成较大的颗粒或块状物。这些解冻后仍残留的颗粒,不但没有疗效,也会影响胰岛素的吸收及剂量的准确性,因而即使解冻也不能再用。同样的理由,在乘飞机时不能将胰岛素放在行李中托运,即使在夏天,高空中的行李舱的温度也在零下几十摄氏度,会将胰岛素冻坏。所以上飞机时应将胰岛素放在手提袋中,不要托运。

哪些药品宜在阴凉处储存?

阴凉处系指温度不超过20℃的地方,适宜下列药的储存。

（1）抗菌药物 头孢拉定、诺氟沙星、利福平片及胶囊,左氧氟沙星（利复星）片及注射剂。

（2）**镇静催眠药**　佐匹克隆（忆梦返）、唑吡坦（思诺思）、氯硝西泮（氯硝安定）、艾司唑仑（舒乐安定）片。

（3）**钙通道阻滞剂**　维拉帕米（异搏定）片及注射剂、硝苯地平（心痛定）片、普尼拉明（心可定）片。

（4）**抗心力衰竭药**　洋地黄毒苷片、地高辛（狄戈辛）片、甲地高辛片、毛花苷丙（西地兰）片及注射剂、去乙酰毛花苷（西地兰-天）注射剂。

（5）**抗胆碱药**　溴甲阿托品（胃疡平）片、丁溴东莨菪碱（解痉灵）胶囊。

（6）**保肝利胆药**　硫普罗宁（凯西莱）片、水飞蓟素（益肝灵）片、门冬氨酸钾镁（潘南金）注射剂及口服液、苯丙醇片、羟甲香豆素（胆通）片及胶囊。

如何处理过期药品？

（1）对到达或超过有效期的药品，不得使用或服用。

（2）对过期药，片剂、胶囊剂、颗粒剂、散剂、丸剂等宜用水浸泡后，用水冲入马桶；对注射剂宜直接打碎；对口服液、合剂、糖浆剂宜用水稀释后冲入下水道；对固体药用水溶解稀释后直接倒掉，但宜把所有的标签撕毁。

（3）如有医院或药店回收药品，也可交付给他们。

如何识别变质的药品？

药品的质量直接关系到疗效，甚至关系到患者的生命安全。因此，无论是从医院取来或自药店购买的，均应注意药品的质量，并进行必要的检查。对药品质量的内在的全面的检查只能在药检部门进行，个人能做的只是一些外观检查，简要的检查方法如下：

（1）**片剂**　普通片（不包括糖衣或薄膜衣）重量应均匀、表面无斑点、无碎片、无受潮膨胀、无粘连、无裂缝。各种药片均不应变色，如去痛片、维生素 C 变黄；阿司匹林有刺鼻的醋酸气味或细针状结晶等均为变质药。

（2）胶囊剂（胶丸） 装粉剂的硬胶囊应无受潮粘连、无破碎等现象；软胶囊多装油性或其他液体药，应无破裂漏药、无粘连、无混合异味。如维生素 A 天丸、维生素 E 丸等，如闻到异臭或丸内浑浊均为变质现象。

（3）颗粒剂（冲剂）、散剂 应干燥、松散，颗粒应均匀，应无受潮结块，无异臭、色点、虫蛀及发霉现象。

（4）溶液及糖浆剂 应澄清透明，应无浑浊、沉淀、分层、蒸发及异臭，无絮状物、无变色。此类药易受细菌的污染，如有絮状物、浑浊、发酵、异味均为变质。

（5）软膏、乳膏（霜剂）、栓剂 应无融化、分层、硬结、渗油、变色，无颗粒析出，无霉败及臭气。栓剂应无融化、软化、变形、断裂、异味等现象。

（6）注射剂 水溶液的小针，首先检查标签是否清楚，药瓶有无裂口，封口有无漏液，内装液有无沉淀、浑浊、异物或有结晶析出，无颜色变化。大瓶装葡萄糖注射液等除按上述检查外，另外要检查瓶口封盖是否严密，不许松动，翻转检查应不漏气、不漏液。对于粉针剂，注意应是干燥、松散的粉剂或结晶性粉剂多为白色，应无色点、异物、粘瓶、结块、脱屑、风化及变色现象，并检查瓶口是否严密，不得松动。

胶囊剂（胶丸）有粘连还可以吃吗？

药品放置过久或受潮、进水，硬胶囊受潮而几个粘连在一起、破碎或外形凹瘪等现象，软胶囊破裂漏药、粘连、有特殊异味。这均为变质现象，不宜再服用。

糖衣片开裂、有色斑了还能吃吗？

糖衣药片的时间过长或保存不当，可能糖衣裂开；糖衣片表面上有白斑，可能是返潮了；糖衣片表面上有黑斑，可能是生长了霉菌（真菌）；糖衣片表面有掉皮现象（出现很小的坑）可能是制作时受力不均匀或挂糖衣不匀；糖衣片湿软或粘连，可能是遇水湿润了。一旦发生这些现象最好不要再服用了。

➕ 为何要把药品放在儿童不能触及的地方？

儿童的发育由胎儿、新生儿、学龄前、学龄儿童到青春期儿童。其中出生后 28 天为新生儿期，1 周岁以内为婴儿期或乳儿期，2～3 岁为幼儿期，4～18 岁为少儿期。由于幼儿掌握药物的知识很少，同时童心好奇，尤其对糖浆、糖衣片、栓剂，或带有颜色的外用药，总喜欢尝一尝或摸一摸。曾有许多惨痛的范例，有时误把碘酊、紫药水喝下，造成食道灼伤；有的小儿错把甘草合剂当成甜水服，一次竟把 1 瓶全喝了，出现昏迷和休克；有的把避孕栓当成糖果吞服，导致少女阴道出血。因此，为保险起见，对所有的药均应提示，置于儿童不能触及的地方，以免误服而发生意外。

➕ 如何整理我们的小药箱（或药柜）？

（1）按药品的类别分开存放。

（2）把口服药与外用药、注射药分开放置（上下柜或间隔开）。把急救药品放于明显、易拿的地方。

（3）距离有效期近的药品放在前面，远期的药品放于后面，以免过期失效。

（4）药箱宜放置于通风、阴暗但不潮湿的地方，避免阳光直射、高温、潮湿。

（5）经常整理，注意药品的有效期、外观、色泽、异物、结块、漏撒等。

（6）药品品种不宜过多，数量适可，依据病症、病种、季节更换或增减。

（7）尽量保留原包装盒和药品说明书。

（8）不能让儿童翻动和接触。

➕ 家庭中如何保管中成药？

家庭贮存些中成药，以备急需，但保管时应注意以下几点：

（1）将中成药放在妥当的地方，保持通风、干燥、阴暗，避开日光直射、高温或潮湿环境；需要冷藏的放置冷藏室存放。

（2）已经启用的瓶装的中成药应注意按瓶签说明保管（如加盖、密闭、防潮等）。

（3）随时检查有无发霉变质现象，遇有变质不得应用。

（4）对药品名称、规格有疑问的成药，切勿冒然使用，以免发生意外。

（5）糖浆剂、口服液、合剂、膏滋剂等易于发霉、发酵变质的药品，开瓶后要及时用完；未用完的最好放冰箱冷藏内，并及时用完。遇有变质的，及时扔掉。

（6）瓶装中成药用多少取多少，以免污染。对瓶装液体药更应注意，只能倒出，不宜再往回倒，更不宜将瓶口直接对嘴里倒药。

（7）数次取回的中成药，按有效期的前后依次码放，有效期近的放在前面，先吃先用；经常注意检查中成药的有效期限，对过期的药品及时清理倒掉。

（8）把中成药放在儿童接触不到的地方。

⊞ 中药保存得越久越好吗？

有些患者认为中药材越陈越好，甚至盲目地收藏，其实是一种误区。目前，正确、普遍的看法是，中药材在保质期内（有效期），且采用适当的保存方法，才能真正"保质"。一旦中药材质量下降，药效降低，起不到治病救人的作用，自然无法"保值增值"。草本药一旦制成了饮片，药效就会随时间的推移而减退，其保质期不应超过2年。就拿人参这样的草本药来说，长在地里的时间越长可能效果越好。但一旦被挖出来，制成了饮片，药效就会随时间的推移而减退，存放1年以上，有效成分丢失20%～30%；大黄存放5年以上，其中具有药用价值的成分蒽醌类化合物就会全部失效。当归、枸杞等含有大量脂肪油、黏糖成分，虽然不易被虫蛀，但时间一长极易"走油"，就是表面会出现油一样的物质，这样的中药就完全没有了药效。木本药如山萸肉、黄柏、金银花等。这些饮片的保质期可以长至 4 年。但研究中发现，一些药材的储存时间长了，虽然外观上没有变质现象，但疗效却会降低。薄荷、藿香、紫苏等含挥发性成分的药材，如储存过久，香气的散发就会严重影响药的质量，从而降低疗效。矿物药传统医药学中以矿物为主的药材，包括大量无机矿物和少数自然产出的有机矿物或有机岩如琥珀、地沥青等。龙骨、灵磁石、硝石等矿物药的分子式较为稳定，放得时间长点倒是问题不大。但长期存放仍会对药效产生影响，一般来说，存储时间不应超过 10 年。

那么，有没有放得时间越长，药效反而越好的中草药呢？中药有"六陈"之说，指的便是陈皮、半夏、枳壳、麻黄、狼毒、吴茱萸，这六种药材陈放使用效果更好。除了六陈，多数中药都需要妥善保存，才能延长其保质期。例如红花、冬虫夏草等易变色、虫蛀、发霉的药材，可用陶瓷罐子装好，外面填一层石灰，埋在地下。阿胶、龟甲胶、鹿角胶、人参等药材也可以使用埋藏贮存法，但需将石灰换成谷糠或麦糠。麝香、番红花等有挥发性成分并具有特殊气味、又极怕串味的药，密封起来以后再放到冰箱里冷藏，就不会散味了。而且这样保存还可以起到防虫的作用，对于像鹿茸等容易虫蛀的药，可以将少量当年的花椒跟它放在一起，这种方法很管用。

➕ 如何保管名贵的中药材？

中药材需要细心保存，如果中药受到潮湿、虫蛀、变色、发霉，会直接导致药材变废材，尤其是名贵药材更需保护：

（1）人参：人参受潮后可用石灰干燥法或木炭干燥法处理。①石灰干燥法：将人参包好后置石灰箱、石灰缸中或石灰吸潮袋上面，所放石灰约占石灰缸容量高度的 1/6 ~ 1/5。②木炭干燥法：先将木炭烘干或暴晒，然后用牛皮纸包好，夹在受潮的药材中。木炭一般每个月暴晒或烘干一次，之后可继续使用。

（2）冬虫夏草：易于虫蛀、发霉或变色，用纸袋或塑料袋包装，再装入木箱内，密封，置阴凉干燥处。在装箱时放入一些牡丹皮碎片，不易虫蛀。

（3）燕窝：干燥后的燕窝可放入冰箱，优质干身的燕窝应放在阴凉及不被阳光直射的地方，需贮存于干燥处，防止压碎。保存燕窝最好不超过1年。

（4）胶类包括阿胶、鹿角胶、龟甲胶：受热、受潮容易软化。可将其用油纸包好，埋入谷糠内可防止软化或碎裂。也可装入双层塑料袋内封口，置阴凉干燥处保存。夏季最好存放于密封的生石灰缸中。

（5）鹿茸：将鹿茸置干燥处密封保存，严防潮湿和虫蛀，与花椒同贮，可以在三五年内保存鹿茸的药效。

（6）西洋参：少量的西洋参，可放在宽口玻璃瓶内，盖严，置冰箱冷藏室随用随取；量稍多的需存放较长时间的，可装于保鲜盒内，置冰箱冷冻室内存放。

（7）田七：易生虫发霉，贮藏过程中要勤检查，发现受潮，应取出在太阳下晾晒，及时将虫蛀部分剔除干净，装入布袋置木盒内，或装入纸袋、纸盒内，置石灰缸中密封，阴凉处贮存。

（8）熊胆：装瓶或小盒内，置石灰缸内，防黏结生霉或置阴凉干燥处。

（9）牛黄：用保鲜膜包好，或装入干燥的玻璃瓶中，应置阴凉干燥处，避光，密闭保存，防潮，防压。

（10）蛤蚧：易虫蛀、发霉、泛油，用铁盒或木箱严密封装。箱内放花椒拌存防虫蛀。应置阴凉干燥处保存，少量药材可放于石灰缸内保存。

（11）海龙、海马：极易虫蛀，用纸包好，包内放一些花椒防虫蛀，然后放木箱或纸箱内，置阴凉干燥处保存。

（12）麝香：密闭，置阴凉干燥处，避光，防潮防蛀。常见的保存方法就是把它们晒干后，分别用干净的塑料袋或玻璃瓶密封，并放入冰箱冷藏室储存。最后说一句，再名贵的中药材，也宜及时服用，不宜久储。

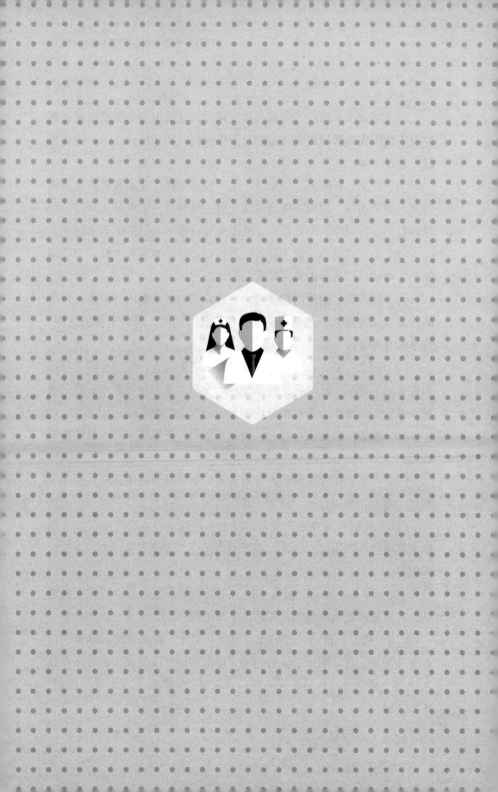

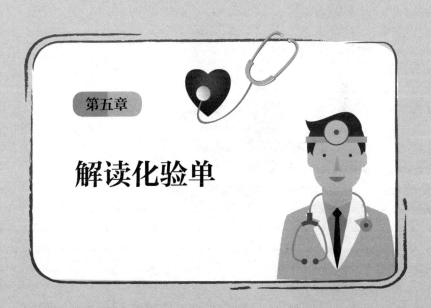

第五章

解读化验单

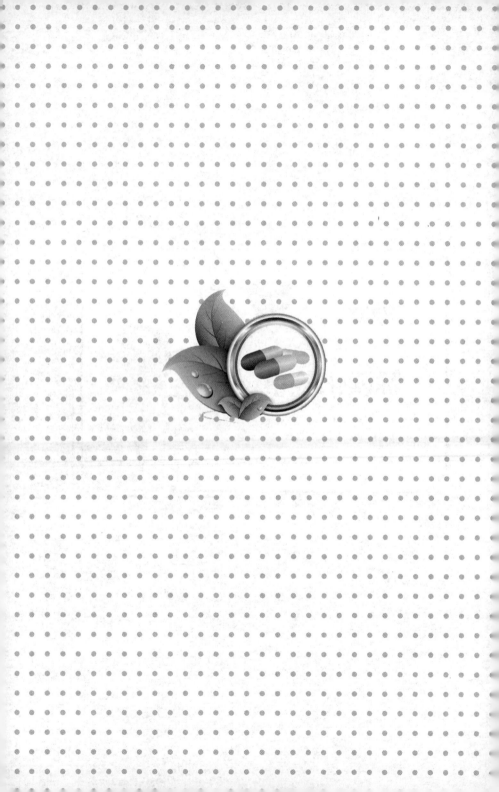

医学实验室检查指标（化验单）为疾病诊断的重要依据，也是在疾病治疗中需要监控的指标，以观察疾病的病理状态和进程，对药物治疗方案和慢性病的监测指标作出判断，提高药物疗效和减少不良反应的发生概率。

第一节 血液检查

血液是在中枢神经的调节下由心脏流经全身各器官的红色黏稠液体，血液在血管内流动而形成血流，具有输送营养、氧气、抗体、激素和排泄废物及调节水分、体温、渗透压、酸碱度等功能。一般成人血液占体重的8%～9%，总量为5000～6000ml，血液的酸碱度（pH）为7.35～7.45，比重为1.050～1.060。血液中的成分可分为血浆（无形成分）和细胞（有形成分）两大部分。血浆为去细胞后的液体部分，占血液总量的55%～60%，除去91%～92%的水分外，包括有蛋白质、葡萄糖、无机盐、酶、激素等。血细胞在正常情况下主要包括有红细胞、白细胞、粒细胞、淋巴细胞、血小板等。血液检查内容包括红细胞、白细胞、血红蛋白及血小板等参数的检查，主要参考数值见表5-1。

表5-1 血常规检查参考值

实验项目	参考范围
红细胞分布宽度（RBC volume distribution width, RDW）	11.6%～14.6%
红细胞比积（Hemotocrit, Hct）	男0.42～0.50L/L（42%～50%） 女0.37～0.48L/L（37%～48%）

续表

实验项目	参考范围
网织红细胞计数 （Reticulocyte count, RC）	成人0.5%~1.5%（Benecher法），平均为1% 新生儿3%~6%，3个月后接近成人水平 绝对值24×10⁹~84×10⁹/L，生成指数（RPI）：1
平均红细胞体积 （Mean corpuscular volume, MCV）	计算法82~92Fl 电阻法84~100FL
平均红细胞血红蛋白含量（Mean corpuscular hemoglobin, MCH）	27~31pg
平均红细胞血红蛋白浓度 （Mean corpuscular hemoglobin concentration, MCHC）	320~360g/L（32%~36%）
平均血小板体积（Mean platelet volume, MPV）	6.8~13.5fl （coulter JT3型血细胞分析仪）
血小板体积分布宽度（Platelet volume distribution, PDW）	15.5%~18%
出血时间（Bleeding time, BT）	Duke法1~3min，大于3min为延长 Ivy法0.5~6min，大于6min为延长
凝血时间（Coagulation time, CT）	玻片法2~5min；试管法4~12min

什么是白细胞计数？

白细胞（WBC）是无色有核细胞，正常外周血液中常见有中性、嗜酸性、嗜碱性、淋巴和单核细胞。各种白细胞的功能不同，主要通过吞噬和免疫功能防御感染，消灭病原体，消除过敏原和参加免疫反应、产生抗体，从而保证人体健康。白细胞计数是计算在一定的范围内的白细胞数量，并计算出每升血液中的白细胞数，检测观察其动态变化以帮助分析病因。白细胞计数明显增减的原因可由多种疾病所引起。

WBC 参考范围：

成人末梢血（4.0~10.0）×10^9/L（4000~10000/μl）

成人静脉血（3.5~10.0）×10^9/L（3500~10000/μl）

新生儿（15.0~20.0）×10^9/L（15000~20000/μl）

6个月至2岁儿童（5.0~12.0）×10^9/L（5000~12000/μl）

白细胞计数减少

（1）疾病　主要见于流行性感冒、麻疹、布氏杆菌病、粒细胞缺乏症、再生障碍性贫血、白血病及结体缔组织病、系统性红斑狼疮，或肝硬化、脾功能亢进等。

（2）用药　应用磺胺药、解热镇痛药、部分抗生素、抗甲状腺制剂、抗肿瘤药等。

（3）特殊感染　如革兰阴性菌感染（伤寒、副伤寒沙门菌感染）、结核分枝杆菌感染、病毒感染（风疹、肝炎）、寄生虫感染（疟疾）。

（4）其他　应用放射线、化学品（苯及衍生物）等影响。

白细胞计数增多

（1）生理性　主要见于月经前、妊娠、分娩、哺乳期妇女、剧烈运动、兴奋激动、饮酒、餐后，一般下午比上午偏高，但一般不超过15.0×10^9/L。新生儿及婴儿明显高于成人。

（2）病理性　主要见于各种感染（尤其是金黄色葡萄球菌、肺炎链球菌感染、螺旋体、寄生虫感染）、出血、溶血后、严重组织损伤（大手术、机械性损伤、严重烧伤、心肌梗死等）；慢性白血病、恶性肿瘤，尤其是慢性白血病，其白细胞计数可达100×10^9/L。

（3）急性中毒　化学药物如有机磷农药、催眠药中毒等，代谢性中毒如尿毒症、糖尿病酮症酸中毒等。

影响白细胞计数的因素较多，其总数高于或低于正常值均为异常现象，其高低与病情严重程度有关，必要时结合白细胞分类计数和白细胞形态等指标综合判断。

什么是白细胞分类计数?

白细胞是一个"大家族",正常血液中白细胞以细胞质内有无颗粒而分为有粒和无粒两大类。前者包括单核细胞、淋巴细胞;而粒细胞根据颗粒的嗜好性分为嗜中、嗜酸、嗜碱性3种。每类细胞的形态、功能、性质各异。

白细胞分类计数(White cell differential count,DC)参考范围:中性粒细胞 0.50 ~ 0.70(50% ~ 70%)、嗜酸性粒细胞 0.01 ~ 0.05(1% ~ 5%)、嗜碱性粒细胞 0. ~ 0.01(0% ~ 1%)、淋巴细胞 0.20 ~ 0.40(20% ~ 40%)、单核细胞 0.03 ~ 0.08(3% ~ 8%)。

中性粒细胞计数有哪些临床意义?

中性粒细胞(Neutrophilic granulocyte)为血液中的主要吞噬细胞,在白细胞中总数的比例最高,在急性感染中起重要作用,具有吞噬和杀灭病毒、疟原虫、隐球菌、结核分枝杆菌等的作用。它在血液中停留的时间并不长,主要是进入组织中起吞噬作用。血清中的免疫球蛋白和补体系统对细菌表面起调节作用,粒细胞胞浆颗粒的溶酶体中有许多酶(蛋白水解酶)和杀菌物质,可对吞噬体进行消化、分解、杀菌作用。中性粒细胞计数的临床意义如下:

1. 中性粒细胞增多

(1)急性感染或化脓性感染 包括局部感染(脓肿、疖肿、扁桃体炎、阑尾炎、中耳炎等);全身感染(肺炎、丹毒、败血症、猩红热、白喉、急性风湿热)。轻度感染白细胞和中性粒细胞百分率可增多;中度感染可 $> 10.0 \times 10^9/L$;重度感染可 $> 20.0 \times 10^9/L$ 并伴明显的核左移,如感染严重时白细胞可不增高反而减低但有严重的核左移。

(2)中毒 尿毒症、糖尿病酮症中毒、代谢性酸中毒如尿毒症、早期汞中毒、铅中毒,或安眠药、有机磷中毒。

(3)出血和其他疾病 急性溶血、出血、手术后、恶性肿瘤、粒细胞白血病、严重组织损伤、大面积烧伤、机械性损伤、肝脾破裂、子宫外孕破裂、心肌梗死和血管栓塞。

2. 中性粒细胞减少

（1）疾病　伤寒、副伤寒、疟疾、布氏杆菌病，某些病毒感染如乙肝、麻疹、流感、血液病、过敏性休克、再生障碍性贫血、高度恶病质、粒细胞减少症或缺乏症、脾功能亢进、自身免疫性疾病。

（2）中毒　重金属或有机物中毒，如晚期砷或铅、汞、锑、苯中毒等，放射线损伤。

（3）用药　应用抗肿瘤药、抗癫痫药、抗真菌药、抗病毒病等均有可能引起中性粒细胞减少。

嗜酸性粒细胞计数有哪些临床意义？

嗜酸性粒细胞（Eosinocyte）具有变形运动和吞噬功能，可吞噬抗原抗体复合物或细菌。其在抗原抗体反应的部位对嗜酸性粒细胞具有很强的趋化性，尤其是对速发型过敏反应和蠕虫感染的免疫反应。嗜酸性粒细胞可释放组胺酶，抑制嗜酸性粒细胞及肥大细胞中活性物质的合成与释放，或灭活上述物质。其临床意义在于：

1. 嗜酸性粒细胞增多

（1）过敏性疾病：支气管炎、支气管哮喘、荨麻疹、药物性皮疹、血管神经性水肿、食物过敏、热带嗜酸性粒细胞增多症、血清病、过敏性肺炎。

（2）皮肤病与寄生虫病：牛皮癣、湿疹、天疱疮、疱疹样皮炎、真菌性皮肤病、肺吸收虫病、钩虫病、包囊虫病、血吸虫病、丝虫病、绦虫病。

（3）血液病：慢性粒细胞性白血病、嗜酸粒细胞性白血病、脾切除后。

（4）用药：应用罗沙替丁乙酸酯、咪达普利、氨苯砜、乙胺嘧啶、青霉素或头孢拉定、头孢氨苄、头孢呋辛钠、头孢哌酮等抗生素。

2. 嗜酸性粒细胞减少

（1）疾病或创伤：见于伤寒、副伤寒、大手术后、严重烧伤等。

（2）用药：长期应用肾上腺糖皮质激素或促肾上腺皮质激素、坎地沙坦西酯、甲基多巴等。

嗜碱性粒细胞计数有哪些临床意义?

嗜碱性粒细胞(Basophil)无吞噬功能,颗粒中有许多生物活性物质,其中主要为肝素、组胺、慢反应物质、血小板激活因子等,在免疫反应中与IgG具有较强的结合力,结合了IgG的碱性粒细胞再次接触相应过敏原时,发生抗原抗体反应,细胞发生脱颗粒现象。继而引起毛细血管扩张、通透性增加,平滑肌收缩,腺体分泌增加等变态反应。其临床意义在于:

1. 嗜碱性粒细胞增多

(1)疾病:慢性粒细胞白血病,常伴嗜碱性粒细胞增多,可达10%以上;或淋巴网细胞瘤、红细胞增多症、骨髓纤维化或转移癌。

(2)创伤及中毒:脾切除后及罕见嗜酸性粒细胞白血病,此外,铅中毒、铋中毒、注射疫苗后也可见增多。

2. 嗜碱性粒细胞减少

(1)疾病:速发性过敏反应如荨麻疹、过敏性休克等。

(2)用药:见于促肾上腺皮质激素、氢化可的松、醋酸泼尼松、泼尼松龙、甲泼尼松、地塞米松、曲安西龙等应用过量及应激反应

淋巴细胞计数有哪些临床意义?

淋巴细胞(Lymphocyte)在免疫过程中具有重要作用,B淋巴细胞在抗原刺激下转化为浆细胞,分泌特异性抗体,参与体液免疫。T淋巴细胞接受抗原刺激被致敏后,在抗原的作用下分化,增殖成具有各种功能的致敏T淋巴细胞,直接杀伤抗原物质和带有抗原的靶细胞。同时合成多种免疫活性物质,在巨噬细胞的协同下,参与细胞免疫。其临床意义在于:

1. 淋巴细胞绝对增多

(1)传染病:百日咳、传染性单核细胞增多症、传染性淋巴细胞增多症、结核病、水痘、麻疹、风疹、流行性腮腺炎、传染性肝炎、结核恢复期,许多传染病的恢复期或肾移植术后发生排斥反应时。

（2）血液病：急、慢性淋巴细胞白血病，白血病性淋巴肉瘤等，可引起淋巴细胞计数绝对性增多；再生障碍性贫血、粒细胞缺乏症也可引起淋巴细胞百分率相对性增多。

2. 淋巴细胞减少

多见于传染病的急性期、放射病、细胞免疫缺陷病、长期应用肾上腺皮质激素后或接触放射线等。此外，各种中性粒细胞增加多症时，淋巴细胞相对减少。

单核细胞计数有哪些临床意义？

单核细胞（Mononuclear leukocyte）具有活跃的变形运动和强大的吞噬功能，其进入组织后转化为巨噬细胞。能吞噬一般细菌、组织碎片、衰老的红细胞、细胞内细菌（结核分枝杆菌）外，尚可通过吞噬抗原，传递免疫信息，活化 T、B 淋巴细胞，在特异性免疫中起重要的作用。单核细胞增多的临床意义包括：

（1）传染病或寄生虫病　结核、伤寒、亚急性细菌性心内膜炎、许多急性传染病的恢复期、疟疾、黑热病。

（2）血液病　单核细胞白血病、粒细胞缺乏症恢复期。

红细胞计数有哪些临床意义？

红细胞（RBC）是血液中数量最多的有形成分，主要成分为血红色蛋白、水，少量为蛋白质、磷脂、无机盐和酶。RBC 作为呼吸载体，通过血红蛋白运输氧气和二氧化碳，以及维持酸碱平衡和免疫黏附作用；其免疫黏附作用可增强吞噬性白细胞对微生物的吞噬作用，消除抗原抗体补体复合物的作用，防止复合物在容感区域形成可能有害的沉淀物。红细胞在骨髓内生成，由于红细胞系组细胞在红细胞生成素的作用下，分化发育而来，释放入血的 RBC 寿命为 120 日左右，衰老的 RBC 被单核吞噬系统消除，血红蛋白分解为铁、珠蛋白、胆色素。红细胞计数的参考范围：男性（4.0~5.5）×10^{12}/L（400 万~550 万 /μl）、女性（3.5~5.0）×10^{12}/L（350 万~500 万 /μl）、新生儿（6.0~7.0）×10^{12}/L（600 万~700 万 /μl）、儿童（3.9~5.3）×10^{12}/L（390 万~530 万 /μl）。

1. 红细胞增多

（1）相对性增多　见于连续性呕吐、反复腹泻、排汗过多、休克、多汗、大面积烧伤，由于大量失水，血浆量减少，血液浓缩，使血液的各种成分浓度相应增多，仅为一种暂时的现象。

（2）绝对性增多　①见于生理性增多，如机体缺氧和高原生活、胎儿、新生儿、剧烈运动或体力劳动、骨髓释放红细胞速度加快等；②病理代偿性和继发性增多，常继发于慢性肺心病、肺气肿、高山病和某些肿瘤（肾癌、肾上腺肿瘤）等患者；③真性红细胞增多：为原因不明的慢性骨髓功能亢进，红细胞计数可达 $7 \times 10^{12} \sim 12 \times 10^{12}$/L。

2. 红细胞减少

（1）缺乏造血物质　由营养不良或吸收不良而引起，如慢性胃肠道疾病、酗酒、偏食等，引起铁、叶酸、维生素等造血物质不足，或蛋白质、铜、维生素 C 不足均可致贫血。

（2）骨髓造血功能低下　原发性或由药物、放射线等多种理化因素所致的再生障碍性贫血。白血病、癌症骨转移等，可抑制正常造血功能。

（3）红细胞破坏增加或丢失过多　如先天失血或后天获得性溶血性贫血、急慢性失血性贫血、出血。

（4）继发性贫血　如各种疾病如炎症、结缔组织病、内分泌病。

🔵❓ **血红蛋白计数有哪些临床意义？**

血红蛋白（Hb）常称为"血色素"，是组成红细胞的主要成分，承担着机体向器官组织运输氧气和二氧化碳的功能。其增减的临床意义基本上与红细胞增减的意义相同，但血红蛋白功能更好地反映贫血的程度，而某些贫血，由于单个红细胞血红蛋白的含量不同，血红蛋白减少与红细胞减少的程度不成平行关系。

Hb 是由于珠蛋白和亚血红素组成的结合蛋白质，Hb 除了能与氧结合形成氧合血红蛋白外，还可与某些物质作用形成多种 Hb 衍生物，在临床上可用以诊断某些变性血红蛋白症和血系。如缺铁性贫血时，Hb量减少程度较之红细胞减少程度明显，巨幼细胞性贫血时，则红细胞计数减少程度较之Hb量减少明显。Hb参考范围：男性120~160g/L（12~16g/dl），女性110~150g/L（11~15g/dl），新生儿170~200g/L（17~20g/dl）。测定Hb量减少是诊断贫血的重要指标，但不能确定贫血的类型，需结合其他检测指标综合分析。

1. 血红蛋白量增多

（1）疾病　慢性肺源性心脏病、某些紫绀型先天性心脏病、真性红细胞增多症（可高达240g/L）、高原病和大细胞高色素性贫血。

（2）创伤　大量失水、严重烧伤。

（3）用药　应用对氨基水杨酸钠、伯氨奎、维生素K、硝酸甘油。

2. 血红蛋白量减少

（1）疾病　Hb量减少的程度比红细胞严重，见于缺铁性贫血，是由于慢性和反复性出血所引起，如胃溃疡病、胃肠肿瘤、妇女月经过多、痔疮出血等；红细胞减少的程度比Hb量严重，见于大细胞高色素性贫血，如缺乏维生素B$_{12}$、叶酸的营养不良性贫血及慢性肝病所致贫血。

（2）出血　Hb量减少的程度与相同，见于大出血、再生障碍性贫血、类风湿性关节炎及急、慢性肾炎所致的出血。

（3）用药　应用抗生素、抗疟疾药、非甾体抗炎药等均可使Hb减少。

血小板计数有哪些临床意义？

血小板（PLT）由骨髓中成熟细胞巨核细胞胞浆脱落下来，寿命有7~14日。PLT主要作用有：①对毛细血管的营养和支持作用；②通过黏附、聚集与释放反应，在伤口处形成白色血栓而止血；③产生多种血小板因子，参与血液凝固，形成血栓而进一步止血；④释放血小板收缩蛋白使纤维蛋白网发生退缩，促进血液凝固。血小板在一日内的不同时间可相差6%~10%。PLT计数（Platelet count）参考范围：（100~300）×10^9/L（10万~30万/μl）。

1. 血小板减少

（1）疾病　弥散性血管内出血、阵发性睡眠血红蛋白尿症、某些感染（伤寒、黑热病、麻疹、出血热多尿期前、传染性单核细胞增多症、粟粒性结核和败血症）、出血性疾病如血友病、坏血病、阻塞性黄疸、过敏性紫癜。

（2）血小板生成减少　骨髓造血功能障碍、再生障碍性贫血、各种急性白血病、骨髓转移瘤、骨髓纤维化、多发性骨髓瘤、巨大血管瘤、全身性红斑狼疮、恶性贫血、巨幼细胞性贫血。

（3）血小板破坏过多　特发性血小板减少性紫癜、肝硬化、脾功能亢进、体外循环等。

（4）血小板分布异常　脾肿大、各种原因引起的血液稀释。

（5）用药　应用抗生素、抗血小板药、抗肿瘤药、细胞毒性药可引起血小板减少。

2. 血小板增多

（1）疾病　见于原发性血小板增多症、慢性粒细胞性白血病、真性红细胞增多症、多发性骨髓瘤、类白血病反应、霍奇金病、恶性肿瘤早期、溃疡性结肠炎等。

（2）创伤　急性失血性贫血、出血、骨折、手术后、脾切除术后。

🔲 红细胞沉降率检查有哪些临床意义？

红细胞沉降率（ESR）也称血沉，是指红细胞在一定的条件下于单位时间内的沉降距离。红细胞的密度大于血浆密度，在地心吸引力的作用下产生自然向下的沉力。一般说来，除一些生理性因素外，凡体内有感染或坏死组织的情况，血沉就可加快，提示有病变的存在。ESR参考范围：魏氏（Westergren）法：男 $0 \sim 15$ mm/h，女 $0 \sim 20$ mm/h。生理性增快见于女性月经期、妊娠 3 个月以上（至分娩后 3 周内）略增快。

1. 病理性增快

（1）炎症　风湿病（变态反应性结缔组织炎症）、结核病、急性细菌性感染所致的炎症、贫血等疾病。急性炎症由于急性期反应物质的迅速增多，于感染后2～3日可出现血沉增快。

（2）组织损伤及坏死　如心肌梗死等。较大的手术或创伤可导致血沉加速，多于2～3周恢复正常，心肌梗死时血沉于发病后1周可见血沉增快，并持续2～3周，而心绞痛时血沉多一般正常。

（3）恶性肿瘤　迅速增长的恶性肿瘤血沉增多增加快；而良性肿瘤血沉多正常。恶性肿瘤切除或治疗彻底后血沉可趋于正常，复发或转移时又见增快。

（4）各种原因造成的高球蛋白血症　如多发性骨髓瘤、慢性肾炎、肝硬化、系统性红斑狼疮、慢性肾炎、巨球蛋白血症、亚急性细菌性心内膜炎等。

（5）高胆固醇血症　继发于动脉粥样硬化、糖尿病、肾病综合征等之后。

2. 病理性减慢

主要见于红细胞数量明显增多及纤维蛋白原含量明显减低时，如相对性及真性红细胞增多症及血管内弥漫性出血（DIC）晚期。

第二节　尿液检查

尿液是人体泌尿系统排除的代谢废物，同时也是保持机体内环境相对稳定的终末产物。正常人每日排出尿液1000～2000ml，其中97%为水分。而在3%的固体物质中，主要含有机物（尿素、尿酸、肌酐等蛋白质代谢产物）和无机物（氯化钠、磷酸盐、硫酸盐、铵盐等）。

新鲜的尿液有一定的气味，源于尿液中的酯类或挥发芳香酸，当进食葱、蒜、韭菜后可有各自的特殊气味。尿量的多少主要取决于肾小球滤过率和肾小管的重吸收，正常人的尿量变化幅度较大，可能与饮水量和排汗量有关。正常尿液常为黄色或淡黄色，清澈透明，新鲜尿液呈弱酸性，成人尿 pH 值为 5.0～6.0，新生儿为 5.0～7.0。尿比重新生儿为 1.012；婴儿为 1.002～1.006，成人为 1.002～1.030（或晨尿比重为 1.015～1.025，随意尿比重为 1.003～1.030）。

尿液检查的目的包括：①泌尿系统疾病的诊断：如泌尿系统感染、结石、结核、肿瘤、血管及淋巴管病变、肾移植等，由于上述病变物可直接进入尿液，因此，可作为泌尿系统疾病诊治的首选；②其他疾病的诊断：血液及代谢系统疾病的异常，如糖尿病、胰腺炎、肝炎、溶血性疾病等，在尿液中的代谢物也有所改变；③职业病：急性汞、四氯化碳中毒；慢性铅、镉、铋、钨中毒均可引起肾功能损害，尿液中出现异常改变；④药物安全性监测：某些具有肾毒性或安全窗窄的药物，如庆大霉素、卡那霉素、多黏菌素 B、磺胺药等，可引起肾功能损害，尿液检查可指导药品不良反应的防范和治疗。

尿液酸碱度检查有何临床意义？

尿液酸碱度（Urine pH）反映了肾脏维持血浆和细胞外液正常 H^+ 浓度的能力，人体代谢活动所产生的非挥发性酸，如硫酸、磷酸、盐酸及少量丙酮酸、乳酸、枸橼酸和酮体等，主要以钠盐形成由肾小管排出；碳酸氢盐则有重吸收。肾小管分泌氢离子与肾小球滤过的钠离子交换。因此，肾小球滤过率及肾血流量可影响尿酸碱度。此外，人的饮食以动物性为主，pH 值降低；饮食以植物性为主，pH 值增加常＞6.0。餐后胃酸分泌增多，尿液酸分泌减少，pH 值增大，即所谓的"碱潮"。而夜间睡眠时，有轻度的呼吸性酸中毒，尿液 pH 值降低。参考范围：干化学试带法：成人晨尿 pH 5.5～6.5；随机尿 pH 4.5～8.0。

1. 尿酸碱度增高

（1）疾病 代谢性或呼吸性碱中毒、感染性膀胱炎、长期呕吐、草酸盐和磷酸盐结石症、肾小管性酸中毒。

（2）用药 应用碱性药物，如碳酸氢钠、乳酸钠、氨丁三醇等，使尿液 pH 值增高。

2. 尿酸碱度降低

（1）疾病　代谢性或呼吸性酸中毒、糖尿病酮症酸中毒、痛风、尿酸盐和胱氨酸结石、尿路结核、肾炎、失钾性的代谢性碱中毒、严重腹泻及饥饿状态。

（2）用药　应用酸性药物，如维生素 C、氯化铵，使尿液 pH 值降低。

✚ 尿比重检查有何临床意义？

尿比重（SG）系指在 4℃时尿液与同体积纯水的重量之比，在正常情况下，人体为维持体液和电解质的平衡，通过肾脏排出水分和多种固体物质进行调节。尿比重数值的大小取决于尿液中溶解物质（尿素、氯化钠）的浓度，其中尿素主要反映食物中的蛋白质的含量，氯化钠反映盐的含量。参考范围：干化学试带法：成人晨尿 1.015 ~ 1.025，随机尿 1.003 ~ 1.030（一般为 1.010 ~ 1.025），新生儿 1.002 ~ 1.004。

（1）尿比重增高　急性肾小球肾炎、心力衰竭、糖尿病、蛋白尿、高热、休克、腹水、周围循环衰竭、泌尿系统梗阻、妊娠中毒症或脱水。

（2）尿比重降低　慢性肾炎、慢性肾功能不全、慢性肾盂肾炎、肾小球损害性疾病、急性肾衰多尿期、尿毒症多尿期、结缔组织病、尿崩症、蛋白质营养不良、恶性高血压、低钙血症、肾性或原发性、先天性或获得性肾小管功能异常等。

✚ 尿蛋白检查有何临床意义？

正常人 24h 的尿液中的尿蛋含量极微，应用一般定性方法常检测不出来，因为血浆中蛋白质分子量超过 40000 就难以通过肾小球滤过膜滤出，低分子量蛋白质（分子量小于 20000）虽较易通过滤过膜，但正常时，由近端肾小管重吸收，故从尿液中排出的蛋白质仅呈微量。但当人体肾脏的肾小球通透性能亢进（肾炎），或血浆中低分子蛋白质过多，蛋白质进入尿液中，超过肾小管的重吸收能力，便会出现蛋白尿。此外，当近曲小管上皮细胞受损，重吸收能力降低或丧失，也会产生蛋白尿。尿蛋白（PRO）参考范围：干化学试带法定性：阴性或弱阳性；定量：< 100mg/L、< 150mg/24h。尿蛋白异常（阳性）多见于：

（1）肾小球性蛋白尿　见于急性和慢性肾小球肾炎、肾盂肾炎、肾病综合征、肾肿瘤、糖尿病肾小球硬化症、狼疮性肾炎、过敏性紫癜性肾炎、肾动脉硬化、肾静脉血栓形成、心功能不全等。尿蛋白通常 < 3g/24h 尿，但也可达到 < 20g/24h 尿（肾病综合征）。

（2）肾小管性蛋白尿　通常以低分子量蛋白质为主（β– 微球蛋白），常见于活动性肾盂肾炎、间质性肾炎、肾小管性酸中毒、肾小管重金属（汞、铅、镉）损伤。尿蛋白通常为 1 ~ 2g/24h 尿。

（3）生理性蛋白尿　指在剧烈运动、发热、低温刺激、精神紧张，或妊娠期妇女也会有轻微蛋白尿。

（4）混合性蛋白尿　即肾小球、肾小管同时受损，见于慢性肾炎、慢性肾盂肾炎、肾病综合征、糖尿病肾病、狼疮性肾炎等。

（5）溢出性蛋白尿　即肾脏正常，而血液中有多量异常蛋白质，见于多发性骨髓瘤、原发性巨球蛋白血症出现的本 – 周蛋白尿、骨骼肌严重损伤及大面积心肌梗死时的肌红蛋白尿。

（6）药物肾毒性蛋白尿　应用氨基糖苷类抗生素（庆大霉素）、多肽类抗生素（多黏菌素）、抗肿瘤药（甲氨蝶呤）、抗真菌药（灰黄霉素）、抗精神病药（氯丙嗪）等。

其他如泌尿道感染（膀胱炎、尿道炎）所出现的蛋白尿为假性蛋白尿。

🔛 尿葡萄糖检查有何临床意义？

尿液中糖类主要为葡萄糖，在正常情况下含量极微，用一般检测方法呈阴性反应。尿液中出现葡萄糖取决于血糖水平、肾小球滤过葡萄糖速度、近端肾小管重吸收葡萄糖速度和尿流量。通常人尿糖值为

0.1～0.3g/24h 尿或 50～150mg/L。当血糖阈值超过肾阈值或肾阈降低时，肾小球滤过葡萄糖量超过肾小管重吸收的最大能力时，则出现糖尿。尿葡萄糖（阳性）多见于：尿葡萄糖（GLU）参考范围：干化学试带法定性：阴性。

（1）**疾病**　糖尿病当高血糖超过肾阈而出现糖尿，轻度糖尿病者常在餐后出现糖尿；重型糖尿病者每次测定多为阳性。内分泌疾病可出现高血糖和糖尿，垂体和肾上腺疾病，如肢端肥大症、肾上腺皮质功能亢进、功能性 α、β 细胞胰腺肿瘤、甲状腺功能亢进；胰腺炎、肿瘤、膀胱囊性纤维化。

（2）**饮食性糖尿**　健康人短时间内过量进食糖类，妊娠末期或哺乳期妇女可有一时性生理性糖尿。

（3）**暂时性和持续性糖尿**　暂时性糖尿见于剧烈运动后、头部外伤、脑出血、癫痫发作、各种中毒、肾上腺皮质激素用量过大等；而持续性糖尿多见于原发性糖尿病、甲状腺功能亢进、内分泌疾病、嗜铬细胞瘤等。

（4）**其他**　脑肿瘤、烧伤、感染、骨折、心肌梗死、肥胖、肝脏疾病、糖原累积症、应用药物（肾上腺皮质激素、口服避孕药、蛋白同化激素）也可引起尿糖阳性。

尿胆红素检查有何临床意义？

胆红素是血红蛋白的降解产物，在正常尿液中不含有胆红素，尿胆红素的检出是显示肝细胞损伤和鉴别黄疸的重要指标，在诊断和预后上有重要价值。尿胆红素（BiL）参考范围：干化学试带法定性：阴性。

1. 尿胆红素异常（阳性）

（1）**肝细胞性黄疸**　病毒性肝炎、肝硬化、酒精性肝炎、药物性肝损伤。

（2）**阻塞性黄疸**　如化脓性胆管炎、胆囊结石、胆道肿瘤、胰腺肿瘤、原发性肝癌、手术创伤所致的胆管狭窄等。

（3）**溶血性黄疸**　如错误输血、疟疾、药物中毒、严重感染、严重大面积烧伤、溶血性尿毒症等造成急性溶血所发生的黄疸。

尿液中出现胆红素，通常提示肝胆阻塞，如观察尿色和震荡后尿泡沫均可呈深黄色；在急性病毒性肝炎或药物性诱导的胆汁淤积，尿胆红素阳性常出现于黄疸之前。尿胆红素有助于肝炎的诊断，在临床上，尿胆红素检测仅作为黄疸实验室鉴别的一个项目，但实际应用时，尚与血清胆红素、尿胆原、粪胆原等检测结果一起综合分析。

尿胆原检查有何临床意义？

尿胆原尿胆原（URO）是结合胆红素从肝脏排泄进入直肠后，在小肠下部和结肠经细菌的还原作用后生成的物质。一部分尿胆原进入肠肝循环，其中仅有少量进入血液循环，又经肾脏排入尿液中，正常人体尿液含有少量的 URO。URO 为无色的，在体外被氧化变成褐色的胆红素，使尿液呈黄色或更深的颜色。URO 参考范围：干化学试带法定性：阴性或弱阳性其尿液经 1∶20 稀释阴性。

1. 尿胆原异常（阳性）

（1）**肝细胞性黄疸和溶血性黄疸**　如病毒性肝炎、药物性肝炎、中毒性肝炎、肝硬化、肝淤血、酒精性肝炎、溶血性贫血、充血性心衰、巨幼细胞性贫血。

（2）**其他疾病**　顽固性便秘、肠梗阻、发热等。

2. 尿胆原异常（阴性）

（1）**阻塞性黄疸**　胆总管结石。

（2）**其他疾病**　由于肿瘤压迫（胰头癌）所致的阻塞性黄疸，尿胆原可进行性减少直至消失；但在肝细胞性黄疸极期，也可因胆红素肠肝循环受阻，使尿胆原生成减少，因而尿胆原阴性；大量口服肠道抗生素可抑制结肠细菌，尿胆原生成减少，使粪尿胆和尿胆原排出减少。

URO 与胆红素一样，均作为临床上黄疸鉴别的实验室主要指标，但也需与粪胆原、血清胆红素等检测一起综合分析。

尿液隐血检查有何临床意义？

尿液中如混合有 0.1% 以上血液时，肉眼可观察到血尿，血液量在 0.1% 以下时，仅能用潜血反应发现。尿液隐血（BLD）即反映尿液中的血红蛋白和肌红蛋白，正常人尿液中不能测出。尿血红蛋白（Urine hemoglobin）参考范围：试管法：阴性；尿肌红蛋白（Urine hemoglobin）参考范围：试管法：阴性。

尿血红蛋白阳性见于：红细胞被大量破坏，产生过多的游离血红蛋白，经肾由尿液排出。

（1）创伤 心瓣膜手术、严重烧伤、剧烈运动、感染、疟疾、肌肉和血管组织严重损伤。

（2）动植物所致的溶血 由蛇毒、蜘蛛毒、蜂毒、毒蕈等所致的中毒。

（3）阵发性血红蛋白尿及所有引起血尿的疾病 肾炎、肾结石、肿瘤、经尿道前列腺切除等。

（4）微血管性溶血性贫血 溶血性尿毒症、广泛性弥漫性溶血、肾皮质坏死。

（5）用药 应用阿司匹林、磺胺、伯氨喹啉、硝基呋喃类、万古霉素、卡那霉素、吲哚美辛、秋水仙碱、吡罗昔康等。

尿肌红蛋白阳性见于：

（1）创伤 挤压综合征、电击伤、烧伤、手术创伤及痉挛。

（2）原发性肌肉疾病 肌肉萎缩、皮肤炎及多发性肌炎、肌营养不良。

（3）局部缺血性肌红蛋白尿 心肌梗死、动脉阻塞。

（4）中毒性肌红蛋白尿 酒精、药物（两性霉素、海洛因）、巴比妥中毒。

（5）代谢性疾病 肌糖原累积病、糖尿病酸中毒。

尿沉渣白细胞检查有何临床意义？

正常成人的尿液中可有少数白细胞，超过一定数量时则为异常，白细胞尿中多为炎症感染时出现的中性粒细胞，已发生退行性改变，又称为脓细胞。尿沉渣白细胞（LEU）是检测离心尿沉淀物中白细胞的数量。结果以白细胞数/高倍视野（WBC/HPF）或白细胞数/微升（WBC/μl）表示。参考范围：干化学试带法：阴性；镜检法：正常人混匀一滴尿 WBC 0～3/HPF）；离心尿 WBC 0～5/HPF）；混匀尿全自动有形成分分析仪法：男性 WBC 0～12/μl，女性 WBC 0～26/μl。

尿中白细胞增多见于：泌尿系统感染、慢性肾盂肾炎、膀胱炎、前列腺炎，女性白带混入尿液时，也可发现较多的白细胞。另由药品所致的过敏反应，尿液中会出现多量的嗜酸性粒细胞。

🔷 尿沉渣管型检查有何临床意义？

尿沉渣管型（Urine casts；casts in urine sediment）是尿液中的蛋白在肾小管内聚集而成，尿液中出现管型是肾实质性病变的证据。常见的管型种类包括有：透明管型、细胞管型（白细胞、红细胞、上皮细胞）、颗粒管型、蜡样管型、脂肪管型和细菌管型。尿沉渣管型参考范围：镜检法：0 或偶见（0～1/HPF，透明管型）。尿沉渣管型异常见于：

（1）急性肾小球肾炎　可见较多透明管型及颗粒管型，还可见红细胞管型。

（2）慢性肾小球肾炎　可见较多细、粗颗粒管型，也可见透明管型，偶见脂肪管型、蜡样管型和宽大管型。

（3）肾病综合征　常见有脂肪管型，容易见细、粗颗粒管型，也可见有透明管型。

（4）急性肾盂肾炎　少见有白细胞管型，偶见有颗粒管型。

（5）慢性肾盂肾炎　可见较多白细胞管型、粗颗粒管型。

此外，尿沉渣管型异常尚可见于应用多黏菌素、磺胺嘧啶、顺铂等药物所致。

🔷 尿沉渣结晶检查有何临床意义？

尿沉渣中的无机沉渣物主要为结晶体，多来自食物和盐类代谢的结果。正常人尿沉渣中的磷酸盐、尿酸盐、草酸盐最为常见，一般临床意义不大。而有些结晶，具有重要的临床意义。影响尿液中结晶析出的因素有：物质的饱和度、尿液的 pH、温度、胶体物质（主要是黏液蛋白）的浓度。尿沉渣结晶参考范围：正常的尿液中结晶有：磷酸盐结晶、草酸盐结晶和尿酸盐等结晶。尿沉渣结晶异常见于：

（1）磷酸盐结晶常见于 pH 碱性的感染尿液。

（2）大量的尿酸和尿酸盐结晶提示核蛋白更新增加，特别是在白血病和淋巴瘤的化疗期间，如发现有 X 线可透性结石并伴血清尿酸水平增高，则为有力的证据。

（3）尿酸盐结晶常见于痛风。

（4）大量的草酸盐结晶提示严重的慢性肾病，或乙二醇、甲氧氟烷中毒。草酸盐尿增加提示有小肠疾病及小肠切除后食物中草酸盐吸收增加。

（5）胱氨酸结晶可见于胱氨酸尿的患者，某些遗传病、肝豆状核变性可伴随有胱氨酸结石。

（6）酪氨酸和亮氨酸结晶常见于有严重肝病的患者尿液中。

（7）胆红素结晶见于黄疸、急性肝萎缩、肝癌、肝硬化、磷中毒等患者的尿液中；脂肪醇结晶见于膀胱尿滞留、下肢麻痹、慢性膀胱炎、前列腺增生、慢性肾盂肾炎患者的尿液中。

（8）服用磺胺药、氨苄西林、巯嘌呤、扑痫酮等药，可出现结晶尿。

尿酮体检查有何临床意义？

酮体包括乙酰乙酸、β- 羟丁酸、丙酮，是体内脂肪酸氧化的中间产物，酮体在肝脏产生，在血液中循环，在其他组织中氧化生成 CO_2 和 H_2O，但在正常人体中极少有酮体。当糖供应不足和组织中葡萄糖氧化分解降低时，脂肪氧化加强。如酮体产生速度大于组织利用的速度，则血液中酮体增加出现酮血症。尿酮体（Urin ketone bodies）参考范围：定性：阴性。

尿酮体增高多见于：

（1）**非糖尿病酮尿** 婴儿、儿童急性发热，伴随有呕吐、腹泻中毒常出现酮尿；新生儿如有严重酮症酸中毒应疑为遗传性代谢性疾病；酮尿也可见于寒冷、剧烈运动后紧张状态、妊娠期、低糖性食物、禁食、呕吐、甲状腺功能亢进、恶病质、麻醉后、糖原累积病、活动性肢端肥大症及生长激素、肾上腺皮质激素、胰岛素分泌过度等。另外，伤寒、麻疹、猩红热、肺炎等热病及氯仿、乙醚、磷中毒也可见尿酮体阳性反应。

（2）**糖尿病酮尿** 糖尿病尚未控制或未曾治疗，持续出现酮尿提示有酮症酸中毒，尿液中排出大量酮体，常早于血液中酮体的升高。严重糖尿病酮症时，尿液中酮体可达6g/24h。

尿肌酐检查有何临床意义？

尿肌酐（Urine creatinine）是体内肌酸代谢的最终产物，是脱水缩合物。由于肌酸经非酶促反应脱水生成后绝大部分由肾小球滤出，肾小管不重吸收，排泄至尿液中，人体每日的肌酐排出量较为恒定。尿肌酐参考范围：男性 8.8 ~ 17.6mmol/24h、女性 7.04 ~ 15.8mmol/24h、儿童 8.8 ~ 13.2mmol/24h。

1. 尿肌酐病理性增加

（1）**内分泌疾病** 肢端肥大症、糖尿病、甲状腺功能减退等。

（2）**消耗性疾病** 如伤寒、斑疹伤寒、破伤风等。

（3）另外，进食肌酐丰富的食物如烤牛肉等可致生理性尿肌酐增高。

2. 尿肌酐病理性减少

（1）**疾病** 进行性肌肉营养不良、甲状腺功能亢进、严重进行性肌萎缩、贫血、进行性肾病、硬皮病等。

（2）**其他** 碱中毒、肾衰竭。

尿尿酸检查有何临床意义？

尿尿酸（Urine uric acid）为体内嘌呤类代谢分解产物，人体尿酸来自体内细胞核蛋白分解代谢（内源性占80%）和食物的分解代谢（外源性占20%）过程，其代谢物的去路60%由大肠黏膜细胞分泌进入肠道，经细菌分解为氨排出体外，另60%的尿酸主要由肾脏排出，经过肾小管滤过后，近端肾小管重吸收98%，远端肾小管分泌至尿液中排泄，尿酸具有酸性，以钾钠盐的形式从尿液中排出。尿尿酸参考范围：磷钨酸还原法：2.4～5.4mmol/24h。

1. 尿酸增高

（1）疾病 痛风，或组织大量破坏，核蛋白分解过度，如肺炎、子痫等。

（2）生理性 食用高嘌呤食物，木糖醇摄入过多、剧烈运动、禁食，可使尿尿酸出现非病理性增高。

（3）用药 肾小管重吸收障碍，如肝豆状核变性，或使用ACTH与肾上腺皮质激素，此类疾病血尿酸减少，尿尿酸增多。

（4）核蛋白代谢增强，如粒细胞白血病、骨髓细胞增生不良、溶血性贫血、恶性贫血、淋巴瘤与淋巴血病放疗后、红细胞增多症、甲状腺功能亢进、一氧化碳中毒、牛皮癣等。

2. 尿酸减少

（1）疾病 肾功能不全、痛风发作前期。

（2）饮食 高糖、高脂肪饮食。

尿淀粉酶检查有何临床意义？

尿淀粉酶（Urine amykase）催化淀粉分子中葡萄糖苷水解，产生糊精、麦芽糖或葡萄糖，故又称为α-淀粉酶，主要由胰腺分泌，称为淀粉酶；另由唾液腺分泌，称为唾液淀粉酶。分泌进入血液的淀粉酶由于其分子量小，易从血循环由尿液中排出，称为尿淀粉酶，当血液中该酶活性上升，尿中排泄也增高。尿淀粉酶参考范围：碘-淀粉比色法：100～1200U。

1. 尿淀粉酶增高

（1）急性胰腺炎发作期 尿淀粉酶活性上升稍晚于血清淀粉酶，

且维持时间稍长。

（2）疾病　胰头癌、流行性腮腺炎、胃溃疡穿孔也可见上升。

2. 尿淀粉酶减少

可见于重症肝病、糖尿病、重症烧伤。

■ 尿碱性磷酸酶检查有何临床意义？

碱性磷酸酶（ALP）是一种在碱性条件下活性较高，并能水解各种有机磷酸单酯的酶，肾小管上皮细胞含有丰富的 ALP，在正常人尿液 ALP 来自于个各组织器官，其中主要来自肾（60%）和肠道（30%），当肾实质发生坏死，肾小球通透性增高，肾小管上皮细胞坏死脱落，均可使尿液中 ALP 的活性增高。尿 ALP 参考范围：Eastham 法：0.51～0.61mg/L。碱性磷酸酶增高可见于：

（1）疾病　急性肾炎、急进性肾炎、狼疮性肾炎、糖尿病、肾小球血管间质硬化症、急性肾小管坏死、肾硬化、肾盂肾炎、肾癌、流行性出血热、肾坏死。

（2）缺氧　急性心肌梗死、低血压，肾移植术后的急性排斥反应。

（3）用药　应用卡那霉素、链霉素、羟甲戊二酰辅酶 A 还原酶抑制剂（他汀类），尤其与贝丁酸类药联合应用时。

第三节　粪便检查

人每日约有 500～1000ml 食糜残渣进入结肠，水分和电解质大部分在结肠上半段吸收，其中所含水分 3/4，剩余的 1/4 为固体成分。

■ 粪外观检查有何临床意义？

正常人的粪便色泽为黄褐色，婴儿为黄色，均为柱状软便。粪便的颜色主要受粪胆素影响，当摄入混合性食物时，则呈黄褐色；婴儿的粪便为黄色，主要缘于婴儿的胆色素代谢功能尚未完善。粪便有臭味，有少量黏液但肉眼不可见。主要影响粪便色泽的因素有：

（1）食物　肉食者粪便色泽呈黑褐色，绿叶菜食者粪便色泽为暗绿色，食用巧克力、咖啡呈酱色，食用西红柿、西瓜色泽为红色，食黑芝麻者粪便为无光泽的黑色。

（2）药物　口服活性碳、铋制剂、铁制剂、中草药者粪便可畅无光泽的灰黑色，服用大黄、番泻叶等中药大便呈黄色。另服用：①解热镇痛药：保泰松、羟基保泰松可使大便变红或黑色；水杨酸钠可使大便成为红至黑色；②抗生素：利福平可使大便变成橘红至红色；③抗凝血药：华法林钠、双香豆素、双香豆素乙酯、醋硝香豆素（新抗凝）可使大便变红。

粪外观临床意义如下：

（1）稀糊状或水样粪便　常由于肠蠕动亢进、水分吸收不充分所致，见于各种肠道感染性或非感染性腹泻，或急性胃肠炎；若出现大量的黄绿色稀便并含有膜状物则应考虑伪膜性肠炎症；大量稀水便也可见于艾滋病者的肠道孢子虫感染。

（2）米泔水样便　由于肠道受刺激，大量分泌水分所致，见于霍乱、副霍乱。

（3）黏液便　由肠道受刺激分泌黏液过多所致，见于小肠炎症（黏液混于粪便中）、大肠炎症（黏液附着于粪便表面）。

（4）胨状便　主要见于过敏性肠炎、慢性菌痢。

（5）脓血便　为下段肠道疾病的表现，主要见于细菌性痢疾、溃疡性结肠炎、直肠或结肠癌、阿米巴痢疾（以血为主，呈暗红果酱色）。

（6）乳凝便　为脂肪或酪蛋白消化不良的表现，常见于儿童消化不良。

（7）鲜血便　主要见于痔疮、肛裂、息肉等下消化道出血。

（8）柏油便　粪便黑色有光泽，为上消化道出血（大于50ml）后，红细胞被胃肠液消化所致。如粪便隐血强阳性，可确定为上消化道出血。

（9）白陶土便　由于胆汁减少或缺乏，使粪胆素减少或缺乏，见于各种病因的阻塞性黄疸。

（10）细条便　为直肠狭窄的表现，主要见于直肠癌。

粪隐血检查有何临床意义？

一般情况下，粪便中无红细胞，结果通常为阴性。粪隐血的参考范围：阴性。在病理情况下，粪隐血可见于：

（1）消化道溃疡　胃、十二指肠溃疡者的隐血阳性率可达55%～77%，可呈间歇性阳性，虽出血量大但非持续性。

（2）消化道肿瘤　胃癌、结肠癌者的隐血阳性率可达87%～95%，出血量小但呈持续性。

（3）其他疾病　肠结核、克隆病、溃疡性结肠炎；全身性疾病如紫癜、急性白血病、伤寒、回归热、钩虫病等；对老年人则有助于早期发生消化道恶性肿瘤。

粪胆原检查有何临床意义？

粪胆原大部分在结肠被氧化为尿胆素而被排除出体外，正常粪便中检查呈阳性反应。但在测定中应结合粪胆素、尿胆原、尿胆红素定性实验及血胆红素等，以有效地鉴别诊断黄疸的性质。参考范围：阳性。

（1）粪胆原增加　在溶血性黄疸时明显增加，也可见于阵发性睡眠性血红蛋白尿症。

（2）粪胆原减少　在阻塞性黄疸时明显减少，在肝细胞性黄疸时可增加或减少。

第四节　肝功能与乙型肝炎血清学检查

肝脏是人体内最大的实质性腺体，具有十分重要和复杂的生理功能，首先是人体内各种物质代谢和加工的中枢，把门静脉从肠道吸收来的营养物质进行加工，变成人体内自己的成分供应全身，并把多余的物质加以贮存，如糖、蛋白质、脂肪；又把动脉血带来的代谢产物进行加工利用，或把不能利用的加以处理，再由肾脏或胆道排泄，以此维持和调节人体内环境的稳定、水电解质平衡和血容量的稳定。其次，肝脏还有生物转化和解毒功能，对所有进入人体的药物过毒物等，都会在肝脏发生氧化、还原、水解、结合等化学反应，不同程度地被代谢，最后以代谢物的形式排出体外。

由于肝细胞不断地从血液中吸取原料，难以避免遭受有毒物质或病毒、毒素和寄生虫的感染或损害，轻者丧失一定的功能，重者造成肝细胞坏死，最后发展为肝硬化、肝癌及功能衰竭，甚至发生肝昏迷。肝脏的功能对人体十分重要，肝功能检查指标在临床上具有十分重要的意义。此外，乙型肝炎血清学（表面抗原、表面抗体、e抗原、e抗体、核心抗体）对乙型肝炎的诊断、监测和预后也有较大的价值。

血清丙氨酸氨基转移酶检测有何临床意义？

丙氨酸氨基转移酶（ALT）是一组催化氨基酸与 α- 酮酸间氨基转移反应的酶类，旧称谷丙转氨酶（GPT），主要存在于肝肾、心肌、骨骼肌、胰腺、脾肺、红细胞等组织细胞中，同时也存在于正常体液如血浆、胆汁、脑脊髓液、唾液中，尤以肝内含量最高约为血浆的2000倍，但不存在于尿液中除外有肾脏损害或疾病的发生。当富含ALT的组织细胞受损时，ALT从细胞释放增加，进入血液后导致ALT活力上升，是最常用检测肝功能的试验。其增高的程度与肝细胞被破坏的程度呈正比。ALT参考范围：速率法：成人 ≤ 40U/L。ALT的测定可反映肝细胞损伤程度。ALT升高常见于以下疾病：

（1）肝胆疾病 传染性肝炎、中毒性肝炎、肝癌、肝硬化活动期、肝脓疡、脂肪肝、梗阻性黄疸、肝内胆汁郁积或瘀滞、胆管炎、胆囊炎。其中慢性肝炎、脂肪肝、肝硬化、肝癌者转氨酶轻度上升或正常。

（2）**其他疾病** 急性心肌梗死、心肌炎、心力衰竭所致的肝脏淤血，以及骨骼肌病、传染性单核细胞增多症、胰腺炎、外伤、严重烧伤、休克等。

（3）**用药与接触化学品** 服用有肝毒性的药物可导致肝脏 AST 及 ALT 异常。

血清天门冬酸氨基转移酶检测有何临床意义？

门冬氨酸氨基转移酶（AST）同样是体内最重要的氨基转移酶之一，催化 L- 门冬酸与 α- 酮戊二酸间氨基转移反应，旧称谷丙转氨酶（GPT）。AST 同主要存在于心肌、肝肾、骨骼肌、胰腺、脾肺、红细胞等组织细胞中；同时也存在于正常人血浆、胆汁、脑脊髓液及唾液中。但在无肾脏损害的尿液中不能检出。当富含 AST 的组织细胞受损时，细胞通透性增加，AST 从细胞释放增加，进入血液后导致 AST 活力上升。AST 参考范围：速率法：成人 ≤ 40U/L。AST 的测定可反映肝细胞损伤程度。AST 升高常见于以下疾病：

（1）**心肌梗死** 心肌梗死时 AST 活力最高，在发病 6 ~ 8h 后 AST 开始上升，18 ~ 24h 后达高峰，一般为参考数值上限的 4 ~ 5 倍，并与病灶梗死大小大致成比例。若无新的梗死发生，4 ~ 5 日 AST 活力恢复正常。但单纯心绞痛时，AST 正常。

（2）**肝脏疾病** 传染性肝炎、中毒性肝炎、肝癌、肝硬化活动期、肝脓疡、脂肪肝、梗阻性黄疸、肝内胆汁郁积或瘀滞、胆管炎、胆囊炎等。在急性或轻型肝炎时，血清 AST 升高，但升高幅度不如 ALT，AST/ALT 比值 < 1；如在急性病程中该比值明显升高。在慢性肝炎尤其是肝硬化时，AST 上升的幅度高于 ALT，故 AST/ALT 比值测定有助于肝病的鉴别诊断。

（3）**其他疾病** 进行性肌肉营养不良、皮肌炎、肺栓塞、肾炎、胸膜炎、急性胰腺炎、肌肉挫伤、坏疽、溶血性疾病。

（4）**用药** 服用有肝毒性的药物时，具体与 ALT 类同。

🔹 哪些药可引起血清丙氨酸氨基转移酶和血清天门冬氨酸氨基转移酶升高?

用药或接触化学品可影响肝功能，使 ALT 和 AST 活力升高，常见可致 ALT 和 AST 上升药品有：

（1）抗菌药物 ①抗生素中的四环素、利福平、林可霉素、克林霉素、两性霉素 B、氨苄西林、羧苄西林、苯唑西林、氯唑西林、美洛西林、多黏菌素、头孢呋辛、头孢美唑、头孢曲松、头孢哌酮、头孢他啶、拉氧头孢、头孢地嗪、伊米配能/西司他丁等；尤其红霉素类的酯化物可致肝毒性，常在用药后 10~12 日出现肝肿大、黄疸、AST 或 ALT 升高等胆汁淤积表现。其中依托红霉素对肝脏的损害比红霉素大；②抗真菌药氟康唑、伊曲康唑等可致血清 AST 一过性升高。灰黄霉素大剂量时有肝毒性、可见 AST 或 ALT 升高、个别人出现胆汁郁积性黄疸；酮康唑偶可发生肝毒性，表现为乏力、黄疸、深色尿、疲乏、AST 和 ALT 一过性升高，另有引起急性肝萎缩而致死的报道；③抗病毒药阿昔洛韦、伐昔洛韦、泛昔洛韦可致 ALT 和 AST 升高；④抗结核药异烟肼、利福平、乙胺丁醇等可致一过性肝功能异常。

（2）血脂调节药 应用他汀类血脂调节药辛伐他汀、普伐他汀、洛伐他汀、氟伐他汀、阿托伐他汀等连续 1 年以上者有 2%~5% 会观察到无症状的 AST 和 ALT 异常。

（3）免疫抑制剂 来氟米特、麦考酚吗乙酯、咪唑立宾可引起一过性 ALT 升高，

（4）抗儿童多动症药 匹莫林可使肝功能升高并出现黄疸，

（5）抗心绞痛药 莫雷西嗪使肝功能升高，停药后 4 周可恢复。

（6）组胺 H_2 受体阻滞剂或质子泵抑制剂 西咪替丁、罗沙替丁、尼扎替丁、奥美拉唑、兰索拉唑、雷贝拉唑、可使肝功能升高。

（7）肝素或低分子肝素 肝素钙、依诺肝素、达肝素钠、那屈肝素钙等，溶栓酶中的降纤酶、东菱精纯抗栓酶，可致一过性肝功能异常。

（8）抗精神病药　氯丙嗪、氟哌啶醇、氯普噻吨、奥氮平等可致一过性肝功能异常。

此外，接触有肝毒性的化学品水杨酸、四氯化碳、乙醇、汞、铅、有机磷等亦可使 ALT 和 AST 活力上升。如 ALT 和 AST 升高 2 倍以内可继续服药；如在上限 2~3 倍可减量 1/2 服用，当超过正常数值 3 倍者可停药观察。

血清-谷氨酰转移酶检测有何临床意义？

血清-谷氨酰转移酶（γ-GT）是将肽或其他化合物的 γ-谷氨酰基转移至某些 γ-谷氨酰接受体上的酶。γ-GT 主要存在于血清及除肌肉外的所有组织中，如在肾、胰、肝、大肠、心肌组织中，其中以肾脏最高。虽肾脏 γ-GT 最高，但血清中 γ-GT 主要来源于肝胆系统，少量酶存在于细胞液中，但大部分定位于细胞膜上。γ-GT 参考范围：速率法：男性：≤50U/L、女性：≤30U/L。导致 γ-GT 升高见于：

（1）肝胆疾病　肝内或肝后胆管梗阻者血清 γ-GT 上升最高，可达正常水平的 5~30 倍，γ-GT 对阻塞性黄疸胆管炎、胆囊炎的敏感性高于碱性磷酸酶，原发性或继发性肝炎患者的 γ-GT 水平也高，且较其他肝脏酶类上升显著；传染性肝炎、脂肪肝、药物中毒者的 γ-GT 中度升高，一般为正常参考值的 2~5 倍；酒精性肝硬化、大多数嗜酒者 γ-GT 值可升高。慢性肝炎、肝硬化 γ-GT 持续升高，提示病情不稳定或有恶化趋势；而逐渐下降，则提示肝内病变向非活动区域移行。原发性肝癌、胰腺癌、乏特壶腹癌时，血清 γ-GT 活性显著升高，特别在诊断恶性肿瘤者有无肝转移和肝癌术后有无复发时，阳性率可达 90%。

（2）胰腺疾病　急、慢性胰腺炎，胰腺肿瘤者可达参考上限的 5~15 倍。囊纤维化（胰纤维性囊肿瘤）伴有肝并发症时 γ-GT 值可升高。

（3）其他疾病　脂肪肾，心肌梗死后的第 4 日，且至第 8 日达高峰，前列腺组织中含有 γ-GT，前列胰腺肿瘤者血清中 γ-GT 值可升高。另肾脏病变时，血清 γ-GT 值正常，但尿液中 γ-GT 活性升高。

（4）用药　应用抗惊厥药苯妥英钠、苯巴比妥、乙醇常致 γ-GT 升高。

血清碱性磷酸酶检测有何临床意义？

碱性磷酸酶（ALP）为一组单酯酶，广泛存在于人体组织和体液中，其中以骨、肝、乳腺、小肠、肾脏的浓度较高。碱性磷酸酶大部分由骨细胞产生，小部分来自肝脏。此酶催化磷酸酯的水解反应，并有转移磷酸基的作用。当上述器官病变时，此酶的活性增强。ALP 参考范围：速率法：女性 1～12 岁＜ 500U/L、大于 15 岁 40～150U/L；男性 1～12 岁＜ 500U/L、12～15 岁＜ 750U/L、男性＞ 25 岁 40～150U/L。碱性磷酸酶增高可见于：

（1）肝胆疾病　阻塞性黄疸、胆道梗阻、结石、胰腺头癌、急性或慢性黄疸性肝炎、肝癌、肝外阻塞。其中阻塞性黄疸 ALP 升高幅度小于肝外阻塞；恶性肿瘤 ALP 升高＞胆石症。

（2）骨骼疾病　骨损伤、骨疾病、变形性骨炎症，使成骨细胞内有高度的 ALP 释放入血，如纤维骨炎、骨折恢复期、佝偻病、骨软化症、成骨不全等，因为 ALP 生成亢进，血清 ALP 或活性升高。

（3）用药　羟甲戊二酰辅酶 A 还原酶抑制剂（他汀类血脂调节药）的不良反应，可导致 ALP 升高。

乙型肝炎病毒表面抗原检测有何临床意义？

乙型肝炎病毒表面抗原（HBsAg）俗称"澳抗"，为乙型肝炎病毒（HBV）表面的一种糖蛋白，是乙心病感肝炎病毒感染最早（1～2月）血清里出现的一种特异性血清标纪物，可维持数周至数年，甚至终生。HBsAg 可从多种乙型肝炎者的体液和分泌物（血液、精液、乳汁、阴道分泌物）中测出。HBsAg 参考范围：ELISA 法或化学发光法：阴性。HBsAg 异常提示：

（1）慢性或迁延性乙型肝炎活动期，与 HBsAg 感染有关的肝硬化或原发性肝癌。

（2）慢性 HBsAg 携带者，即肝功能已恢复正常而 HBsAg 尚未转阴，或 HBsAg 阳性持续 6 个月以上而患者既无乙肝症状也无 ALT 异常，即所谓 HBsAg 携带者。

乙型肝炎病毒表面抗体检测有何临床意义？

乙型肝炎病毒表面抗体（抗 HBs，HBsAb）是人体针对乙型肝炎病毒表面抗原产生的中和抗体，为一种保护性抗体，表明人体具有一定的免疫力。大多数 HBsAg 的消失和 HBsAb 的出现，意味着 HBV 感染的恢复期和人体产生了免疫力。HBsAb 参考范围：ELISA 法或化学发光法：阴性。HBsAb 阳性见于：

（1）乙型肝炎处于恢复期，或即往曾感染过 HBV，现已恢复，且对 HBV 具有一定的免疫力。

（2）接种乙肝疫苗所产生的效果。

乙型肝炎病毒 e 抗原检测有何临床意义？

乙型肝炎病毒 e 抗原（HBeAg）是 HBV 复制的指标之一，其位于 HBV 病毒颗粒核心部分。参考范围：ELISA 法或化学发光法：阴性。HBeAg 阳性见于：

（1）提示乙型肝炎患者的病情常为活动性，在 HBV 感染的早期，表示血液中含有较多的病毒颗粒，提示肝细胞有进行性损害和血清具有高度传染性；血清中 HBeAg 持续阳性则提示乙型肝炎转为慢性，表明患者预后不良。

（2）乙型肝炎加重之前，HBeAg 即有升高，有助于预测肝炎病情。

（3）HBsAg 和 HBeAg 均为阳性的妊娠期妇女，可将乙型肝炎病毒传播给新生儿，其感染的阳性率为 70% ～ 90%。

乙型肝炎病毒 e 抗体检测有何临床意义？

乙型肝炎病毒 e 抗体（抗 -HBe、HBeAb）是乙型肝炎病毒表面抗原（HBsAg）的对应抗体，但非中和抗体，即不能抑制 HBV 的增殖，其出现于 HBsAg 转阴之后，证明人体对 HBsAg 有一定的免疫清除率。HBeAb 参考范围：ELISA 法或化学发光法：阴性。HBeAb 阳性见于：

（1）多见于 HBeAg 转阴的患者，即 HBV 部分被清除或抑制，病毒复制减少，传染性降低。

（2）部分慢性乙型肝炎、肝硬化、肝癌患者可检出抗 –Hbe。

（3）在 HBeAg 和抗 –Hbs 阴性时，如能检出抗 –HBe 和抗 –HBc，也能确诊为乙型肝炎近期感染。

乙型肝炎病毒核心抗体检测有何临床意义？

乙型肝炎病毒核心抗体（抗 –HBc、HBcAb）是乙型肝炎病毒核心抗原（HBcAg）的对应抗体，也非中和抗体，即不能抑制 HBV 的增殖，而反映肝细胞受到 HBV 侵害后的一项指标，为急性感染早期标志性抗体，常紧随 HBsAg 和 HBeAg 之后出现于血清中，主要包括 IgM 和 IgG 两型，抗 HBc–IgM 对急性乙型肝炎的诊断、病情监测及预后的判断均有较大的价值，因此，常以抗 HBc–IgM 作为急性 HBV 感染的指标。HBcAb 参考范围：ELISA 法或化学发光法：阴性。HBcAb 阳性见于：

（1）抗 HBc–IgM 阳性是诊断急性乙型肝炎和判断病毒复制活跃的指标，提示患者血液有较强的传染性，比 HBeAg 敏感的多，抗 HBc–IgM 阳性尚可见于慢性活动性乙型肝炎患者。

（2）HBc–IgG 阳性，高滴度表示正在感染 HBV，低滴度则表示既往感染过 HBV，具有流行性病学的意义。

大三阳、小三阳有何临床意义？

在常规的乙型肝炎血清学检查中（两对半），如在乙型肝炎者的血液中检测出：乙型肝炎病毒表面抗原（HBsAg）、乙型肝炎病毒 e 抗原（HBeAg）、病毒核心抗体（抗 –HBc、HBcAb）同为阳性，在临床上称为"大三阳"。在其血液中检测出乙型肝炎病毒表面抗原、乙型肝炎病毒 e 抗体（抗 –HBe、HBeAb）、核心抗体同为阳性，在临床上称为"小三阳"。

大三阳阳性说明乙型肝炎者的 HBV 在人体内复制活跃，带有传染性，如同时 AST 及 ALT 高，应注意尽快隔离，为最具有传染性的一类肝炎。如小三阳阳性，说明 HBV 在人体内复制减少，传染性减小，如肝功能正常，又无症状，称之乙型肝炎病毒无症状携带者，传染性小，不需要隔离。

第五节　肾功能检查

人体左右侧各有 1 个肾脏，是体内最重要的器官之一，其功能主要分泌和排泄尿液、废物、毒物和药物；调节和维持体液容量和成分（水分和渗透压、电解质、酸碱）；维持机体内环境（血压、内分泌物、激素、肽类）的平衡。肾脏分为皮质和髓质两部分，皮质中主要有肾小球、近曲和远曲小管、集合管；髓质中主要为髓袢及集合管远端。肾脏的工作量极大，每日经肾小球滤过的血浆大约 180L。因此，变态反应、感染、肾血管病变、代谢异常、先天性疾患、全身循环和代谢性疾病、药物和毒素对肾脏的损害，均可影响肾脏功能，主要表现在肾功能检查指标的异常，在临床诊断和治疗上具有重要的意义。

　　🔋 **血尿素氮检测有何临床意义？**

尿素是人体蛋白质的代谢产物，此外，氨在肝脏尿素循环中也合成尿素。血清尿素氮主要是经肾小球滤过而随尿液排出体外，比例约占 90% 以上。当肾实质受损害时，肾小球滤过率降低，致使血液中血清尿素氮（BUN）浓度增加，因此通过测定 BUN，可了解肾小球的滤过功能。BUN 参考范围：速率法：成人 3.2 ~ 7.1mmol/L，婴儿、儿童 1.8 ~ 6.5mmol。

　　BUN 增高主要见于肾脏病，如慢性肾炎、严重的肾盂肾炎等。肾功能轻度受损时，尿素氮检测值可以无变化。当此值高于正常时，说明有效肾单位的60%～70%已受到损害。因此BUN测定不能作为肾病的早期功能测定的指标，但对肾衰竭，尤其是尿毒症的诊断有特殊的价值。检测值增高的程度与病情的严重程度成正比，所以对判断肾病的发展趋向有重要的意义。

1. 血尿素氮增高

（1）肾脏疾病　慢性肾炎、严重肾盂肾炎等。

（2）泌尿系统疾病　泌尿系统结石、肿瘤、尿结石、前列腺增生、前列腺疾病使尿路梗阻等引起尿量显著减少或尿闭时，也可造成血清BUN检测值增高（肾后性氮质血症）。

（3）其他疾病　脱水、高蛋白饮食、蛋白质分解代谢增高、水肿、腹水、血循环功能衰竭、饥饿时肌肉消耗、胃肠出血后血中蛋白质重吸收、皮质醇治疗、心输出量减少、继发于失血或其他原因所致的肾脏灌注量下降等均可引起血BUN升高（肾前性氮质血症）。

2. 血尿素氮降低

急性肝萎缩、中毒性肝炎、类脂质肾病、胆道手术后、妊娠后期妇女、磷、砷等化学中毒等。

血肌酐检测有何临床意义？

血肌酐（Cr）的浓度取决于人体产生和摄入与肾脏排泄能力，血肌酐基本不受饮食、高分子代谢等肾外因素的影响。在外源性肌酐摄入量稳定，体内肌酐生成量恒定的情况下，其浓度取决于肾小球滤过功能。因此，Cr浓度可在一定程度上准确反映肾小球滤过功能的损害程度。人体肾功能正常时，Cr排出率恒定，当肾脏实质受到损害时，肾小球的滤过率就会降低。当滤过率降低到一定程度后，血中Cr浓度就会急剧上升，所以，测定Cr浓度可以作为肾小球滤过功能受损害的指标之一。Cr参考范围：Taffe法：男性62～115μmol/L（0.7～1.2mg/dl）；女性53～97μmol/L（0.6～1.1mg/dl）。苦味酸法：全血88.4～176.8μmol/L、血清男性53～106μmol/L、女性44～97μmol/L。

Cr 检测值增高主要见于急性或慢性肾小球肾炎等肾病。当上述疾病造成肾小球滤过功能减退时，由于肾的储备力和代偿力还很强，所以在早期或轻度损害时，Cr 浓度可以表现为正常，仅有当肾小球滤过功能下降到正常人的 30%～50% 时，Cr 数值才明显上升。Cr 与性别、肌肉容积有关；妊娠期妇女蛋白质合成增加，机体呈正氮平衡，此时的 Cr 浓度可稍低；肌肉萎缩性病变者的肌肉代谢减少，Cr 浓度亦可稍低，而在肌肉特别发达的人体，其 Cr 正常值可增高。在正常肾血流条件下，Cr 升高 176～355 μmol/L 时提示有中度至严重肾损害。血肌酐增高见于：

（1）肾脏疾病　急、慢性肾小球肾炎，肾硬化、多囊肾、肾移植后的排斥反应，尤其是慢性肾炎者，Cr 越高，预后越差。

（2）疾病　休克、心力衰竭、肢端肥大症、巨人症。

（3）其他　失血、脱水、剧烈体力活动。

Cr 和 BUN 同时测定更有意义，如果两者同时增高，表示肾功能已受到严重的损害。

血尿酸检测有何临床意义？

血尿酸（Urine uric acid）为体内嘌呤类物质代谢分解的产物，人体尿酸来自体内细胞核蛋白分解代谢（内源性占 80%）和食物的分解代谢（外源性占 20%）过程，其代谢物的去路 60% 由大肠黏膜细胞分泌进入肠道，经细菌分解为氨排出体外，另 40% 的尿酸主要由肾脏排出，经过肾小管滤过后，近端肾小管重吸收 98%，远端肾小管分泌至尿液中排泄，尿酸具有酸性，以钾钠盐的形式从尿液中排出。但正常肾排出肌酐较易，而排出尿酸却较难。所以在肾脏病变早期，血尿酸浓度首先增加，因而有助于肾病的早期诊断。参考范围：酶法：男性 0.18～0.44mmol/L、女性 0.12～0.32mmol/L。

1. 血尿酸增高

（1）疾病　痛风，或组织大量破坏，核蛋白分解过度，如肺炎、子痫等；或有肾结核、肾盂肾炎、肾积水、代谢综合征。

（2）生理性　食用高嘌呤食物，木糖醇摄入过多、剧烈运动、禁食，可使尿酸出现增高。

（3）血液系统疾病　粒细胞白血病、骨髓细胞增生不良、溶血性贫血、恶性贫血、淋巴瘤与淋巴血病放疗后、红细胞增多症、甲状腺功能亢进、一氧化碳中毒、牛皮癣等。

（4）其他疾病　如长期禁食和糖尿病，常造成血中酮体升高并由尿液中排出，竞争性地抑制肾小管对血尿酸的排泄，所以可使血液中的尿酸浓度增高。

（5）用药　使用促皮质素与肾上腺皮质激素或噻嗪类利尿剂，或氯仿、四氯化碳、铅中毒等可使血尿酸增多。

2. 血尿酸减少

减少恶性贫血、范可尼综合征。

🔲 哪些药可引起血尿酸水平增高？

有些药可抑制肾小管对尿酸的排泄，导致尿酸在体内蓄积，对患有痛风者禁用。

（1）利尿剂　氢氯噻嗪、氯噻酮、乙酰唑胺、呋塞米、依他尼酸可干扰肾小管对尿酸的排泄，导致血尿酸升高，诱发痛风的发作。

（2）非甾体抗炎药　阿司匹林、保泰松等可竞争性干扰尿酸排泄。

（3）内分泌激素　亮丙瑞林可使血尿酸增加；环孢素、胰岛素偶见引起高尿酸血症。

（4）抗结核药　异烟肼、吡嗪酰胺、环丝氨酸、乙胺丁醇可致尿酸升高、关节肿痛。

（5）抗肿瘤药　巯嘌呤为尿酸的前体，服用后可出现高尿酸血症，多见于治疗初期，严重可发生尿酸性肾病。

（6）维生素　烟酸、烟酰胺参与嘌呤的代谢，偶尔大剂量服用可致高血糖和高尿酸。

对高尿酸血症者宜及时排酸，停用上述药物；多饮白开水，保持日尿量在 2000～3000ml，为防止夜间尿液浓缩，在睡前或半夜适当饮水，白开水的渗透压最利于溶解体内各种有害物质，多饮白开水可稀释尿酸，加速排泄，使尿酸水平下降；同时增加碱性食物（香蕉、西瓜、南瓜、草莓、苹果、菠菜、萝卜、莲藕）摄取，碱化尿液（碳酸氢钠 3g 或枸橼酸钠），维持尿液 pH6.5～6.9。

第六节　血生化检查

C-反应蛋白可以反映什么？

C 反应蛋白（CRP）是人类肝脏合成的重要急性期时相的反应蛋白，为最为敏感的炎症指标之一。在急性期其浓度可升高上千倍，循环中的 CRP 半衰期为 19h。CRP 由五个相同的亚基依靠非共价键形成的环状五聚体，这一特征性结构使其归类于五聚素（一组具有免疫防御特性的钙结合蛋白）家族。低等动物（鲨、河蚌）同样存在 CRP，但不一定起急性期反应蛋白的作用。CRP 特征反应是能在钙离子存在的条件下特异性结合磷酸胆碱基团。CRP 被认为是人体急性炎症时反应最主要、最敏感的标志物之一。C 反应蛋白可帮助辨别体内是否有急性炎症、组织损伤、手术创伤、放射性损伤等，发作后数小时内 CRP 迅速升高，并成倍增长。病变好转时，又迅速降至正常，其升高幅度与感染的程度呈正相关。CRP 与其他炎症因子如白细胞总数、红细胞沉降率和多形核白细胞等具有相关性，尤其与白细胞总数存在正相关。

CRP 通常在血浆中含量甚微，现主要用激光比浊仪作 CRP 定量。即用等量血清与用家兔制备的抗 CRP 血清相加观察散射光的方法。正常值虽然定在 0.5mg/dl 以下，但一般增至 10mg/dl（10μg/ml）以上有意义。一般 CRP 在急性炎症、组织破坏时，12～24h 在血中出现，约 1 周后消失。在菌血症、风湿热、化脓性炎症、肾盂尿路感染、胆道感染、慢性风湿性关节炎、胶原疾病等发热时，心肌梗死、肿瘤、手术、分娩时呈强阳性。而病毒性疾病、白血病、内分泌疾病却很少显示强阳性。

1. CRP增高提示

（1）炎症或细菌感染　CRP在细菌与病毒感染之间存在明显差异，在绝大多数病毒感染的血清CRP浓度变化不大或不变，由于病毒是在细胞内增殖，而完整的胞膜上缺乏暴露的磷脂蛋白质，不能触发CRP的产生或结合；相反创伤和多素细菌感染发生在细胞外，促使胞膜分离，暴露出胆碱磷酸酯和提供CRP的附着点，表现浓度增高。脓毒血症时体内CRP迅速升高，细菌性脑膜炎体内CRP也可迅速升高，而其他类型的脑膜炎升高不明显。

（2）心脏疾病　冠状动脉心脏病、动脉粥样硬化、心肌梗死、高血压、心律失常、充血性心力衰竭，CRP水平增高提示增加心肌梗死和脑卒中的风险。

（3）内分泌疾病　糖尿病、肥胖症、肾衰竭、肾移植后排异反应。

（4）其他疾病　抑郁、胰腺炎、肿瘤、呼吸道感染、结核、白血病、胸水、手术前、中毒、创伤或烧伤。

2. CRP降低提示

（1）用药　服用羟甲戊二酰辅酶A还原酶抑制剂（他汀类）、贝丁酸类、抗生素、胰岛素增敏剂等。

（2）其他　控制饮食、适当减肥、戒烟和锻炼身体，可以明显降低CRP的水平。

淀粉酶检测有何临床意义？

淀粉酶（AMY）在体内的主要作用是水解淀粉，生成葡萄糖、麦芽糖、寡糖和糊精。淀粉酶分子量较小，可从肾小管滤过直接排出，当形成巨淀粉酶后因分子量大，所以不能从肾脏排出，导致血液中的淀粉酶活性升高，而尿中的淀粉酶活性低于正常。淀粉酶参考范围：速率法：血清80~220U/L；尿<1000U/L。

（1）血淀粉酶增高　血清淀粉酶活性测定主要用于急性胰腺炎的诊断，急性胰腺炎的发病后 2~12h，血清淀粉酶开始升高，12~72h达到高峰，3~4 日恢复正常。血清淀粉酶升高还可见于急性腮腺炎、胰腺脓肿、胰腺损伤、胰腺肿瘤引起的胰腺导管阻塞、肾功能不全、肺癌、卵巢癌、腮腺损伤、胆囊炎、消化性溃疡穿孔、肠梗阻、腹膜炎、急性阑尾炎、异位妊娠破裂、创伤性休克、大手术后、酮症酸中毒、肾移植后、肺炎、急性酒精中毒等。

（2）淀粉酶降低见于肝癌、肝硬化、糖尿病等　淀粉酶、血清脂肪酶、胰凝乳蛋白酶的联合测定可提高对急性胰腺炎诊断的特异性和准确性。同时测定淀粉酶清除率及肌酐清除率并计算其比值也可提高对急性胰腺炎的诊断的敏感性和特异性。

🔲 血清总胆固醇检测有何临床意义？

人体内含胆固醇（CH）约 140g，其中 25% 分布于脑和神经组织中，CH 主要在体内合成，人每日合成的速度为 1~2g。此外，尚有由食物中吸收的胆固醇，吸收率达食物 TC 的 1/3，CH 的合成具昼夜节律变化，肝脏是合成、储藏和供给 CH 的主要器官。此外，CH 的水平易受饮食、年龄、性别等多种因素的影响。血清总胆固醇（TC）参考范围：两点终点法：3.1~5.7mmol/L，胆固醇酯 /TC：0.60~0.75。

1. 血清高胆固醇

（1）动脉粥样硬化　粥样硬化斑块、动脉硬化、冠状动脉粥样硬化心脏病及高脂血症等。

（2）其他疾病　肾病综合征、慢性肾炎肾病期、类脂性肾病糖尿病、甲状腺功能减退、胆道梗阻、饮酒过量、急性失血，以及家族性高胆固醇血症。糖尿病特别是并发糖尿病昏迷时，几乎都有 TC 升高。

（3）用药　服用避孕药、甲状腺激素、甾体激素、抗精神病药如氯氮平可影响 TC 水平。

（4）胆总管阻塞时，TC 增高且伴有黄疸，但胆固醇酯 /TC 的比值仍正常。

2. 血清低胆固醇

（1）疾病　甲状腺功能亢进、溶血性贫血、感染和营养不良、严重肝功能衰竭、急性肝坏死、肝硬化，血清总胆固醇降低，胆固醇酯/TC 的比值也降低。

（2）贫血　再生障碍性贫血、溶血性贫血、缺铁性贫血等，因骨髓及红细胞合成胆固醇的功能受到影响，TC 降低。

血清 TC 浓度可以作为脂类代谢的指标，但脂类代谢又常与糖类及激素等其他物质的代谢密切相关。所以，其他物质代谢异常时也可以影响血清 TC 的浓度。

血清三酰甘油酯检测有何临床意义？

三酰甘油酯（TG）也称三酰甘油，是人体贮存能量的形式，主要在肝脏合成；此外，人体的小肠黏膜在类脂吸收后也合成大量的 TG，TG 大约占总脂的 25%，为乳糜微粒和极低密度脂蛋白的主要成分，并直接参与 CH 和胆固醇酯的合成。在正常情况下，人的 TG 水平保持在正常值范围内，伴随年龄的增长而逐渐增高。TG 升高对人体主要有以下危害：

（1）是诱发动脉粥样硬化的重要因素之一。

（2）使血液凝固性增强，并抑制纤维蛋白溶解，促进血栓形成，与冠状动脉硬化性心脏病的发生有极其密切的关系，约有 80% 的心肌梗死者均有三酰甘油升高的指标。

（3）长期饥饿或食用高脂肪食品等也可造成 TG 升高。需注意的是大量饮酒可使 TG 的假性升高。TG 参考范围：一点终点法：0.56 ~ 1.70mmol/L。

血清三酰甘油酯增高见于：①动脉硬化：动脉粥样硬化、原发生性高脂血症、家族性高 TG 血症；②其他疾病：胰腺炎、肝胆疾病（脂肪肝、肝脏胆汁郁积）、阻塞性黄疸、皮质醇增多症、肥胖、糖尿病、糖原累积症、严重贫血、肾病综合征、甲状腺功能减退等疾病都有 TG 升高。

血清三酰甘油酯减少见于：甲状腺功能减退、肾上腺皮质功能减退、肝功能严重障碍等。

低密度脂蛋白胆固醇检测有何临床意义？

低密度脂蛋白胆固醇（LDL-ch）是由血浆中极低密度脂蛋白胆固醇（VLDL-ch）转变而来，其合成部位主要在血管内，降解部位在肝脏。LDL-ch 是空腹血浆中的主要脂蛋白，约占血浆脂蛋白的 2/3。其是运输胆固醇到肝外组织的主要运载工具，控制饮食有助于降低血浆中的 LDL-ch。LDL-ch 的含量与心血管疾病的发病率以及病变程度相关，被认为是动脉粥样硬化的主要致病因子，也是调节血脂药进行干预和减低的重点。LDL-ch 参考范围：两点终点法：1.9～3.61mmol/L。

低密度脂蛋白胆固醇增多主要是 CH 增高可伴有 TG 增高，临床表现为Ⅱa 型或Ⅱb 型高脂蛋白血症，常见于饮食中含有胆固醇和饱和脂肪酸、低甲状腺血症、肾病综合征、慢性肾衰竭、肝脏疾病、糖尿病、血卟啉症、神经性厌食、妊娠等。

低密度脂蛋白胆固醇降低见于营养不良、慢性贫血、肠吸收不良、骨髓瘤、严重肝脏疾病、高甲状腺血症、急性心肌梗死等，临床常与其他 CH、TC、TG、VLDL-ch、HDL-ch 等脂蛋白参数综合分析。

极低密度脂蛋白胆固醇检测有何临床意义？

极低密度脂蛋白胆固醇（VLDL-ch）主要在肝脏合成，是体内运输内源性脂肪的脂蛋白。代谢后经过中间密度脂蛋白转换为 LDL-ch。进食过量糖类食品易于诱发 VLDL-ch 的合成增加。VLDL-ch 参考范围：0.21～0.78mmol/L。

极低密度脂蛋白胆固醇增多主要是 TG 增高，临床多表现为Ⅳ型、Ⅴ型或Ⅱb 型高脂蛋白血症，常伴有降低和糖耐量降低、血尿酸过多等，可见于胰腺炎、肥胖、未经控制的糖尿病、酒精成瘾、低甲状腺血症、肾病综合征、尿毒症、系统性红斑狼疮及禁食、妊娠期等。

高密度脂蛋白胆固醇检测有何临床意义？

高密度脂蛋白胆固醇（HDL-ch）主要在肝脏合成，是一种抗动脉粥样硬化的脂蛋白，可携带 CH 从肝外组织转运到肝脏进行代谢，由胆汁排出体外。其在限制动脉壁 CH 的积存速度和促进 CH 的清除上起者一定的积极作用，HDL-ch 水平与动脉粥样硬化和冠心病的发生和发展起负相关，是降低冠心病的先兆。HDL-ch 参考范围：直接遮蔽法：$1.04 \sim 1.55$mmol/L。

高密度脂蛋白胆固醇降低见于：

（1）动脉粥样硬化：脑血管病、冠心病、高脂肪蛋白血症 I 型和 V 型、

（2）疾病：重症肝硬化、重症肝炎、糖尿病、肾病综合征、慢性肾功能不全、创伤、心肌梗死、甲状腺功能异常、尿毒症。

（3）吸烟、肥胖、严重营养不良、静脉内高营养治疗以及应激反应后。

其中 HDL_2-ch 在动脉硬化或糖尿病时明显降低，其下降比率大于 HDL-ch。HDL-ch 增高一般无临床意义，常与遗传或基因有关。

第七节　可能影响检查结果的药品

可以影响实验室检查结果的药品有哪些？

（1）影响血常规、血糖监测的药品　含有雌激素的避孕药、导致血小板计数、红细胞减少，以及肝脏转氨酶升高。肾上腺素：导致血糖测定数值升高。利尿药导致血浆钾水平升高。

（2）影响视力检测的药品　药物毒性可引起视神经炎，各种中毒如甲醇、重金属中毒也可发生视神经炎。①抗菌药物：链霉素、异帕米星、乙胺丁醇可致球后视神经炎、视网膜炎及视力神经萎缩，其发

生率与剂量的大小有关，长期用药者可出现视敏感度降低、辨色力受损、视野缩小、视觉暗点，严重者可失明。氯霉素长期服用可引起眼球后视神经炎。青霉素、磺胺类药可引起暂时性视力下降，眼球运动和视乳头水肿。抗结核药乙胺丁醇可引起视神经炎、视物模糊、眼痛、对红绿色视盲或色弱。②抗肿瘤药：氟达拉滨、他莫昔芬、喷他司丁、吉非替尼、伊马替尼、丝裂霉素的毒性可致视神经炎。③抗精神病药：三氟拉嗪、硫利达嗪、氯普噻吨。④抗疟药：氯喹、奎宁可引起眼视网膜炎、视神经损害、视野缩小、视力丧失，急性中毒时可使视力完全丧失、视力减退。⑤免疫增强剂：基因工程干扰素 –α2a、基因工程干扰素 –α1b。⑥其他：抗抑郁药帕罗西汀，抗震颤麻痹药罗匹尼罗，可致球后视神经炎。

救治措施：①及时甄别和停药。②对急性视神经炎者，由于视神经纤维发炎肿胀，若时间过长或炎性反应过于剧烈，可使视神经纤维发生变性和坏死。因此，早期控制炎性反应，避免视神经纤维受累极为重要。可应用糖皮质激素冲击治疗，以控制炎症，减少复发，缩短病程；复发期可应用糖皮质激素冲击疗法，或酌情选择免疫抑制剂、丙种球蛋白等治疗。③对恢复期者可球后注射妥拉苏林或口服妥拉苏林、烟酸等，支持疗法应用维生素 B_1 一次 100 毫克、维生素 B_{12} 一次 500 微克肌内注射，一日 1 次，还可用三磷酸腺苷一次 20 毫克，肌内注射，一日 1 次；如有合并感染可使用抗菌药物（大环内酯类、头孢菌素类）。

可使血小板计数减少的药品有哪些？

许多药品可影响血小板功能和使其计数减少，出现血小板减少症。

（1）抗菌药物　氯霉素、甲砜霉素、青霉素类、两性霉素 B、去甲万古霉素对骨髓有抑制作用，引起血小板算数减少；头孢菌素类的头孢氨苄、头孢唑林、头孢乙腈、头孢克洛、头孢克肟、头孢吡肟、头孢地秦等也有骨髓抑制作用，使血小板减少。

（2）抗真菌药 氟胞嘧啶、咪康唑、氟康唑、依曲康唑、灰黄霉素、特比萘芬等可引起血小板计数减少。

（3）抗血小板药 噻氯匹定、氯吡格雷、西洛他唑、阿司匹林等抗血小板药通过血小板膜上的环氧酶、二磷酸胰腺苷受体对血小板的形状及行为产生影响，加速血小板的凝聚，可引起血小板减少。

（4）抗凝血药 肝素、肝素钠、依诺肝素、达肝素、磺达肝癸钠也可引起血小板减少；凝血 X a 因子抑制剂利伐沙班和阿哌沙班服后常见大出血、贫血（包括术后贫血和伤口出血）、血小板计数减少等不良反应。肝素所引起的血小板减少症约在应用后 5～10 天内抗体产生，7～14 天达到血小板减少症的阈值。同时血小板减少通过肝素－血小板－抗体复合物以损伤内皮细胞，肝素与血小板结合，使血小板 α 颗粒释放具有高正电荷的四聚体蛋白 PF4，其通过葡萄糖胺聚糖与血小板结合，同时与肝素结合，当与 PF4 与肝素结合后，使其分子结构象改变，产生抗原性，可能导致血栓并发症。

（5）抗肿瘤药 阿糖胞苷、氟脲嘧啶、环磷酰胺、白消安、甲氨蝶呤、巯嘌呤、表柔比星、吉西他滨、奥沙利铂、卡铂、顺铂等可引起血小板减少。

（6）利尿剂 噻嗪类利尿剂亦可引起血小板减少。

（7）非甾体抗炎药 吲哚美辛、阿西美辛、舒林酸、双氯芬酸、氯诺昔康、对乙酰氨基酚。

（8）抗痛风药 秋水仙碱、别嘌醇、丙磺舒。

（9）免疫抑制药 硫唑嘌呤、麦考酚吗乙酯、他克莫司。

（10）抗病毒药 更昔洛韦、伐昔洛韦、泛昔洛韦、司他夫定。

（11）抗疟药 磷酸氯喹、硫酸羟氯喹、伯氨喹、乙胺嘧啶。

救治措施如下：

（1）应用上述药品治疗后，应对患者实施密切监测，观察是否有出血并发症征象（口腔、牙龈、鼻腔、阴道等），通过定期监测血象、血小板、血红蛋白计数来实现。

（2）一旦发现血小板计数减少，应即停药，口服糖皮质激素泼尼松，或注射丙种球蛋白（免疫球蛋白）或免疫抑制剂（长春新碱、环磷酰胺、氨甲蝶呤），输注成分血小板。

（3）当怀疑由肝素诱发血小板减少症、血小板计数中度减少时，即停用肝素，包括用于冲洗静脉通路的肝素，并应用直接凝血酶抑制剂阿加曲班替代治疗。

（4）如检测血常规，应提前 7 天停用上述药品。

🔋 可使血红蛋白计数减少的药品有哪些？

血红蛋白是组成红细胞的主要成分，其增减的临床意义基本上与红细胞增减的意义相同，但血红蛋白能更好地反映贫血的程度，用药可显著影响学血红蛋白的水平，包括：

（1）**抗菌药物**　氯霉素、氨苄西林、红霉素、头孢菌素（头孢呋辛、头孢他啶、头孢泊肟匹酯）、甲砜霉素、利福平、去甲万古霉素等对骨髓有抑制作用，可引起血红蛋白减少。

（2）**抗疟药**　磷酸氯喹、奎宁、乙胺嘧啶可引起血红蛋白减少。

（3）**非甾体抗炎药**　阿司匹林、水杨酸钠、保泰松、吲哚美辛、氨基比林、安乃近通过血小板膜上的酶、二磷酸腺苷受体对血小板的形状及行为产生影响。

（4）**催眠药**　苯巴比妥、甲丙氨酯。

（5）**其他**　口服抗糖尿病药甲苯磺丁脲，抗血小板药双嘧达莫，强心苷洋地黄，拟肾腺药肾上腺素，抗精神病药氯丙嗪，抗高血压药他巴唑，抗过敏药氯苯那敏等也可引起血红蛋白计数减少。

救治措施：

（1）一旦发现血红蛋白计数减少，应即停药。

（2）如检测血常规，应提前 7 天停用上述药品。

（3）及时补充铁剂（硫酸亚铁、枸橼酸铁、富马酸亚铁、琥珀酸亚铁、右旋糖苷铁）和维生素 B_{12}。如患者的骨髓造血恢复正常，上述治疗对一般患者的疗效迅速而明显，治疗有效的最早表现是自觉症状有所好转。开始治疗后短时期内网织红细胞计数明显升高，常于5~10天间达到高峰，平均6%~8%，范围2%~16%，2周后又降至正常范围内，血红蛋白常于治疗开始2周后才逐渐上升。

（4）进食大量富含铁剂的食物有海带、发菜、紫菜、木耳、香菇、动物肝、肉类、猪血、豆类等。

🔲 **可使丙氨酸氨基转移酶和天门冬氨酸氨基转移酶升高的药品有哪些？**

丙氨酸氨基转移酶（ALT）是一组催化氨基酸与α酮酸间氨基转移反应的酶类，旧称谷丙转氨酶（GPT）。用药与接触化学品，用药或接触化学品可影响肝功能，使ALT和AST活力升高。

天门冬氨酸氨基转移酶（AST）同样是体内最重要的氨基转移酶之一，催化L-天门冬酸与α-酮戊二酸间氨基转移反应，旧称谷草转氨酶（GST）。当富含AST的组织细胞受损时，细胞通透性增加，AST从细胞释放增加，进入血液后导致AST活力上升。

（1）抗菌药物 ①抗生素中的四环素、利福平、林可霉素、克林霉素、两性霉素B、氨苄西林、羧苄西林、苯唑西林、氯唑西林、美洛西林、多黏菌素、头孢呋辛、头孢美唑、头孢曲松、头孢哌酮、头孢他啶、拉氧头孢、头孢地秦、伊米配能/西司他丁等；尤其红霉素类的酯化物具有肝毒性，常在用药后10~12天出现肝肿大、黄疸、AST或ALT升高等胆汁淤积表现。其中依托红霉素对肝脏的损害比红霉素大；②抗真菌药氟康唑、伊曲康唑等可致血清AST一过性升高。灰黄霉素大剂量时有肝毒性、可见AST或ALT升高、个别人出现胆汁郁积性黄疸；酮康唑偶可发生肝毒性，表现为乏力、黄疸、深色尿、疲乏、AST和ALT一过性升高，另有引起急性肝萎缩而致死的报道；③抗病毒药阿昔洛韦、伐昔洛韦、泛昔洛韦可致ALT和AST升高；④抗结核药异烟肼、利福平、乙胺丁醇等可致一过性肝功能异常。

（2）调节血脂药 应用他汀类血脂调节药辛伐他汀、普伐他汀、洛伐他汀、氟伐他汀、阿托伐他汀等连续1年以上者有0.5%~2%会观察到无症状的 AST 和 ALT 异常，且与剂量密切相关，罕见引起肝衰竭。缘于肝脏为合成和储存胆固醇的器官，降低血脂将会动员人体的副反馈平衡机制，促使脂肪向血浆移动，由于肝脂肪动力学作用，引起肝酶的变化。

（3）免疫抑制剂　来氟米特、麦考酚吗乙酯、咪唑立宾可引起一过性 ALT 升高，

（4）抗儿童多动症药　匹莫林可使肝功能升高，并出现黄疸。

（5）抗心绞痛药　莫雷西嗪使肝功能升高，停药后 4 周可恢复。

（6）抑酸药　西咪替丁、罗沙替丁、尼扎替丁、奥美拉唑、兰索拉唑、雷贝拉唑、可使肝功能升高。

（7）肝素或低分子肝素　肝素钙、依诺肝素、达肝素钠、那屈肝素钙等，溶栓酶中的降纤酶、东菱精纯抗栓酶，可致一过性肝功能异常。

（8）抗精神病药　氯丙嗪、氟哌啶醇、氯普噻吨、奥氮平等可致一过性肝功能异常。

（9）抗凝血药　直接凝血 Xa 因子抑制剂利伐沙班口服通过肝脏代谢，对肝功能有一定影响，50% 患者在服用利伐沙班后的前 21 天内血谷氨酸转氨酶出现升高。

此外，接触有肝毒性的化学品水杨酸、四氯化碳、乙醇、汞、铅、有机磷等亦可使 ALT 和 AST 活力上升。如 ALT 和 AST 升高 2 倍以内可继续服药；如在上限 2～3 倍可减量 1/2 服用，当超过正常数值 3 倍者可停药观察。

救治措施：

（1）对肝酶 AST 及 ALT 轻微升高者，可不必停药；严重升高者（超过正常值 3 倍者）可暂时停药。对肥胖脂肪肝（非酒精性）者，应用他汀类药可改善肝脏脂肪变性，但不能改善肝脏纤维化，提示慢性肝脏疾病者可安全使用他汀类药，对伴有高脂血症脂肪肝者，如无明显肝脏损害（AST 及 ALT > 3 倍正常值上限）、肝功能不全，或失

代偿性肝硬化者，可继续使用他汀类药。

（2）对肝酶显著升高者，可选服齐墩果酸、垂盆草苷、甘草酸二铵、联苯双酯（任选其一）。齐墩果酸能明显地降低试验性肝损伤动物的血清 ALT，减轻肝细胞的变性、坏死、炎症反应和纤维化过程，促进肝细胞再生，加速坏死组织的修复，改善病毒性和慢性迁延性肝炎患者的症状、体征和肝功能，成人一次 20~80 毫克，一日 3 次，连续 1~3 个月；联苯双酯具有增强肝脏解毒功能、促进肝细胞再生、改善肝功能、缓解肝区疼痛、乏力、腹胀等症状的作用，适合迁延性肝炎患者及 ALT 长期异常者使用。一次 25~50 毫克，一日 3 次；甘草酸二铵可（甘利欣）能显著降低 ALT，改善肝功能，口服一次 150 毫克，一日 3 次。垂盆草苷作为中药提取物，促进肝酶下降也有显著效果。

（3）谷氨酰转肽酶较高者，可选择谷胱甘肽肌内注射，一次 50~100 毫克，一日 1 次。

（4）中药以清热、解毒、利湿为主。可口服茵栀黄汤，或将 50% 茵栀黄注射液 80~120 毫升加入 10% 葡萄糖注射液 800~1000 毫升中，分 2 次静脉滴注。

可引起尿液变色的药品有哪些？

正常的尿液为淡黄色，其色泽的深浅伴随饮水量的多少而改变。但服用某些药品时可使尿液的色泽改变：

（1）小檗碱（黄连素）、阿的平、复合维生素 B、四环素、核黄素（维生素 B_2）等可使尿液呈黄色。

（2）利福平、磺胺嘧啶、吩噻嗪类（氯丙嗪、奋乃静）、复方大黄片可使尿液呈橙黄色。

（3）酚肽、苯琥胺、苯妥英钠可使尿液呈红色，氯喹、痢特灵可使尿液呈棕色。

（4）吲哚美辛（消炎痛）、阿米替林、亚甲蓝可使尿液呈蓝绿色。

（5）呋喃坦啶、呋喃唑酮（痢特灵）、扑疟喹林、伯氨喹、磺胺类药可使尿液呈土黄色或棕色。甲硝唑（灭滴灵）、甲基多巴、左旋多巴可使尿液呈暗黑色。

（6）非那西丁、奎宁可使尿液呈棕黑色。

（7）利尿剂氨苯蝶啶（三氨蝶啶）使尿液变为蓝色；非那吡啶（尿痛宁）服后尿液可变成橙红色。

（8）缓泻药：酚酞（果导）使尿液变红，尤其在碱性的尿液中更甚。

（9）抗癫痫药：苯琥胺可使尿液变成粉色或红色。

救治措施：

（1）对可使尿液变色的药品应提示患者在用前注意，以免引起忧虑，对正常的变色现象可以忽略，但需做尿液常规检查前，为避免干扰实验室结果，应提前3天停药。

（2）多饮水，以稀释尿液。

🔋 可引起大便变色的药品有哪些？

正常的粪便为黄褐色，婴儿为黄色，均为柱状软便。但服用某些药品时可使粪便的色泽改变：

（1）抗酸剂氢氧化铝可使粪便变为白色。

（2）大黄苏打片、吲哚美辛（消炎痛）可使大便变黄色或绿色。

（3）华法林、保泰松、羟基保泰松、阿司匹林（乙酰水杨酸）、利福平，可使大便变粉红至红色。

（4）抗酸药复方铝酸铋（胃必治）、枸橼酸铋钾（德诺）、复方碱式硝酸铋（胃速乐、胃乐）、胶体果胶铋（维敏），铁剂（硫酸亚铁、富马酸亚铁、乳酸亚铁等）、活性碳可使大便变黑。部分食物如动物血、菠菜等也会使大便变黑。

（5）造影用的钡剂可使大便变泥土状、灰色。

但需注意的是，有些药品对胃肠黏膜有刺激性，如长期服用华法林、阿司匹林、保泰松、羟基保泰松等，可造成上消化道出血，如大便带血或出现黑便、柏油样便，很可能是药品不良反应，应立即停药。

救治措施：

（1）认真确定粪便导致色泽的原因和药品，排除消化道溃疡和出血的可能性。

（2）可使粪便变色的药品在用前应提示患者注意，以免引起患者忧虑，对正常的变色现象可以忽略。

（3）需做粪便常规检查前，为避免干扰实验室结果，应提前3天停用药品。

可使尿素氮升高的药品有哪些？

尿素是人体蛋白质的代谢产物，氨在肝脏尿素循环中也合成尿素。血清尿素氮主要是经肾小球滤过而随尿液排出体外，比例约占90%以上。

可使尿素氮升高的药品如下：

（1）**抗结核药** 异烟肼、乙硫异烟胺、丙硫异烟胺、吡嗪酰胺、乙胺丁醇、对氨基水杨酸、氨硫脲。

（2）**抗高血压药** 卡托普利、西拉普利、依那普利、咪达普利、喹那普利、贝那普利、阿拉普利、雷米普利、赖诺普利、培哚普利、福辛普利、佐芬普利、缬沙坦、坎地沙坦酯、硝普钠等。

（3）**抗菌药物** 氨基糖苷类（链霉素、卡那霉素、庆大霉素、新霉素、核糖霉素、西索米星、奈替米星、阿米卡星、阿司米星、小诺米星、妥布霉素、异帕米星、依替米星、达地米星、地贝米星、阿贝米星、大观霉素）；抗真菌药（两性霉素B、制霉素、曲古霉素、灰黄霉素、美帕曲星、克霉唑、咪康唑、酮康唑、益康唑、噻康唑、硫康唑、联苯苄唑、芬替康唑、氟康唑、伊曲康唑）；糖肽类（万古霉素、去甲万古霉素、替可拉宁、利托霉素、多黏菌素B、黏菌素、杆菌肽）；头孢菌素类和碳青霉烯类（头孢曲松、头孢美唑、亚胺培南、亚胺培南-西司他丁）；四环素类（米诺环素、多西环素）均可引起尿素氮水平升高或肾衰竭。

（4）**免疫抑制剂** 环孢素、他克莫司。

（5）**抗肿瘤药** 紫杉醇、多西他赛、达卡巴嗪、氟他胺、美法仑。

（6）**利尿剂** 阿佐塞米、托拉塞米、布美他尼、螺内酯、阿米洛利。

（7）**非甾体抗炎药** 美沙拉嗪、吡罗昔康、美洛昔康、伊索昔康、奥沙普秦、非诺洛芬、洛索洛芬、酮洛芬、吲哚美辛、金诺芬、阿西美辛等。

救治措施：

（1）及时停用相关药品。

（2）应用扩张肾动脉增加肾血流和肾灌注，改善微循环，增加尿量达到每日2500毫升以上，促使尿素氮的排出，并可服用利尿剂、肌苷片、烟酸肌醇酯，保持充足的维生素（维生素B、维生素C）。

（3）改善饮食结构，平衡蛋白质、糖和蔬菜的搭配，多饮水，限制盐和蛋白质摄入，注意日常饮食习惯，饮食宜清淡、易消化为主，多吃豆类制品、鱼类、蔬菜、水果等含有大量的维生素的食物，禁忌烟酒，多注意休息。

（4）严重者可采用血液透析。

可使血肌酐升高的药品有哪些？

肌酐是肌肉在体内代谢的产物，每20克肌肉代谢可产生1毫克肌酐，肌酐主要由肾小球滤过排出体外。血肌酐增高见于：

（1）肾脏疾病，急慢性肾小球肾炎、肾硬化、多囊肾、肾移植后的排斥反应等，尤其是慢性肾炎者，血肌酐越高，预后越差。

（2）其他如休克、心力衰竭、肢端肥大症、巨人症、失血、脱水、剧烈活动。血肌酐检测值增高主要见于急、慢性肾小球肾炎等肾脏疾病。当上述疾病造成肾小球滤过功能减退时，由于肾的储备力和代偿力还很强，所以在早期或轻度损害时，血中肌酐浓度可以表现为正常，仅当肾小球滤过功能下降到正常人的30%～50%时，血肌酐数值才明显上升。在正常肾血流条件下，血肌酐176～355μmol/L

时，提示有中度至严重肾损害。血肌酐和尿素氮同时测定更有意义，如两者同时增高，表示肾功能已受到严重损害。

（3）用药引起的不良反应或肾衰竭。

可使血肌酐升高的药品如下：

（1）**抗休克药** 去甲肾上腺素、多巴胺、多巴酚丁胺。

（2）**抗结核药** 异烟肼、乙硫异烟胺、丙硫异烟胺、吡嗪酰胺、乙胺丁醇、对氨基水杨酸、氨硫脲。

（3）**抗高血压药** 卡托普利、西拉普利、依那普利、咪达普利、喹那普利、贝那普利、阿拉普利、雷米普利、赖诺普利、培哚普利、福辛普利、佐芬普利、缬沙坦、坎地沙坦酯、硝普钠等。

（4）**抗菌药物** 氨基糖苷类（链霉素、卡那霉素、庆大霉素、新霉素、核糖霉素、西索米星、奈替米星、阿米卡星、阿司米星、小诺米星、妥布霉素、异帕米星、依替米星、达地米星、地贝米星、阿贝米星、大观霉素）；抗真菌药（两性霉素 B、制霉素、曲古霉素、灰黄霉素、美帕曲星、克霉唑、咪康唑、酮康唑、益康唑、噻康唑、硫康唑、联苯苄唑、芬替康唑、氟康唑、伊曲康唑）；糖肽类（万古霉素、去甲万古霉素、替可拉宁、利托霉素、多黏菌素 B、黏菌素、杆菌肽）；头孢菌素类和碳青霉烯类（头孢曲松、头孢美唑、亚胺培南、亚胺培南 - 西司他丁）；四环素类（米诺环素、多西环素）均可引起血肌酐水平升高或肾衰竭。

（5）**免疫抑制剂** 环孢素、他克莫司。

（6）**抗肿瘤药** 紫杉醇、多西他赛、达卡巴嗪、氟他胺、美法仑。

（7）**利尿剂** 阿佐塞米、托拉塞米、布美他尼、螺内酯、阿米洛利。

（8）**非甾体抗炎药** 美沙拉嗪、吡罗昔康、美洛昔康、伊索昔康、奥沙普秦、非诺洛芬、洛索洛芬、酮洛芬、吲哚美辛、金诺芬、阿西美辛等。

救治措施：

（1）及时停用药品。

（2）服用肌苷片、烟酸肌醇酯等保护肾脏药品。

（3）多饮水，注意日常饮食习惯，注意饮食（蛋白质、脂肪、糖、蔬菜水果）平衡，饮食宜清淡、易消化为主，多吃豆类制品、鱼类、蔬菜、水果等含有大量的维生素的食物，禁忌烟酒，多注意休息。

（4）严重者可采用血液透析。

可使蛋白尿出现的药品有哪些？

引起蛋白尿的原因很多，包括生理、病理、药物性蛋白尿。药物肾毒性蛋白尿，常见于应用氨基糖苷类抗生素（庆大霉素）、多肽类抗生素（多黏菌素）、抗肿瘤药（甲氨蝶呤）、抗真菌药（灰黄霉素）、抗精神病药（氯丙嗪）等。其他如泌尿系统感染（膀胱炎、尿道炎）所出现的蛋白尿为假性蛋白尿。

（1）**抗菌药物** 氨基糖苷类抗生素（新霉素、阿米卡星、庆大霉素、妥布霉素、阿米卡星、奈替米星、链霉素）具有肾毒性，主要损害近曲小管上皮细胞，一般不影响肾小球，可引起蛋白尿、管型尿和红细胞尿；多肽类抗生素（黏菌素、多黏菌素B）也有肾毒性；β-内酰胺类抗生素的苯唑西林、氨苄西林、磺苄西林、呋苄西林、头孢噻啶、头孢唑林、头孢噻肟、头孢磺啶、头孢唑肟、头孢泊肟酯、头孢他美酯、头孢替坦、头孢拉宗、头孢米诺也可引起蛋白尿。抗结核药对氨水杨酸钠、

（2）**抗肿瘤药** 甲氨蝶呤、环磷酰胺、异环磷酰胺、尼莫司汀、多柔比星、丝裂霉素、吉西他滨、羟喜树碱、贝伐单抗等具有肾毒性，可引起血尿、蛋白尿、少尿。

（3）**抗精神病药** 氯丙嗪、卡马西平。

（4）**抗真菌药** 两性霉素B、灰黄霉素等可引起蛋白尿。

（5）**抗高血压药** 卡托普利、依那普利、培哚普利偶见蛋白尿。

（6）非甾体抗炎药 萘丁美酮、青霉胺、酮咯酸、布洛芬、吲哚美辛、阿司匹林、金诺芬具有肾毒性，抑制肾脏环氧酶，从而使前列腺素合成障碍，遂引起多种肾损害，引起蛋白尿。

（7）其他 七氟烷、去甲肾上腺素、苯肾上腺素、甲氧胺，可产生肾血管痉挛而致急性肾衰竭、蛋白尿、少尿或无尿。

救治措施：

（1）如检测尿常规，应提前 10~15 天停用上述药品。

（2）若出现蛋白尿是肾实质损害的表现。肾病综合征和持续蛋白尿患者预后不良。通过积极寻找原因和导致病药品，有效治疗，保护和促进肾功能恢复，减少尿蛋白的排出，可改善患者病情，提高生存率。

（3）应用糖皮质激素，可减轻炎症，减少蛋白尿，尤其对微小病变型、轻度系膜增生型肾炎、狼疮型肾炎等有较好疗效。

（4）应用血管紧张素转换酶抑制剂（赖诺普利、雷米普利、贝那普利），可降低血压和肾内压，具有独立于抗高血压之外的强效降低蛋白尿，延缓肾病进展的肾保护作用。

（5）服用环磷酰胺，可降低蛋白尿，但不良反应多。

可使血胆固醇水平升高的药品有哪些？

高胆固醇血症分为原发、继发性两种，原发性就是原来无任何其他疾病而发生高脂血症，一般有遗传因素。继发性高脂血症是由于各种原因引起的高脂血症，比如糖尿病、甲状腺功能亢进、肾病综合征、肾移植、胆道阻塞、精神紧张、不良生活习惯、暴饮暴食、嗜酒、偏食、饮食不规律等。长期服用某种药品如利尿剂、孕激素、雌激素、抗癫痫药、抗精神病药和抗高血压药等可干扰脂肪代谢，导致的高脂血症。

（1）利尿剂 氢氯噻嗪、甲氯噻嗪、苄噻嗪、泊利噻嗪、贝美噻嗪、氯噻酮等长期应可使胆固醇、三酰甘油、低密度脂蛋白升高，高密度脂蛋白降低，有促进动脉粥样硬化的可能。但低剂量噻嗪类利尿剂很少引起明显的血脂异常改变。服用氢氯噻嗪 50 ~ 150 毫克 / 日，连续使用 3 ~ 6 个月，可使三酰甘油升高 43.2%，胆固醇升高 29.3%，极低密度脂蛋白升高 17.8%，低密度脂蛋白升高 10%，而高密度脂蛋白降低 12%。

（2）抗高血压药　硝苯地平、利血平、普萘洛尔，可使三酰甘油和胆固醇明显升高，并降低高密度脂蛋白。

（3）抗癫痫药　苯妥英钠连续口服 3 ~ 6 个月后，可以使血胆固醇平均升高 19%。

（4）抗精神病药　氯丙嗪、三氟拉嗪、硫利达嗪、氟哌啶醇、舒必利、左舒必利、硫必利、氯氮平、奥氮平、米氮平、喹硫平、利培酮、齐拉西酮等可促进食欲，可引起血糖和血脂增加，服用氯丙嗪 9 周时可使血三酰甘油和总胆固醇水平明显升高。此外，药物还可通过影响某些脂蛋白代谢酶的活性，使血脂代谢发生障碍，引起血脂异常。米氮平可使胆固醇升高 15%，三酰甘油升高 6%

（5）抗抑郁药　文拉法辛、度洛西汀可使血脂肪升高。

（6）雌激素　雌激素可促使血脂三酰甘油水平升高。

（7）孕激素　炔诺酮、左炔诺孕酮、甲羟孕酮、甲地孕酮口服避孕药是一种由雌激素和孕激素按不同比例组成的人工合成的甾体激素制剂。研究发现，口服避孕药者低密度脂蛋白胆固醇和三酰甘油水平明显升高；而对高密度脂蛋白的影响则取决于口服避孕药中所含雌激素和孕激素的比例。

救治措施：

（1）如检测血生化，应提前 15 ~ 30 天停用上述药品。

（2）一旦发现血脂异常，应在医生指导下改用其他药品，凡是服用上述药品者，应定期检查血脂，若发现血脂异常应及时停药。

（3）对药物性血脂异常者可有针对性选药，对单纯性高胆固醇血症者可选他汀类单药治疗，如辛伐他汀、普伐他汀、阿托伐他汀等；对混合性高脂血症可选他汀类 + 非诺贝特，或贝丁酸类 + 血脂康；严重高胆固醇血症可选他汀类 + 依折麦布，或胆酸螯合剂 + 依折麦布；低高密度胆固醇血症可选他汀类 + 烟酸；严重高甘油三酰酯血症可联合应用非诺贝特 + ω–3 多烯不饱和脂肪酸（深海鱼油）；严重混合高脂血症可联合应用胆酸螯合剂 + 烟酸。